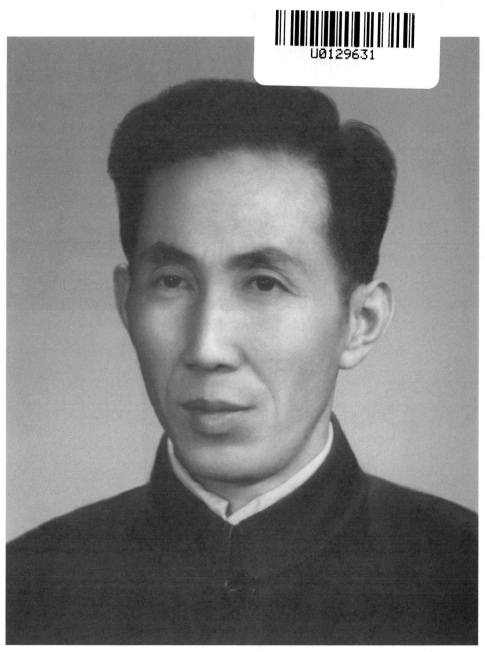

图 1   金起凤教授照片

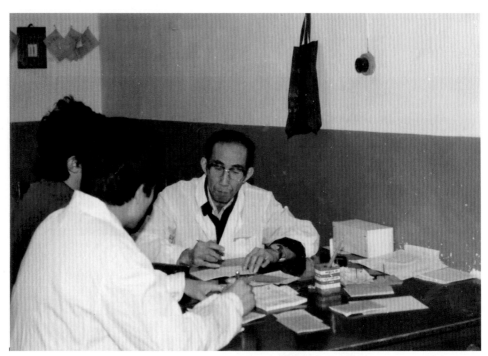

图 2　金起凤教授出诊照片

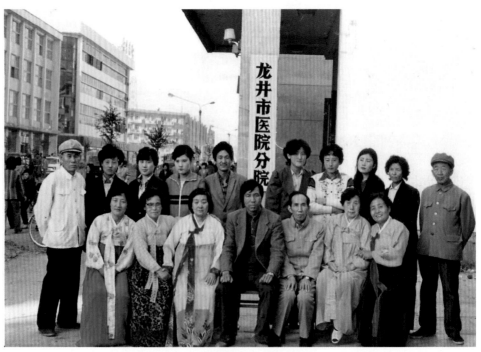

图 3　金起凤教授义诊照片

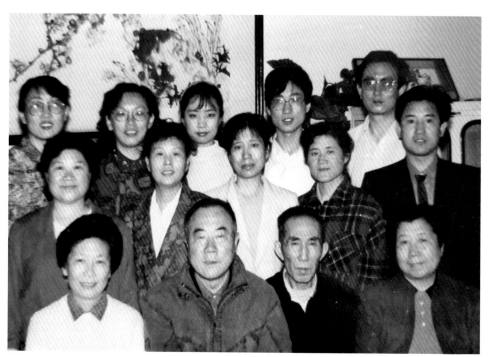

图 4　金起凤教授与弟子们合影

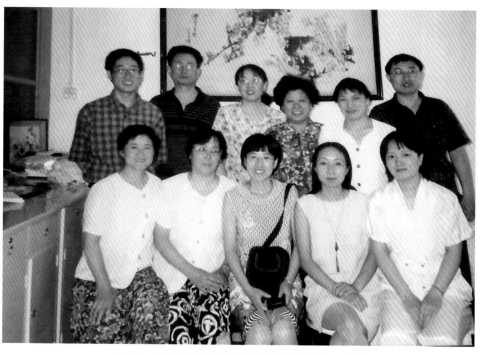

图 5　金起凤教授弟子们合影（东直门医院）

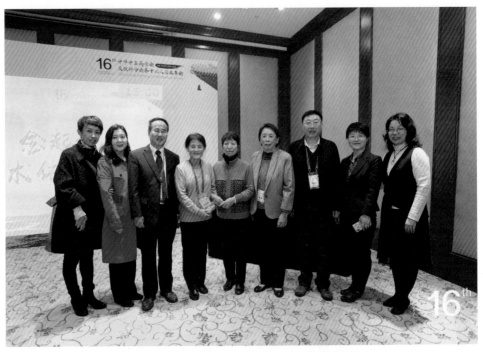

图 6　金起凤教授学术传承专场专家合影

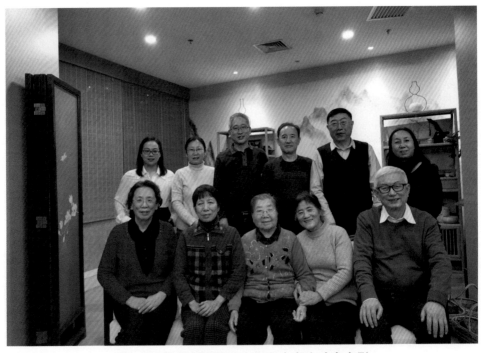

图 7　金起凤教授传承人撰写本书启动会合影

当代中医皮科流派临床传承书系

燕京金氏皮科流派

李元文　瞿幸◎主编

中国健康传媒集团
中国医药科技出版社

内 容 提 要

赵炳南、朱仁康、金起凤统称"燕京皮科三老"，金起凤教授临证注重从风、热、湿、毒、瘀入手；治疗内调脏腑气血，外祛病邪，注重标本缓急。本书系统介绍燕京金氏皮科流派的理论思想与临证经验，包括用药特点、常用药对、经验方与自拟方、疾病证治经验与典型医案分析，可以全面反映燕京金氏皮科流派的特色。本书供临床医生、医学院校师生、医学科研工作者使用与阅读。

图书在版编目（CIP）数据

燕京金氏皮科流派 / 李元文，瞿幸主编 . — 北京：中国医药科技出版社，2023.2
（当代中医皮科流派临床传承书系）
ISBN 978-7-5214-3423-1

Ⅰ . ①燕… Ⅱ . ①李… ②瞿… Ⅲ . ①中医学－皮肤病学－中医流派－北京
Ⅳ . ① R275

中国版本图书馆 CIP 数据核字（2022）第 178992 号

美术编辑 陈君杞
版式设计 也 在

出版 **中国健康传媒集团** | 中国医药科技出版社
地址 北京市海淀区文慧园北路甲 22 号
邮编 100082
电话 发行：010-62227427 邮购：010-62236938
网址 www.cmstp.com
规格 710×1000mm $^1/_{16}$
印张 23
字数 432 千字
版次 2023 年 2 月第 1 版
印次 2023 年 2 月第 1 次印刷
印刷 三河市万龙印装有限公司
经销 全国各地新华书店
书号 ISBN 978-7-5214-3423-1
定价 **65.00 元**

获取新书信息、投稿、为图书纠错，请扫码联系我们。

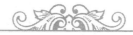

《当代中医皮科流派临床传承书系》
编委会

总 主 编 杨志波

执行总主编 周冬梅

副总主编 段逸群 刘 巧 李元文 李铁男

　　　　　李 斌 曾宪玉

编　　　委（按姓氏笔画顺序）

　　　　　王一飞　艾 华　　叶建州　刘红霞

　　　　　闫小宁　杜锡贤　　李 凯　李红毅

　　　　　李咏梅　李领娥　　李福伦　杨素清

　　　　　邱桂荣　张 苍　　张丰川　张晓杰

　　　　　张理涛　欧阳晓勇　段行武　贾 敏

　　　　　唐 挺　黄 宁　　黄 港　龚丽萍

　　　　　崔炳南　谭 城　　魏跃刚

编写秘书 张 苍

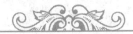

本书编委会

名誉主编　李秀敏

顾　　问　周德瑛　李映琳

主　　编　李元文　瞿　幸

副 主 编　叶建州　段行武　张丰川　蔡玲玲

编　　委（按姓氏笔画排序）

王　莹　王家悦　孔宇虹　邓宇童

叶建州　田　耿　付　蓉　任雪雯

全　佳　孙占学　孙铭梓　李　雪

李　楠　李元文　李秀敏　李建红

李玲玲　李映琳　李姝燏　李溪澍

杨　敏　杨碧莲　吴希玲　张　雪

张　霞　张丰川　张云璧　张益生

陈　可　林　青　林心然　林欢儿

杭小涵　周　沫　周红梅　周志强

周德瑛　屈双擎　赵凤珠　赵丽丽

赵丽娟　赵海婷　胡　博　段行武

姜颖娟　姚　荣　聂　颖　郭丽媛

黄瑞音　章昊旻　蒋丽媛　蔡双喜

蔡玲玲　蔡晓政　廖承成　瞿　幸

编写秘书　蔡玲玲

总　序

中医本无学术流派。上自伏羲一画，而分天地，阴阳肇始，要本一家。而后黄帝推演，问道于天师。神农尝百草，日遇七十二毒。乃有针药之分，其用针者，调神化气，以通神明，以虚无之术治有形之身。其用药者，浣涤脏腑，调剂水火，以有形之药而治无形之气。流派之分肇始于此。

《汉书·艺文志》载医学有房中、导引、经方、医经四家，其经方十一家。隋唐之际江南诸师秘仲景之书而不传，门户之见生，而医道遂晦。虽有真经在前，而用药之道著于时者自仲景、隐居、之才、元方、孙真人以降，十数人而已。

两宋南渡，文兴兵弱，禅、道并起，儒亦随之。乃有理学之盛，乃有鹅湖之辨，儒乃有门户之分，而格致之学为一时之选，时人共识。乃有巨富如东垣者、乃有名儒如丹溪者，由文学而入医学，以格致之学格天地而解病康，乃有思辨之学，乃有门户之分。故曰：儒之门户分于宋，医之门户分于金元，乃有四大家之说，易水、河间、东垣、丹溪。实一而四，四而一也。其理皆本于《内经》，其治皆本于仲景。流派也者，非各见道之一隅而已，须知一派之宗师，必得道之全貌而后乃可就其一端而阐扬。若未窥全豹而欲成一家之言语，开一派之先，未尝闻矣。

中医皮肤病内治源于外科消托补三法，复借鉴于内科脏腑经络之说，由学士儒生内观脏腑，思揣生克制化生旺休囚而有所见，实乃由学问而阅历者也。其外治法则，则传自民间匠人之手，出于临床实践，真由阅历而后成学问者也。

皮外科肇始神农。《本经》所言大半为外伤、疮疡、疥癣之用。后世刘涓子、陶隐居、巢元方、孙思邈，代有新出。而尤以元方《诸病》所论最详。然元方所论实乃一脉专精之术，而中医皮科流派，实则三派并存：元方其一也，外科东垣之术其二也，脏腑经络之术其三也。以此观之，今日流派，并无第四法门。

然皮外科之门开而未久：百年之前民病唯伤寒及疮疡求治于医，以其害人性命于朝夕，余则无论矣：食尚不足以果腹，衣不足以蔽体，疥癣皮毛非所得虑、所能治者。唯升平日久，民生富足，方有中医皮科产生，而燕京赵氏皮科流派为其发轫。1954年，赵炳南先生在当时的"中央皮肤性病研究所"建中医研究室开始，计算至今，中医皮肤科已历68载，庶几近乎知规矩也。众多外科名医、内科名医因使命之感召走入中医皮科行业。复有众多西医开中西结合一派，张志礼、秦万章、边天羽皆一时之选。各个医家互相切磋，如琢如磨。学术交融，互相渗透，而因其所处之时空不同，所治之患者各异，所用之学术模型各别，延绵六十年，各成家法，而成不同流派。

今者，中华中医药学会皮肤科分会专门组织国内专家编写《当代中医皮科流派临床传承书系》，经系统梳理，反复论证，确有独特学术体系且传承三代以上者，定为待扶持的中医皮科学术流派，曰：燕京赵氏皮科流派、燕京金氏皮科流派、盛京皮科流派、龙江皮科流派、齐鲁杜氏皮科流派、北京广安皮科流派、长安皮科流派、海派夏氏皮科流派、黔贵皮科流派、岭南皮科流派、天山刘氏皮科流派、石门皮科流派、吴门孟河皮科流派、盱江皮科流派、湖湘皮科流派、闽山昙石皮科流派、汉上皮科流派、滇南刘氏皮科流派、津门皮科流派、四川文氏皮科流派。

世界之大，以变化为不易之理。从没有流派走向流派产生，是中医皮科学术发展的必经阶段。所谓流派者，非见解互相诋忤，实为各得乎中道，而就所见之患者，自医道之海略取一瓢，以解一方患者之疾苦者也。非为各得一道，道道不同。当知万本一源，众流归海。海也者，神农黄帝之学也，仲景华佗之术也。

众多流派的推出将使学术进一步繁荣，并将促进更广大的医生群体的学术交流，互融互通，互相激发。经过一定时间的充分交流，若干流派，必将再次融汇，产生更高级别的中医皮科学术共识，并带领中医皮科在更高的层面上开创新的学术流派。

作为本书的总主编，在此谨祝丛书能够充分展示各家学术思想，促进中医皮科学术传播与交流，祝愿在不久的将来，我们能够在流派碰撞的基础上，推动中医皮科学术水平达到新的高度。

杨志波

2022年10月

李 序

　　燕京医学起源于宫廷医学，结合了师承和学院教育，成为近代国内最主要的医学流派之一。在20世纪30年代就已闻名遐迩的北京四大名医施今墨、萧龙友、孔伯华、汪逢春等不仅医术高超，而且对近百年来中医界风云变幻的历史进程产生了举足轻重的影响，成为燕京医学的代表人物。

　　燕京医学皮科流派中人们耳熟能详的赵炳南教授成为佼佼者，其影响深远，赵氏经验甚至在全国遍地开花结果。无疑赵炳南教授是燕京医学皮科流派的代表。在北京中医皮肤科界有广为赞誉的三老之说，即赵炳南、朱仁康和金起凤教授为最有影响力的三位大家。赵炳南教授供职于首都医科大学附属北京中医医院，朱仁康教授供职于中国中医科学院广安门医院，金起凤教授供职于北京中医药大学东直门医院，三老均为医院皮肤外科的学术带头人。金起凤教授，上海嘉定人，早年入上海黄墙中医学校学习，师从海派著名中医朱咏齑。朱氏与近代名医《疡科概要》作者张山雷共同拜师于黄墙名医朱阆仙门下。张山雷在黄墙中医学校教学，金起凤教授称呼张山雷为师伯，金起凤教授的中医外科功底由此而来。在1949年以后，金起凤教授考入南京中医进修学校（南京中医药大学前身）师资班，毕业后被分配到北京中医学院（今北京中医药大学）开展临床教学工作，同期前后进入北京中医学院的有董建华、印会河、许润三、孔光一等中医名家。金起凤教授先后从事中医眼科、中医外科及中医皮肤科相关工作。作为北京中医药大学东直门医院中医皮肤科的首批专家和学科带头人，该医院皮肤科的50余种院内制剂绝大多数出自金起凤教授之手。金起凤教授亦为国家中医药管理局公布的首批全国老中医药专家学术经验继承工作指导老师。《燕京金氏皮科流派》一书的出版极大地丰富了燕京医学的内涵，学习挖掘金氏皮科流派经验，旨在助后学弘扬国粹，继往开来，从而推进中医皮肤科事业的发展。

　　主编李元文教授和瞿幸教授都是北京中医药大学东直门医院皮肤科医师，与金起凤教授长期共事和学习工作。耳闻目染金起凤教授的精湛医术和高尚医德。李元文教授于北京中医药大学东方医院成立初期出任皮肤科主任，短短10余年就带领全科成为国家重点专科，博士点招生单位。李元文教授还获得北京市首届中青年名中医的称号，获国务院政府特殊津贴。瞿幸教授主编北京市精品教材《中医皮肤病学》，为中医皮肤科教学做出突出贡献。北京中医药大学东直门医院皮肤科与东方医院皮肤科在国内的影响和学术地位与日俱增。这些成绩的取得，追思慎远，与金起凤教授的学术渊源及金起凤教授的为人为医之道密不可分。本书在金起凤教授的弟子及再传弟子等共同努力下编写成稿，对金起凤教授的宝贵经验和金氏皮科流派各位专家的经验做了较为全面的梳理。不但是传承金氏皮科流派的必要之作，也是北京中医药大学教书育人、学科建设和人才培养的精品之作。本人作为金起凤教授的学生，曾任北京中医药大学东直门医院和东方医院院长、中医外科学科带头人，乐为之序，缅怀先贤，勉励后人。

李曰庆

北京中医药大学东直门医院首席教授

首都国医名师

2022 年 6 月

前　言

　　盖中医皮肤病之诊疗体系、流派林立，大家辈出。燕京医学皮肤科之花盛开，赵炳南、朱仁康等大家耳熟能详，而业内将金起凤与二位大师统称燕京皮科三老，可见其学术地位之不同凡响。金起凤教授是北京中医药大学东直门医院皮肤科创科元老，首批全国老中医药专家学术经验继承工作指导老师。其学术特色独执牛耳，辨证从风、热、湿、毒、瘀入手；治疗内调脏腑、气血，外祛病邪，注重标本缓急，理论体系独具匠心。

　　金氏皮科流派的形成，有其时代特征。金起凤教授传道授业解惑，为师者诲人不倦。金起凤教授师从上海嘉定黄墙名医朱咏齑，朱师为上海黄墙中医学校朱阆仙弟子、上海名医张山雷之师弟，疡科是该校最知名的学科。金起凤教授耳闻目染，尽得大师之真传。金起凤教授后考入江苏省中医进修学校（南京中医药大学前身）师资班，并于1958年调入东直门医院工作。金起凤教授执教于北京中医药大学东直门医院，医教研结合是东直门医院的特点，而教学突出则是东直门医院的特色。

　　流派的形成如溪水涓涓，小树变参天。在金起凤教授的指导和引领下，东直门医院人才辈出，后东直门医院又分化出东方医院，但其体系一脉相承。李秀敏教授、周德瑛教授、李映琳教授、瞿幸教授、李元文教授、叶建洲教授、段行武教授、张丰川教授都在业内享有较高的声誉，进一步传承发展了金起凤教授的学术思想。东直门医院皮肤科、东方医院皮肤科均为博士研究生点单位，为国家培养了30余名博士和200多名硕士研究生。东方医院皮肤科还成为国家中医药管理局重点专科。金氏皮科流派可以说枝繁叶茂，家族树苗壮成长。

　　本书力求反映金氏皮科流派的全貌，名誉主编李秀敏教授为东直门医院皮肤科老主任，主编李元文教授和瞿幸教授为东方医院皮肤科和东直门医院皮肤科原主任，均长时间与金起凤教授学习工作。其他编者均为金起凤教授的嫡传和再传弟子。需要说明的是，金起凤教授在临证中处方药物由于当时患者体质因素，剂量普遍偏大，如金起凤教授用水牛角、白蒺藜、蚤休、白鲜皮、何首乌等一般 30g，我们对目前明确有肝肾毒性的药物剂量在处方中做出调整，希望读者遵循最新版《中国药典》，中病即止。在疾病治疗篇我们介绍的病案是金氏皮科流派代表人物的临证案例，但由于金氏皮科流派医家众多，所选取病案及经验难免有以偏概全、挂一漏万之嫌。金起凤教授离开我们已近 20 年，很多资料流失不全，本书编写仓促，有不当之处，恳请读者批评指正。

李元文　瞿幸

于北京中医药大学

2022 年 6 月

目录

第一章　流派概述

第二章　流派学术体系及诊疗特色

第四章　流派经验方

第五章　流派特色技法

第六章　流派优势病种诊治经验

第一章

流派概述

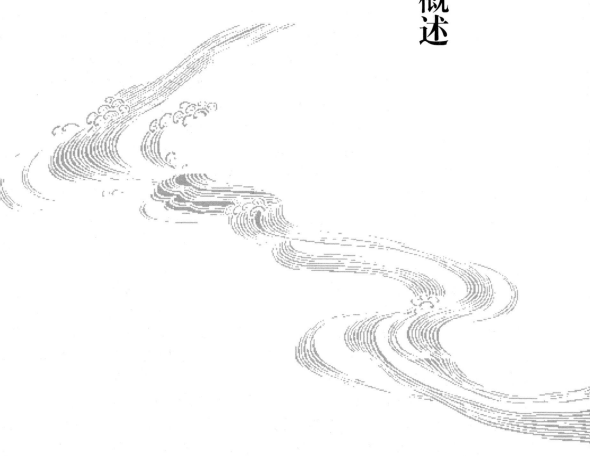

第一节　流派产生背景

金起凤（1922~2002年），上海嘉定人。早年毕业于上海嘉定的黄墙中医学校，师从嘉定名医朱咏幽。黄墙中医学校是朱阆仙与其弟子张山雷共同创建，嘉定名医朱氏在疮疡治疗上闻名遐迩，朱咏幽是张山雷的师弟，同样专攻疮疡外科的治疗。金起凤教授尽得朱氏疡科之真传，于1941年学成悬壶沪上，以中医疡科外科为主。1956年金起凤教授考入江苏中医进修学校（南京中医药大学的前身）深造学习。北京东直门医院始建于1958年，承担着北京中医学院（北京中医药大学的前身）的临床教学。1957~1958年南京中医学院医科师资班大批江南名医被分配到北京中医学院组建临床科室和教研室，如董建华、印会河、许润三、施汉章等著名专家来到东直门医院成为医院的建院元老，金起凤教授也是其中之一。金起凤教授1958年来到东直门医院，遵从分配筹建眼科，自编中医眼科教材，开创中医眼科教学之先河。但金起凤教授难舍中医皮外科，嗣后转入东直门医院外科建立皮肤病学组，潜心于皮肤病诊疗与教学。1978年皮肤科正式从外科分离，独立成科，许连需任皮肤科主任，金起凤教授作为资深中医专家入职皮肤科。皮肤科创立初期许连需、金起凤、李秀敏、陈雅茹、等专家鼎力相助，后周德瑛、李映琳、许耀芳、周志强、瞿幸、李保顺、李元文先后进入皮肤科工作。当时皮肤科从规模上还属于比较小的科室。1999年北京中医药大学东方医院成立，李元文调入东方医院任皮肤科主任，同期从东直门医院皮肤科调入周德瑛、张丰川、周志强、赵凤珠等医护技专业技术人员。东直门医院和东方医院皮肤科均释放出前所未有的活力，加快了发展步伐。东方医院皮肤科不断发展，现有病房病床30张、门诊诊室8间、激光治疗室6间及研究室、化验室、治疗室等规模用房，成为国家级重点专科。东方医院和东直门医院皮肤科均成为博士点科室，李元文教授、段行武教授作为皮肤科博士生导师，先后为皮肤科培养博士30余名。瞿幸教授主编的新世纪中医皮肤科教材获得业内专家和师生的高度好评。李元文教授、段行武教授均获得国家自然科学基金支持，在银屑病和支原体感染治疗的科研上走在了国内前列。李元文教授研发青石止痒膏，获得国家科技支撑计划项目支持及北京市"十病十药"科技项目的支助；获批院内制剂批号，并获得北京市科技进步三等奖。金起凤教授的硕士研究生叶建州教授时任云南省中医院副院长，云南中医药大学皮肤病医院院长，获得民族医药方面的多项科研支持，为博士生导师。张丰川教授在中医美容研究上多有建树，其黄褐斑的中医治疗方案获得中国整形美容协会的科研二等奖，并出任中国整形美容协会中医分会的候任主委和秘书长。东方医院和东直门医院皮肤科的影响力在行业内逐步提升。李元文、段行武、叶建州及张丰川教授均被聘为博士生导师。金氏皮科流派的成长脉络逐步显现。以东直门医院皮肤科、东方医院皮肤科为主干的金氏皮科流派逐渐枝繁叶茂。

第二节　流派学术渊源

金起凤教授早年拜师嘉定县黄墙名医朱咏匾先生门下学习中医，尽得朱氏疡科之真传，金起凤教授对古典医籍及历代医家著作朝夕钻研、精读融汇，1941年悬壶故里，从事中医皮外科专业，初出茅庐，即名扬故里。朱咏匾先生是近代名医张山雷先生的师弟，师从嘉定黄墙名医朱阆仙。朱阆仙为黄墙朱氏世医，被当地百姓誉为"黄墙疡科大名医"，从乾隆四十四年（1779年）第一代朱鸿宝行医始，至朱阆仙已传至第五代。朱氏世医，五代相传，精通各科，尤以疡科见长。其弟子朱咏匾及张山雷均为疡科名医。作为朱氏黄墙外科的传承人，张山雷无疑是其中佼佼者，金起凤教授对师叔张山雷也是赞誉有加，推崇备至。

从张山雷的学术思想看金起凤教授的学术特点及金氏皮科流派的学术渊源有其必要性。张山雷先生曾任教于黄墙中医学校，担任教务主任，执教十余年，撰有佳作《疡科纲要》，该书定稿于1927年并于当年出版。全书共二卷四章，立论简要辨证精确。诚如郑召棠在该书《郑序》中所说"疡学之总纲，治疡之要领"。

张山雷先生的学术观点主要有以下几点。首先是外科之证因内而生。即证虽外发，实从内出。在病因方面认为"有内外交病而为疡者，有内病变迁而为疡者，亦有内科误治而酿成外疡者，不知兼治，而并生外疡者"。将发于外的疮疡与内在脏腑气血密切联系起来。告知后世医者面对外科疮疡，从临证诊断到辨证论治，既要重视疮疡局部的情况，又要重视内在的情况，只有整体考量，才不会舍本逐末。

其次，张山雷先生在临床诊断上极其重视脉诊，只因脉见于里，外科病证虽变化多端，若详参脉象，则历验不爽。金起凤教授继承张山雷先生的观点，治疗疾病重视内外结合，并且在四诊合参的基础上，重视脉诊和舌诊。金起凤教授对舌诊更加注重，他引用《辨舌指南》中云："辨舌质可决五脏之虚实，视舌苔可察六淫之浅深；舌质的色泽可以反映皮肤病内蕴血热之深浅，舌苔的厚薄可以体现湿热之重轻，舌体之胖瘦、暗嫩可辨正气之盛衰。"因此，舌诊可以说是内外结合辨证论治的体现。例如在治疗荨麻疹时，荨麻疹常见为泛发风团，一般多治以皮疹色赤者寒之，皮疹色白者温之，然而金起凤教授更注重观其脉象和舌象，皮疹色淡，热象似不著，若见患者舌质红赤、苔黄，脉象浮滑而数，仍以疏风清热之品：金银花、连翘、苦参、黄芩、荆芥、防风、蝉蜕，佐以清热凉血之生地、丹皮、赤芍，每每见效。若皮疹红艳，久不消退，但脉象沉细，舌质淡暗，则在清热疏风基础上必用温阳化湿之品。

辨证上，张氏认为应全面权衡，重视阴阳辨证。外科辨证，首重阴阳。张氏在前人医者的基础上继承发挥，提出了"务必审察其人之气血虚实及病源浅深，而始有定论，望色辨脉，兼验舌苔，能从大处着想，则为阴为阳，属虚属实，辨之甚易"。这些观点不拘泥于局部，而是整体审查，灵活运用辨证论治，为外科疾病辨证审查阴阳提供了宝贵经验。金起凤教授在继承张氏的阴阳辨证的基础上提出要注重疾病的寒热表现。皮肤病发生多以红肿为主，若体内有寒，则应是一种"内寒外热"。例如，见面部潮红肿胀，丘疹脓疱，但同时又看到舌质淡胖水滑的"内寒"表现，因为内寒导致气血的阻滞，瘀久化热，可以发展成"外热"，所以在治疗的时候，除了清热解毒凉血外，还要注意温阳补火以治疗"内寒"。内寒化除后，体内的正气得以恢复，气血得以流畅，对热邪的解除有很好辅助作用。

张氏在治疗方面强调早治，以求其消散，与前人"以消为贵"的观点一致。认为"未成者必求其消，治之于早，虽有大证，而可以消散于无形"，强调在疮疡形成初期的治疗。并且针对"消法"提出"探其源而治之"，分辨阴阳虚实，外感内伤，才能有的放矢地治疗。同时张山雷先生从"天人合一"的观点出发，认为万物化生，依赖气的流动鼓荡，因此在疮疡初期治疗当中重视行气法的应用。金起凤教授继承和发展了张氏观点，提出心肝火旺是疮疡初期的主要病机，特别注重对肝气的疏达调理与心火的清降。

疮疡以热证为多，治疗上多用清热解毒之法，但张山雷先生认为在此基础上仍需加以辨证。认为清热之法，随证而异。如风热为病，先用辛凉，不得早用苦寒；湿热则须加淡渗之品，方能显效；病来迅速，急用凉血之品，以防进展；同时还需要重视胃气，若只知苦寒，必然败胃，而伤真元。金起凤教授辨证上，亦重视火热之邪为患，并且认为热瘀日久必化毒。刘河间云："五志所伤皆热也。"明代陈实功所著《外科正宗》亦云："水能生万物，火能克万物，故百病由火而生。"因此金起凤教授遣方用药时擅用寒凉药，依据辨证不同而应用清热六法治疗火热之邪引起的皮肤病。循火热病机，灵活变通，得心应手。

张氏特别注重在疮疡溃后补养胃气。疮疡溃后脓毒已泻，必以虚为重，脾胃为后天之本，若胃气得调，运化得当，有余邪流连亦能祛之。同时在扶助胃气的同时，也要佐以甘寒之品以养胃阴，以防伤阴动风之劫。金起凤教授治疗热证后期，重养阴顾胃。金起凤教授观察到热证皮肤病患者在后期多有低热、乏力、手足心热、口燥咽干、纳少等阴虚内热、胃津亏损之证候，以致水亏火旺，阴阳失调。所谓"壮水之主，以制阳光"，若再以苦寒直折其热，则更伤阴液，病则犹如南辕北辙。故必以清凉甘润之品，滋阴清热，才能达到治疗目的。应用天花粉以清热泻火生津，西洋参以补气养阴清火，天冬、麦冬以滋阴降火。此外，金起凤教授还常在养阴之品中加入茯苓，他认为养阴之品多滋阴碍脾，茯苓味甘淡性平，功能健脾益胃，脾胃得健，水湿得化，阴液方得以输布。

由此可见，金起凤教授在学术思想成长期间深受张山雷及黄墙中医外科的影响。在金起凤教授的影响和教育下，金起凤教授弟子结合北京中医药大学各位大家的临证经验，有所提高并多面发展。

第三节 流派传承代表人物

一、创派祖师

金起凤教授从医六十余个春秋，执教四十余载，在学术上有较深的造诣和独特的见解，重视临床实践，运用中医药治疗皮肤科疑难重症有显著疗效。尤其是对银屑病提出血热毒盛的观点，治疗有突出疗效。其自拟方消银解毒汤一直沿用至今并得到进一步研究，临床疗效肯定。下面就金起凤教授学术特色作简要介绍。

（一）四诊合参，注重舌象变化

中医的望、闻、问、切四诊是综合应用，不可分割的。金起凤教授在四诊合参基础上注重舌象的寒热虚实而决定处方配伍。《辨舌指南》云："辨舌质可决五脏之虚实，视舌苔可察六淫之浅深；舌质的色泽可以反映皮肤病内蕴血热之深浅，舌苔的厚薄可以体现湿热之重轻，舌体之胖瘦，暗嫩可辨正气之盛衰。"

荨麻疹常见为泛发风团，一般多治以皮疹色赤者寒之，皮疹色白者温之，然而金起凤教授更注重观其舌象，皮疹色淡，热象似不著，若见舌质红赤，苔黄，仍以疏风清热之品：金银花、连翘、苦参、黄芩、荆芥、防风、蝉蜕，佐以清热凉血之生地、丹皮、赤芍，每每见效。

带状疱疹多为水疱簇集，基底红斑、疼痛，兼见口干思饮，皮疹色红，伴有水疱渗出，属肝脾湿热之象，但若见舌暗淡，边有齿痕，苔薄腻，金起凤教授则以清热除湿、理气化瘀之品，佐以健脾益气之药。常用柴胡、龙胆草、黄芩、炒栀子、生薏苡仁清热除湿，香附、川楝子、赤芍、延胡索理气止痛，佐入茯苓、白术、甘草健脾益气，每每见效。金起凤教授认为患者虽皮疹色红伴水疱渗出，为湿热郁于肌肤之证；但患者舌暗淡、有齿痕、苔薄腻，乃属脾气虚弱，脾不化湿，湿郁化热，湿热聚结，郁阻脉络，络阻血瘀，不通则痛；故佐以益气健脾之品，使脾湿得运，气机通畅，病则向愈。金起凤教授在皮肤病辨证施治中，注重舌象，指导辨证处方，值得借鉴。

（二）病机辨证，重视火热之邪

风为百病之长，风热伤人肌肤，常患"瘾疹""风瘙痒"。热与湿结，湿热郁于肌肤，则生"湿疮""水疥""天疱疮"。湿热互结，炼液成痰，痰热聚结，阻滞肌肤，则生"瘰疬""痰核"。火热之邪郁阻经络，络阻血瘀则变生"瓜藤缠"。火郁之极则蕴为毒，毒热结聚肌肤则患痈、疖、疮、丹毒等感染性皮肤病。火热之邪蕴热成毒，气血两燔，则患红皮病、红斑狼疮。若内热蕴积、禀赋不耐，药毒内侵，则变生中药毒，即药物性皮炎。内热蕴积，禀赋不耐，外感漆毒等物，则发漆疮，即接触性皮炎。内热蕴积，抗邪无力，外感时毒疫气则变生风疹、麻疹等传染性皮肤病。刘河间亦云："五志所伤皆热也。"若肝胆火炽，窜扰脉络，郁于肌肤则变生"蛇串疮"，即带状疱疹。肺胃积热，郁热循经壅于额面，则生"肺风粉刺"，即痤疮。心火亢盛，导致血热，郁于肌肤则发为"白疕"，皮疹泛发鲜红斑片，即银屑病进行期。故明代陈实功《外科正宗》云："水能生万物，火能克万物，故百病由火而生。"金起凤教授继承《外科正宗》之旨，用于临床辨证施治之中，故遣药以清热凉血者居多。根据《内经》病机十九条"诸痛痒疮，皆属于心"，且心又主火。金起凤教授应用清热六法治疗火热之邪引起的皮肤病。

（1）清热疏风止痒法：治疗风疹、荨麻疹、玫瑰糠疹、药物性皮炎发疹型出现红斑、丘疹等属风热伤人肌肤的皮肤病，常用金银花、连翘、桑叶、菊花清热疏风；防风、蝉衣以疏风而止痒。

（2）清热利湿，凉血消风法：治疗湿疹、接触性皮炎、多形性红斑、药疹等皮肤病出现红斑、水疱、渗出性损害，属湿热互结、血热风盛之皮肤病。常用苦参、黄芩、土茯苓清热除湿；蚤休、生槐花、丹皮、赤芍清热凉血；白蒺藜、僵蚕、白鲜皮、地肤子清热祛风止痒。

（3）清热解毒，凉血化瘀法：治疗疖、痈、丹毒等感染性皮肤病呈现红肿、疼痛属热毒聚结之皮肤病证。常用金银花、连翘、蒲公英、地丁、丹皮凉血解毒；赤芍、桃仁活血消肿；陈皮、土贝母理气散结；甘草解毒和中。

（4）清热除湿，凉血化瘀法：治疗结节性红斑等属湿热下注，络阻血瘀之皮肤病。常用炒黄柏、草薢、生薏苡仁清热除湿，丹皮、赤芍、桃仁、苏木凉血化瘀，川牛膝通络散结。

（5）清肝泻火，理气化瘀法：治疗肝胆火炽，窜扰脉络，疼痛难忍之带状疱疹，用柴胡、龙胆草、炒栀子、黄芩清肝泻火，香附、川楝子、延胡索、乳香、没药疏肝理气，化瘀止痛。

（6）清热败毒，凉血化斑法：治疗牛皮癣红皮症、药疹剥脱性皮炎型、红斑狼疮、皮肌炎急性期热毒炽盛，气血两燔之病证，常用金银花、板蓝根、地丁清热解毒；水牛角片、生地、丹皮、玄参清热凉血；黄连、生石膏清热泻火，竹叶清心除烦。高热重者，则加入玳瑁清心凉血。总之，金起凤教授循火热病机，应用清热法辨证施治，灵活变通，使之得心应手。

（三）热证后期，养阴顾胃为宜

金起凤教授在临床观察到皮肤病重症：如红斑狼疮、皮肌炎、牛皮癣红皮病、药疹剥脱性皮炎型等患者在发病过程中除有典型之皮肤损害，且大部伴有高热，口渴欲饮，大便燥结，小溲短赤等热邪炽盛证候。火热之邪最易消灼阴液，久病则易阴津耗伤，而医家又常用苦寒之品，多伐其阴液，伤其胃气，故热证皮肤病患者在后期多有低热、乏力、手足心热、口燥咽干、纳少等阴虚内热，胃津亏损之证候，以致水亏火旺，阴阳失调。所谓"壮水之主，以制阳光"，若再以苦寒直折其热，则更伤阴液，病则犹如南辕北辙。必以清凉甘润之品，滋阴而清热，才能达到治疗目的。

金起凤教授在论治皮肤病热证后期，若见舌苔黄燥咽干口渴，认为胃津已耗。必先以益胃汤加减组方。常重用生地、玄参；再以南北沙参配石斛养胃阴生津液；还喜加入天花粉，天花粉不但清热泻火生津，而且对皮肤损害可达到消肿散结作用。若见患者舌红绛苔花剥，咽干舌燥明显，认为属气阴两伤、胃津枯竭，即加入西洋参、天冬、麦冬。以西洋参补气养阴清火，天麦冬滋阴降火。

金起凤教授认为热证后期患者阴虚内热占主导地位，为防阴精枯涸；甘凉濡润应居首位。若余毒未尽，金起凤教授喜佐入金银花、连翘轻清上浮之品，以泻心火。心火清则诸火清，且不伤阴耗气。金起凤教授还常在养阴之品中加入茯苓，认为养阴之品多滋阴碍脾。茯苓甘淡平、健脾益胃。脾胃健运，水湿得化，阴液方得以输布。金起凤教授在辨证施治中，注重疾病转归，忌执一而论，值得我们学习。

（四）疑难杂症，扶正祛邪相兼

（1）益气固表，疏风清热法：用于荨麻疹表现为皮疹反复发作，遇风起疹，皮疹色赤，恶风自汗，舌红苔薄黄，脉软者。为气虚卫外失固，风热外侵，治疗以益气固表，疏风清热法。选用玉屏风散以益气固表，再入金银花、连翘轻浮之品清热祛风而不伤正气，蝉蜕、荆芥、防风疏风止痒。上药配伍，益气固表而扶正，疏风止痒而祛邪，邪祛正安病自愈。

（2）益气驱邪，清热解毒法：用于毛囊炎、疖肿等感染性皮肤病伴有气短乏力，舌淡脉弱者。金起凤教授认为年老体弱之人，感受热邪，或五志化火，蕴热成毒。因气虚无力抗邪，热毒留滞，故纯以清解攻克之法难以奏效。《类经》云："正气即虚，则邪气虽盛。亦不可攻，盖恐邪未去而正先脱。"故治以益气驱邪，清热解毒。选用四君子汤扶正，再以金银花、地丁、蒲公英、当归、赤芍清热解毒，活血化瘀，气血流通，热毒方可有出路，病则向愈。

（3）益气清热，活血止痛法：用于带状疱疹患者后期仍疼痛不止，伴有气短无力，纳可，舌淡脉弱等气虚证候，又有皮损略红结痂，苔薄腻之余热未清之症状。金起凤教授认为早期皮疹水疱簇集，基底红晕，应治以清肝除湿化瘀止痛，但久病不愈，多伐伤正气，形成气虚血瘀余毒未尽之候。《素问·阴阳应象大论》云："血实宜决之，气虚宜掣引之。"故宜益气化瘀以扶正，佐之清热解毒以祛邪。金起凤教授选用黄芪为主药，益气行滞，配党参补中和脾胃，使气血资生，再用当归、川芎、延胡索活血止痛，香附疏肝理气止痛，金银花、龙胆草清解余热。上药配伍，补中有清，补中寓消，以益气清热，活血止痛。

（4）益气健脾，除湿通络法：用于结节性红斑等下肢肿胀，结节丛生，双腿沉重乏力，口渴不欲饮，舌胖嫩苔腻，脉濡，属脾虚运湿不化，络阻血瘀者。《素问·至真要大论》云："诸湿肿满，皆属于脾。"由于脾气虚弱，湿热内生，日久灼热成瘀，络阻血瘀而致结节丛生，故治以益气健脾以扶正，除湿通络以祛邪。用黄芪补气行水，加白术、茯苓皮、生薏苡仁、防己助黄芪健脾利水以化湿消肿，配炒黄柏、草薢清下焦湿热，当归尾、红花、桃仁活血化瘀，川牛膝引药下行，以助通络活血之功，上药配用扶正祛邪，结节消退。

（5）益气摄血，活血生新法：用于"过敏性紫癜"呈现双下肢肿胀，紫斑色暗，气短乏力。舌胖嫩边有齿痕，脉软，属脾气虚弱，气不摄血者。金起凤教授认为过敏性紫癜多因血热壅盛，迫血妄行，溢于脉外，凝滞成斑。但属脾气虚弱，脾不统血，外溢而致之证，临床也不应疏视。沈目南《金匮要略编注》云："五脏六腑之血，全赖脾气统摄。"所以治疗应以益气摄血而扶正，活血化瘀以生新。以黄芪、白术、茯苓、甘草补气健脾，扶正以摄血，加陈皮以理气，当归、赤芍、川牛膝、泽兰化瘀以祛邪。金起凤教授认为血有所瘀，莫不壅塞气道，阻滞生机；诸药配伍达到益气摄血，活血生新。

（6）益气健脾，化瘀散结法：用于治疗寻常狼疮、粟粒性狼疮等皮疹呈现结节、浸润、斑块，伴体倦气短，舌淡苔白，脉软者。金起凤教授认为怪病多痰，百病多由痰作祟，脾气虚弱，水湿不化，痰湿凝滞，则无处不到。痰流经络肌肤为瘰疬、痰核。水湿化热、炼液成痰，痰热互结，痰凝血瘀形成结节、斑块，经久难愈。李中梓云："脾为生痰之源，治痰不理脾胃，非其治也。"戴元礼云："善治痰者，不治痰而治气，气顺则一身之津液亦随之而顺矣。"可见痰湿产生和脾胃关系密切，而脾气健运是除湿化痰的主要手段。金起凤教授继承各家学说，应用益气健脾、化瘀散结法，治疗斑块、结节、瘰疬等属气虚痰凝而致皮肤病。以党参、白术健脾益气，脾胃功能健旺、痰无所生，陈皮、半夏理气化痰，气顺而痰自消。佐以茯苓健脾渗湿，湿去脾健，痰核消散，川贝母、连翘清热化瘀，消肿散结，且久病多瘀，痰瘀互结，再入当归、赤芍活血化瘀。诸药合用，共奏健脾益气、消痰化瘀、软坚散结之效。

以上可见金起凤教授在论治皮肤病时注重阴阳、气血、经络、病机、脏腑关系的特点，立求于本，辨证施治对我们治疗皮肤病有很好的指导作用。

二、流派发展者

（一）李秀敏（奠基、壮大东直门医院皮肤科）

李秀敏，女，主任医师、教授，硕士研究生导师。曾任北京中医药大学东直门医院皮肤科主任、教研室主任。历任中国中西医结合学会皮肤性病专业委员会委员，中华中医药学会中医美容分会委员。

李秀敏教授1965年毕业于北京中医学院（今北京中医药大学），留附属东直门医院中医外科从事皮肤病防治相关工作。1978年与金起凤、陈雅茹、许连需教授等共同创建东直门医院皮肤科，1984年出任皮肤科主任。1981年李秀敏教授参与筹建东直门医院皮肤科独立的化验室，极大地提高了皮肤科的诊断、科研能力。1982年组建了皮肤科独立的病理检查室。李秀敏教授开拓创新，积极拓展中医药特色治疗，开展了如穴位注射、自血治疗、中药倒膜、耳穴疗法等中医特色疗法，为东直门医院皮肤科的发展壮大，中医外科学的兴盛奠定了坚实的基础。

李秀敏教授从事皮肤病临床工作五十余年，十分注重吸取各家所长，先后师从于京城四大名医施今墨先生、著名中医皮肤病专家赵炳南先生、国际知名皮肤性病学专家马海德教授、著名皮科专家王光超、陈集舟等教授、皮科病理学专家郭英年教授等。另外，李秀敏教授十分也重视对外学术交流，1988年受国家中医药管理局的派遣，出任日本富山医科药科大学皮肤科客座研究员。此后先后多次赴埃及，泰国，荷兰等地进行学术交流，其高尚的医德与精湛的医术，受到当地患者和同道的一致好评，为祖国中医药事业在世界范围内的弘扬和发展做出了卓越的贡献。

李秀敏教授学习汲取《黄帝内经》精髓，承启《医宗金鉴》《外科正宗》之精要，学术上主张弘扬中医药学特色，充分利用现代科学技术，走中西医结合道路；从患者病情实际情况出发，将中医的宏观辨证诊断及西医的微观诊断相结合，治疗上突出中医特色，以求最大限度地提高疗效。注重脏腑辨证，认为脏腑失调也是皮肤科疾病的重要病因病机，尤其是注重调节先天之本肾与后天之本脾胃之关系，认为其在疾病转归治疗上有重大意义。注重"内外兼治""综合调理"；不但要坚持"古为今用"，倡"师古而不泥古，大胆探索，推进学术继承创新"；还要接受西医诊疗手段，使"洋为中用""宏观与微观"相结合，以真正做到"中西医结合"；同时还认为"调养情志、身心同治"是治疗当今若干疾病不可或缺的内容。

李秀敏教授自1984年以来，一直致力于色素性皮肤临床研究，在色素病治疗方面独树一帜，提出从肝、脾、肾及血分论治黄褐斑。对黄褐斑、白癜风等疾病进行了深入研究，主持了多项相关科研课题。并针对不同证型研制的系列方药"清肝丸""实脾丸""益阴丸""化瘀丸""白癜风丸"等，在黄褐斑及白癜风等色素性皮肤病治疗中取得很好疗效。在此基础上进一步研制出"祛斑口服液""化斑霜"成为北京中医药大学东直门医院院内制剂。其后"祛斑口服液"又进行了剂型改造，调整为水滴丸以方便患者长期服用和携带，并更名为"化瘀祛斑丸"，与"祛斑霜"一直沿用至今，功效卓著。

丘疹性荨麻疹是人体肌表对节肢动物昆虫（如蚊、虱、螨、臭虫、跳蚤等）叮咬后的过敏反应，它影响患者的正常工作和生活，在20世纪80年代中期，国内尚无兼具防病、治病双重作用的方法。李秀敏研制的驱疫香囊具有芳香化浊、驱疫避虫的作用，在当时处于国内首创地位。

（二）周德瑛（系统整理金老学术思想）

周德瑛，女，主任医师，教授，硕士生导师。毕业于北京中医药大学中医系，毕业后分配在北京中医药大学东直门医院皮肤科工作，至今从事皮肤科临床工作40余年。中医药专家金起凤先生学术继承人。

周德瑛教授于1991年至1994年跟师金起凤教授，系统地整理了金老治疗皮肤病的学术思想，撰写了出师论文《金起凤教授治疗皮肤病辨证思想探析及临床验案》。周德瑛教授总结出金老治疗皮肤病的经验方：龙蚤清渗汤、清肝消带汤、杷芩消痤汤，并推广应用于临床；重点介绍了金老治疗银屑病的名方——消银解毒汤，在临床中得到了很好的继承和创新。周德瑛教授收集整理了金老别具匠心的多例验案。该出师论文被评为优秀毕业论文。

周德瑛教授发表学术论文10多篇，主编《中医皮肤病学》等著作，培养了多名硕士研究生。对多种皮肤病的中医治疗有独到的经验；擅长运用中医辨证施治，调理体质的方法治疗常见的皮肤病。周德瑛教授认为白疕初为实证，以血热内蕴为主，随着病情演变以夹湿、化毒、气血两燔，转化为虚实夹杂证、虚证。临证重视皮损辨证与全身辨证相结合，在四诊合参的基础上，注重参考舌象而决定处方配伍。治疗上，内以加味消银解毒汤为主，外以安抚润肤为主；喜用性味甘寒之清热解毒药物，注重顾护脾胃，养阴护液；创立辨证施浴，在临床上取得良好的疗效。

（三）李映琳（衷中参西，丰富学派特点）

李映琳，女，主任医师，硕士研究生导师。从事中西医皮肤科专业医、教、研工作40余年，毕业于北京医科大学，工作后先后参加西学中班系统学习中医，掌握中医学知识。北京医科大学第一医院皮肤科进修学习西医皮科，提高专业水平，为从事皮科工作奠定了扎实的基础。全国第一届师带徒学员，拜金起凤教授为师，继承发扬金老学术思想。秉承金老临床重视整体观念，从西医的角度的研究、认识、实践中医理论。曾应邀到英国、新加坡讲学。

具有较扎实的中西医基础知识，能准确应用中西医理论诊断、治疗常见病多发病及疑难重症。参与中医药管理局、校级重点科研课题等多项科研课题的研究。总结发表临床经验及临床观察论文数十篇，有自己的独到见解。参加《中医美容学》《中医外科学》《中医皮肤病学》等书籍编写。

（四）瞿幸（金老学术思想践行者，传播者）

瞿幸，女，主任医师、教授，硕士研究生导师。1954年出生，1982年毕业于北京中医学院（现北京中医药大学），毕业后一直在北京中医药大学东直门医院皮肤科工作，曾任皮肤科主任、皮肤科教研室主任。先后担任中华中医药学会皮肤科分会委员、美容分会常委，北京中医药学会皮肤科专业委员会副主任委员，北京中西医结合学会皮肤科专业委员会副主任委员，世界中医药学会联合会皮肤科专业委员会常务理事、美容专业委员会理事等；国家自然科学基金项目同行评议专家，国家中医药管理局、原卫生部中医师资格认证及高级技术职称考试命审题专家；《中医杂志》《中华中医药杂志》《北京中医药大学学报》《现代中医临床》《北京中医药》等杂志审稿专家、编委；参与新药临床研究、评审，国家基本药品目录制定，中医术语国家标准制定等工作。

初进皮肤科，瞿幸教授跟随名老中医金起凤教授门诊抄方半年。金老中医功底深厚，辨证论治精确，治疗用药经验丰富，临床疗效显著，是瞿幸教授从事中医皮肤科的启蒙老师。先后赴北京中医医院皮肤科和北京大学第一医院皮肤科各进修半年，参加北京协和医院变态反应学习班，更是让瞿教授对皮肤科的喜爱根深蒂固。

瞿幸教授在皮肤科临床、教学、科研工作近40年，临床中主张临证四辨：一辨病，她认为只有这样才能把握疾病总的病机特点；二辨皮损，包括皮疹的颜色、形态、分布、患者皮肤的自觉症状等，其中皮疹颜色尤为重要；三辨舌脉，当舌脉与皮疹表现不符时，要结合全身状况综合辨证取舍；四辨周身，即全身辨证。瞿幸老师认为，皮疹表现是皮肤病中医证候特点的主要决定因素，全身症状可以作为中医证候特点的参考因素。因此临证应以皮损辨证为主，兼顾全身辨证。当全身症状成为患者的突出表现时，应整体辨证施治。

（五）李元文（东方医院皮肤科创始人，金老学术思想继承、创新者）

李元文，主任医师，教授，博士生导师，博士后合作导师。北京中医药大学皮肤性病学系主任，北京中医药大学皮肤病研究所所长。1984年进入东直门医院皮肤科工作，1999年至东方医院创建皮肤科。自东方医院皮肤性病科在2012年被国家中医药管理局批准为"十二五"重点专科建设单位以来，李元文教授一直作为皮肤科的学术、学科带头人。1999年12月被评为全国预防与控制艾滋病性病先进个人，受到了原卫生部、教育部、公安部和国家电影电视总局的联合表彰。2006年被评为北京市卫生系统先进个人，同时被评为北京市群众喜爱的中青年名中医。2018年被评为享受国务院政府特殊津贴专家。2019年成为北京市名中医在身边工程团队负责人。2020年获得北京中医药大学"教学名师工作坊"教学名师。2021年被评为首都名中医。任世界中医药学会联合会皮肤科分会副会长、中华中医药学会皮肤性病分会副主任委员，中华中医药学会合作创新平台副主委，中国中药学会皮肤病药物研究专委会主任委员，北京中医药学会皮肤性病专业委员会主任委员等多个职务。

李元文教授从事中医外科、皮肤性病诊疗及相关研究工作三十余年，在充分继承金起凤先生学术思想的同时，提出了诸多自己的认识。他认为皮肤病的核心病机在于"风、湿、热、瘀、毒、虚"，主张扶正驱邪、标本兼治基本治疗原则。在辨治方法上主张病、证、症、体——三位一体综合干预，采用衷中参西–微观宏观相结合的现代中医辨治法，针对不同种类、不同时期、不同特点的疾病从毒、从络、从血等多方面进行干预。临床实践过程中，他格外重视中药的现代应用研究，并在此基础上演化了诸如苍柏湿毒清、香柏波等一系列颇有影响的验方；构建了以国内首家以中药现代化产物——配方颗粒拓展应用为特色的配方颗粒皮肤病外治联盟。

李元文教授尤其擅长治疗慢性、顽固性皮肤病及性病，特别强调"驱邪扶正、标本兼治"的治疗思路，具体治则上寒热并用，辛开苦降，宣散收敛，形成了一套独特的个人见解。在治疗药物的选择上，强调以和为贵，以平为期；三因制宜，五脏通调；处方灵活，因证设法；融会贯通、衷中参西。如：首次提出从肝脾论治慢性荨麻疹的方法；首次提出表皮五行学说，提出微观宏观结合治疗慢性皮肤病的解决方案；研发苍柏湿毒清治疗非淋菌性尿道炎，青石止痒软膏治疗神经性皮炎，香柏波治疗头部脂溢性皮炎……都是其学术思想的实践轨迹。

（六）叶建州（学术思想传承者）

叶建州，主任医师，二级教授，博士生导师，博士后导师。第六、第七批全国名老中医药专家学术经验继承工作指导老师，云南省名中医。1987年从云南考入北京中医药大学东直门医院，师从导师金起凤先生，经过三年研究生培养，获中医外科皮肤科方向硕士学位。1990年回到云南从事中医、中西医结合皮肤病医教研工作。曾任云南省中医医院副院长兼皮肤科主任，于2017年创建云南省中医皮肤病专科医院并担任院长至今。为云南省中医皮肤病重点学科学术及学科带头人。2008参加汶川地震救援并荣获原卫生部、国家中医药管理局抗震救灾先进个人，2020年被评为享受国务院政府特殊津贴专家，2018年获云南省有突出贡献优秀专业技术人才（二等奖），2018年获云南省云岭名医称号。为云南省科技创新团队带头人。

从事临床工作三十余年，遵从金起凤教授学术思想及临床经验，针对云南多民族及区域皮肤发病特点，做好继承创新发扬工作，在银屑病、特应性皮炎、傣医药治疗皮肤病的临床与基础研究中取得较多成果。临证注重四诊合参，衷中参西，强调局部辨证结合舌象变化的重要性，主张病证结合，抓住皮肤病核心病机遣方用药。结合云南地域患者多湿多火等特点，形成自己的学术观点及临证经验。一是推崇内外同治，针药结合，活用联用经方、时方、经验方，提高临床疗效；二是提出"湿热、火毒"是皮肤病核心病机，重视清热凉血、除湿解毒法在炎症性皮肤病的应用，创新使用金老龙蚤清渗汤、消银解毒汤等经验方，并形成系列临床有效内外经验方剂；三是强调皮肤病的治疗全过程均须顾护脾胃；四是在湿疹、特应性皮炎的诊治中，主张急性期清心除湿、凉血止痒，慢性期益气健脾、养血祛风为主要治疗原则，并开展机制研究取得创新成果；五是对应社会经济发展变化，重视情志因素在皮肤病发生发展中的关键作用，主张灵活运用调畅情志、疏调气机治法；六是在慢性疑难皮肤病治疗中强调从瘀从虚论治，注重先后天之本。此外，善用云南地方药材，如使用滇重楼、南板蓝根治疗银屑病，昆明山海棠治疗自身免疫性皮肤病，巧用乌梢蛇、蝉蜕、蜈蚣、水蛭等治疗各种难治性、慢性皮肤病。主持研发紫连膏、止痒解毒颗粒、健脾养肝丸等15种院内制剂，治疗50余种皮肤病，疗效可靠，获得较好的社会效益及经济效益。

叶建州教授贯彻落实发挥中医药特色、中西协同创新，牵头成立云南省中医、中西医结合皮肤病专科联盟，在云南省开远市人民医院、大理市第二人民医院、通海县中医医院、红河州中医院、镇雄县中医院等十余家单位建设专家工作站，为边疆和基层单位培养了大批专业人才。

（七）闫英（学术思想传承者）

闫英，女，中医外科学医学博士，博士后，现任北京中医药大学第三附属医院党委副书记兼副院长，主任医师，教授，研究生导师。中华中医药学会周围血管病分会主任委员、北京中医药学会周围血管病专业委员会副主任委员、北京中医药学会皮肤病专业委员会常委、北京中西医结合学会医学美容专业委员会常委。20世纪90年代曾侍诊金起凤教授，亲见金老临床问诊、诊查皮损、遣方用药。参与编写金起凤教授主编的《中医皮肤病学》（中国医药科技出版社 2000 年出版）一书，将金起凤教授学术思想与中医外科皮肤病及周围血管病的特色治疗相结合，突出中医外科学的辨证特点，注重局部病变的辨识。受金老学术思想启发，在临床上从风、湿、热邪郁于肌肤的角度论治湿疹、荨麻疹、皮肤瘙痒症等以瘙痒为主症的皮肤病，以清热祛风、凉血利湿为主要治法，自拟"加减消风饮"内服方、"湿疹溻渍方"外用方运用于临床，疗效满意，并经进一步实验及临床研究，疗效肯定。

三、传承过程中的著名医家

（一）段行武

段行武，男，医学博士。北京中医药大学东直门医院皮肤科主任，主任医师，教授，博士生导师，学科带头人。北京中医药大学中医皮肤科学临床学系副主任；皮肤病研究所副所长。世界中医药学会联合会儿童医药健康产品产业分会副理事长，世界中医药学会联合会经皮给药专业委员会副会长，北京中医药学会皮肤性病专业委员会副主任委员，北京中西医结合学会皮肤性病专业委员会副主任委员，中国整形美容协会中医美容分会顾问，国家食品药品监督管理局新药评审专家，国家科学技术奖励评审专家等。获得 2013 年度"中国好医生"入围提名。

毕业于河北中医学院获得中医学士学位；随后就读于北京中医药大学，师从李秀敏教授、李曰庆教授，先后获得中医外科学（皮肤病方向）硕士和博士学位。1995 年分配到东直门医院皮肤科，一直从事临床、教学和科研工作；并有幸跟随金起凤教授、许连霈教授抄方学习。1998 年和 2007 年分别到北大医院皮肤科和中国医学科学院皮肤病研究所进修西医皮肤科和皮肤病理，有多年国外讲学经历，至今已从事皮肤科临床工作 30 余年，具有较为深厚的中西医皮肤科的理论基础和丰富的临床经验。

先后承担国家科技重大专项、国家中医药管理局临床重点课题、国家自然科学基金课题。指导、负责多项校级课题。承担艾滋病相关瘙痒性丘疹、带状疱疹、药疹的中医治疗方案制定和相关研究工作，取得了较好的临床疗效和阶段性成果。并对银屑病辨证论治规律与现代免疫和分子生物学的相关性进行了较为深入的探索性研究；将中医学从心辨治理论融入于银屑病的治疗中，同时研究与其相关的褪黑素调控机制，挖掘银屑病的并发症及相应的作用机制，为难治性银屑病提供了身心共治的治疗思路。为流派学术发展和传承发挥了积极作用。

（二）张丰川

张丰川，男，教授，主任医师，医学博士，博士研究生导师，北京中医药大学东方医院皮肤性病科科主任。

毕业于北京中医药大学中医系。现任北京中医药大学皮肤病研究所副所长、中国整形美容协会中医美容分会秘书长、北京中医药学会皮肤病专业委员会副主任委员兼秘书长、中国老年保健协会毛发保健与疾病防治专业委员会副主任委员、中国民族医药学会皮肤科分会副会长。曾作为访问学者到英国、挪威等国家进行学术交流。长期担任中国人口计划生育网站健康生殖性病宣讲专家。

张丰川教授从事皮肤病临床医疗、科研、教学工作 20 余年，曾跟诊金起凤教授、师从于首都国医名师李曰庆教授、著名中医皮肤病专家瞿幸教授等，具有丰富的临床经验，效果显著。对黄褐斑、白癜风等损容性皮肤病的治疗有系统深入的研究。比如，提出黄褐斑以"肾虚血瘀"核心病机，基于中医"阴阳""气血"理论，提出从"水""火""气""血"辨证论治黄褐斑。比如白癜风提出益气活血解毒法，张丰川教授认为情志异常、肝气郁结是白癜风的发病诱因，劳损是其发病基础、外邪侵袭、毒邪郁结是发病关键，络脉瘀阻是其发病终点。辨病辨证相结合，司外揣内，由皮损推断体内脏腑气血变化。张丰川教授学术上继承金老学术思想，重视传承弘扬中医经典，在医疗上注重发挥中医药优势，不断汲取中医经典及学界前辈的经验，结合应用中医外治法提高临床疗效。张丰川教授临床上对症治疗、灵活辨证、精准用药、巧用外治、别具匠心。为流派学术的传承和创新做出了很多贡献。

（三）孙占学

孙占学，男，医学博士，主任医师，副教授，首都优秀青年医生。

2009 年考入北京中医药大学攻读博士学位，师从于首都国医名师、全国名老中医药专家李曰庆教授和北京中医药大学皮肤科学科带头人李元文教授。2006 年至今一直工作于北京中医药大学东方医院皮肤科。兼任中国中药协会皮肤病药物研究专业委员会秘书长，中国性学会中医性学专业委员会副秘书长；《中华现代中医学杂志》常务编委，《中华医学会中华临床医师杂志》特约编辑，《世界最新医学信息文摘》编委。

孙占学教授一直从事中医药防治皮肤病研究，针对特应性皮炎和湿疹发作期的特点以及总结金起凤教授和导师李元文教授经验，提出发作期以"血热湿蕴证"为主，稳定期多属"脾虚湿热证"；提出"带状疱疹后遗神经痛之络损、络瘀、络虚、络阻，其中络损不复是带状疱疹后遗神经痛的病机关键的观点"，并确立了清热解毒护络、活血化瘀通络、益气养血修络、搜风镇痉止痛治疗方法和常用中草药。根据《黄帝内经》并参合吴鞠通的《温病条辨》的治病思想，针对银屑病发作特点，提出"郁热"是银屑病发病源头，血热瘀阻是斑块型银屑病的主要病机。孙占学教授为流派传承和发展起到积极作用。

附：传承图谱

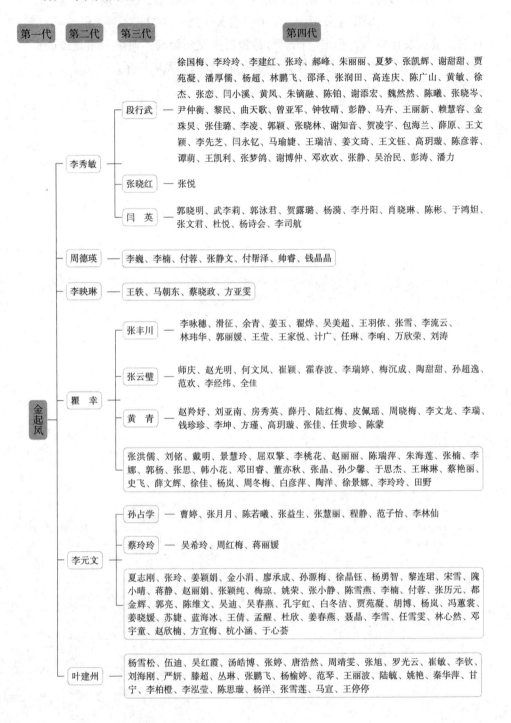

第一代	第二代	第三代	第四代

金起凤

李秀敏

段行武 — 徐国梅、李玲玲、李建红、张玲、郝峰、朱丽丽、夏梦、张凯辉、谢甜甜、贾苑凝、潘厚儒、杨超、林鹏飞、邵泽、张润田、高连庆、陈广山、黄敏、徐杰、张恋、闫小溪、黄凤、朱镝融、陈铂、谢添宏、魏然然、陈曦、张晓岑、尹仲衡、黎民、曲天歌、曾亚军、钟牧晴、彭静、马卉、王丽新、赖慧容、金珠昃、张佳璐、李凌、郭颖、张晓林、谢知音、贺凌宇、包海兰、薛原、王文颖、李先芝、闫永钇、马瑜婕、王瑞洁、姜文琦、王文钰、高玥璇、陈彦蓉、谭萌、王凯利、张梦鸽、谢博仲、邓欢欢、张静、吴治民、彭涛、潘力

张晓红 — 张悦

闫英 — 郭晓明、武李莉、郭泳君、贺露璐、杨漪、李丹阳、肖晓琳、陈彬、于鸿姐、张文君、杜悦、杨诗会、李司航

周德瑛 — 李巍、李楠、付蓉、张静文、付帮泽、帅睿、钱晶晶

李映琳 — 王轶、马朝东、蔡晓政、方亚雯

瞿幸

张丰川 — 李咏穗、滑征、余青、姜玉、翟烨、吴美超、王羽依、张雪、李流云、林玮华、郭丽媛、王莹、王家悦、计广、任琳、李响、万欣荣、刘涛

张云璧 — 师庆、赵光明、何文凤、崔颖、霍春波、李瑞婷、梅沉成、陶甜甜、孙超逸、范欢、李经纬、全佳

黄青 — 赵羚妤、刘亚南、房秀英、薛丹、陆红梅、皮佩瑶、周晓梅、李文龙、李瑞、钱珍珍、李坤、方瑾、高玥璇、张佳、任贵珍、陈蒙

张洪儒、刘铭、戴明、景慧玲、屈双擎、李桃花、赵丽丽、陈瑞萍、朱海莲、张楠、李娜、郭杨、张思、韩小花、邓田睿、董亦秋、张晶、孙少馨、于思杰、王琳琳、蔡艳丽、史飞、薛文辉、徐佳、杨岚、周冬梅、白彦萍、陶洋、徐景娜、李玲玲、田野

李元文

孙占学 — 曹婷、张月月、陈若曦、张益生、张慧丽、程静、范子怡、李林仙

蔡玲玲 — 吴希玲、周红梅、蒋丽媛

夏志刚、张玲、姜颖娟、金小涓、廖承成、孙源梅、徐晶钰、杨勇智、黎连珺、宋雪、隗小晴、蒋静、赵丽娟、张颖纯、梅琼、姚荣、张小静、陈雪燕、李楠、付蓉、张历元、都金辉、郭亮、陈维文、吴迪、吴春燕、孔宇虹、白冬洁、贾苑凝、胡博、杨炽、冯惠裳、姜晓媛、苏婕、蓝海冰、王倩、孟醒、杜欣、姜春燕、聂晶、李雪、任雪雯、林心然、邓宇童、赵欣楠、方宜梅、杭小涵、于心荟

叶建州 — 杨雪松、伍迪、吴红霞、汤皓博、张婷、唐浩然、周靖雯、张旭、罗光云、崔敏、李钦、刘海刚、严妍、滕超、丛琳、张鹏飞、杨榆婷、范琴、王丽波、陆毓、姚艳、秦华萍、甘宁、李柏橙、杨泓莹、陈思璇、杨洋、张雪莲、马宣、王停停

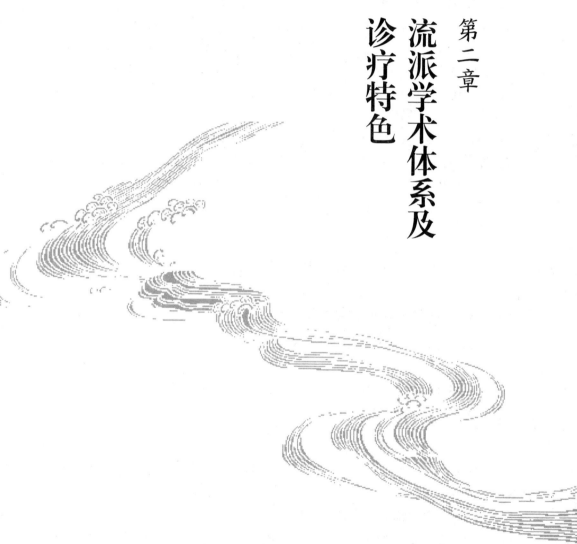

第二章
流派学术体系及
诊疗特色

金起凤教授从事中医皮外科临床工作60年，勤求古训，博览群书，有深厚的中医理论功底，在学术上师古而不泥古，古为今用，融会贯通，有较深的造诣和独特的见解。金起凤教授重视临床实践，积累了丰富的临床经验，运用中医药治疗皮外科疾病疗效显著。

金起凤教授在诊病之余勤于笔耕，写下了很多医案医话及讲稿。金起凤教授认为中医中药对常见的、多发的、疑难的皮肤病的治疗，在国内国际有着广阔的前景。为总结我国中医皮肤病学方面的治疗经验，促进中医皮肤科学的发展，1998年金起凤教授主编了《中医皮肤病学》，亲自撰写了总论部分。总论以中医学理论为纲，详细介绍了皮肤病的病因病机、皮肤病的辨证和治疗原则，体现了金起凤教授的学术思想，也是金氏皮科流派的学术思想、学术体系的渊源。

金氏皮科流派后学在总结继承金起凤教授学术思想基础上，有所发展创新，但万变不离其宗，在各自临证中自觉不自觉都受到了金起凤教授的影响，辨证从风、湿、热、毒、瘀、虚等入手，慢性皮肤病重视扶正祛邪，调整阴阳脏腑气血及疏通经络、化瘀生新。

第一节　学术体系

一、重视热（火）邪与风湿之邪

金起凤教授非常认同张山雷《疡科纲要》的观点："外疡为病……则热病其多数也。""外感六淫，蕴积无不化热，内因五志，变动皆有火生。""外疡发痒……则不外乎风燥与湿热二者而已。"认为皮肤病的致病因素很多，最主要最常见的是火热之邪与风湿之邪。

（一）皮科疾患，热证最多

《素问·至真要大论》云："诸痛痒疮，皆属于心。"其意是指一切疼痛瘙痒的疮疡性疾病都与心有关。古人将外科病和皮肤科病统称为"疮疡"，金起凤教授认为"疮"为皮肤病总称，包括癣、疥、疮、疹、丹之类；"疡"指肿疡、溃疡等外科疾患，包括痈、疽、疔、疖、瘰疬之类。心为阳中之阳脏，属火；心主血脉，心火亢盛，火热邪气郁滞于营血，血热熏灼肌肤则引发痛痒疮疡。故刘完素又加了一个"心"字，"诸痛痒疮皆属于心火"。金起凤教授认为皮科临床患热证者最多，多数急性皮肤病与火热之邪关系密切。

无论外感火热或脏腑实热蕴郁肌肤，均可发生皮肤病。其局部特点是：皮疹色红赤，或皮肤潮红灼热，有红斑、丘疹、紫癜，或起脓疱，甚至糜烂、渗出、结脓痂、皮肤溃疡等，自觉灼热、痒剧或痒痛兼作。热盛化火化毒，腐肉成脓，可发生黄水疮（脓疱疮）、疖肿、痈肿、疔疮、痱毒等感染性皮肤病。火热之邪袭人，发病急速，蔓延也快，多发生在人体上部，如抱头火丹（颜面丹毒）、日晒疮、漆疮（接触性皮炎）、红蝴蝶疮（红斑狼疮）、肌痹（皮肌炎）急性期等。火热内蕴，入于营血，迫血妄行，或气血两燔，可致多种皮肤病，如白疕（银屑病）进行期、红皮病、葡萄疫（过敏性紫癜）、系统性红斑狼疮、药毒（药物性皮炎）等。火热之邪郁阻经络，络阻血瘀则变生瓜藤缠（红斑结节性病变）、皮肤血管炎等。金元四大家刘河间云"六气皆从火化"。六气之中火热之邪与风、湿、暑、燥往往相兼为病；在疾病的发展过程中，又常常成为其他五气的后期转归。热得风助则发病迅速，风热袭人肌肤，常患风痞瘰（荨麻疹）、热疮（单纯疱疹）、风热疮（玫瑰糠疹）；内热蕴积，外感时毒疫气则变生风疹、麻疹等传染性皮肤病。热与湿合，湿热郁于肌肤，则生浸淫疮（泛发性湿疹）、天疱疮等。脏腑机能失调，情志过激变化而产生脏腑内热。刘河间亦云："五志所伤皆热也。"若肝胆火炽，窜扰脉络，郁于肌肤则变生蛇串疮（带状疱疹）；肺胃火热上炎，循经壅于颜面，致络阻血瘀，热瘀至结，则生肺风粉刺（痤疮）、酒齄鼻等。

（二）干燥瘙痒，风邪为患

中医讲的风是广义的风。外风不仅指自然界空气流通而刮的风，还包括空气中的花粉、尘螨、某些气味、真菌孢子等。而内风多与肝有关，肝主疏泄，主藏血，如果营血不足，血不养肝，或热毒伤阴，水不涵木，则肝风内生。另外，还有血热生风、血虚化燥而生风等。《素问·生气通天论》："风者百病之始也。"风为六淫之首，百病之长，是许多皮肤病的发病原因。风邪外袭，有隙必乘，若表卫不固，则外风容易袭入；风气常与他邪气相兼，夹杂致病，如风寒、风热、风湿、风湿热等。

风邪伤人，容易侵犯人体的上部（如头面）、肌表，如风热疮、面游风（面部皮炎）、白屑风（脂溢性皮炎）。风性善行而数变。善行即病位无定处，游走不定；数变即皮疹变化无常，时起时伏，最典型的就是瘾疹（荨麻疹）。《疡科纲要》云："外疡风胜则燥，虽搔破血溢，而随破随收不致化腐。"风邪所致的皮肤病多为干性皮疹，如风团、丘疹、斑疹、抓痕、鳞屑、血痂、苔藓样变，而无糜烂渗液。风邪动摇，侵入肌肤，内不得通，外不得泄，往来于皮肤腠理之间则瘙痒颇剧。如瘾疹（荨麻疹）、风瘙痒（皮肤瘙痒症）、牛皮癣（神经性皮炎）、粟疮（痒疹）等。

金起凤教授认为皮肤科临床中，因内风上扰而使皮肤病加重者甚多。所谓热盛则生风，血热盛、湿热盛皆能生风，风盛则痒剧。如银屑病痒剧，是血热盛伤阴所致；又如急性湿疹、急性皮炎痒剧，多湿热盛伤阴所致。热盛与阴伤是互为因果，盖阴伤则水耗，阴不制阳，水不涵木，则肝风内动而痒剧。此外，血虚也能生风，如老年性皮肤瘙痒症多由于营血不足，肤失血养，因血不养肝，肝血亏虚，则肝风内动而痒剧，症均出现皮肤干燥，抓痕、血痂累累，瘙痒难忍。

（三）缠绵难愈，湿邪蕴阻

金起凤教授早年在上海行医，遇外湿致病者较多。1958 年以后来到气候干燥的北京工作，同样重视内湿致病。《素问·至真要大论》云："诸湿肿满，皆属于脾。"内湿是由于脾失健运，水谷津液运化传输的功能受到障碍，致津液停滞而成湿。脾为湿土，脾运水湿而恶湿。若嗜食甜腻（甘伤脾）、生冷之物，损伤脾阳，脾阳不振，常导致水湿壅滞于中焦，阻滞气机，而症见脘满痞闷，不欲饮食，口黏或甜，或恶心等；水湿注于下焦，可出现足跗浮肿，小便短少。

湿邪蕴阻肌肤，郁久化热，或浸淫四窜，可致皮肤起水疱，湿烂流水，常反复发作，缠绵难愈。如湿疮、湿毒疮（下腿湿疹）、湿臁疮、浸淫疮、天疱疮、脚湿气（足癣）等。湿热内炽，熏蒸于上，易患生面游风、旋耳疮（耳部湿疹）等。湿热互结，炼液成痰，痰热聚结，阻滞肌肤，则生"瘰疬""痰核"。湿邪或湿热常夹风邪致病，皮疹可发于上半身或泛发全身，如特应性皮炎、接触性皮炎、多形性红斑、药物性皮炎等。金起凤教授常以清热利湿、凉血消风为法治疗。

李元文教授提出"隐湿理论"，他认为在一些缠绵难愈的疾病中，纵然皮疹表现为干燥脱屑，但也有隐湿内存，因隐湿阻滞气血津液通道，络脉受损，津液输布异常，出现干燥脱屑的表现，从而出现"有一分燥就有一分湿"的共病现象，治疗要滋阴化湿。李元文教授总结化湿的方法，除了常用的健脾化湿、淡渗利湿、苦寒燥湿外，对于复杂难治性皮肤病，要特别注意应用芳香化湿、活血化湿及温阳化湿。

二、注重整体观念，脏腑经络辨证

（一）无伐天和，因时制宜

《黄帝内经》云："人以天地之气生，四时之法成""四时者，所以分春夏秋冬之气所在，以时调之也。"金起凤教授认为自然界五运六气的运动与人体五脏六腑之气的运动是自然相通的。五运六气与人体疾病的发生、发展与转归有相当密切的关系。若气候反常，寒热失调，燥湿失度，人体不能适应，则常致病于人。治疗疾病则应"必先岁气，无伐天和"，重视天候地气，做到因时、因地而制宜。

金起凤教授治疗皮肤病根据季节变化，把握病机辨证，常能获佳效。如泛发性神经性皮炎，属中医牛皮癣范畴，皮疹多干燥、肥厚、瘙痒，全无渗出、糜烂等湿邪之候。但若发生在长夏季节，伴纳谷不馨，舌苔薄腻，金起凤教授多在辨证论治的基础上，佐以藿香、佩兰芳香化湿醒脾，生薏仁、茯苓淡渗利湿健脾。长夏多湿，脾喜燥而恶湿，芳香化湿、淡渗利湿，给湿邪以出路，则脾胃健运，中焦气机通畅，气血调和，病多向愈。治疗急性湿疹，多以清热除湿为法。倘若发生在秋燥季节，金起凤教授用养阴清热除湿法，以知母、天花粉、玄参、白茅根、南北沙参养阴清热，以苦参、炒黄柏、生薏仁等清热除湿。金起凤教授认为苦寒之药虽清热燥湿，但也伤阴，秋季燥胜，若滥用苦寒，则伤阴化燥，病多难愈。

（二）外证内因，重视脏腑辨证

金起凤教授认同《疡科纲要》的观点："证虽外发，病本内因""寻常疮疖，亦无不与内证息息相通"。人体是一个有机的整体，皮者脉之部也。皮肤和体内的脏腑、气血通过经络相互关联。在病理上，皮肤的疾病也与脏腑功能失常、气血失和密切相关。所以治疗皮肤病，首先要运用中医的辨证方法，明确病性病位。金起凤教授认为八纲辨证是总纲，脏腑辨证是辨证论治极为重要的一环，与皮损辨证同等重要。在诊治皮肤病时，注重脏腑病机辨证，无不得心应手。

如急性湿疹皮炎、红皮病、银屑病、疖、痈等，皮疹红肿、灼热、痒痛，伴心烦失眠，或口舌糜烂，小便赤数、涩痛，多与心火亢盛相关。而皮科重症如系统性红斑狼疮、皮肌炎后期邪退正虚阶段，出现心悸、气短、自汗，活动或劳累后加重，或胸闷憋气，面色苍白，舌质淡胖或淡暗，脉虚弱等症，病位在心，属心气虚或心阳虚。银屑病初起或复发时，皮疹色红，若伴有咽喉疼痛、咳嗽鼻塞，或发热症状，属风热犯肺，肺气失宣。金起凤教授治疗常以宣肺清热为主，佐以解毒。

又如脾主统血，脾气具有统摄血液在脉管内运行，防止其逸出脉外的功能。故过敏性紫癜、血小板减少性紫癜等皮肤出血性病变，可从脾论治，补脾益气以摄血。脾开窍在口，其华在唇，唇炎患者口唇红肿、结痂或干燥皲裂，多从脾胃论治。肝主藏血，其华在爪，发为血之余，肝血不足，失于濡养，或肝失疏泄，气滞血瘀，则爪甲易脆裂，毛发干枯脱落，皮肤干燥脱屑，或粗糙肥厚。临床上毛发、爪甲的病变多从肝论治。硬皮病中医称为"皮痹"。皮肤肿胀、硬化、萎缩，指端冰凉发绀，金起凤教授认为多系肺、脾、肾三脏阴阳两虚，卫外不固，复感风寒，湿浊之邪蕴结，以致经络阻隔，气血凝滞而成。系统性硬皮病后期，周身皮肤板硬，手足尤甚，畏寒肢冷，属肾阳虚衰，温煦失职，卫外不固，阴寒内盛，寒凝血滞而致。

（三）经络辨证，详明病位

经络是运行气血之道路，内源于脏腑，外行于体表，将人体内脏与皮毛、血脉、筋骨、四肢、百骸、五官联系起来，成为一个有机的整体，使人体内外、上下沟通，保持着平衡与协调。这是中医皮外科整体观念的又一理论基础。

金起凤教授认为，经络在病理上的作用，与疮疡的发生和传变有着密切的关系。当外来邪毒侵犯人体，如经气失常，不能发挥卫外作用时，邪毒即乘虚侵入，致经络阻隔，气血凝滞，而发生痈疽及疮毒等。同样，内脏本身病变也会循着经络通路，反映到体表来。《洞天奥旨·疮疡经络论》云："脏腑之气血不行，则脏腑之经络即闭塞不通，而外之皮肉即生疮疡矣。"不同部位的皮肤损害与经络辨证相结合，可以详明病位，准确辨证治疗。如足阳明胃经行于面部，鼻为肺之窍，热疮（单纯疱疹）好发于口周、鼻旁，多属肺胃蕴热，外感风热毒邪，内外之邪相合，循经上犯面部而发病。而肝经绕阴器，发于阴部的阴部疱疹，则多属肝经湿热下注。足厥阴肝经绕阴器、过胸胁，足少阳胆经行于头两侧、胸、大腿外侧。如发于一侧头部、胁肋部的带状疱疹，发于躯干两侧、阴部、下肢的湿疹、接触性皮炎等，表现为红斑、红色丘疹、水疱、渗液、痒甚或疼痛，伴口干口苦，舌红苔黄，脉弦滑，均属肝经湿热证或肝胆湿热证。治宜清肝泻胆，清利湿热，方用龙胆泻肝汤加减。白塞病类似中医的"狐惑病"，发于口、眼、生殖器部位，表现为口腔黏膜、阴部反复发生溃疡，眼部虹膜睫状体炎，并伴有下肢红斑结节损害。金起凤教授认为本病的损害部位与肝、脾、肾经络关系密切，因肝经绕阴器，向上行于咽喉，连接目系，肝开窍于目；脾经之脉上连舌本，散舌下，脾主四肢，开窍于口；肾经上行沿喉咙，至舌根两旁，肾开窍于二阴。白塞病系肝、脾、肾功能失调为本，湿热蕴毒为标。肝脾二经湿热，日久蕴毒，热毒壅盛，循经走窜而致口咽、眼目、外阴病变，治疗可选用龙胆泻肝汤或甘草泻心汤加减。若湿热蕴久，伤阴耗液，以致肝肾阴虚，木失水涵，相火挟湿热循经上攻或下注，致口腔失养而溃烂，治宜滋阴清热、益肾柔肝降火。

（四）四诊合参，洞察病机

望、闻、问、切四诊是中医学诊断中四个最主要的环节，缺一不可。金起凤教授在诊治皮肤疾患时四诊合参，望皮损颜色、形态，细问渴饮、胃纳、二便，望舌切脉，尤重舌象，以此洞察病因病机，为辨证论治提供依据。

1. 善观皮疹辨证

金起凤教授善于观察皮疹来辨证。先观皮疹部位，如发于身体上部多属风热，发于下部多属湿。再观皮疹色泽、形态，如丘疹色红赤为心火偏旺或风热侵袭；皮疹有水疱、渗出、肿胀为湿邪内蕴，郁于肌肤；皮损伴有脓疱、糜烂为湿热化毒；皮疹干燥、脱屑为血虚风燥。再辨斑疹颜色，皮肤红斑均属血热之象。急性红斑泛发者，多为营血有热，为实证。红斑压之褪色，多属血热伴气分有热；斑色红赤带紫，属毒热炽盛；紫红或暗红斑，属邪郁经络，致气血瘀滞。白斑系风邪外搏，气血失和所致。黧黑斑可从肝脾肾三脏辨证，一为肝郁气滞或肝脾失调，二为肝肾阴虚，三为肾阳不足，四为脾肾阳虚。

2. 细问渴饮、口味

在诊病时，金起凤教授常细问患者口渴不渴、饮水多少、喜冷饮还是喜热饮。《景岳全书·传忠录》云："渴与不渴，可以察里证之寒热，而虚实之辨亦从以见。"若口渴喜冷饮，金起凤教授认为是内热亢盛，耗伤津液；口渴不思饮，为内有湿邪，津液不上承则渴，湿阻中焦则不能多饮。脾开窍于口，《灵枢·脉度》云："心气通于舌，心和则舌能知五味矣。"其他脏腑之气亦可循经上至于口，口中异常味觉可反映脏腑功能的失常。金起凤教授诊病时常询问患者口味有无异常，若口苦、口干为心火或肝火，口甜、口黏为脾胃湿热上蒸，口淡乏味为脾胃气虚。

3. 详问胃纳、二便

治疗皮肤病时常用寒凉药，金起凤教授特别注意不能伤及病患的脾胃。在诊病时总是详细询问患者有无胃病，是否腹胀，以及纳食、二便情况。若患者素有胃病，常胃痛不适，则慎用寒凉之品；胃胀、纳呆者，则佐入理气消导之品以助运化。大便干结，腑气不通者，常用酒大黄通腑泄热；大便溏薄者，金起凤教授喜用山药以健脾止泻。

4. 注重舌象

在皮损辨证、四诊合参的基础上，金起凤教授尤其重视舌诊，常参考舌象的寒热虚实而决定处方配伍。舌为心之苗窍，又为脾胃之外候，舌苔乃胃气之所熏蒸。金起凤教授认为在脏腑中,心和脾胃与舌的关系更为密切,而皮肤病的发生又与心火、脾湿关系极为密切。如舌质的色泽可以反映心火血热之深浅,气血运行之状态;舌苔的厚薄、颜色可以反映体内湿热、湿浊、痰湿之邪的轻重;舌体的胖瘦、裂嫩可辨机体气血的盛衰、津液的盈亏。

三、重视标本缓急,旨在求本

《素问·标本病传论》云:"急则治其标,缓则治其本。"金起凤教授认为所谓"标本",从字义言之,犹树根与枝叶。从疾病言之,即主次之义,如正气为本,邪气为标;病因为本,症状为标;先病为本,后病为标;脏腑为本,体表为标;也有转化为以邪实为本,正气为标;后病者本,先病为标示之。"缓急"系指治法而言,即依据病势之轻笃,病情之主次,然后确定治疗步骤先后缓急。标本之施于皮科临床,亦宗斯旨。

分辨标本,是为确定治疗提供依据。一般情况下,治病务必抓住病之本质,先治本后治标,即"治病求本"。但在复杂多变的病证中,可使标本相互转化,因此临证时,要善于从病之复杂多变中,透过现象找出病之本质,抓住主要矛盾,解决根本问题。至于探本求源以审治,古人早有明言,《神农本草经》云:"欲疗病,先察其原,先候病机。"《素问·阴阳应象大论》云:"善诊者,察色按脉,先别阴阳。"可见治病用药,首需探悉病因病机,掌握病之本次,通过四诊八纲,综合分析,方可治之确当。标本缓急揭示了临床辨证之复杂性,治疗之灵活性,如能掌握病之标本,是即抓住关键,正如《素问·标本病传论》所云:"病有标本,刺有逆从……知标本者,万举万当,不知标本,是谓妄行。"急则治标,缓则治本是中医"治病必求于本"的主要治则,体现了中医学辨证论治的科学性及实用价值。金起凤教授通过多年皮科临床实践,深感这一理论之重要,兹分述于后。

(一)急则治其标,缓解急重症状

皮肤病虽为肤表疾患,但多为脏腑病变的外在表现,所谓有诸于内,必形于诸外。证之临床,固以阳证、热证、实证、虚证,以风热、湿热、血热、毒热著之。盖以标本论之,有原于本,有原于标,但务须以病情之主次而分标本。倘标证甚急,若不及时救治可危及患者生命或使病情恶化,此时即应区分先后缓急,采取"急则治标",先治其标病。正如《素问·标本病传论》云:"先热而后生中满者,治其标""小大不利,治其标";张景岳谓:"即先有他病,而后为小大不利者,亦先治其标。诸皆治本,此独治标,盖二便不通,乃危急之候,虽为标病，必先治之，此即谓急则治其标也。"如疾病儿童之热疮，唇周外布疱疹，腹胀满，大便秘结，盖病由风热而起，治当清疏，但食滞于中，热结于里，中满，小不利，乃危重之候，当先治其标，予消导通腑泄热主之。一般来说，治本为先，唯在标病危重之际，必须先治其标。能明确标本之义，则治病先后缓急自明。因此，说治标只是应急情况下的权宜之计，治本才是根本之图。

如，金起凤教授治疗一例胃肠型荨麻疹，素体阴虚内热为本，外感风邪、热结于里为标；红色风团泛发，痒剧，腹痛便秘等标证甚急。治以通腑泄热，疏散风邪，方用防风通圣散加减，3 剂腑通痒减。再以甘寒清热、调和营卫治疗而愈。

（二）缓则治其本，是根本之图

"治病必求于本"是中医治病的重要原则。缓则治本与急则治标乃相对而言；治本是一个重要法则，适用于病势较缓、病程较长的一类疾病，治疗应针对该病的病因病机，才能解决根本问题。

如系统性红斑狼疮慢性期的阴虚发热，阴虚为本，发热为标，治宜养阴以退热，阴液充沛，则虚热自降。又如黄褐斑患者伴腰膝酸痛、头晕、眠差，则肝肾阴虚是本，黄褐斑是标，法当滋肾益肝，待下元充盈，则黄褐斑自可消退。金起凤教授治疗皮肤病时，凡遇胃气失和，症见胸膈满闷，脘腹胀痛，呕恶嗳气，不思饮食，舌苔白厚或腻者，先采用理气和胃化湿法调之，酌情佐用皮肤病用药。拟用疏肝和胃汤（金起凤教授经验方）：陈皮 10g，半夏 10g，茯苓 12g，厚朴 10g，苏梗 10g，赤芍 10g，砂仁 6g，生姜 3 片。如食少不香，偏食作胀，上方加炒苍术 10g，焦三仙各 10g；便溏或腹泻、腹有凉感，加炒白术 15g，炮姜 9g；梅核气因痰气互结者，投以本方加旋覆花 10g，代赭石 10g，其效亦佳。

如，金起凤教授治疗一女性慢性荨麻疹，反复发作，每逢经期前加重，经后减轻，伴经期延后，色淡量多，少腹觉凉，纳少便溏，腰酸，多梦，舌质淡，脉沉弦细。辨证属冲任失调、脾肾阳虚。脾肾阳虚致阳失输布，卫外不固，外受风邪，营卫失调所致。冲任失调、脾肾阳虚为本。治宜调摄冲任，温补脾肾，调和营卫，方用附子理中合四物汤加淫羊藿、巴戟天、防风、蝉蜕治疗，服药40 余剂诸症告愈，随访半年未复发。

李秀敏教授秉承金起凤教授学术思想，特别重视脾胃调理在难治性慢性皮肤病中的应用。治用清热解毒，不忘顾护脾胃。盖脾胃为气血生化之源，水湿运化之脏，故调理脾胃乃扶正祛邪之基础。李秀敏教授常用焦三仙、鸡内金等消导之品，贯穿治疗始终。

（三）标本兼顾，扶正祛邪

标本兼顾，适用于正气不足，复感外邪，本虚标实之证；或慢性皮肤病由于邪蕴日久，伤及正气，而致虚实交杂之候。法则以扶正祛邪、标本兼治。正如《素问·标本病传论》云："间者并行，甚者独行。"高士宗谓："如邪正之有余不足，叠胜而相间者，则并行其治。并行者，补泻兼施，寒热互用也。"

如治疗老年体弱的带状疱疹，金起凤教授除用龙胆泻肝汤外，重用白芍，伍以甘草益阴柔肝、缓急止痛；重用黄芪补益正气、托毒外出。皮科之瘾疹，患者原有气虚，复感风热，若不扶正，邪从何去，法当扶正祛邪、标本兼治。标本兼治亦可用于标病、本病并重之候，如阴虚之人患药疹，皮肤散发红斑、痒甚、身热、腹硕满痛、大便燥结、口干渴、舌燥苔焦黄、脉沉实等，此属邪热里结为标，阴液耗伤为本。虚实夹杂，急当标本兼治，投增液承气汤加味治之，待病情缓解后，再图他治。泻下与滋阴同用，泻其实热以存阴，滋其阴液以补正，标本兼治可收相辅相成之功。再如表证未解，里证又现，则应表里双解，亦属标本同治范例。在具体应用扶正祛邪法则时，亟须区分邪正双方的消长盛衰，以决定扶正祛邪的主次轻重，或主补益兼以祛邪，或主祛邪兼以扶正，使扶正不留邪，攻邪不伤正，庶可臻于施治得当。

如，金起凤教授治疗一银屑病女患者，人流术后，全身泛发红色斑片、白屑、瘙痒无度，就诊时正值月经提前来潮，量少，皮疹加重，伴口渴思饮，舌质偏红有瘀点，脉弦细。辨证属冲任亏虚，冲有伏火，血热偏旺。金起凤教授认为女子以血为本，而冲为血海，任为"阴脉之海"，只有血海蓄溢正常，月事才能以时下。人流术后冲任受损，藏血不足，血虚为本；血虚则生风，加之伏热郁久化火入营血，血热风盛，致皮肤起红斑、鳞屑，风盛则痒剧，血热风盛为标。金起凤教授用熟地、何首乌、女贞子、当归、白芍养血滋补肝肾，填充血海；金银花、丹皮、生石膏清热凉血解毒；赤芍、益母草散瘀活血导滞，调整冲脉经气；酌配陈皮、茯苓理气健脾行滞，以达通补奇经、调摄冲任之功。本例单纯补虚治本，实难很快缓解症状；单纯祛邪治标，血虚之体又难以承受；标本兼治、扶正祛邪是为上策。

四、辨证论治，别具匠心

"治外必本诸内，治内亦即治外"。治疗皮肤病，必须有整体观念，将皮肤疾患与全身营卫气血、脏腑经络联系起来，进行辨证论治，才能取得满意的疗效。不但要局部外治，更须着重全身内治。

（一）急性病症，心脾论治

金起凤教授认为血热、湿热郁阻于肌肤，是急性皮肤病的主要病机，血热、湿热多与心、脾关系密切。急性皮肤病呈现皮疹红肿、痒痛，或渗出、水疱，多从心、脾论治。"诸痛痒疮，皆属于心"心主身之血脉，心火亢盛，充斥血脉，外发肌肤，皮肤可出现红斑、丘疹，自觉潮红、灼热，或大片皮肤肿痛，或热盛生风，瘙痒无度。全身表现为口干喜饮，心中烦热，舌红赤或红绛，苔薄黄，脉弦数或滑数。如银屑病进行期、药物性皮炎、重症玫瑰糠疹、红皮病等。多以清心凉血、祛风止痒为法，以黄连、炒栀子清心火，水牛角、生地、丹皮、赤芍凉血消斑，板蓝根、金银花、紫花地丁凉血解毒，白鲜皮、海桐皮、苦参祛风湿止痒。"诸湿肿满，皆属于脾"脾运健则湿无所生。急性皮肤病常常湿与热相合而致病，临床多见于湿疹、特应性皮炎、接触性皮炎、痒疹等。

金起凤教授认为应辨清湿与热，孰重孰轻，才能治疗无虞。若湿重于热者，症见丘疹、水疱、红斑色浅红，瘙痒不剧，伴胃脘胀满、胃呆纳减，舌苔腻，脉缓。治宜健脾除湿、理气宽中，佐以清热，方用平胃散加藿香、焦三仙、砂仁、金银花、生薏苡仁、丹皮、茯苓等。热重于湿，或湿热并重者，症见丘疹、红斑色鲜红，或糜烂、渗液，瘙痒较甚，伴口渴喜冷饮，心中烦热，舌质红，苔薄黄或黄腻。治宜清热利湿、凉血祛风止痒，方用龙蚤清渗汤加减。

（二）重症后期，滋阴养胃

《灵枢·本神》云"阴虚则无气，无气则死矣"，《脾胃论·脾胃虚实传变论》云："脾胃之气既伤，而元气亦不能充，而诸病之所由生也。"阴液、胃气在人体生理、病理中起着相当重要的作用。

金起凤教授在临床观察到急性重症皮肤病，如红斑狼疮、皮肌炎、天疱疮、红皮病、重症药疹等，在发病过程中除有典型之皮肤损害外，大多伴有高热、口渴欲饮、大便燥结、小溲短赤等火热炽盛之候。火热之邪最易消灼阴液，劫津耗气；且治疗用药多苦寒，易伐其阴液，伤其胃气。故急性重症皮肤患者在后期多有低热、乏力、手足心热、口燥咽干、纳少，舌燥苔少等阴虚内热、胃津亏损之候，以致水亏火旺，阴阳失调。

所谓"有胃气则生，无胃气则死"。治疗应顾护阴津，勿伐胃气，必以清凉甘润之品，滋阴而清热，才能达到治疗目的。金起凤教授在重症皮肤病后期，若见舌苔黄燥，咽干口渴，认为胃津已耗，治以益胃汤加减。常重用生地、玄参，再以南北沙参配石斛，养胃阴生津液。还喜加入天花粉，天花粉不但清热泻火生津，而且对皮肤损害可达到消肿散结作用。若见患者舌红绛，苔花剥，咽干舌燥明显，认为证属气阴两伤、胃津枯竭，即加入西洋参、天冬、麦冬。以西洋参补气养阴清火，天冬、麦冬滋阴降火。金起凤教授认为重症热证后期患者阴虚内热占主导地位，为防阴精枯涸，甘寒凉润应居首位。若余毒未尽，金起凤教授喜用金银花、连翘轻清上浮之品佐入，以清心火、解疮毒。心火清则诸火清，且不伤阴耗气。金起凤教授还常在养阴之品中加入茯苓，认为养阴之品多滋腻碍脾，茯苓甘淡平和，健脾运化，使阴液得以输布。

（三）化瘀通络，攻克顽证

血瘀是疾病发生发展过程中的一种病理变化，血行失常，血脉瘀滞则产生瘀血，而瘀血又成为新的致病因素。瘀血阻滞，不通则痛；或瘀血阻滞，血不归经，离经妄行；或瘀血不去，新血难生。很多皮肤病，特别是慢性皮肤病在发展过程中，常出现血瘀之候，如斑块色暗、结节肿块、瘀斑紫癜、肌肤甲错、色素沉着等。辨证要点是皮损颜色紫暗，粗糙肥厚，疼痛瘙痒有定处，舌质紫暗，有瘀斑瘀点。在皮肤科临床湿热、热郁、寒凝、气滞、气虚等均可造成血脉瘀滞，金起凤教授常将活血化瘀通络法与清热、除湿、理气、祛风、益气、温阳、消痰等法配合应用。

1.清热除湿，活血化瘀

用于湿热内蕴、瘀血阻络证。湿热郁久或湿热下注，阻滞经络，致气血瘀滞。症见：出现结节、肿块、斑块色暗等皮损，常伴有小腿肿胀，舌红暗，苔薄黄或黄腻，脉弦滑。临床多见于结节性红斑、硬红斑、斑块状银屑病、慢性湿疹等疾患。治宜清热除湿、活血化瘀，方用萆薢渗湿汤合桃红四物汤加减。

2.温肾健脾，化瘀通络

用于脾肾虚寒、瘀血阻络证。肾阳不足，脾阳亏虚，温化无权，则寒湿内生，留滞经络，致络阻血瘀。症见：出现结节、硬块色淡暗等皮损，常伴畏寒肢冷，面色苍白，食少无力，下肢浮肿，腹胀便溏，脉沉细无力，苔白腻或薄白，舌质紫暗或有瘀斑。临床多见于白塞病、结节性红斑、硬皮病等病，治宜温通，以温肾健脾、化瘀通络为法，方用温阳通络汤加减。

3.化瘀通络，搜风清热

用于血热生风、瘀血阻络证。病程较长，久病必瘀，瘀而化热，血热生风。症见：皮损多发于四肢，浸润增厚，有的融合成片，呈暗紫或灰暗，表面粗糙，状似苔藓，瘙痒剧烈，舌黯红有瘀斑，脉沉弦。临床多见于带状疱疹后遗神经痛、关节型银屑病、角化湿疹、甲癣等。治宜化瘀通络、搜风清热，方用乌蛇搜风汤加减。

（四）疑难杂症，扶正祛邪

许多慢性皮肤病由于邪郁日久，伤及正气，或正虚之人感受外邪，致虚实交杂，邪盛正伤之候，治疗常法难以奏效，必治以扶正祛邪。《景岳全书·杂证谟·诸气》云："正以气之为用，无所不至，一有不调则无所不病。"金起凤教授在多年临床中深悟此道，治疗皮肤病中的疑难杂证擅用益气扶正以祛邪。

1. 益气扶正、清热解毒

用于治疗毛囊炎、疖肿等感染性皮肤病，伴有气短乏力，舌淡脉弱者；或反复发作者，属气虚热蕴、感受外邪之候。金起凤教授认为年老体弱之人，感受外邪或五志化火，蕴热成毒，因气虚无力抗邪，热毒留滞，故纯以清解攻毒之法难以奏效。《类经》云："正气既虚，则邪气虽盛，亦不可攻。盖恐邪未去而正先脱。"故治以益气以扶正，清热解毒以祛邪。选用四君子汤益气扶正；再以金银花、紫花地丁、蒲公英清热解毒，当归、赤芍活血化瘀，流通气血，使热毒有出路，病则向愈。

2. 益气清热、活血止痛

用于治疗带状疱疹急性期后，皮损结痂，疼痛不止，伴有气短无力，舌淡脉弱者，属气虚血瘀、余毒未尽之候。多因久病伤正，气为血之帅，气虚无以推动血行，血不行则致瘀，又因热毒未解，凝滞经脉，不通则痛。治宜益气活血化瘀，佐之清热解毒。选用黄芪为主药，益气行滞，配党参补中和脾胃，使气血化生；再用当归、川芎、延胡索活血止痛，香附疏肝理气止痛；金银花、龙胆草清解余热。上药配伍，补中有清，补中寓消。

3. 益气健脾、除湿通络

用于治疗结节性红斑等疾病，见下肢肿胀，结节丛生，双腿沉重乏力，口渴不欲饮，舌胖嫩苔腻，脉濡者，属脾虚湿蕴、络阻血瘀之候。多因脾气虚弱，湿蕴化热，湿热下注，阻滞脉络，致局部气血瘀滞，而结节丛生。治宜益气健脾、除湿通络。用黄芪补气行水，加白术、茯苓皮、生薏苡仁、防己，助黄芪健脾利水以化湿消肿；配炒黄柏、萆薢清下焦湿热；加当归尾、红花、桃仁活血化瘀；川牛膝引药下行，以助通络活血之功。诸药合用扶正祛邪，结节消退。

4. 益气健脾、化瘀散结

用于治疗寻常狼疮、颜面播散性粟粒性狼疮等疾病，皮疹呈现结节、浸润斑块，伴体倦气短，舌胖嫩苔腻，脉细涩者，属气虚痰凝之候。金起凤教授认为怪病多痰，百病多由痰作祟，脾气虚弱，水湿不化，痰湿凝滞，则无处不到。痰流经络，凝于肌肤，发为瘰疬、痰核。或水湿化热，炼液成痰，痰热互结，痰凝血瘀，形成结节、斑块，经久难愈。李中梓云："脾为生痰之源，治痰不理脾胃，非其治也。"《丹溪心法》云："善治痰者，不治痰而治气，气顺则一身之津液亦随气而顺矣。"可见痰湿产生和脾胃关系密切，而脾气健运是除湿化痰的主要手段。金起凤教授继承各家学说，治以益气健脾、化痰散结。以党参、白术健脾益气，脾胃功能健旺，则痰无所生；陈皮、半夏理气化痰，气顺而痰自消；佐以茯苓健脾渗湿，湿去脾运得健，痰核消散；川贝母、连翘清热化痰、消肿散结；久病多瘀，痰瘀互结，再入当归、赤芍活血化瘀。诸药合用，共奏健脾益气、消痰化瘀、软坚散结之效。

五、外治疗法，简便廉验

外治疗法直接作用于皮损部位，药效直达病所，能快速缓解瘙痒、疼痛、渗出、干燥等症状，是治疗皮肤病不可或缺的重要手段，是中医皮外科区别于内科的独特之处。金氏皮科流派不但强调内治，对外治也非常重视。

（一）多种外治，各有所长

中医外治疗法丰富多彩，各有所长。如各种疣的治疗，多发性跖疣、扁平疣选用中药煎汤熏洗、热敷；数量不多的疣目（寻常疣）、跖疣、扁平疣可用火针、冷冻疗法；甲周疣用艾灸治疗无疼痛、无创伤，且消退无痕迹。

金起凤教授治疗结节性红斑，红肿胀痛明显者，嘱内服药渣再煎汤，待凉后湿敷于皮损处，可促使局部炎症迅速消失和剧痛缓解，有助于缩短疗程；结节色红散在较多，选用金黄散茶水调敷，或用金黄膏外敷；结节色黯红或暗紫，疼痛显著者，用内服药渣再煎汤，熏洗患处，或用紫金锭压碎，醋调外敷。

东方医院在李元文教授带领下，成立针灸外治室、配方颗粒临方调剂外治室、激光外科治疗室、综合外治室等，突出外治法在皮肤科的地位，开展了面膜治疗、刺络放血治疗、火针治疗、配方颗粒调剂治疗、激光治疗、冷冻治疗和手术治疗等多种皮肤科外治，极大地丰富了中医外治法的内容。

（二）外治疗法，不断创新

在李秀敏教授的带领下，东直门医院皮肤科自1988年开始应用中药石膏倒膜疗法治疗面部痤疮、黄褐斑、扁平疣等损容性及色素性皮肤病。根据疾病的不同，倒膜前分别涂以消痤霜、化斑霜、去疣霜，运用手法做面部按摩；倒膜所用石膏粉中分别加入了相应的治疗药物，组成消炎、增白、去疣三种面膜。在临床使用30多年疗效颇佳。

同时将中药石膏倒膜疗法扩展，用于治疗肥厚性皮肤病。借助于石膏的热效应及封包效应，促进中药膏剂在局部皮肤的渗透，同时增加局部的水合度，起到软化角质、去除死皮的作用，促使皮损消退。尤其适用于慢性手足湿疹、神经性皮炎、皮肤淀粉样变等，病程日久，症见皮疹肥厚、皲裂、粗糙，一般治疗方法抗拒的患者。

针对面部激素依赖性皮炎、过敏性皮炎、颜面再发性皮炎等，症见面部皮肤红肿灼热者，开展了中药（甘草、苦参、白鲜皮等）冷喷治疗，冷喷后涂搽护肤防晒 3 号霜。

（三）推陈出新，研制新药

金起凤教授在临证中不断研究、改进外用药药物组方，研制出多种外用中药。如在黄连膏的基础上，研制出加味黄连膏。黄连膏清热解毒消肿，多用于银屑病进行期血热证；加味黄连膏有清热解毒、散瘀消斑的作用，适用于银屑病皮损浸润肥厚的血瘀证。方中加入了硫黄杀虫止痒，软化皮损；水蛭、木鳖子破血逐瘀，消肿散结；樟脑、冰片通窍止痒，引药深入肌肤，使浸润肥厚的斑块得以软化消散。

金氏皮科流派注重研究、改进、开发外用药。东直门医院、东方医院研制出很多院内制剂，如治疗湿疹、皮炎的甘石青黛膏、复方苦参止痒软膏，治疗痤疮、脂溢性皮炎的香柏酊，治疗斑秃、脂溢性脱发的辛花酊，治疗银屑病的消银洗液，以及湿疹膏、三黄一椒膏等，临床应用简便廉验，深受患者好评。

第二节　诊疗特色

一、皮科热证——清热七法

金起凤教授认为皮科疾患，热证最多。清热法在治疗炎症性皮肤病，及皮肤病急症中应用最为广泛。包括清热解毒、清热利湿、泻火解毒祛风、凉血化斑、凉血清火、清营解毒、清瘟败毒七法。

（一）清热解毒法

适用于治疗皮肤疾患的实火热毒证。因热毒内盛，壅阻气机，气血凝滞，发为疖肿、脓疱疮等病症，局部红肿热痛，或起散在脓疱，舌红苔黄，脉数。治宜清热解毒，佐以凉血化瘀。

金起凤教授治疗一例多发性疖肿：患者，男，18 岁，颈部、躯干生疖肿二三个或三四个不等，红肿热痛明显，此愈彼起，已半年余，伴口干喜饮，舌红苔黄，脉滑数。证属热毒内盛、气滞血瘀，治宜清热解毒、凉血化瘀，方用五味消毒饮加减。药用：野菊花、蒲公英、金银花、紫花地丁、浙贝母、赤芍、桃仁、生甘草、滑石、皂角刺。另用金黄膏外敷。服药7剂，疖肿缩小，红肿热痛减轻，后按原方随证稍予加减，又服药17剂而痊愈。随访8个月未复发。

方中野菊花、蒲公英、金银花、紫花地丁、生甘草清热解毒；浙贝母、赤芍、桃仁活血化瘀、软坚散结；滑石淡渗利湿；皂角刺取其祛风散结之意。

加减法：如心胸烦热，舌苔黄腻者，加黄连、炒山栀以清心泻火；大便干结者加炒枳实、生大黄通腑泄热；疖肿脓成迟迟不溃者，加生黄芪、川芎益气托脓外出；原患消渴症者易发疖肿，可加山药、天花粉、地骨皮养阴清热。

（二）清热利湿法

常用于治疗皮肤疾患的湿热证。因湿热偏盛，熏蒸肌肤，发为急性湿疹、面游风、牛皮癣（神经性皮炎）等病症，全身遍布散在或密集丘疹、红斑或水疱，或有糜烂渗出，或局部红斑，红色苔藓样皮损，均瘙痒剧烈，小溲黄赤，舌红赤苔腻黄，脉弦数。治宜清热利湿、凉血止痒，方可选用龙蚤清渗汤。

金起凤教授治疗一例急性湿疹：患者，女，23岁，6天前皮疹初起于面颈部，约三日前食鱼虾一次，皮疹迅即泛发全身，瘙痒剧烈，寝食不安。诊见：面颈、躯干、四肢遍布散在或密集成片红粟、红斑、部分有糜烂渗出，瘙痒夜剧，心中烦热，小溲黄赤，舌质红苔黄腻，脉弦数。证属湿热内盛、熏蒸肌肤，法当清热利湿、凉血息风。方予龙蚤清渗汤（自拟方）加减。药用：龙胆草、黄芩、蚤休、黄连、炒山栀、鲜生地、赤芍、白鲜皮、苦参、六一散、全蝎、地肤子。皮疹处取苦蛇酊外抹后，用黄连膏外擦，糜烂处以青黛散水调外敷，服药5剂，皮疹明显减少、瘙痒显减。后按前方随证稍予加减，又服药9剂而愈。随访4个月未复发。

金起凤教授喜用蚤休，认为蚤休乃苦泄解毒之品，为肝经息风定痉之要药。正以苦寒泻降，能泻风阳而清气火，则气血不冲，亦能退肿消痰、利水祛湿。因其功擅息风定痉，故有镇静止痒之效。若与白鲜皮、地肤子、全蝎等息风止痒药同用，则其效更著。

（三）泻火解毒祛风法

适用于治疗皮肤疾患的外感风邪、实火热毒证。因外感风热，化火化毒，风火相扇，熏灼肌肤，或头面有破伤，使毒邪趁隙侵入，发为抱头火丹等病症。其证初起多为恶寒身热，头痛无汗，头面红肿焮热，肿痛明显，伴口渴心烦，舌红苔黄，脉滑数。治宜泻火解毒、祛风消肿，方用普济消毒饮加减。药用：黄芩、黄连、板蓝根、连翘、金银花、玄参、桔梗、生甘草、牛蒡子、薄荷、马勃、僵蚕。方中黄芩、黄连泻心肺实热；板蓝根、连翘、金银花清热解毒；玄参、桔梗、生甘草宣肺清热利咽；牛蒡子、薄荷、马勃、僵蚕清散风热以消肿。

外治：初起红肿焮热，肿势显著，取野菊花煎汁调金黄散，频频涂敷；红肿焮热减轻，可继续外敷上药。如斑色鲜红，肿处灼热，还可用鲜芭蕉根捣烂外敷，干则换之，至红肿热疼显减为止。

（四）凉血化斑法

常用于治疗皮肤疾患的血热毒盛、郁搏肌肤证。因血热在营，热毒交织蕴于肌肤，血热生风，发为白疕等症。其症发病迅速，全身泛发，皮疹多呈点滴或斑片状，色鲜红，银屑多，瘙痒重，基底部有出血点，新疹不断出现、扩大；伴口干喜饮，溲黄或便干，舌红赤，苔薄黄或腻，脉弦滑或滑数。证属血热毒盛，生风化燥，郁搏肌肤。治宜清热凉血、解毒消斑。方用犀角地黄汤、消银解毒汤（自拟方）加减。药用：水牛角片、生地、丹皮、赤芍、紫草、大青叶、蚤休、土茯苓、白鲜皮、苦参。方中水牛角片、生地、丹皮、赤芍、紫草清热凉血消斑；大青叶、蚤休、土茯苓清热解毒；白鲜皮、苦参清热燥湿，祛风止痒。

加减：如瘙痒剧烈加全蝎、僵蚕以息风止痒；咽痛者加北豆根、玄参清火利咽；渴饮明显，脉象滑数，加生石膏、知母清气分炽热以除烦止渴；部分患者斑疹肥厚色黯，日久不消，舌质暗红有瘀斑，可酌加丹参、莪术、红花活血化瘀以消斑。

（五）凉血清火法

常用于治疗皮肤疾患的血热偏盛证。因肺胃火旺，壅阻气机，发为粉刺、酒齄鼻等病症，又因血热外壅，致络道阻塞，气血瘀滞，故治疗需另增化瘀之品，使络道通行，血热渐清。症见：面部散在或群集红粟及脓头，重者可延及胸背部；或鼻准、两侧鼻翼潮红或暗红，油脂多，伴口干喜饮，舌红苔黄，脉滑数。治宜凉血清火，佐以化瘀。方用凉血解毒汤加减。

金起凤教授治疗痤疮案：患者，男，24岁，颜面部起较多红粟，常出新疹，初期稍疼，已2年余，外院诊为痤疮，经治多次效欠佳。口干喜饮，小便赤少，舌质红赤，苔腻薄黄，脉滑数。证属血热偏盛，治宜凉血清火解毒，佐以化瘀。方用凉血解毒汤加减。药用：生地、赤芍、金银花、紫花地丁、野菊花、黄芩、生石膏、桃仁、红花、赤茯苓、夏枯草。方中生地、赤芍、金银花、紫花地丁凉血解毒；野菊花、黄芩、生石膏清泄肺胃火炽；桃仁、红花活血化瘀；赤茯苓利湿，又可导火下泄；夏枯草养阴清热、软坚散结。另用紫金锭压面，水调外敷。服药7剂，颜面红粟减少，小脓疱消失，后按前方随证稍予加减，共服药30剂而痊愈。

（六）清营解毒法

常用于治疗皮肤疾患的血热偏盛、外感毒邪证。多因外感毒邪，血热偏盛，两邪相搏，酿成毒热，浸淫营血。可为内服、外用或注射药物而致敏所引起的中药毒。症见面颈、躯干或四肢皮肤焮红成片，出现散在或密集红斑、丘疹或水疱，瘙痒剧烈，伴身热、口渴喜凉饮，小便黄赤，舌红尖绛苔黄，脉滑数大。证属血热偏盛、外感毒邪。治宜清营解毒、凉血除湿，方用清营汤合化斑解毒汤加减。药用：水牛角片、生地、丹皮、赤芍、生石膏、知母、连翘、白鲜皮、苦参、赤苓、六一散。方中水牛角片、生地、丹皮、赤芍清营凉血；生石膏、知母、连翘清热解毒、除烦止渴；白鲜皮、苦参、赤茯苓、六一散清热利湿止痒。

加减法：如斑色鲜红，舌质红绛，属血热炽盛者，加金银花以增强凉血败毒之效；心中烦热者，加黄连、山栀以清心凉膈；药后症情稍轻，但痒剧不减者，加全蝎、僵蚕以息风止痒。

外治法：皮肤焮红灼热处，可取药渣煎汤待凉，用口罩或毛巾浸透药液做冷湿敷；皮疹处外搽三黄洗剂。

食疗法：患病期间，每天用绿豆、白茅根煎汤代茶，取其清心、泻火、解毒之效，促进药毒尽快排泄。

（七）清瘟败毒法

常用于治疗皮肤疾患的毒热炽盛、浸淫营血证。因毒热或湿邪外侵，熏灼气营，致气血两燔，浸淫营血而所致的红皮病、系统性红斑狼疮毒热型、药毒或重症白疕等继发而成。红皮病发病较急，初起散在鲜红斑片或数片皮肤发红，迅即延及全身，周身皮肤潮红肿胀，干燥脱屑，间有渗出，瘙痒较甚。系统性红斑狼疮以育龄女性多发，症见突然高热或壮热不退，面部出现蝶形红斑，手足掌跖发生大小不一的红斑、瘀斑；两者全身症状皆伴有高热、渴饮、心中烦热，小溲赤少，舌红绛苔黄，脉洪数或滑数。证属毒热或湿邪外侵，浸淫营血。治宜凉营清热、败毒化斑，方用清瘟败毒饮加减。

金起凤教授治疗红皮病案，患者，男，46岁，于半年前，因牙龈肿疼，口服复方新诺明片，翌日突然发现胸背部起数片红斑，随后迅速扩大，4~5天即延及全身，周身皮肤潮红，恶寒身热，瘙痒颇甚，外院诊为红皮病，经治不效。症见：全身皮肤潮红肿胀，灼热痒甚，伴畏寒身热，渴喜凉饮，心中烦热，小溲黄赤，舌红绛，苔腻薄黄，脉洪数。证属毒热外侵、浸淫营血，治宜凉营清热、败毒化斑。方用清瘟败毒饮加减。药用：水牛角片、鲜生地、丹皮、赤芍、生石膏、知母、黄连、连翘、金银花、玄参、白鲜皮、赤苓。方中水牛角片、鲜生地、丹皮、赤芍凉营化斑；生石膏、知母清热解肌，除烦止渴；黄连、连翘、金银花清热解毒，透热转气；玄参凉血益阴，生津润燥；白鲜皮祛湿止痒；赤苓清利湿热。

上方连服7剂，身热已解，全身皮肤潮红肿胀好转，渴饮烦热亦瘥，只瘙痒不减，舌脉同前。前方去黄连，加地肤子，后按上方随证稍予加减，又服药20余剂而告愈。随访半年未复发。

二、银屑病核心病机——血热毒盛

金起凤教授和金氏皮科流派研究中医药治疗银屑病已有40多年，1983年金起凤教授在《辽宁中医杂志》发表了"消银汤治疗银屑病58例疗效观察"。文章里，金起凤教授辨证论治将银屑病分为血热、湿热、血燥三个型，分别用消银一汤、二汤、三汤治疗。当时东直门医院的院内制剂里有消银1号丸、消银2号丸、消银3号丸，对应的就是血热证、湿热证和血燥证。后消银1号丸改名"地槐消银丸"，沿用至今，疗效肯定，用于银屑病轻症，以及经服用汤药皮损大部分消退者的治疗。

金起凤教授治疗银屑病的思路，也是在临证过程中不断总结完善的。1992年出版的《当代名医临证精华——皮肤病专辑》中"明察病机治银屑，活用消银解毒汤"一文，较为切合地反映了金起凤教授晚年的学术思想。金起凤教授认为银屑病分为血热证、血燥证及血瘀证，特别明确地提出了银屑病的核心病机是血热毒盛。

（一）洞察病机

金起凤教授认为血热的形成与多种因素有关。首先发病大多是青壮年，为阳盛之体；约1/3患者有家族遗传史，体内素有血热；发病诱因感染居于首位，是外受六淫之邪侵袭，邪气郁久则化火化毒；或饮食不节，过食辛辣厚味、鱼腥酒类；或因急躁、心绪烦扰等情志内伤，以及其他因素干扰，均能使气火偏旺，郁久化毒。热毒浸淫营血，又随气血外壅肌肤而发为本病。所以说内蕴血热是寻常型银屑病初期的主要因素。

多年来，通过临床大量病例观察，发现大多数银屑病患者都有血热征象。在进行期，症见红斑泛布，斑色鲜红，续出不已，银屑纷起，渴喜冷饮，溲赤便干，舌红或绛，苔黄脉数。同时本病皮疹布于阳经部位居多，比如头部、背部、四肢的伸侧，这些都是阳经走行的部位。根据患者多为阳盛体质，皮疹斑色鲜红，舌质红绛，苔黄脉数等症，乃属邪热浸淫营血之征象，所以这些都为银屑病的发病机制——血热毒盛，提供了临床的客观依据。

金起凤教授认为发病诱因由感染引起者居首位，证明有感染病灶的患者，平时就蓄有热毒，当病邪侵犯人体后，大多经过外邪与内热郁搏而发为本病。这里所指的"毒盛"，是指血热偏盛，再通过化火化毒的过程，而形成所谓"热愈盛则毒愈重"。因此，银屑病病机的核心是"血热毒盛"。

（二）灵活变通

鉴于银屑病初起以血热证居多，其发病机制为血热毒盛，兼夹湿热，壅搏肌肤。治宜凉血化斑、清热解毒，佐以泻湿消风，方用"消银解毒一汤"。用水牛角片、生地、赤芍、金银花、紫花地丁凉血解毒以化斑，取《备急千金要方》中犀角地黄汤之意；板蓝根、蚤休、土茯苓以清热解毒；苦参、白鲜皮清热泻湿止痒；全蝎味甘辛，性平，有毒，入肝经，功擅平肝息风定痉，故有镇静止痒作用，又有攻毒通络散结之效，取其以毒攻毒而化消斑片；伍用辛散苦泄，功擅祛风杀虫止痒的海桐皮，则止痒之效更著。

对全身皮疹泛发，斑色鲜红，烦热渴饮，便干溲赤，苔黄舌绛，舌滑，脉数有力的实证重症病例，则采用"盛者泻之"的重剂，以达"亢则害，承乃制"的目的。方中常重用金银花、生地以增强凉血解毒之功；加生石膏、知母清气分炽热，除烦止渴。药后屡获症、疹显著减轻之良效。

清热解毒药物多苦寒，银屑病疗程又较长，金起凤教授在临证中特别注重保护患者的胃气。患者每次来诊都要问其胃纳、二便情况，如果患者兼有胃痛，常寒温并用，原方去苦参、板蓝根、赤芍，加香附、延胡索、高良姜、荜澄茄以疏肝理气、温胃止痛；大便溏薄者加山药补脾益气。

银屑病静止期阶段多属于血燥证。其发病机制为热毒蓄久，内伏于里，致阴伤血燥，络阻血瘀，肤失所养。选用"消银解毒二汤"以育阴润燥、凉血散瘀、清热解毒。药用生地、玄参、天花粉育阴润燥；水牛角片、金银花、紫草凉血清热解毒；赤芍、丹参活血化瘀；白鲜皮清热泄湿止痒；再伍乌梢蛇、威灵仙，乌梢蛇其味咸辛，性温善走，治大风疥癣瘙痒，擅祛风湿，透骨搜风以消斑。

如银屑病斑片色黯，或斑块浸润肥厚，舌质暗红有瘀斑或紫暗者，多属血瘀之证，在消银解毒汤基础上，宜酌加三棱、莪术、桃仁之类，以增强活血化瘀之效。瘀血不去则新血不生，瘀化血畅，斑消而获愈。

金起凤教授据临床观察基本痊愈患者，不论任何季节发病均在服药 2~6 周内，皮损显薄变平，疹红变淡，或由鲜红渐变暗红，银屑显少，瘙痒显减或消失；大多数在 8~12 周内皮损全部消退或仅残留个别小斑片，消退处留有较多色素脱失或色素沉着斑；但也有少数病例在 13~16 周内皮损才完全消退。

（三）科学研究

东直门医院瞿幸教授、段行武教授带领团队对金起凤教授处方消银解毒方进行了临床实验研究，先后完成多项国家自然科学基金、国家中医药管理局及北京中医药大学的科研课题。

研究证实消银解毒方治疗寻常型银屑病安全有效，能显著降低银屑病皮损的严重程度，提高患者生活质量。消银解毒方通过对角质形成细胞过度增殖的直接抑制及诱导其凋亡，抑制真皮微血管的异常增生等多个环节、多个靶点而发挥治疗作用。

三、治疗瘙痒，风格独特

《素问》云"诸痛痒疮，皆属于心"，又有"诸痛为实，诸痒为虚"之说。瘙痒是皮肤病最常见，也是患者最痛苦的症状。金起凤教授认为瘙痒与风、湿、热、燥、虫毒均有关，尤其与风邪关系密切。

（一）外风宜疏，内风宜息

风邪致痒，有外风、内风之别。

风热袭表好发于身体上部，红色风团、淡红色斑片、丘疹、瘙痒，如风瘔瘤（荨麻疹）、风热疮（玫瑰糠疹）等，治宜祛风清热止痒，常用药有荆芥、防风、蝉衣、僵蚕、桑叶、黄芩、银花、连翘等。外风与内蕴之湿热合而为患，致身布皮疹痒甚，如湿疹、痒疹等，治疗在清热利湿的基础上，加祛风止痒药，如荆芥、防风、蝉衣、白蒺藜等。

内风多因血虚生风或肝风内生。若肝失血养或水不涵木，肝阳亢盛，肝风内动，情绪激动则皮损痒剧，抓痕血痂累累，如牛皮癣（神经性皮炎）、慢性荨麻疹等。治宜养血柔肝、潜阳息风，药用生熟地、当归、白芍、首乌藤养血柔肝；紫贝齿、磁石、生龙骨、生牡蛎、珍珠母、代赭石等重镇潜阳、息风止痒。

阴血亏虚，化燥生风，肌肤失养，则皮肤干燥瘙痒，夜间加重，老年人多见。治宜养血润燥，祛风止痒，方用当归饮子、地黄饮子加减。其中生熟地、当归、白芍、川芎、首乌藤、玄参养血滋阴、润燥行血；黄芪补气行血；荆芥、白蒺藜、生龙骨、生牡蛎、僵蚕祛风息风止痒；丹皮、丹参、红花活血祛瘀生新。

（二）选用药物，颇有心得

《疡科纲要》云："外疡发痒，则不外乎风燥与湿热二者而已。"金起凤教授在辨证论治的基础上，常加用苦参、白鲜皮、地肤子、海桐皮、蚤休、全蝎、生龙骨、生牡蛎、珍珠母、灵磁石止痒，临证每获良效，用药颇有心得。苦参、白鲜皮苦寒，功能清热燥湿、祛风杀虫止痒；地肤子清热利湿止痒；海桐皮擅长祛风湿，行经络，"又入血分及去风杀虫"。一般上半身痒甚，加白鲜皮、苦参；下半身痒甚，多选苦参、地肤子；若全身痒甚，三味药可同用。瘙痒剧烈，再加海桐皮则其效更著。

在皮肤科临床上，很多急性或慢性皮肤病身痒频繁而剧烈，夜间尤甚，患者烦躁不安，夜不能寐，反复搔抓，常久治不效。斯时金起凤教授在方中加生龙骨、生牡蛎、珍珠母、灵磁石以平肝潜阳、宁心安神、重镇息风，再伍用其他止痒药，每获良效。

（三）综合治疗，缓解瘙痒

除内服外用药物疗法外，皮肤针、耳针等简便易行的外治疗法，可迅速缓解瘙痒，与药物疗法配合，标本同治。

皮肤针疗法，皮肤针又称梅花针、七星针，治疗风痒（皮肤瘙痒症）。从颈第7颈椎开始，沿脊椎两侧膀胱经，每间隔1cm左右，从上而下，顺序轻轻叩打，直至尾骶部为止。注意皮肤红肿、破损处不宜叩刺。

耳针疗法，治疗神经性皮炎、皮肤瘙痒症、外阴瘙痒症。取穴肺、枕、内分泌、肾上腺、神门及相应部位。也可用耳穴压豆法。

此外，还有割耳疗法、穴位注射疗法等也可用于顽固性瘙痒的治疗。

四、善用虫类药，解毒息风通络

金起凤教授善用虫类药，如蜈蚣、全蝎、乌梢蛇、蕲蛇、水蛭等治疗皮肤顽疾。

金起凤教授认为诸药解毒，蜈蚣独擅其长，其又有通络散结之功，内服可治皮肤结核、带状疱疹、痤疮、脉管炎等症；研末外敷，可疗毒蛇咬伤、蛇头疔初起红肿热痛彻心者；又可治疗烧烫伤，皆有卓效。

此外，蜈蚣还有逐瘀消痛的作用，如瘀毒郁结较重的结节性痒疹、血栓闭塞性脉管炎以及恶性肿瘤等，在辨证论治的基础上，伍入蜈蚣、全蝎二味，屡获佳效。正为张锡纯所云："蜈蚣，走窜之力最速，内而脏腑，外而经络，凡气血凝聚之处皆能开之。性有微毒，而转善解毒，凡一切疮疡诸毒，皆能消之。"

全蝎用于皮肤病，主要取其功擅平肝息风，通络解毒，能散结化瘀，又能深入皮肤经络搜风止痒。故对皮肤瘙痒剧烈者，有息风止痒之卓效；对关节型银屑病，既能消肿止痛，又有良好的解毒、化斑作用。正如近代名医张山雷所云："蝎乃毒虫，味辛，其能治风者，盖亦以善于走窜之故，则风淫可祛，而湿痹可利。"因其性善走窜，故又有散结化瘀之功，其治疗皮科银屑病、慢性湿疹、结节性痒疹、结节性红斑等，症见暗红肥厚的斑块、结节，若与活血散瘀药同用，则可增强化瘀散结之效，促使皮损较快化消。

金起凤教授曾治一例久治不效的血栓闭塞性脉管炎：患者左小腿以下发凉，左足、次趾黯紫肿胀，痛如针刺，常抱膝危坐，左足背、胫后动脉搏动消失，舌质暗紫，苔薄白，脉细涩。证属寒邪外侵，络阻血瘀，久则络脉闭塞，宿瘀结聚。治宜开痹通络、活血破瘀。赤芍30g，桃仁12g，生水蛭粉（分冲）9g，三棱18g，当归30g，黄芪30g，桂枝15g，乳香、没药各10g，川牛膝20g，全蝎6g，蜈蚣3条。每日一剂，水煎3次分服。外用：透骨草15g，麻黄9g，川乌18g，肉桂10g，威灵仙10g，羌活10g，樟脑（兑入）9g，当归尾15g，苏木15g，红花15g，伸筋草30g，煎汤熏洗患肢，每次半小时，日2次。治疗2个月，诸般症状全部消除，左足背、胫后动脉恢复正常，步行如常人，随访四年未复发。

五、研制外用药，获得专利

（一）甘石青黛膏

李元文教授在原青黛膏的基础上改良创新，研制甘石青黛膏。依托国家"十一五"国家科技支撑计划科研项目、北京市科委"十病十药"项目、北京市中医管理局项目等进行相关研发和创新，最终获得国家发明专利、院内制剂批件（2016年甘石青黛膏更名为"青石止痒软膏"）、北京市科学技术进步三等奖。

甘石青黛膏重用炉甘石为君，青黛、石膏为臣，黄柏、苦参为佐药，冰片为使药。达到清肝泻火、燥湿止痒、凉血清斑的功效。

在多项课题研究和临床应用中证实甘石青黛膏治疗神经性皮炎、湿疹、银屑病等疗效可靠；对亚急性湿疹皮损具有控制红斑，消除水肿，促进破损表皮修复，抑制苔藓化的作用、对大鼠湿疹模型皮损具有抑制角质形成细胞增殖和促进角质细胞和淋巴细胞凋亡的作用。

（二）复方苦参止痒软膏

复方苦参止痒软膏是瞿幸教授的临床经验方，作为医院制剂已在东直门医院临床应用近 30 年。完成北京市中医局科研课题"复方苦参止痒软膏治疗亚急性、慢性湿疹的临床研究"并获得国家发明专利。

复方苦参止痒软膏是由苦参、黄柏、蛇床子等中药组成的复方霜膏制剂。具有清热燥湿、解毒祛风、润肤止痒的功效。对于皮肤有红色斑片、丘疹、鳞屑，干燥瘙痒性的各类湿疹皮炎、银屑病、玫瑰糠疹均有较好的消炎润肤止痒作用。

通过临床研究和实验研究，发现复方苦参止痒软膏治疗亚急性、慢性湿疹有较好疗效，安全性高，患者生活质量改善；在复方苦参止痒霜具有抗迟发型变态反应和止痒作用，能够抑制 LTB4–BLT 通路，进而减轻局部炎性反应，达到治疗变态反应性皮炎的目的。

（三）外用中药，临方调配

李元文教授担任北京中医药大学皮肤病研究所所长及皮肤病学系主任，非常重视中药外治的研究，成立了配方颗粒皮肤病外治联盟，组建了东方医院调剂外治室。将中药饮片精制而成中药配方颗粒，中药配方颗粒在相等的疗效情况下，具有稳定性和便捷性。李元文教授团队积极拓展配方颗粒的临方调配，根据临床需求拟定了一系列外用制剂。

医护人员长时间穿戴防护装备引起皮肤潮红、浸渍、勒痕、破损；皮肤反复清洗引起皮肤干燥、瘙痒。针对这些临床出现的问题，李元文团队研制出"丹花勒痕损伤修复霜"，主要成分金银花、牡丹皮等，用于防护引起皮肤勒痕的损伤修复，各种炎性红斑、脱屑等。"二白膏"主要成分为白及、白鲜皮、三七，用于防护清洗引起的皮肤瘙痒、肥厚、干燥、鳞屑、苔藓样变者，或尿布皮炎、癣等皮肤病。

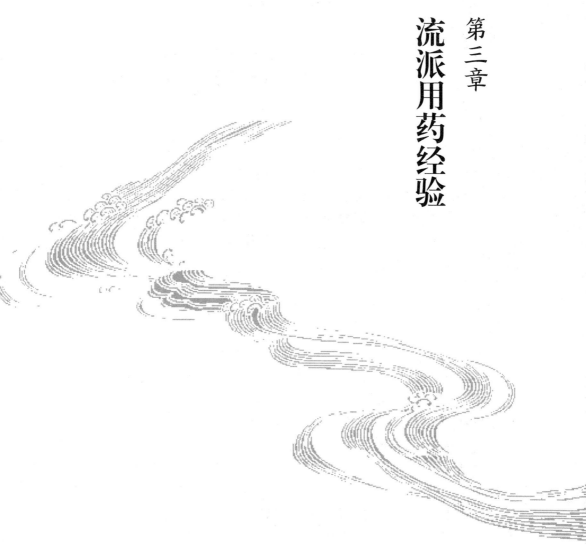

第三章

流派用药经验

第一节　单味药

一、祛风药

祛风散寒药

1. 防风

味辛、甘，微温。归肺、脾、肝经。具有祛风解表、胜湿止痛、止痒、解痉的功效。主治外感表证，寒热感冒，风寒湿邪所致各种痛证，中风口噤，小儿惊风，泄泻，瘾疹，皮肤瘙痒等。

（1）皮科应用　皮肤科主要应用其祛风止痒作用。临床中多用于治疗荨麻疹、过敏性皮炎等以风邪客于肌肤所致瘙痒为主要症状的皮肤病。金起凤教授认为荨麻疹发病突然，皮损游走不定，与风邪关系密切。对于慢性荨麻疹，皮疹反复发作，恶风自汗的患者，采用攻补兼施之法，应用防风治疗。

本品亦宜外用，取其解表祛风散邪之效。如《中医药物贴脐疗法》中介绍防风与苦参、氯苯那敏同用贴脐可治疗荨麻疹。此外，本品常与川芎、桃仁、僵蚕等一同外用，以祛斑、洁面、美颜，如玉容散、玉屑面脂方等，辅助邪气从头面散出。

（2）剂量要点　内服 6~15g，外用适量。

（3）各家论述　疗风通用，泻肺实，散头目中滞气，除上焦风邪之仙药也，误服泻人上焦元气。去肺实，散头目中滞气，除上焦风邪。（《药类法象》）

（4）常用方剂　防风通圣散（《宣明论方》）：发汗达表，疏风退热，泻火通便，解酒，解利诸邪所伤，宣通气血，上下分消，表里同治。

消风散（《外科正宗》）：疏风除湿、清热养血。

玉屏风散（《医方类聚》）：益气固表止汗。

2. 麻黄

味辛、微苦，性温。归肺、膀胱经。具有发汗解表、宣肺平喘、利水消肿、散寒通滞的功效。主治风寒表证，喘咳，风疹，游风，痒疹，顽癣，皮肤瘙痒，水肿，腹水，小便不利，风寒湿痹。

（1）皮科应用　金氏皮科流派认为麻黄轻扬发散是治疗皮肤不仁、风疹瘙痒的要药。尤其对伴有局部风团、水肿的疾病，如荨麻疹、接触性皮炎等有显著疗效。金起凤教授曾言风为阳邪，善于走窜，游走不定，麻黄可透邪外达肌表，有祛风止痒之效。李元文教授对于结节、囊肿类疾病欲用透脓散时，往往佐以麻黄，更利邪透。

本品外用主要取其解表散寒通滞的功效，如跌打损伤、风寒湿痹、疼痛麻木等外伤受寒，可以配伍麻黄，与细辛、官桂等活血化瘀类药物配置为膏，麻黄温经散寒，可增强活血化瘀类药物的疗效。张丰川教授运用麻黄辛温发散的特性，治疗肾虚血瘀型黄褐斑患者时，除口服中药外，辅以温经外洗方泡足。方中炙麻黄、细辛辛温发散，配伍附子、桂枝等药物，可温阳通络、畅行气血，辅助化去有形之斑。

（2）剂量要点　内服 3~10g，外用适量。

（3）各家论述　五脏邪气缓急，风胁痛，字乳余疾，止好唾，通腠理，疏伤寒头痛，解肌，泄邪恶气，消赤黑斑毒。不可多服，令人虚。（《证类本草》）

（4）常用方剂　麻黄连翘赤小豆汤（《伤寒论》）：宣肺解毒，利湿消肿。

麻黄汤（《伤寒论》）：发汗解表，宣肺平喘。

3. 桂枝

味辛，性温。归肺、心、肝、膀胱经。具有发汗解表、散寒止痛、通阳化气的功效。主治风寒表证，里寒实证，寒凝血瘀之痛证，风寒湿痹，痰饮，心悸，水肿，小便不利。

（1）皮科应用　金氏皮科流派认为，临床上桂枝多用以解肌、温通经脉、助阳化气、平冲降逆。诸痹证赖以宣通，故肌痹、冻疮等病治疗必用之。而如顽癣、白驳、白疕等慢性顽固性皮肤病，日久多有经脉阻隔，气血不行，阳气不足，也可用桂枝温化助阳。

本品外用较少，《临床验方集锦》以桂枝、花椒、生地、红花煎汤浸洗局部，治疗冻疮。张丰川教授以桂枝、附子、麻黄等自拟温经外洗方泡足，取温阳通络、助阳化气之效，治疗黄褐斑。

（2）剂量要点　内服 3~10g，外用适量。孕妇慎用。

（3）各家论述　治风僻失音喉痹，阳虚失血，内托痈疽疮痘，能引血化汗化脓，解蛇蝮毒。（《本草纲目》）

（4）常用方剂　桂枝汤（《伤寒论》）：解肌发表，调和营卫。

黄芪桂枝五物汤（《金匮要略》）：益气温经，和血通痹。

桂枝茯苓丸（《金匮要略》）：化瘀生新，调和气血。

疏风散热药

柴胡

味苦辛，微寒。归肺、脾、肝、胆经。具有发表退热、疏肝解郁、升举阳气功效。主治外感发热，乳房疾病、月经不调等肝气郁滞诸证，中气下陷之脱肛、子宫脱垂等清阳不升诸证，麻疹，咳嗽，头面五官疾病。

（1）皮科应用　皮肤科主要应用其疏散风邪、疏肝解郁作用。金氏皮科流派认为柴胡可疏泄肝气、解郁结、清肝火，且有引药入肝经之作用。金起凤教授常以此药配伍清泻肝火药物，自拟清肝消带汤治疗肝胆火炽，窜扰脉络，疼痛难忍之带状疱疹。李元文教授认为柴胡的疏肝解郁之效对诸多情志疾病有显著改善作用。因此，颇适宜用于神经性皮炎、黄褐斑、痤疮等与压力密切相关的疾病。

（2）剂量要点　内服 1.5~15g，外用适量。

（3）各家论述　除伤寒心下烦热，诸痰热结实，胸中邪逆，五脏间游气，大肠停积水胀，及湿痹拘挛，亦可作浴汤。(《开宝本草》)

（4）常用方剂　小柴胡汤（《伤寒论》）：和解枢机。

逍遥散（《太平惠民和剂局方》）：疏肝解郁、养血健脾。

二、清热药

清热泻火药

1. 知母

味苦、甘，性寒。归肺、胃、肾经。具有清热泻火、滋阴润燥的功效。主治温热病，肺热咳嗽，阴虚燥咳，骨蒸潮热，阴虚消渴等。

（1）皮科应用　在金氏皮科流派中强调其上清肺火、下滋肾阴的作用。适用于辨证为虚热或实热证的各种皮肤疾病，症见皮损色红、瘙痒、油腻或干燥皲裂。常用于治疗痤疮、酒渣鼻、湿疹、红斑狼疮、银屑病、脂溢性皮炎等。李元文教授应用知母滋阴养血润燥，壮水以制火，润肤止痒的功效。将其应用于经验方润燥解毒汤中治疗银屑病、慢性湿疹、皮肤瘙痒症等皮疹干燥者。

知母外用可清热泻火，另据《本经》所载"除邪气，肢体浮肿，下水"，知母还有下水消肿的作用。若有下肢湿疹病，久湿郁而化热，湿热熏蒸，皮损肥厚、瘙痒，伴轻度水肿者，可用知母配合黄柏、马齿苋等水煎后冷湿敷。此外，有报道称知母水煎剂对许兰毛癣菌、共心性毛癣菌、堇色毛癣菌等常见的致病性皮肤癣菌生长与繁殖有一定的抑制作用，或可与其他药物配合治疗体癣、足癣等。

（2）剂量要点　内服6~12g。

（3）各家论述　其用有四：泻无根之肾火，疗有汗之骨蒸，止虚劳之热，滋化源之阴。(《珍珠囊补遗药性赋》)

（4）常用方剂　清凉甘露饮(《外科正宗》)：清热养阴。

祛风地黄丸(《医宗金鉴》)：清热祛风、滋阴止痒。

2. 天花粉

味甘、微苦，性微寒。归肺、胃经。具有清热生津、消肿排脓的功效。用于治疗热病烦渴，肺热燥咳，内热消渴，痈肿疮疡，热毒炽盛，赤肿燎痛等证。

（1）皮科应用　皮肤科主要应用其清热、消肿毒、排脓的功效。适用于各种痈肿疮疡初起而未成脓时可使肿疡消散，脓已成时可溃疮排脓。常用于囊肿型痤疮、毛囊炎等皮肤病的治疗。

外用主要取其消肿排脓的功效，凡是以红、肿、热、痒、痛为主要表现的各种皮肤病变均可应用。如脓已成者，表现为局部红肿热痛，坠胀不适，可取天花粉消肿排脓。

（2）剂量要点　内服10~15g，外用15~30g。

（3）各家论述　栝楼根，降膈上热痰，润心中烦渴，除时疾狂热，祛酒瘅湿黄，治痈疡解毒排脓。(《本经逢原》)

治痈疮肿毒，并止咳嗽带血。(《滇南本草》)

（4）常用方剂　内消散(《外科正宗》)：清热解毒消肿。

清热燥湿药

1. 黄芩

味苦，性寒。归肺、胆、脾、大肠、小肠经。具有清热燥湿、泻火解毒、止血、安胎的功效。主治湿温，泻痢，黄疸，热淋，痈肿疮毒，湿热烦渴，肺热咳嗽，血热吐衄，胎动不安等。

（1）皮科应用　皮肤科主要应用其清热燥湿的作用。适用于湿热所致的多种皮肤疾病，常见皮损色红、瘙痒剧烈，可伴有渗出或糜烂。如急性、亚急性湿疹、银屑病、痤疮、脂溢性皮炎等病症。另外，金起凤教授在其经验方枇芩消痤汤中应用黄芩清泻肺与大肠之火，又能燥湿，配合清肃肺胃的枇杷叶，二药合用清肺胃湿热。

外用主要取其清热燥湿的功效，常用于治疗急性湿疹、带状疱疹等以湿热为主要表现的皮肤病。其皮损多皮色鲜红、灼热瘙痒、糜烂渗出，配伍后煎汤冷湿敷；也可软膏治疗皮疹肥厚、瘙痒剧烈的慢性湿疹、神经性皮炎、银屑病。

（2）剂量要点　内服 3~10g，外用 15~30g。

（3）各家论述　疗痰热，胃中热，小腹绞痛，消谷，利小肠，女子血闭，淋沥下血，小儿腹痛。（《名医别录》）

诸热疸，肠澼泄痢，逐水，下血闭，恶疮，疽蚀，火疡。（《神农本草经》）

（4）常用方剂　杷芩消痤汤（金起凤教授经验方）：清热解毒，凉血化瘀。

凉血四物汤（《医宗金鉴》）：凉血调荣，散瘀化滞。

2. 龙胆草

味苦，性寒。归肝、胆、胃经。具有清热燥湿、泻肝胆火的功效。主治湿热黄疸，阴肿阴痒，带下，湿疹瘙痒，肝火目赤，耳鸣耳聋，胁痛口苦，强中，惊风抽搐等。

（1）皮科应用　金起凤教授认为其专泻肝胆之火，凡属肝经邪热为患，用之神妙。适用于辨证为湿重热盛的各种皮肤疾病，如湿疹、银屑病、药物性皮炎，以及肝经热盛的带状疱疹等。

外用主要取其清热燥湿的功效，常配合黄芩、黄柏、苦参用于治疗湿热证型的湿疹、皮炎，具有良好的治疗效果。

（2）剂量要点　内服 3~6g，外用 10~30g。

（3）各家论述　主小儿惊痫入心，壮热骨热，痈肿；治时疾热黄，口疮。（《药性论》）

治咽喉疼痛，洗疮疥毒肿。（《滇南本草》）

（4）常用方剂　龙蚤清渗汤（金起凤教授经验方）：清热利湿，凉血消风。

清肝消带汤（金起凤教授经验方）：清肝泻火，疏肝理气，化瘀止痛。

3. 苦参

味苦，性寒。归心、肝、胃、大肠、膀胱经。具有清热燥湿、杀虫、利尿的功效。主治热痢，便血，黄疸尿闭，赤白带下，阴肿阴痒，湿疹，湿疮，皮肤瘙痒，疥癣麻风。

（1）皮科应用　在金氏皮科流派中强调其清心凉血、解毒止痒作用，适用于辨证为湿热证的各种皮肤疾病，症见皮损鲜红肿胀、浸渍流水、瘙痒剧烈或灼痛。金起凤教授在临床中认为苦参苦能燥湿，寒能清热，为纯阴纯降之品，可以治疗银屑病、湿疹等；又取其功擅止痒，常用于治疗顽固瘙痒性皮肤病，如荨麻疹、神经性皮炎等。李元文教授应用苦参燥湿杀虫的功效，且入膀胱经，能利尿，在其经验方苍柏湿毒清中重用本品治疗非淋菌性尿道炎。

外用本品取其燥湿杀虫止痒的功效，如皮损红肿灼热、糜烂渗出、瘙痒剧烈，或皮疹肥厚、丘疹累累，可用金起凤教授的苦蛇酊、瞿幸教授的复方苦参止痒霜。其燥湿杀虫功效在皮肤科应用广泛，治疗疥疮、足癣、头虱等"虫"类疾病。金氏皮科流派研究苦参具有良好的抗马拉色菌的作用，如经验方香柏酊以苦参为臣药，治疗脂溢性皮炎、花斑癣疗效显著。

（2）剂量要点　内服 6~9g，外用 15~30g。

（3）各家论述　凉血，解热毒，疥癞，脓窠疮毒。疗皮肤瘙痒，血风癣疮，顽皮白屑，肠风下血，便血。消风，消肿毒，痰毒。（《滇南本草》）

（4）常用方剂　散风苦参丸（《医宗金鉴》）：清热除湿、祛风解毒。

清热凉血药

1. 水牛角

味苦，性寒。归心、肝经。具有清热解毒、凉血、定惊的功效。主治温病高热，神昏谵语，发斑发疹，吐血衄血，惊风，癫狂。

（1）皮科应用　在金氏皮科流派中强调其凉血解毒化斑作用，适用于辨证为血热证的各种皮肤疾病，症见皮损鲜红肿胀，瘙痒剧烈，或者灼痛，常用于湿疹、银屑病、药物性皮炎、荨麻疹、脂溢性皮炎、真菌感染性皮肤病等疾病的治疗。金起凤教授在临床中将其应用于辨证为热毒炽盛、气血两燔的红皮病型银屑病、剥脱性皮炎型药疹、红斑狼疮、皮肌炎急性期及血热毒盛的银屑病。李元文教授在其经验方解毒清渗汤中，取其苦寒之性，具有清热解毒、益阴除湿之效，应用于治疗银屑病、红斑狼疮、扁平苔藓。

（2）剂量要点　内服：煎汤，15~30g，大剂量 60~120g，先煎 3 小时以上；研末，每次 3~9g；水牛角浓缩粉，每次 1.5~3g。

（3）各家论述　治淋，破血。（《本草纲目》）

凉血解毒，止衄。治热病昏迷，麻痘斑疹，吐血，衄血，血热，溺赤。（《陆川本草》）

（4）常用方剂　清营汤（《温病条辨》）：清营解毒、透热养阴。

犀角地黄汤（《备急千金要方》）：清热解毒、凉血散瘀。

2. 生地

味甘，性寒。归心、肝、肾经。具有清热凉血、养阴生津的功效。主治热病舌绛烦渴，阴虚内热，骨蒸劳热，内热消渴，吐血，衄血，发斑发疹。

（1）皮科应用　金氏皮科流派中强调其滋阴凉血作用，用于治疗血疱，见于重症多形红斑、重症药疹、皮肤变应性血管炎等，多属热入血分，迫血妄行；

皮损多为鲜红斑，压之褪色，见于红皮病、银屑病、多形红斑等，多属血分热盛。金起凤教授认为皮肤病热证后期，患者阴虚内热占主导地位，为防阴精枯涸，甘凉濡润应居首位，常重用生地。

（2）剂量要点　内服：煎汤 10~15g，大剂量可用至 30g；亦可熬膏或入丸、散；或浸润后捣绞汁饮。外用：适量，捣敷。

（3）各家论述　《本经》所谓干地黄者，乃阴干、日干、火干者，故又云生者尤良。《别录》复云生地黄者，乃新掘鲜者，故其性大寒。（《本草纲目》）

治血虚发热，常觉饥馁，倦怠嗜卧，胸膈痞闷；调经安胎。（《本草从新》）

（4）常用方剂　清胃散（《脾胃论》）：清胃凉血。

3. 生槐花

味苦，微寒。归肝、大肠经。具有凉血止血、清肝泻火的功效。主治便血，痔血，血痢，崩漏，吐血，衄血，肝热目赤，头痛眩晕。

（1）皮科应用　在金氏皮科流派中强调其清心凉血、解毒止痒的作用，因其花质地较轻，入血分，既可以作为引经药，使其他药物的功效直达病所，兼具清热凉血之功，因而在治疗风疹、荨麻疹、玫瑰糠疹、药物性皮炎发疹型出现红斑、丘疹等属风热伤人肌肤的皮肤病时运用较多。金起凤教授认为应用本品，通过清大肠血热给邪以出路。现代研究也发现，生槐花能减少毛细血管通透性及脆性，对改善皮肤循环起到良好作用。

外用主要取其有清热凉血、燥湿杀虫止痒的功效。皮肤科广泛应用于如头癣、暑疖、黄水疮、阴囊湿疹等多类疾病。

（2）剂量要点　内服，煎汤，5~10g；或入丸、散。外用：煎水熏洗或研末撒。

（3）各家论述　炒香频嚼，治失音及喉痹。又疗吐血，衄，崩中漏下。（《本草纲目》）

凉大肠，杀疳虫。治痈疽疮毒，阴疮湿痒，痔漏，解杨梅恶疮，下疳伏毒。（《本草正》）

（4）常用方剂　槐花散（《兰室秘藏》）：清肠止血。

清热解毒药

1. 金银花

味甘，性寒。归肺、心、胃经。具有清热解毒、疏散风热的功效。主治痈肿疔疮，喉痹，丹毒，热毒血痢，风热感冒，温病发热。

（1）皮科应用　在金氏皮科流派中强调其清热解毒的作用，金起凤教授认为热证后期患者阴虚内热占主导地位，为防阴精枯涸，甘凉濡润应居首位，余毒未尽时，用金银花等轻清上浮之品佐入，以泻心火。用于各种热性病，如身热、发疹、发斑、热毒疮痈、咽喉肿痛等症，均效果显著。李元文教授临床用银花多为引领其余诸解毒药上升外达之用，剂量为15g，取其透达清冽之性，可广泛应用于各种皮炎、湿疹、结节性疾病、疖肿初期等宜用消散法的情况。现代药理学证实金银花具有抗病原微生物的作用。此外，它还具有抗炎，解热，调节免疫等功能。

外用主要取其清热解毒、祛风止痒的功效，在皮肤科应用广泛，如治痈肿疮疡、小儿湿疹、尖锐湿疣等疾病。从现代研究中，金银花煎汤外用，可有效清除皮肤表面的微生物。

（2）剂量要点　内服：煎汤6~15g；或入丸、散。外用：研末调敷。

（3）各家论述　金银花，解毒去脓，泻中有补，痈疽溃后之圣药。但气虚脓清，食少便泻者勿用。痘疮倒陷不起，用此根长流水煎浴，以痘光壮为效，此即水杨汤变法。（《本经逢原》）

清热，解诸疮，痈疽发背，丹流瘰疬。（《滇南本草》）

（4）常用方剂　仙方活命饮（《校注妇人良方》）：清热解毒，消肿溃坚，活血止痛。

五味消毒饮（《医宗金鉴》）：清热解毒、散结消肿。

四妙勇安汤（《验方新编》）：清热解毒、活血止痛。

2. 连翘

味苦，性微寒。归肺、心、胆经。具有清热解毒、消痈散结、疏风清热的功效。主治外感风热，温病初起，咽喉肿痛，热病心烦、口渴，斑疹，热淋，痈疽肿毒，瘰疬痰核，丹毒。

（1）皮科应用　皮肤科主要应用其清热解毒、消痈散结作用。在金氏皮科流派中重视解毒消痈之功。适用于辨证为热毒炽盛的各种皮肤病，症见皮疹红肿疼痛，日久郁热成脓可自行破溃，或无法破溃者。常用于脓疱疮、多发性疖肿、痈肿疮毒、丹毒、狼疮等感染性、化脓性皮肤病。金起凤教授在临证时，擅用其消痈散结之功，常用连翘解毒丸、连翘败毒散败毒消痈。此外，金起凤教授对于以红斑、丘疹为主的风疹、玫瑰糠疹等风热蕴肤所致皮肤病，以连翘入肺经，具有轻宣透表，疏散风热的功效。在重症皮肤病后期，若余毒未尽，金起凤教授喜用连翘轻清上浮之品佐之。

外用方面多应用消痈散结之功，可外敷用于治疗多发性疖肿、囊肿、丹毒等感染性皮肤病。

（2）剂量要点　内服 6~10g 或入丸、散。

（3）各家论述　主寒热，鼠瘘，瘰疬，痈肿恶疮，瘿瘤，结热。（《神农本草经》）

（4）常用方剂　连翘败毒散（《古今医鉴》）：疏散风热、散瘀消肿。

3. 白花蛇舌草

味微苦、甘，性寒。归胃、大肠、小肠经。具有清热解毒、利湿通淋的功效。主治痈肿疮毒，肠痈腹痛，咽喉肿痛，湿热黄疸，湿热痢疾，热淋涩痛，癌肿，毒蛇咬伤等。

（1）皮科应用　在金氏皮科流派中重视其清热解毒、利湿通淋、消斑作用。适用于湿热证、血热证、肺胃蕴热证、血虚风燥证等毒邪致病的各种皮肤病，使用范围广泛。金起凤教授在治疗玫瑰糠疹时，用白花蛇舌草清解壅滞于中、下二焦热毒，解毒化瘀。李元文教授尤善用此药，自拟消痤汤治疗面部痤疮、毛囊炎等，辨证为肺胃蕴热证。李元文教授亦在许多血热证、血瘀证的各种皮肤病，如斑块型银屑病、下肢静脉曲张综合征、下肢结节性红斑、色素性紫癜性皮炎，使用白花蛇舌草 30g 清热解毒、活血消斑。此外，李元文教授自拟方苍柏湿毒清，取白花蛇舌草清热解毒、利湿通淋之用，治疗慢性支原体感染所致的尿道炎、阴道炎、慢性前列腺炎。现代研究发现，白花蛇舌草具有抗皮肤增殖的作用。

外用方面可将白花蛇舌草与蒲公英、野菊花、半枝莲等鲜品捣敷治疗，有较强的清热解毒作用。

（2）剂量要点　内服煎服 15~30g，大剂量可用至 60g；外用捣敷。

（3）各家论述　治小儿疳积，毒蛇咬伤，癌肿。外治白疱疮，蛇癫疮（《广西中药志》）

（4）常用方剂　白草枇杷饮（《重订广温热论》）：清热利湿、解毒散结。

4. 蚤休

味苦，性微寒，有小毒。归肝经。具有清热解毒、消肿止痛、息风定惊的功效。主治风温发热，惊风抽搐，胃脘疼痛，肠痈腹痛，痈疽疔疮，瘰疬结核，咽喉肿痛，乳痈，痄腮，小儿惊风抽搐，毒蛇咬伤。

（1）皮科应用　金氏皮科流派中重视清热解毒、燥湿止痒之功。主要用于辨证为湿热并重或热重于湿的皮肤病，症见皮肤红色丘疹、红斑、水疱，糜烂、渗液，抓痕、结痂等损害，瘙痒剧烈，心中烦热，口干口苦，纳食不香，小溲黄赤，舌红，苔黄腻，脉弦数。适用于湿疹、痒疹、各种皮炎、紫癜风、银屑病、红斑性天疱疮、玫瑰糠疹、过敏性紫癜。金起凤教授擅用龙蚤清渗汤治疗湿疹、脂溢性皮炎、神经性皮炎。尤常用蚤休，因蚤休苦寒能燥湿，能泄风阳而清气火，为解毒燥湿之良品。金起凤教授还认为该药入肝经，为平肝息风定惊之要药，"诸风掉眩，皆属于肝"，肝风内动，风火相煽，燔灼气营，使肝失血养，加重瘙痒，因此该药另有镇静止痒之功效，可用于治疗紫癜风。同时金起凤教授还应用消银解毒汤治疗银屑病属血热证、红皮型银屑病，方中同样用蚤休配伍，寒则清除血分之热，加之有小毒，以毒攻毒，增强清解血分热毒，达到增效减毒之功。

（2）剂量要点　内服：煎汤 3~9g；研末 2~3g。

（3）各家论述　俗谚云：七叶一枝花，深山是我家。痈疽如遇者，一似手拈拿。（《本草纲目》）

（4）常用方剂　龙蚤清渗汤（金起凤经验方）：清热利湿、凉血消风。

5. 白鲜皮

味苦，性寒。归脾、胃经。具有清热解毒、祛风燥湿的功效。主治皮肤瘙痒，荨麻疹，湿疹，疥癣，黄水疮，急、慢性黄疸型肝炎，风湿热痹，产褥热，妇人阴中肿痛。

（1）皮科应用　皮肤科主要用其祛风燥湿之功。在金氏皮科流派中亦强调其燥脾胃湿气的作用。适用于湿热证的各种皮肤病，症见皮损鲜红斑片、丘疹、丘疱疹、水疱聚集或有渗出，灼热瘙痒甚则疼痛。常用于湿疹、疱疹、接触性皮炎、荨麻疹、足癣感染等治疗。金起凤教授在临证中对于脾胃湿热与内风交煽引发的瘙痒，多采用本品祛风燥湿止痒。白鲜皮主头风有火证，因此金起凤教授常将该药用于上半身瘙痒甚者。李元文教授在治疗荨麻疹时，强调以皮治皮，常用多皮饮治疗。

外用取其祛风除湿止痒之用，如角化湿疹、皮肤皲裂症，症见手足皮损处皲裂、干燥、角化过度。证属于血虚风燥者，可用李元文教授自拟二白膏治之。在张丰川教授自拟皮炎洗方中，以及李元文教授在治疗皮肤瘙痒症、足癣时，均应用本品配合药浴通过温热效应，疏通经络，以达祛风止痒杀菌之效。

（2）剂量要点　内服煎汤 6~15g；或入丸散。外用：适量，煎水洗。

（3）各家论述　白鲜皮，气寒善行，味苦性燥，为诸黄风痹要药。（《本草纲目》）

（4）常用方剂　白鲜皮散（《太平圣惠方》）：清热解毒、燥湿止痒。

6. 板蓝根

味苦，性寒。归心、肝、胃经。具有清热解毒、凉血利咽的功效。主治流行性感冒，流行性腮腺炎，流行性脑脊髓膜炎，流行性乙型脑炎，急性传染性肝炎，烂喉丹痧，丹毒，疮肿，水痘，麻疹，细菌性痢疾，急性胃肠炎，热毒斑疹，丹毒，吐血，衄血，咽喉肿痛，暴发性火眼。

（1）皮科应用　皮肤科主要应用其解毒利咽之功效，在金氏皮科流派中亦重视清热解毒、利咽消斑的作用。适用于辨证为血热或热毒证的各种皮肤病。金起凤教授消银解毒方治疗银屑病进展期、药物性皮炎红皮病型时，更加注重板蓝根入心经，达清心凉血之功。李元文教授认为银屑病多责其血热毒盛，且多伴有咽喉肿痛的症状，因此常用板蓝根凉血利咽，但使用时应注意不可久用，以免冰伏邪气，耗伤正气。

外用方面，多采用凉血消斑之功效。李元文教授在治疗斑块型银屑病时，配合全身药浴的方法透达肌肤，解毒凉血，缓消斑块。

（2）剂量要点　内服 9~15g；外用适量，煎水洗。

（3）各家论述　解诸毒恶疮，散毒去火，捣汁或服或涂。（《分类草药性》）

（4）常用方剂　普济消毒饮（《医方集解》引东垣方）：清热解毒、疏风散邪。

清虚热药

1. 青蒿

味苦、辛，性寒。归肝、胆经。具有清虚热、除骨蒸、解暑热、截疟、退黄的功效。主治温邪伤阴，夜热早凉，阴虚发热，骨蒸劳热，暑邪发热，疟疾寒热，湿热黄疸。

（1）皮科应用　皮肤科主要应用其养阴透热的作用，常用于治疗湿疹、银屑病、痤疮、系统性红斑狼疮等皮肤病。金起凤教授应用青蒿芳香之性透热邪外出，用于治疗系统性红斑狼疮、白塞病的疗效良好。李元文教授认为，青蒿透散力强，可疏透阴分之邪，又性寒清热，凡热伏阴分诸疾适合清透者均可选用，其苦而不伤阴，寒而不碍湿，气芳香而化浊，可以清热透络，引邪外出，故为荨麻疹、面部接触性皮炎必用之品。

青蒿外用主要取其清热疗疮杀虫的功效。鲜青蒿绞汁外用，可以治疗牛皮癣、疥疮、皮肤湿疹瘙痒等疾病；青蒿油外用可以通过抑制皮肤微生物生长繁殖而治疗皮肤真菌感染和痤疮等感染性皮肤疾病；青蒿以及其有效成分外用可通过抑制角质形成细胞增殖及表皮的角化过程等机制治疗银屑病。

（2）剂量要点　内服 6~12g，后下；外用 15~30g，捣敷或研末调敷。

（3）各家论述　生捣敷金疮，大止血，生肉，止疼痛。（《唐本草》）

日晒疮，乃夏天酷烈之日曝而成者也……故止须消暑热之药，如青蒿一味

饮之，外用末药敷之即安。(《洞天奥旨》)

（4）常用方剂　青蒿鳖甲汤（《温病条辨》）：养阴透热。

三、祛风湿药

1. 乌梢蛇

味甘，性平。归肝经。具有祛风、通络、止痉的功效。主治风湿顽痹，麻木拘挛，中风口眼㖞斜、半身不遂，抽搐痉挛，破伤风，麻风。外用治疗皮肤瘙痒、疥、癣等。

（1）皮科应用　在皮肤病治疗中主要应用其祛风通络的作用，在金氏皮科流派中也强调其搜风止痒的功效，适用于慢性皮肤病，如皮损干燥脱屑、肥厚、粗糙、瘙痒、无糜烂渗液者，皆可用之。常用于治疗播散性神经性皮炎、湿疹、银屑病、慢性荨麻疹等。金起凤教授在临床上也常用血肉有情之品治疗慢性瘙痒性皮肤病。李元文教授认为乌梢蛇能祛风止痉，除湿通络，治风痹顽癣，有良好的止痒、散瘀效果。

乌梢蛇祛风可通彻上下内外，非一般祛风药所能，在局部外用效果亦同，且在临床上也有乌蛇膏、乌蛇酒的应用。李元文教授认为乌梢蛇善治疮疡，而外用乌蛇膏治局限性湿疹、各种痈、疔、疖（未成脓者）效果良好；乌蛇酒通络散结、化瘀消肿，故可治痤疮、眉脱、油风、紫癜风、外伤肿痛。

（2）剂量要点　内服 6~12g，外用 10~20g。

（3）各家论述　治热毒风，皮肤生疮，眉髭脱落，疬癣疥等。(《药性论》)

无毒。主诸风瘙瘾疹，疥癣，皮肤不仁，顽痹诸风。用之，炙，入丸、散、浸酒、合膏皆有。(《开宝本草》)

（4）常用方剂　乌蛇丸（《鸡峰普济方》）：祛风止痒、除湿解毒。

乌蛇膏（《太平惠民和剂局方》）：祛风解毒、消肿止痛。

四、化湿药

1. 藿香

味辛，性微温。归脾、胃、肺经。具有芳香化浊、和中止呕、发表解暑的功效。主治湿浊中阻，脘痞呕吐，暑湿表证，湿温初起，发热倦怠，胸闷不舒，寒湿闭暑，腹痛吐泻，鼻渊头痛。

（1）皮科应用　藿香在皮肤科中主要应用其芳香化湿之效，金氏皮科流派也多强调藿香振奋脾气、化浊祛湿的作用治疗湿浊中阻的皮肤病。对于泛发性神经性皮炎发于长夏者，金起凤教授认为长夏多湿，故常以藿香、佩兰芳香醒脾。李元文教授常用藿香治疗湿重于热的皮肤病，振复脾胃之气机，以化湿浊。

藿香外用具有醒脾辟秽的作用。现代研究表明其具有明确的抗菌活性，对多种细菌、真菌均有抑制作用。临床上可用广藿香油治疗念珠菌感染及皮肤癣菌感染。

（2）剂量要点　内服 3~10g，外用 10~20g。

（3）各家论述　此六香皆合香家要用，不正复入药，唯疗恶核毒肿。（《新修本草》）

疗风水毒肿，去恶气，疗霍乱，心痛。（《名医别录》）

（4）常用方剂　藿香托里散（《活幼心书》）：解毒，正气理虚，祛风除烦，排脓活血，定痛消肿。

2. 佩兰

味辛，性平。归脾、胃、肺经。具有芳香化湿、醒脾开胃、发表解暑的功效。主治湿浊中阻，脘痞呕恶，口中甜腻，口臭，多涎，暑湿表证，湿温初起，发热倦怠，胸闷不舒。

（1）皮科应用　佩兰芳香辛散，具有化湿浊、去陈腐之功。可单用煎汤服，或配伍其他药物治疗脾经湿热。金起凤教授在临床应用中常以佩兰与藿香相须配伍，治疗湿浊内阻的皮肤病，虽佩兰辛散温通，芳香达透之力不如藿香，但消除中焦秽浊陈腐，利水除湿之功则优于藿香。用于皮肤病初起，渗出液不多，痒感不重等。

佩兰外用可以作为香料使用，佩兰挥发油的抗菌抗病毒作用，中医称"辟秽"，可以预防流感和其他传染性疾病。用佩兰煎水沐浴，既可抑菌杀虫，起到预防和治疗多种夏季皮肤病的作用，还可起到开窍提神、舒筋活络等作用。

（2）剂量要点　内服 3~10g。

（3）各家论述　此草浸油涂发，去风垢，令香润。（《本草纲目》）

时人皆煮水以浴疗风，故又名香水兰。（《开宝本草》）

（4）常用方剂　佩兰散（《不居集》）：祛湿化浊。

3. 苍术

味辛、苦，性温。归脾、胃、肝经。具有燥湿健脾、祛风散寒、明目的功效。用于湿阻中焦，脘腹胀满，泄泻，水肿，脚气痿躄，风湿痹痛，风寒感冒，夜盲，眼目昏涩。

（1）皮科应用　金氏皮科流派强调苍术运脾的功效，金起凤教授在临床上常重用苍术，取其祛风燥湿健脾之功，使湿去而脾运有权，脾健则湿邪得化，同时可以祛除表邪，对于皮肤水肿等有形实邪取效良好。

苍术自古便有外治皮肤病的记载，最出名的便是三妙散方，取其清热燥湿、解毒敛疮之效。现代临床外用治疗湿邪偏盛的皮肤病，症见皮损糜烂、渗出较多，如湿疹、外阴瘙痒、手足癣、杨梅结毒等。

（2）剂量要点　内服 3~9g，外用 15~30g。

（3）各家论述　治湿痰留饮，或挟瘀血成窠囊，及脾湿下流，浊沥带下，滑泻肠风。(《本草纲目》)

（4）常用方剂　二妙散(《丹溪心法》)：清热燥湿。

苍柏湿毒清（李元文教授经验方）：清热除湿、健脾益气、活血解毒。

五、利湿药

1. 茯苓

味甘淡，性平。归心、肺、脾、肾经。具有利水渗湿、健脾、宁心安神的功效。主治水肿尿少，痰饮眩悸，脾虚食少，便溏泄泻，心神不安，惊悸失眠。

（1）皮科应用　茯苓作为"利水渗湿要药"，在皮肤科应用广泛，适用于大部分湿邪偏盛的疾病。在金起凤教授临床中有许多运用茯苓的案例，在治疗以湿邪为本的疾病时均有应用，症见皮损肿胀、浸渍流水，瘙痒或者迁延难愈，常用于湿疹、银屑病、下肢结节性红斑等。在金氏皮科流派中，对于茯苓健脾宁心的功效也同样重视，泻中有补，补而不腻。金起凤教授认为若在治疗时加入大量养阴之品容易滋腻碍脾，此时应重用茯苓，使阴液得以输布，共奏滋阴之效果。

白茯苓打粉后外用，具有一定的美白、祛斑的功效，许多中药面膜中都有茯苓参与。

（2）剂量要点　内服 10~15g。

（3）各家论述　茯苓气味淡而渗，其性上行，生津液，开腠理，滋水源而下降，利小便，故张洁古谓其属阳，浮而升，言其性也；东垣谓其为阳中之阴，降而下，言其功也。(《本草纲目》)

（4）常用方剂　苓桂术甘汤(《伤寒论》)：温阳健脾、利水渗湿。

2. 泽泻

味甘、淡，性寒。归肾、膀胱经。具有利水渗湿、泻热、化浊降脂的功效。主治小便不利，水肿胀满，泄泻尿少，痰饮眩晕，热淋涩痛。

（1）皮科应用　泽泻可以用于治疗湿邪为患的皮肤疾病，此外泽泻性寒能泻肾火及膀胱经之热，在金氏皮科流派中认为泽泻针对湿热证者尤为适宜，多应用于辨证为湿热证的湿疹、天疱疮、类天疱疮、带状疱疹、神经性皮炎、脂溢性皮炎等疾病。此外，若临床上患者有小便频数，淋浊带下，阴囊潮湿，苔根黄腻等亦可用泽泻泻浊，给邪以出路。根据现代相关研究认为泽泻还具有化浊降脂的功效，可进一步扩大其临床应用范围。

（2）剂量要点　内服6~10g。

（3）各家论述　主风寒湿痹，乳难，消水，养五脏，益气力，肥健。（《神农本草经》）

渗湿热，行痰饮，止呕吐、泻痢、疝痛、脚气。（《本草纲目》）

（4）常用方剂　泽泻汤（《金匮要略》）：利水除饮、健脾制水。

3. 薏苡仁

味甘、淡，性凉。归脾、胃、肺经。具有利水渗湿、健脾止泻、除痹、排脓、解毒散结的功效。主治水肿，脚气，小便不利，脾虚泄泻，湿痹拘挛，肺痈，肠痈，赘疣，癌肿。

（1）皮科应用　本品在皮肤科临床中，在以湿邪为患兼有脾虚不运为病机的疾病中广泛应用，如湿疹渗出、脚气浮肿、水肿腹胀、食少便溏等皆可应用本品配伍其他健脾祛湿的药物治疗。在金氏皮科流派中认为薏苡仁可上泻肺热、下泻湿浊、中能补脾健运，性凉而不伤胃气、补脾而不滋腻、渗湿力不峻烈，药性和缓，是一味清补淡渗利湿要药。除湿热证外，薏苡仁对皮肤科常见的疣类疾病也有明显疗效。此外，薏苡仁又有排脓解毒之效，在疮疡中后期脓已成的阶段也有解毒、助邪外出的独到作用。

（2）剂量要点　内服9~30g，孕妇慎用。

（3）各家论述　最善利水，不至损耗真阴之气，凡湿盛在下身者，最宜用之。（《本草新编》）

4. 冬瓜皮

味甘，性凉。归脾、小肠经。具有利尿消肿的功效。用于水肿胀满，小便不利，暑热口渴，小便短赤。

（1）皮科应用　医者意也，皮肤科应用时认为以皮走皮，植物表皮类的药物是植物与外界直接接触的沟通部位，如人之肌表皮毛，所以皮类药物多能使人体表皮开合如常，故能利水而除湿。在金氏皮科流派中认为冬瓜皮性凉，又能利水消肿，更适用于热性的水肿、水湿浸渍类的疾病，通常合用其他皮类药物利水除湿，以皮走皮，共奏通调水道，调和阴阳，沟通表里之效。适用于湿疹、脚气浮肿、慢性荨麻疹、银屑病、药物过敏、脂溢性皮炎等疾病。

（2）剂量要点　内服9~30g。

（3）各家论述　冬瓜皮（折伤，烧研、酒服）治血滞腰酸痛。（《本草

纲目》）

走皮肤，去湿追风，补脾泻火。（《本草再新》）

5. 萆薢

味苦，性平。归肾、胃经。具有利湿去浊、祛风除痹的功效。用于膏淋，白浊，白带过多，风湿痹痛，关节不利，腰膝疼痛。

（1）皮科应用　萆薢擅清脾胃湿热而祛浊分清，且能疏通脉络。在金氏皮科流派治疗皮肤湿邪内蕴伴有瘙痒的疾病中大有作为。若湿浊内蕴，日久而成浊毒，壅滞三焦，外溢肌肤，致湿毒外溢，浸淫肌肤，故见瘙痒，抓后可见斑块状糜烂；久则气虚血瘀，瘀血阻滞，可伴见肌肤甲错、干燥、脱屑，均乃湿毒浸淫之象，取萆薢祛湿毒而通利经脉之效治之，常用于下肢湿疹、臁疮、丹毒、银屑病等。

（2）剂量要点　内服 9~15g。

（3）各家论述　治白浊，茎中痛，痔瘘坏疮。（《本草纲目》）

（4）常用方剂　萆薢分清饮（《医学心悟》）：导湿理脾，清热利湿，分清别浊。

萆薢渗湿汤（高秉钧《疡科心得集》）：清热利湿。

6. 虎杖

味微苦，性微寒。归肝、胆、肺经。具有利湿退黄、清热解毒、散瘀止痛、止咳化痰的功效。用于湿热黄疸，淋浊，带下，风湿痹痛，痈肿疮毒，水火烫伤，经闭，癥瘕，跌打损伤，肺热咳嗽。

（1）皮科应用　虎杖功能破留血癥结，清一切热毒，适用于热毒偏盛、血分凝滞的疮疡类皮肤问题。现代药理研究发现虎杖对感染Ⅰ型人类单纯疱疹病毒的皮肤组织具有保护作用，可广泛用于带状疱疹、天疱疮等疱疹型皮肤疾病的治疗。李元文教授总结经验，将虎杖用于治疗生殖器疱疹，可取得满意效果。

治疗热毒蕴结肌肤所致痈肿疮毒，以虎杖根烧灰贴，或取鲜品煎汤外洗患处；若烧烫伤而致肤腠灼痛或溃后流黄水者，单用研末，香油调敷，亦可以浓茶汁与鲜品磨成糊状调敷患处；若治毒蛇咬伤，可取鲜品捣烂敷患处。

（2）剂量要点　内服 9~15g，外用适量，制成煎液或油膏涂敷。孕妇慎用。

（3）各家论述　攻诸肿毒，止咽喉疼痛，利小便，走经络。治五淋白浊，痔漏，疮痈，妇人赤白带下。（《滇南本草》）

（4）常用方剂　时疫流毒攻手足，肿痛欲断：用虎杖根剉，煮汁渍之。（《肘后方》）

六、消食药

1. 鸡内金

味甘，性平。归脾、胃、肺经。具有消食健胃、固精止遗、通淋化石的功效。主治饮食积滞，小儿疳积，呕吐泻痢，遗精遗尿，石淋涩痛，胆胀胁痛。

（1）皮科应用　该药主要用于皮肤病伴纳食不化、腹胀积滞、排便不畅、口臭矢气等症状。脾者，仓廪之官，主运化。金起凤教授治疗疾病时，重视培育后天之本，顾护中焦脾胃，见患者纳谷不馨或食后作胀，则用鸡内金健脾导滞、理气和胃。用于治疗各种皮肤病如湿疹、脂溢性皮炎、痤疮、黄褐斑伴脾胃虚弱证者。李元文教授继承金起凤教授经验，鸡内金加消食药消积导滞，鸡内金加活血药以理气化瘀，鸡内金加虫类药助虫类药药力通行，益气健脾以扶正，除湿通络以祛邪。

（2）剂量要点　煎服 3~9g，研末 1.5~3g/ 次，研末服用效果较入煎剂好。

（3）各家论述　肶是鸡之脾，乃消化水谷之所。其气通达大肠、膀胱二经。有热则泄痢遗溺，得微寒之气则热除，而泄痢遗溺自愈矣。烦因热而生，热去故烦自止也。今世又以之治诸疳疮多效。（《本草经疏》）

（4）常用方剂　益脾饼（《医学衷中参西录》）：健脾除湿、消食和胃。

七、活血药

1. 川芎

味辛，性温。归肝、胆、心包经。具有活血行气、祛风止痛的功效。主治血瘀气滞诸证，如胸痹心痛，胸胁刺痛，跌仆肿痛，月经不调，经闭痛经，癥瘕腹痛，头痛，风湿痹痛。

（1）皮科应用　皮肤科主要应用其行气活血、祛风止痒作用。适用于辨证为血虚血瘀的各种皮肤疾病，症见皮损色黯，瘙痒不甚，反复发作等，常用于荨麻疹、湿疹、银屑病、痤疮、脱发、带状疱疹后遗神经痛等皮肤病的治疗。金起凤教授临证重视气血的调和，认为疾病后期，多有气虚血瘀、余毒未尽之势，可用川芎配伍黄芪益气化瘀以扶正，二药相合补而不滞，托毒外出。李元文教授以通窍活血汤为基础，加大活血药物如川芎、红花、当归的用量，应用活血祛瘀，祛风解毒法治疗白癜风、脱发等疾病。

川芎外用主要取其养血润肤、祛风止痒的功效，可外用治疗皮肤病伴瘙痒症状者。另川芎活血养血作用可改善肤色，治疗色沉、色斑症状。现代药理研究表明，川芎具有改善微循环的作用，其成分能抑制纤维细胞增殖并促进胶原蛋白合成，可以治疗瘢痕疙瘩。

（2）剂量要点　煎服 3~10g，研末吞服，1~1.5g/ 次。

（3）各家论述　主中风入脑头痛，寒痹，筋挛缓急，金创，妇人血闭无子。（《神农本草经》）

补血，治血虚头痛。王好古：搜肝气，补肝血，润肝燥，补风虚。（《医学启源》）

（4）常用方剂　四物汤（《太平惠民和剂局方》）：补血和血、调经化瘀。

2. 川牛膝

味苦、酸、甘，性平，归肝、肾经。具有清热利湿、活血祛瘀、补肝肾、强筋骨、利尿通淋、引血下行的功效。主治：血瘀证之经闭痛经，胞衣不下；跌仆伤痛；肾虚证之腰膝酸痛，下肢痿软；淋证见水肿，小便不利；上部火热证之吐血，衄血，牙痛，口疮；头晕，眩晕。

（1）皮科应用　皮肤科主要取其清热利湿、活血通经，引血热，引药力下行之效。金起凤教授应用本药，针对治疗气血瘀滞或湿热下注等疾病，如湿疹、结节性红斑、丹毒等发于下部的辨证为湿热证的各种皮肤病，常用方剂有血府逐瘀汤和活血散瘀汤。李元文教授重用牛膝治疗阴部湿疹、下肢溃疡、湿疹等。

外用主要取其除湿活血的功效，见皮损肿胀疼痛，糜烂渗出，可配合泽兰、泽泻除湿利水，或见皮损肥厚粗糙，可配合桃仁、鸡血藤活血养血，通络散结。现代药理研究表明，牛膝提取物具有抗溃疡、抗炎镇痛、抗凝血等作用。

（2）剂量要点　煎服 5~12g。

（3）各家论述　迫血下降。（《中药志》）

（4）常用方剂　四妙丸（《成方便读》）：清热利湿、强筋壮骨。

3. 土鳖虫

味咸，性寒，有小毒，归肝经。具有破血逐瘀、续筋接骨的功效。主治跌打损伤，筋伤骨折；血瘀经闭，产后瘀阻腹痛，癥瘕痞块。

（1）皮科应用　虫类药的应用是皮肤科重要的课题之一。叶天士云："风邪留于经络，须以虫蚁搜剔。"金起凤教授认为，患病日久，血瘀络闭，宿瘀涸络，非草木之味所能，必以虫类药搜络开痹，攻经络中积久之络瘀。常用于治疗硬皮病、结节性红斑、血瘀型银屑病、瘢痕疙瘩或其他皮肤病见瘀斑、结节、肿块、皮损肥厚、苔藓样变、舌面瘀斑、舌下络脉迂曲等。

外用主要取其活血化瘀、通络止痛之功效，治疗带状疱疹后遗神经痛，下肢结节性红斑、硬皮病等。现代研究表明，土鳖虫提取物具有良好的镇痛作用，能促进皮肤溃疡面和伤口愈合，还有保护血管内皮细胞及免疫调节的作用。

（2）剂量要点　煎服 3~10g，研末 1~1.5g/ 次。

（3）各家论述　破一切血积。（《本草通玄》）

（4）常用方剂　大黄䗪虫丸：破血消癥、祛瘀通经。

八、清肺化痰药

化痰散结药

1. 半夏

味辛，性温；有毒。归脾、胃、肺经。具有燥湿化痰、降逆止呕、消痞散结的功效。用于湿痰寒痰，咳喘痰多，痰饮眩悸，风痰眩晕，痰厥头痛，呕吐反胃，胸脘痞闷，梅核气；外治痈肿痰核。

（1）皮科应用　金起凤教授认为怪病多痰，百病多由痰作祟，脾气虚弱，水湿不化，湿痰凝聚，随气升降，则无处不到。痰核流注经络肌肤为瘰疬肿块。水湿化热，炼液成痰，痰瘀互结，痰凝血瘀形成结节、斑块，经久难愈。金起凤教授继承各家学说，创立益气健脾、化痰散结法，治疗斑块、结节、瘰疬等属气虚痰凝而致的皮肤病。李元文教授认为姜半夏为半夏经生姜、明矾炮制，多数黏液已去，故无利窍作用；但其破化痰结后水液运行畅利，故可谓辛而能润。各种疾病因痰凝而经脉不通，血虚风燥者均宜佐用。现代药理学作用主要包括祛痰、镇咳、止呕、抑癌、抗炎、抗病毒等。

半夏外用取其消肿散结的功效，用于头癣，症见鳞屑增生团块，患处瘙痒，头发稀疏脱落，配伍斑蝥酒浸后涂擦患处。半夏外用以治疗化疗所致的消化道不良反应、癌性疼痛等，其中哮喘最为常见，且外用时多与生姜配伍以减毒。生半夏研末还可用于外伤出血、跌打瘀肿、鸡眼胼胝、瘢痕疙瘩等。

（2）剂量要点　内服一般炮制后使用，3~9g。外用适量，磨汁涂或研末以酒调敷患处。不宜与川乌、草乌、附子同用，生品内服宜慎。

（3）各家论述　半夏首用于外科疾患，书载竹叶汤主治痈疽脓多，虚满上气。（《刘涓子鬼遗方》）

（4）常用方剂　半夏泻心汤（《金匮要略》）：和胃降逆、散结消痞。

2. 浙贝母

味苦，性寒。归肺、心经。具有清热化痰止咳、解毒散结消痈的功效。用于风热咳嗽，痰火咳嗽，肺痈，乳痈，瘰疬，疮毒。

（1）皮科应用　临床上金起凤教授以清热解毒、化痰散结法治疗，颜面、胸背生较多毛囊性红丘疹、小脓头，其按之痛，常不断出现。有甚者出现结节或囊肿的痤疮以及头、颈部位红肿热痛明显的多发性疖肿时，常加浙贝母清热化痰、软坚散结。

浙贝母外用取其清热解毒、化痰散结消痈的功效，外用适量，研粉撒敷，用于乳痈、瘰疬、疮毒等，常配伍连翘、蒲公英等。

（2）剂量要点　内服5~10g。

（3）各家论述　味苦，微寒，入手太阴肺经。清金泻热，消郁破凝。(《长沙药解》)

（4）常用方剂　海藻玉壶汤（《外科正宗》）：活血化瘀、软坚散结。

清肺止咳药

1. 枇杷叶

味苦，性微寒。归肺、胃经。具有清肺止咳、降逆止呕的功效。用于肺热咳嗽，气逆喘急，胃热呕逆，烦热口渴。

（1）皮科应用　枇杷叶能降泄肺热，又能清除胃热，为清肃肺胃之品。杷芩消痤汤为金起凤教授治疗寻常型痤疮的经验方，寻常型痤疮表现为红色丘疹、脓头，久经不愈，且多伴口渴便干，舌红苔黄，脉弦滑。金起凤教授据临床证候，认为痤疮多由饮食不节，过食肥甘厚味，积久化生火热；或青年人生机旺盛，血气方刚，素体阳热偏盛，肺胃积热，循经上蒸，血随热行，上壅于颜面，日久气血瘀滞，蕴热成毒所致，故用本品清泻上焦积热。李元文教授常用消痤汤治疗肺胃蕴热证所致的面部痤疮、毛囊炎、口周皮炎、玫瑰痤疮等，方中重用枇杷叶以清肃肺胃郁热。

（2）剂量要点　内服6~10g。

（3）各家论述　味苦，性平无毒，入肺经，主除呕和胃，解渴止嗽，下气清痰。刷去黄毛，蜜炙用。(《雷公炮制药性解》)

（4）常用方剂　枇杷清肺饮（《外科大成》）：宣肺清热、化湿消痤。

杷芩消痤汤（金起凤教授经验方）：清热解毒、凉血化瘀。

消痤汤（李元文经验方）：清解肺胃、健脾化湿。

九、息风通络药

1. 全蝎

味辛，性平，有毒。归肝经。具有息风镇痉、通络止痛、攻毒散结的功效。用于肝风内动，痉挛抽搐，小儿惊风，中风口㖞、半身不遂，破伤风，风湿顽痹，偏正头痛，疮疡，瘰疬。

（1）皮科应用　全蝎功擅息风定痉，通络止痒，故有定痉止痒作用，又有攻毒通络散结之效，取其以毒攻毒之意，化消斑片。金起凤教授常用全蝎配伍白鲜皮、苦参、地肤子息风止痒，用于湿疹、各种皮炎、痒疹等瘙痒较盛者。金起凤教授认为全蝎擅平肝息风定痉，又能深入经络息风止痒，故有息风止痒之卓效。李元文教授多将其应用于斑块型银屑病中的血热证，症见红斑泛布，斑色鲜红，续出不已，银屑纷起，渴喜冷饮，溲赤便干，舌红或绛，苔黄脉数。同时皮疹布于阳经部位居多，皮损基底部多呈鲜红或暗红色，常多年反复发作而不愈。李元文教授认为手角化湿疹以肝血不足、脾虚蕴湿为本，血虚风燥、经络阻滞为标，治疗以益气补血、祛风止痒为法，常用荆芥、防风、全蝎等解表祛风。现代药理研究显示全蝎有中枢镇痛作用。故对于气血毒邪凝滞引起的疼痛，皮肤病久病不愈，或以结节、疣状皮损为主的疾病有较好效果。

全蝎外用取其活血通络、散结止痛、解毒疗疮的功效，用于治疗粉刺、瘰疬、带状疱疹。全蝎、冰片研末，凡士林调膏外用治疗急性颌下淋巴结炎。全蝎、细辛研末，凡士林调膏治疗肌纤维炎。全蝎膏为全蝎、蜈蚣、冰片共研细末加凡士林调制而成，具有较强的清热解毒、止痛杀虫、止痒生肌之功。全蝎、蜈蚣二药均入肝经，而中医认为缠腰火丹发病原因在于情志内伤，以致肝胆火盛，湿热内蕴，外受毒邪而发，故全蝎膏更能起到清泻肝经火盛以祛痛止痒的作用。

（2）剂量要点　内服 3~6g。孕妇禁用。

（3）各家论述　疗诸风瘾疹，及中风半身不遂、口眼㖞斜、语涩，手足抽掣。（《开宝本草》）

（4）常用方剂　活络止痛汤（李元文经验方）：活血通络、养血复脉。

2. 僵蚕

味咸、辛，性平。归肝、肺、胃经。具有息风止痉、祛风止痛、化痰散结的功效。用于肝风夹痰，惊痫抽搐，小儿急惊，破伤风，中风口㖞，风热头痛，目赤咽痛，风疹瘙痒，发颐痄腮。

（1）皮科应用　金起凤教授以清热疏风止痒法，治疗风疹、荨麻疹、玫瑰糠疹、药物性皮炎（发疹型）及出现红斑、丘疹、皮肤瘙痒等属风热伤人肌肤的皮肤病，常以僵蚕为重，疏风止痒。亦可配伍清热利湿凉血药用于湿疹、接触性皮炎、多形性红斑等出现红斑、水疱、渗出性损害的皮肤病，证属湿热互结、血热风盛。僵蚕擅息内风，而蝉蜕擅疏风热，二者为金起凤教授经典药对，同用加强祛风止痒效果，更能驱邪固色，用于白癜风初起风热毒盛型的患者。两者禀性升透，层次互补，而无助热化燥、逼汗伤阴之弊。

僵蚕外用取其祛风止痛、化痰散结的功效，用于面部瘢痕，有祛瘢痕之功，如白僵蚕膏；治疗雀斑、白癜风，常配伍白附子、白芷、独活。白僵蚕配伍白芷、细辛、白蔹、白及、白附子、白术、白茯苓等制成面膜，用于治疗黄褐斑。

（2）剂量要点　内服5~10g。外用适量。

（3）各家论述　气味俱薄，体轻浮而升，阳也，去皮肤诸风。（《本草发挥》）

主皮肤诸风如虫行，皆取其性属阳，风热为阳邪，能入皮肤经，发散诸邪热气也。（《药性论》）

（4）常用方剂　益气解毒调色汤（李元文经验方）：益气解毒、调和气血。

普济消毒饮（《东垣试效方》）：清热解毒、疏风散邪。

3. 蜈蚣

味辛，性温，有毒。归肝经。具有息风镇痉、通络止痛、攻毒散结的功效。用于肝风内动，痉挛抽搐，小儿惊风，中风口㖞，半身不遂，破伤风，风湿顽痹，偏正头痛，疮疡，瘰疬，蛇虫咬伤。

（1）皮科应用　蜈蚣辛温燥烈，走窜性猛，行表达里，无所不至，能搜风通络定痉，开痰行滞解瘀；亦能定痛、解毒散结、活血化瘀通络。清肝消带汤中，金起凤教授擅用蜈蚣佐入，解毒消肿，定痉化瘀止痛，为金起凤教授治疗带状疱疹肝火型常用方剂。治疗毒邪致病，本品可以解毒，也可以以毒攻毒，但中病即止，防止伤及人体正气。如颜面出现毛囊性红丘疹较大，按之疼痛明显，分布较多，或面部出现部分结节性丘疹，配伍蜈蚣以软坚散结、通络化瘀。

蜈蚣外用取其攻毒散结、消肿止痛的功效，常外用治疗烧烫伤、伤口化脓性感染、带状疱疹、鸡眼、高血压、糖尿病足、皮肤瘢痕、中耳炎、下肢溃疡、秋冬季的唇风病、丹毒、瘤、瘰疬、溃疡、结核等。

（2）剂量要点　内服3~5g。外用适量。孕妇禁用。

（3）各家论述　味辛，微温，入足厥阴肝经。坠胎破积，拔脓消肿。蜈蚣辛温毒悍，能化癖消积杀虫，解毒蛊，治瘰疬痔瘘、秃疮便毒，疗蛇痕蛇咬，虫癥蛇蛊。（《玉楸药解》）

（4）常用方剂　清肝消带汤（金起凤教授经验方）：清肝泻火、疏肝理气、化瘀止痛。

4. 地龙

味咸，性寒。归肝、脾、膀胱经。具有清热定惊、通络、平喘、利尿的功效。用于高热神昏，惊痫抽搐，关节痹痛，肢体麻木，半身不遂，肺热喘咳，水肿尿少。

（1）皮科应用　皮肤科主要应用其清热解毒、通络止痛的功效。李元文教授重视从毒论治慢性及顽固性皮肤病。常用地龙配伍理气活血方药治疗多种皮肤病，症见皮疹暗红，肥厚甲错，疼痛，有明显色沉或瘢痕或溃疡者。重症顽固的聚合性痤疮，属痰瘀结聚者，可以配伍地龙散结消肿、化瘀止痛。

地龙外用取其清热解毒、通利经络的功效，可治疗带状疱疹、儿童痄腮。

（2）剂量要点　内服 5~10g。外用适量。

（3）各家论述　其性寒而下行，性寒故能解诸热疾。（《本草纲目》）

（4）常用方剂　补阳还五汤（《医林改错》）：补气活血通络。

十、补虚药

补气药

1. 黄芪

味甘，性微温。归脾、肺经。具有补气升阳、固表止汗、利水消肿、生津养血、行滞通痹、托毒排脓、敛疮生肌的功效。主治气虚乏力，食少便溏，水肿尿少；中气下陷，久泻脱肛，便血崩漏；肺气虚弱，咳喘气短；表虚自汗；内热消渴；血虚萎黄；气虚血滞，半身不遂，痹痛麻木；气血两虚，痈疽难溃，久溃不敛。

（1）皮科应用　皮肤科主要应用其补气行滞、托毒排脓、敛疮生肌作用，在金氏皮科流派中也强调其健脾益气作用。适用于辨证为气虚证的各种皮肤病。金起凤教授认为许多慢性皮肤病由于邪蕴日久，伤及正气，或源于正虚之人感受诸邪为虚实交杂，邪盛正伤之候，常法治疗难以奏效，必治以扶正祛邪。在带状疱疹后遗神经痛治疗中，金起凤教授取黄芪益气行滞为君，使补中有清，补中寓消，治疗带状疱疹气虚血瘀余毒未尽之候。在结节性红斑的治疗中，金起凤教授取黄芪益气健脾、除湿通痹为君。在过敏性紫癜治疗中，金起凤教授取黄芪益气摄血为君，佐以活血化瘀生新，治疗脾不统血、血溢脉外之证。

（2）剂量要点　内服 10~30g。

（3）各家论述　生血生肌（气能生血、血充则肉长，《经》曰：血生肉），排脓内托，疮痈圣药（毒气化则成脓，补气故能内托。痈疽不能成脓者，死不治，毒气盛而元气衰也，痘症亦然）。痘症不起，阳虚无热者宜之。（《本草备要》）

（4）常用方剂　玉屏风散《究原方》：益气固表止汗。

2. 白术

味甘、苦，性温。归脾、胃经。具有健脾益气、燥湿利水、止汗、安胎的功效。主治脾虚食少，腹胀泄泻，痰饮眩悸，水肿，带下，气虚自汗，脾虚胎动不安。

（1）皮科应用　在金氏皮科流派中强调其健脾益气作用，适用于辨证为脾湿证或痰湿证的各种皮肤疾病，症见皮损肿胀浸渍，结节斑块，常用于寻常狼疮、粟粒型狼疮、结节性红斑、湿疹等皮肤病等治疗。金起凤教授认为怪病多痰，重用白术，健运脾胃，使其功能健旺，痰无所生，效果甚佳。

（2）剂量要点　内服 10~15g。

（3）各家论述　消痰水肿满，黄疸湿痹。（《本草备要》）

白术味甘，性温，补益脾土，土气营运，则肌肉之气外通皮肤，内通经脉，故风寒湿之痹证皆可治也。（《本草崇原》）

（4）常用方剂　四君子汤《太平惠民和剂局方》：益气健脾。

补阳药

1. 菟丝子

味辛、甘，性平。归肝、肾、脾经。具有补益肝肾、固精缩尿、安胎、明目、止泻的功效，外用消风祛斑。主治肝肾不足，腰膝酸软，阳痿遗精，遗尿尿频，肾虚胎漏，胎动不安，肝肾不足，目昏耳鸣，脾肾虚泻。

（1）皮科应用　在金氏皮科流派中重视其补益肝肾功效，适用于辨证为肾阳不足、温煦失常、气血失养的各种皮肤疾病，症见皮损颜色异常或质地坚硬者。常用于黄褐斑、白癜风、硬皮病等皮肤病等治疗。张丰川教授引用《外科正宗》"黧黑斑者，水亏不能制火，血弱不能华肉，以致火燥结成斑黑，色枯不泽"，运用补肾活血法治疗黄褐斑，其中尤以菟丝子为君，效果甚佳。

对辨证为肾虚血瘀的黄褐斑，可以外用本品美白消斑。

（2）剂量要点　内服 9~12g，外用适量。

（3）各家论述　汁去面䵟。（《本经》）

补人卫气，助人筋脉。（《雷公炮炙论》）

（4）常用方剂　美白玉容汤（张丰川教授经验方）：补肾活血祛斑。

2. 附子

味辛、甘，性大热。归心、肾、脾经。具有回阳救逆、补火助阳、散寒止痛的功效。主治亡阳虚脱，肢冷脉微，肾阳虚衰，阳痿宫冷，虚寒吐泻，脘腹冷痛，阴寒水肿，心阳不足，胸痹冷痛，阳虚外感，寒湿痹痛。

（1）皮科应用　皮肤科主要应用其补火助阳作用，在金氏皮科流派中也重视其温补散寒功效，适用于辨证为肾阳虚冷、温煦无力、肌肤失濡、肌表失固的各种皮肤疾病，常用于硬皮病、荨麻疹等皮肤病的治疗。金起风教授认为皮肤病多是脏腑病变的外在表现，尤其慢性皮肤病，应标本兼顾，驱邪扶正同重，故用附子理中合四物汤治疗冲任不调型瘾疹，疗效甚佳。李元文教授认为肾为先天之本，脾为后天之本，其阳气虚弱，气血经脉脏腑失于温煦，活动功能减弱，复受外邪侵扰，而使经脉痹阻、气血瘀滞，肌肤失养，故硬皮病、白癜风之脾肾阳虚证应多用温补脾肾之药物。

（2）剂量要点　内服 3~15g。

（3）各家论述　引发散药开腠理，以逐在表之风寒，引温暖药达下焦，以祛在里之寒湿。（《本草备要》）

治痘疮灰白，一切沉寒痼冷之证。（《本草从新》）

（5）常用方剂　附子理中丸《太平惠民和剂局方》：温阳祛寒、益气健脾。

补血药

1. 当归

味甘、辛，性温。归肝、心、脾经。具有补血调经、活血止痛、润肠通便的功效。用于血虚萎黄，眩晕，心悸，月经不调，闭经痛经，虚寒腹痛，风湿痹痛，跌仆损伤，痈疽疮疡，肠燥便秘。

（1）皮科应用　皮肤科主要应用其补血活血作用，金氏皮科流派多用其治疗慢性荨麻疹、玫瑰糠疹、脂溢性皮炎、银屑病、湿疹等病属血虚证者。李元文教授在此基础上发挥，常用当归、赤芍等，以期散血凉血。李元文教授认为，当归外用能滋润皮肤，起到营养和延缓衰老的作用，如《备急千金药方》"面药"部分，就记载了许多含有当归的外用方，如五香散、玉屑面膏、面脂等。治疗痤疮时，如果皮损以丘疹、色素沉着为主，颜色黯红，也可以当归配伍金银花、野菊花等清热解毒药辅助外治。此外，张丰川教授常用当归拈痛汤加减，以治疗湿热下注所致的腿脚生疮，但总不离当归辛温以散血壅之意。蔡玲玲教授常以当归尾、灯盏细辛、红花、薄荷外用治疗脱发，共奏活血之效，促进毛囊生长。

（2）剂量要点　内服 6~12g。

（3）各家论述　味甘，温。主咳逆上气，温疟，寒热洗洗在皮肤中。妇人漏下绝子，诸恶疮疡，金创。煮饮之。（《神农本草经》）

（4）常用方剂　当归饮子（《严氏济生方》）：养血润肤、祛风止痒。

当归拈痛汤（兰室秘藏）：清热利湿、活血散壅。

当归散（《圣济总录》）：逐瘀通脉。

补阴药

1. 麦冬

味甘、微苦，性微寒。归心、肺、胃经。具有养阴生津、润肺清心的功效。用于肺燥干咳，阴虚痨嗽，喉痹咽痛，津伤口渴，内热消渴，心烦失眠，肠燥便秘。

（1）皮科应用　阴、血、津、液的虚损是许多皮肤病的致病原因，因此滋阴法是治疗这些皮肤病的有效法则。李元文教授提出治疗皮肤病"从毒论治"的观点，并给出了"解毒"八法，其中就有用到麦冬的滋阴润燥解毒法。李秀敏教授常用天冬、麦冬对药，认为天冬、麦冬均为甘寒清润之品，皆能养阴润燥，故可相须相使。皮肤瘙痒症、热性皮肤病后期伤及阴血，或见皮肤干燥脱屑等，皆可辨证选用。另，麦冬还能救误，李元文教授曾治一激素依赖性皮炎患者，其人误用辛燥之品，加之平素情志不节，损伤心肝之血，热毒内蕴面部而发病。李师酌用麦冬、天冬甘寒生津，滋润肌肤，促进肌肤修复。

麦冬外用可以治疗口疮，如《普济方》中记载用麦冬水含漱，或配伍五味子、生甘草打粉调蜜外涂亦可。

（2）剂量要点　内服 6~12g。

（3）各家论述　味甘，性平，微寒无毒，入肺、心经。退肺中隐伏之火，生肺中不足之金。止消渴，阴得其养；补虚劳，热不能侵。（《雷公炮制药性解》）

（4）常用方剂　麦冬丸（《金匮翼》）：滋阴清热消痈。

麦冬汤（《证治准绳》）：滋阴清热、除烦止渴、退疹。

2. 石斛

味甘，性微寒。归胃、肾经。具有益胃生津、滋阴清热的功效。用于热病津伤，口干烦渴，胃阴不足，食少干呕，病后虚热不退，阴虚火旺，骨蒸劳热，目暗不明，筋骨痿软。

（1）皮科应用　石斛是金氏皮科流派常用的滋阴润燥药。金起凤教授在治疗皮肤病热证后期，若见舌苔黄燥、咽干口渴，认为胃津已耗，常于方中合益胃汤加减，以养胃阴、生津液。但需要注意的是石斛久用生湿，温热尚未化燥者不宜擅用。

石斛外用可以治疗口疮，既能抗炎，又可促进黏膜修复。此外，还可润肤以延缓皮肤老化。

（2）剂量要点　内服6~12g。

（3）各家论述　无毒。主益精，补内绝不足，平胃气，长肌肉，逐皮肤邪热痹气，脚膝疼冷痹弱。久服定志，除惊。（《名医别录》）

（4）常用方剂　石斛清胃方（《张氏医通》）：清胃生津、健脾凉血。

3. 白芍

味苦、酸，性微寒。归肝、脾经。具有养血调经、敛阴止汗、柔肝止痛、平抑肝阳的功效。用于血虚萎黄，月经不调，自汗，盗汗，胁痛，腹痛，四肢挛痛，头痛眩晕。

（1）皮科应用　皮肤科主要应用于血虚患者，以其能养血、敛阴、柔肝之故。对于皮肤科常见的慢性疾患，常有阴血暗耗、肝阴不足的临床表现。以白芍引药直达厥阴之经，柔肝养血，取效良好。现代药理学研究发现，白芍具有抗炎、调节免疫、解痉、镇痛、抗血小板聚集等作用。

（2）剂量要点　内服6~15g。

（3）各家论述　白芍，味酸、微甘，性微寒。主泻脾热，止腹痛，止水泄，收肝气逆痛，调养心肝脾经血，疏肝降气，止肝气痛。（《滇南本草》）

（4）常用方剂　芍药甘草汤（《伤寒论》）：调和肝脾、柔筋止痛。

白芍汤（《麻科活人全书》）：调脾胃、平肝木。

赤芍散（《活法机要》）：清热止痛。

十一、解毒杀虫药

1. 蜂房

味甘，性平。归胃经。具有攻毒杀虫、祛风止痛的功效，用于疮疡肿毒、乳痈、皮肤顽癣等。

（1）皮科应用　蜂房具有消肿止痛、祛痰散结之功。金起凤教授用于治疗头皮疾病，如银屑病、脂溢性皮炎。李元文教授认为其具有良好的免疫调节效果，常用剂量为10g，入汤剂煎服。用于荨麻疹、湿疹病患。现代药理研究发现，蜂房对多种细菌、霉菌的生长有抑制作用，可见"杀虫"之效确切。

蜂房外用可以治疗疮疡肿毒，乳痈，瘰疬，皮肤顽癣，鹅掌风，癣疥。

（2）剂量要点　内服3~5g。外用适量。

（3）各家论述　主惊痫瘛疭，寒热邪气。（《神农本草经》）

治牙齿疼，痢疾，乳痈，蜂叮，恶疮。（《日华子本草》）

（4）常用方剂　蜂房膏（《圣济总录》）：消肿化脓。

鳖甲煎丸（《金匮要略》）：化瘀消癥、化痰散结。

十二、收涩药

1.乌梅

味酸、涩，性平。归肝、脾、肺、大肠经，具有敛肺、涩肠、生津、安蛔的功效。用于肺虚久咳，久泻久痢，虚热消渴，蛔厥呕吐腹痛。

（1）皮科应用　乌梅是李元文教授经验方加味过敏煎中的要药，李元文教授认为慢性过敏性疾病可从肝论治者，多与肝气郁结、肝阴不足有关。本品可解少阳、厥阴之郁，疏肝同时又可顾护肝阴，发挥疏肝养肝、息风止痒之功，可广泛应用于多种皮肤科过敏性疾病，如荨麻疹、湿疹等。对于增生性疾病，乌梅亦有良效，可用以平胬散结。现代研究乌梅具有抗过敏、抗感染、抗病毒等作用。

此外，在白癜风治疗中，常应用当归、乌梅、马齿苋组方外搽患处，和血除热，加快皮损复色。乌梅酊剂联合窄谱中波紫外线也可治疗白癜风。

（2）剂量要点　内服6~12g，外用10~30g。

（3）各家论述　乌梅，酸涩……入于死肌、恶肉、恶痣则除，刺入肉中则拔。（《本草求真》）

（4）常用方剂　过敏煎（祝谌予经验方）：解表合里、调整阴阳。

乌梅丸（《伤寒论》）：温脏补虚、泄热安蛔。

十三、安神药

1.远志

味苦、辛，性温。归心、肾、肺经。具有安神益智、祛痰开窍、消散痈肿的功效。用于惊悸健忘、多梦失眠、癫痫惊狂，咳嗽痰多，喉痹等。

（1）皮科应用　皮肤科主要应用其消散痈肿作用，治疗痈疽疮疡。李元文教授认为远志辛行苦泄，除安神益智、交通心肾之外，还长于疏通气血之壅滞而消散痈肿，故可用治疮疡肿毒。此外更可祛痰消肿、消散实邪，如慢性荨麻疹、日晒疮患者属脾虚痰湿者均可选用远志。现代药理研究表明，远志还具有明显的消肿抗炎作用，对治疗如西医的急性疖肿、颌下腺炎、静脉炎、急性乳腺炎等疾病疗效明确。

（2）剂量要点　内服5~15g，外用50~80g。

（3）各家论述　主咳逆伤中，补不足，除邪气，利九窍，益智慧，耳聪目明，不忘，倍力，久服轻身不老。（《神农本草经》）

远志有散郁消肿之功。(《本草纲目》)

（4）常用方剂 开心散（《备急千金要方》）：安神补气、利湿化浊。

归脾汤（《济生方》）：补益心脾、健脾养心。

2. 合欢花

味甘，性平。归心、肝经。具有解郁安神、活血消肿的功效。主治心神不宁，忿怒忧郁，烦躁失眠，跌打骨折，血瘀肿痛，疮痈肿毒。

（1）皮科应用 皮肤科应用其活血消肿作用，治疗跌打损伤和疮痈肿痛。李元文教授认为花性轻灵，合欢花功偏消风解郁，常用于神经性皮炎、慢性荨麻疹等病患因瘙痒而失眠日久者，以15g入组方。同时合欢花相对质轻，与其他花类一起应用于皮损在头面的患者往往疗效不错。

（2）剂量要点 内服5~15g。

（3）各家论述 主安五脏，利心志，耐风寒，令人欢乐无忧，久服轻身明目。(《神农本草经》)

和心志，开胃，理气解郁，治不眠。(《饮片新参》)

（4）常用方剂 解郁合欢汤（《医醇賸义》）：疏肝清热、养血宁心。

合欢饮（《景岳全书》）功效：治肺痈久不敛口。

第二节　对药

对药，为两种功效相似药物的联合应用，二者或功用相同，协同为治；或药性相反，互补其短；或二药相参，表里、虚实互佐其用；或同药不同炮制方法。总之，通过得宜的配伍，起到增强疗效的目的。现归纳金起凤、李秀敏、周德瑛、李映琳、瞿幸、叶建州及李元文等教授的常用药对如下。

荆芥　防风

荆芥、防风二药多伍用。荆芥芳香而散，气味轻扬，性温而不燥，以辛为用，以散为功，偏于发散上焦，炒黑入药，又入血分，可发散血分郁热。防风气味俱升，性温而润，为风药之润剂，擅走上焦，以治上焦之风邪，又能走气分，且具有风药均有的胜湿之功。二药伍用，相辅相成，并走于上，发散风寒，祛风之力增强。《本草求真》云："荆芥……不似防风气不轻扬，驱风之必入人骨肉也，是以宣散风邪，用以防风之必兼用荆芥者，以其能入肌肤宣散故耳。"二药参合，既能发散风寒，又能祛经络中之风热。李秀敏教授将二药配伍应用，取其疏风止痒、解表透疹之意，常用于荨麻疹、湿疹及过敏性皮炎等，每奏奇效。

栀子　淡豆豉

栀子、淡豆豉相伍。最早见于《伤寒论》栀子豉汤，用于伤寒汗、吐、下后，虚烦不得眠，反复颠倒，心中懊恼者。栀子味苦气寒，擅泻心肺之邪热，使其由小便而出，又擅解三焦之郁火而清热除烦。淡豆豉色黑，味苦性温，擅宣透表邪，散郁除烦。两药一清一散，表邪得透，里热得清。湿疹、痤疮、痈疖等病见心胸烦躁者用之，常应手取效。

密蒙花　青葙子

密蒙花、青葙子相伍，为清肝养肝平肝的常用组合。密蒙花味甘性寒，清肝养肝，明目消翳。青葙子苦寒，清热泻火，平抑肝阳。二药相合，肝火得清，肝阳得抑，肝阴得养，临证用于各型皮肤病见肝火盛、肝阳亢者。

金银花　连翘

金银花、连翘相伍。见于吴鞠通《温病条辨》银翘散，用于治疗温病初起诸症。金银花质体轻扬，气味芳香，既能清气分之热，又能解血分之毒。连翘轻清上浮，《珍珠囊》曰：连翘作用有三，泻心经客热一也，去上焦诸热二也，为疮家圣药三也。二药伍用，并走于上，轻轻升浮宣散，清气凉血、清热解毒力量增强。并能流通气血，宣导十二经脉气滞血凝，以消肿散结止痛。李元文教授临证选药常用之，金银花与连翘配伍，以清热解毒、消肿散结止痛。且现代药理研究表明，该药对具有抗感染、消炎、解热、提高免疫力的作用。在治疗风疹、荨麻疹时，加用荆芥、防风，取其疏风清热之力。治疗水痘、带状疱疹、单纯疱疹时，加用牛蒡子、板蓝根、马齿苋、野菊花，取其清解毒热之功。治疗过敏性紫癜、结节性红斑、银屑病时，加用赤芍、丹皮、丹参、玄参，起到入营尤可透热转气的作用。

金银花　忍冬藤

金银花、忍冬藤相伍。最早见于陈自明《外科精义》，专治痈疽发背，一切无名肿毒。金银花味甘性寒，质体轻扬，气味芳香，两清气血之热，为清热解毒之佳品。忍冬藤，乃忍冬带叶嫩枝，具生发之气，故清热疏风之外，兼能通络止痹痛。李元文教授擅佐同一植物不同部位融于一方，相仿者还有紫苏叶与紫苏梗、茯苓与茯神、大青叶与板蓝根、车前子与车前草、合欢皮与合欢花，相须而行，增强药效。本例花藤伍用，常用于银屑病、过敏性紫癜、硬皮病，尤适用于关节红肿疼痛，甚则拘挛变形者。

枇杷叶　侧柏叶

枇杷叶、侧柏叶相伍，为清肺胃热的常用组合。枇杷叶味苦，性微寒，擅清肺胃两经之热。侧柏叶味苦，性寒，凉血止血，清肺化痰。二药参合，肺胃之热得清，临证常用于痤疮、脂溢性皮炎见肺胃热盛证者。李师对药物炮制亦有独特见解，枇杷叶多用蜜炙品入药，一则防其未去净之毛对咽喉的刺激，二则增强清肺润肺之效；侧柏叶多用生品入药，凉血清热之功强。

苦参　白鲜皮

苦参、白鲜皮相伍，为祛风止痒的常用组合。二者药性皆苦寒，均能清热燥湿，祛风杀虫，故相须而行，用于瘙痒性皮肤病，如湿疹、结节性痒疹、荨麻疹等。因其苦寒直折中阳，故便溏者慎服。

芦根　白茅根

芦根、白茅根相伍，见于孙思邈《备急千金要方》，用治胃反上气，食即吐出。二者取材部位皆为根茎，性甘寒，皆上可清肺透疹，中可清胃生津，下可利尿，导热外泄。但芦根入气分，专清气分之热。白茅根入血分，擅清血分之热。二药相合，清肺胃两脏之热效果倍增，且可入于气血两部。李元文教授常用其治疗银屑病、血管性皮肤病等，配伍赤芍、白芍、丹参、玄参等，亦可煎水代茶饮之。

赤芍　白芍

赤芍清热凉血、活血散瘀，白芍养血敛阴、柔肝止痛。赤芍泻肝火，白芍养肝阴，赤芍散而不补，白芍补而不泻。二药参合，擅入血分，一散一敛，一补一泻，清热养阴散瘀之力强。常用于血热血瘀之皮肤病，如银屑病、黄褐斑、白癜风、斑秃、结节性痒疹等，血热证可配伍紫草、茜草、丹参、玄参，血瘀证可酌加桃仁、红花、凌霄花等。

丹参　玄参

丹参、玄参相伍，见于《温病条辨》清营汤，用于治疗热入营分证，见脉虚，夜寐不安，烦渴舌赤，时有谵语者。丹参活血凉血、除烦安神，功用以活血为主，"一味丹参，功同四物"。玄参凉血解毒，养阴生津，功用以凉血为主。二药相合，为凉血活血解毒的常用组合，用于各种疮痈肿毒，如丹毒、水痘、痈、脱疽、银屑病等，用时切忌与藜芦同煎。

紫草　茜草

紫草、茜草相伍，见于《赵炳南临床经验集》凉血五根汤，用于治疗多形性红斑、丹毒初起、紫癜、结节性红斑及一切红斑类皮肤病的初期，偏于下肢者。紫草苦寒，色紫入血，长于清血分热毒。茜草苦寒，色红入血，长于凉血活血。二药伍用，凉血活血之效增强。李元文教授临证用于治疗血热类皮肤病，配伍生地、赤芍、白芍、丹皮、丹参等凉血滋阴之品，每收验效。药用取根，质重下沉，因此下肢及下部皮肤病如丹毒、白塞病、紫癜、变应性皮肤血管炎等用之效果更佳。

丹皮　地骨皮

丹皮、地骨皮相伍，见于《傅青主女科》清经散，用于治疗肾中水亏火旺、阳盛血热，经行先期量多者。丹皮苦微寒，擅透营血，凉血活血之功强。地骨皮甘寒，清润入血，凉血生津之功强。二药相合，凉血而不伤阴，常用于血热性皮肤病，如银屑病、脂溢性皮炎、血管炎等。李元文教授擅以植物根皮及树皮治疗皮肤病，如白鲜皮祛风止痒，桑白皮清肺泄热，厚朴燥湿化痰，黄柏泻火燥湿，陈皮化痰理气，合欢皮解郁安神。以皮药引药入皮肤，常能取得不错的临床效果。

柴胡　黄芩

柴胡、黄芩相伍，见于《伤寒论》小柴胡汤，治疗少阳病见往来寒热，胸胁苦满，默默不欲饮食，心烦喜呕，或胸中烦而不呕，或渴，或腹中痛，或胁下痞硬，或心下悸，小便不利，或不渴，身有微热，或咳者。程应旄曰："以柴胡疏木，使半表之邪得以外宣，黄芩清火，使半里之邪得以内彻。"二药参合，通调表里，肝胆之火热得泄。李秀敏教授在临床用此药对治疗肝胆郁火类皮肤病，如带状疱疹、神经性皮炎、黄褐斑等，其他皮肤病见少阳证，亦辨证选用。周德瑛教授认为柴芩配伍可清泻肝胆湿热。肝为木脏，疏泄得当，则气机得运，若肝失疏泄，则肝气郁结，气有余便是火，又碍脾之运化，水湿内蕴，湿与火郁于肌肤，则可见散发红斑、丘疹、水疱、糜烂、渗出等表现。具有以上表现的皮肤病均可辨证配伍柴胡黄芩来治疗。自拟方柴芩消痤汤治疗寻常型痤疮，便是取其清肝泻火除湿之意。

藿香　佩兰

藿香、佩兰相伍。见于《时病论》芳香化浊法，治五月霉湿，并治哕浊之气。《本草正义》曰："藿香芳香而不嫌其猛烈，温煦而不偏于燥热。"佩兰亦能解表化湿浊，二者配伍，发表化湿之力倍增。故湿疹、药疹等见脘腹胀满，恶心呕吐时，可辨证选用。因二药主要有效成分为挥发油，入煎剂时宜后下，以防过煎，药效尽失。

砂仁　白豆蔻

砂仁、白豆蔻同为辛散温通、芳香化浊之品，故常相须而行。砂仁香窜而气浊，功专中、下二焦。白豆蔻芳香而气清，功专上、中二焦，二药配伍，则三焦之湿可化，全身气机可宣畅。临床用于湿邪困阻引起胸脘满闷、腹胀腹痛、纳呆呕吐者，常配伍茯苓、猪苓、藿香、佩兰等，芳香行气化湿浊。

茯苓　猪苓

茯苓、猪苓相伍。见于《伤寒论》五苓散，用于渴欲饮水，水入则吐者。两者同属真菌类，药性甘淡，皆可利水渗湿，茯苓尚能健脾，宁心安神，两药常相须而行，治疗水肿及水疱性皮肤病，如丹毒、天疱疮、湿疹、血管性水肿等。现代药理证实，两者有效成分茯苓多糖、猪苓多糖可增强人体免疫功能。

车前子　车前草

车前子、车前草分别为车前的种子和全草，因功效相仿，李师常配伍应用，二者皆甘寒滑利，清热利湿，利尿通淋。区别在于车前子偏于行有形之水湿，车前草长于利无形之湿热，二药相合，清热利湿之力强，用于水疱、渗出性皮肤病，可配伍茯苓、猪苓、泽兰、泽泻等利水渗湿之品，效果更佳。

茯苓　土茯苓

茯苓、土茯苓相伍，为李师祛湿毒的经验组合。两药皆甘淡平，淡可渗湿，茯苓兼健脾宁心，土茯苓兼解毒利关节，且为治疗梅毒要药。二药相合，既可解毒利湿，又可通利关节，用于急性湿疹、急性过敏性皮炎、水疱型皮肤病、关节型银屑病、梅毒等，每获良效。

泽兰 泽泻

泽兰、泽泻相伍，为李秀敏教授活血利湿常用组合。泽兰辛温，入于血分，活血利水，通经化瘀。泽泻甘寒，入于气分，利水消肿，渗湿泄热。二药相合，一寒一温，一气一血，相互制约，苦寒清热、辛温活血之力彰。用于各型皮肤病等见湿热内蕴或血瘀者。李元文教授认为水湿内停则血行不畅，阻隔经络，日久则瘀血湿热互结，难解难消。二药相配伍，活血清热利水，故宿血、癥瘕、痈肿等皆可为功。

半夏 陈皮

半夏、陈皮相伍。见于《太平惠民和剂局方》橘皮半夏汤，用于治疗痰饮，食积，伤寒时气，恶心呕吐，目眩昏闷，瘴。半夏辛燥蠲湿化痰，消痞散结，健脾止呕。陈皮理气健脾，和胃化痰。二者皆入脾经，配伍应用则脾气可运，痰湿得化，气机得畅。李元文教授多用之治疗湿疹、痤疮等见脾虚湿蕴证者。

麸炒苍术 麸炒白术

苍术、白术相伍。见于《傅青主女科》完带汤，用于脾虚肝郁，湿浊带下。苍术气味雄厚，苦温辛燥，以醒脾为主。白术甘温性缓，以补脾为要。《玉楸药解》云："白术守而不走，苍术走而不守，故白术善补，苍术善行。"又《本草崇原》曰："凡欲补脾，则用白术，凡欲运脾，则用苍术，欲补运相兼，则相兼而用。"李元文教授临证多用其麸炒品，俾去其燥性，且增健脾之功，用于脾虚湿浊内蕴之湿疹、银屑病等，每获良效。

生黄芪 炙黄芪

生黄芪、炙黄芪相伍，为同药不同炮制品入方。生黄芪甘温，健脾升阳，益卫固表，托毒生肌，利水消肿，生品走表，托毒生肌之力强。蜜炙品走中焦，补脾益气之功专。二药相合，表里兼顾，益卫固表、健脾益气、托毒生肌之效倍增。临证用于各型皮肤病见卫表不固、脾气虚者，以及疮疡溃后久不收口者。李师擅用同一药物的生品和制品入于药对，相仿的还有生薏苡仁与麸炒薏苡仁、生甘草与炙甘草、生地与熟地，俾相须而行，增强药效。

补骨脂 骨碎补

补骨脂、骨碎补相伍。见于《太平圣惠方》神效方，用于治疗肾虚腰痛脚弱。补骨脂苦辛温，温肾壮阳，温脾止泻，固精缩尿，纳气平喘。骨碎补苦温，补肾强骨，活血续伤。二药相合，用于肾阳虚诸证，尤用于白癜风、斑秃。

仙茅　淫羊藿

仙茅、淫羊藿相伍。见于《中医方剂临床手册》二仙汤，治疗围绝经期综合征、围绝经期高血压、闭经，以及其他慢性疾病，证属肾阴、肾阳不足而虚火上炎者。仙茅辛热，温肾壮阳，祛寒湿，壮筋骨，《本草纲目》中谓其"补三焦、命门之药"。淫羊藿又名仙灵脾，首见于《本经》，称其"主阴痿绝伤，茎中痛。利小便，益气力，强志"，其性辛温味甘，可入命门，补肾助阳，祛风除湿。二药相合，相互促进，补肾壮阳、祛风除湿之力强。李秀敏教授临证用于白癜风、斑秃、硬皮病等见肾阳虚者。李元文教授对于黄褐斑、痤疮患者多有肾阳不足、浊邪留滞上焦颜面而成者，亦常以仙茅、淫羊藿温补辛散之。

知母　黄柏

知母、黄柏伍用，出自李东垣《兰室秘藏》滋肾丸。治下焦湿热，小便癃闭，点滴不通。东垣曰："知母其用有四：泻无根之肾火，疗有汗之骨蒸，止虚劳之热，滋化源之阴。"时珍曰："知母之辛苦寒凉，下则润肾燥而滋阴，上则清肺金而泻火，乃二经气分药也，黄柏则是肾经血分药，故二药必相须而行。"《本草正》载："古书言知母佐黄柏滋阴降火，有金水相生之义。盖谓黄柏能制膀胱、命门阴中之火，知母能消肺金，制肾水化源之火，去火可以保阴，是即所谓滋阴也。故洁古、东垣皆以为滋阴降火之要药。"李秀敏教授认为，知母甘寒滋肾润燥，苦寒清热泻火；黄柏苦寒坚阴，清热燥湿，泻火解毒，善退虚热。二药伍用，相互促进，滋阴退热，泻火解毒除湿益彰。故斑秃、红斑狼疮等见低热盗汗、腰膝酸软，湿疹、银屑病后期伤及肾阴，皆可伍用。

天冬　麦冬

天冬、麦冬相伍。见于张璐《张氏医通》，名曰二冬膏，用治肺胃燥热，咳嗽少痰，咽喉燥证。李元文教授认为天冬、麦冬均为甘寒清润之品，皆能养阴润燥，故可相须相使。且麦冬入肺经，以养肺阴，天冬兼入肾经，以润肾燥。二者合用，有金水相生之妙。皮肤瘙痒症、热性皮肤病后期伤及阴血，或见皮肤干燥脱屑等，皆可辨证选用。

女贞子 枸杞子

女贞子、枸杞子相伍，为李元文教授补益肝肾常用组合。女贞子滋补肝肾，乌须明目；枸杞子滋补肝肾，益精明目。女贞子冬至之日采，枸杞子夏至之日收，有交通季节、顺应阴阳之妙。二药均入肝肾经，相须为用，相互促进，补肝肾、强筋骨、明目乌发之力增。证属肝肾阴虚者皆可配伍应用，临证多用于白癜风、白发、斑秃等病及老年患者。现代药理亦证实二药皆可提高人体免疫力，有降三高、抗血管粥样硬化的作用。

柏子仁 酸枣仁

柏子仁、酸枣仁相伍，见于《校注妇人良方》天王补心丹，用于心血虚，心神烦躁者。《古今名医方论》曰："清气无如柏子仁，补血无如酸枣仁，其神存耳！"二药是养心安神的常用组合。临证用于带状疱疹后遗神经痛及瘙痒性皮肤病引起睡眠障碍者。因柏子仁有润肠通便之功，配伍郁李仁，老年人皮肤干燥瘙痒伴有便秘者用之更佳。

红花 凌霄花

红花、凌霄花相伍。见于《赵炳南临床经验集》凉血五花汤，用于治疗血热发斑，热毒阻络所致盘状红斑性狼疮初期、玫瑰糠疹（风癣）、多形性红斑（血风疮）及一切红斑性皮肤病初期，偏于上半身或全身散在分布者。凌霄花性寒，可凉血活血泻热；红花性温，可活血化瘀通经。二药相反相制，为活血化瘀常用组合，不论寒热均可用之。花类质轻清上浮，因此颜面部皮肤病如痤疮、黄褐斑、酒渣鼻等用之效果更佳。

桃仁 红花

桃仁、红花相伍。见于《医宗金鉴》桃红四物汤，用于治疗妇女月经不调、痛经、经前腹痛，或经行不畅而有血块、色紫暗，或血瘀而致的月经过多、淋漓不净者。桃仁破血行瘀力强，且质润多油脂，可润燥滑肠；红花色赤，活血力胜。二药相合，相辅相成，为活血化瘀、消肿止痛常用组合。临证用于治疗带状疱疹后遗神经痛、结节性痒疹、顽固性慢性湿疹等，用量多两者各半。

鸡血藤 首乌藤 忍冬藤 夜交藤

鸡血藤、首乌藤、忍冬藤、夜交藤相伍，为活血通络止痛的常用组合。藤类中药具有"能循脉络，无微不到"之效，其中鸡血藤苦甘温，补血活血，舒筋活络。《饮片新参》谓之："祛瘀血，生新血，流利经脉"。首乌藤甘平，养血安神，通络止痛，祛风止痒。忍冬藤通络止痛，兼清热疏风。夜交藤甘、微苦、平，入心、肝经，养心安神，祛风活络，《本草从新》中："夜交藤行经络，通血脉。"四药参合，活血通络之力彰，且兼安神、补血、止痒之效，常用于慢性皮肤病（湿疹、结节性痒疹等）及血管炎类皮肤病（过敏性紫癜、结节性红斑、雷诺病等）见血瘀血虚者。

延胡索　川楝子

延胡索、川楝子相伍，见于《活法机要》金铃子散，用于治疗热厥心痛，或发或止，久不愈者。延胡索辛散温通，活血散瘀，理气止痛；川楝子苦寒降泻，清肝火、除湿热、止疼痛。二药相合，一寒一温，一降一通，相得益彰，清热除湿、行气活血、理气止痛甚效。常用于治疗神经性皮炎、带状疱疹后遗神经痛见气滞血瘀证者。

郁金　鸡内金

郁金、鸡内金相伍，为李元文教授调和肝脾的经验组合。郁金苦寒，主入肝经，疏肝行气，活血止痛，清心凉血，利胆退黄；鸡内金甘平，擅入脾胃，消食健脾，涩精止遗。二药相合，肝郁得疏，脾运得化，用于黄褐斑等见肝郁脾虚证者，配伍逍遥散药效更佳。

生山楂　生麦芽

山楂、麦芽相伍，见于《证治准绳》健脾丸，用于治疗一切脾胃不和，饮食劳倦。山楂擅消油腻肉食积滞，且能入肝经，通行气血；麦芽擅消米面薯芋类积滞，兼有疏肝解郁之妙。二者相合，为健脾消食的常用组合。用于各型皮肤病见食积者。李元文教授喜用生品入药，原因有二：一者可取其生发之气，以疏肝气、和胃气、生津液、增食欲；二者因其主要有效成分为消化酶，不耐高温，生用药效更佳。

乌梅　乌梢蛇

乌梅、乌梢蛇为李秀敏老师祛风止痒的常用组合。乌梅味酸性敛，清凉生津；乌梢蛇甘平，祛风止痒，走窜通络。二药相合，一动一静，一散一收，祛邪而不伤正，祛风抗过敏之力倍增。临床常配伍防风、荆芥、五味子等，治疗荨麻疹、湿疹、过敏性紫癜等过敏性皮肤病。

生龙骨　生牡蛎

龙骨、牡蛎相伍，见于《伤寒论》桂枝甘草龙骨牡蛎汤，用于治疗火逆证误下后，因烧针烦躁者。龙骨性敛重坠，为化石之属，功专重镇安神，平肝潜阳，收敛固涩。牡蛎质体沉重，为贝壳之类，功擅化痰软坚，敛阴潜阳，涩精止汗止带。传统多取其镇静安神之功，用于皮肤瘙痒或疼痛引起睡眠障碍者。李秀敏教授亦用此软坚散结，治疗瘿瘤、皮肤肿块、结节性痒疹等，正如张锡纯所言："盖龙骨、牡蛎性虽收涩，而实有开通之力，《神农本草经》谓龙骨消癥瘕，而又有牡蛎之咸能软坚者以辅之，所以有捷效也。"同时龙骨、牡蛎"重可祛风"，且富含钙离子及微量元素，因此临证用于治疗湿疹、荨麻疹等瘙痒性皮肤病。酌加刺蒺藜、苦参、白鲜皮等祛风止痒之品，每收良效。李元文老师用于治疗神经性皮炎、结节性痒疹等发病与情志相关或皮疹肥厚瘙痒，影响睡眠的疾病，取其重镇安神止痒，且能软坚消癥，配伍通络药、散结药，可使皮疹徐徐化除。

地龙　僵蚕

地龙、僵蚕相伍，为祛风止痒、通络止痛的常用组合。地龙咸寒，以下行为主，清热息风，通络止痉。僵蚕辛咸，气味俱薄，升多降少，散风止痛，化痰散结，息风解痉。二药相合，一升一降，祛风止痒、化痰散结、通络止痛之力增。临证用于治疗慢性湿疹、慢性荨麻疹、结节性痒疹、带状疱疹后遗神经痛等。

大青叶　板蓝根

大青叶与板蓝根相伍，为清热解毒凉血常用组合。大青叶苦寒清热，咸以入血，能清解血分热毒实火，尤其擅于凉血消斑。板蓝根味苦，性寒，归肝、胃、心、肺经，清热解毒，凉血利咽。二者均适用于治疗各种病毒性、传染性疾病。对此，李元文教授在临床上将二者合用发挥抗病毒作用，治疗老年性带状疱疹皮肤病，祛除致病毒邪，邪去则正安。

路路通　皂角刺

路路通与皂角刺相伍，为通行经络的常用组合。路路通味苦、辛，性平，入肝、胃经，具有行气活血、通络利水之功，其特点在于通利，无论气滞、血瘀、痰饮、水积均可用之，起到开路的作用。皂角刺味辛，性温，入肝、肺、胃经，具有搜风、活血、消肿透脓、杀虫之功，取其辛散温通之性，通行经脉，消肿托毒。李元文教授将二者配伍用于治疗慢性顽固性皮肤病，如斑块型银屑病、结节性痒疹、慢性湿疹等，以通经活络，增强疗效。

百部　苦参

百部与苦参相配伍，起到杀虫止痒的作用。百部味甘苦，性温，入肺经，能下气、止咳、杀虫。苦参味苦，性寒，入肝、肾、大肠、小肠经，擅清热、利湿、杀虫。因酒齄鼻多责之毛囊虫感染，故李元文教授常以此二味药相合共奏清热杀虫止痒。

黄连　肉桂

黄连、肉桂组方交泰丸，出自《韩氏医通》。清代王士雄《四科简要方·安神》篇中说"生川连五钱，肉桂心五分，研细，白蜜丸，空心淡盐汤下……名交泰丸"，故名交泰丸。用于治心肾不交之怔忡不寐。看似与皮肤病无关，然《灵枢·外揣》云："远者，司外揣内，近者，司内揣外。"皮肤变化可以反映脏腑变化，失眠有时作为伴随症状存在，是以治疗失眠的交泰丸也成了皮肤科临床常用药对。其中黄连大苦大寒，擅清泻心火，《雷公炮制药性解》中注黄连"味苦泻心，治心火诸病不可缺"，故皮疹凡辨证为心火亢盛者可酌情选用。肉桂辛热纯阳，《本草经解》云其"气大热，禀天真阳之火气，入足少阴肾经"，能温补命门之火，益阳消阴，为治下元虚冷之要药。陈士铎在《本草新编》中提到："盖虚火宜补，而实火宜泻。以黄连泻火者，正治也，以肉桂治火者，从治也。"二药相合，一清一温，以清为主，使寒而不遏，降心助肾，相反相成，使心肾相交，水火既济，则心神得安，不寐自除。《格致余论》记载："人之有生，心为火居上，肾为水居下，水能升而火有降，一升一降，无有穷已，故生意存焉。"水火既济，升降相得，阴阳相交，则寐寤得当。在临床上，周德瑛教授对于兼有心肾不交之不寐的皮肤疾病，均配伍黄连、肉桂药对使用。

苍术　黄柏

苍黄柏组方二妙散，本名为苍术散，出自元代危亦林《世医得效方》，后见于《丹溪心法》，更名二妙散。本方为治疗因于湿热的筋骨疼痛而设，是皮肤科临床常用药对。其中苍术辛温，其性辛可升，能祛风除湿散邪，入肝经，能明目，其味苦可降，入脾胃，健脾除湿行痹。古人云："苍术治湿，上下部皆可用。"故全身皮疹凡辨证为湿热者可酌情选用。张元素在《珍珠囊》中谓："苍术，能健胃安脾，诸湿肿非此不能除。"可见其为健脾除湿之要药。黄柏性寒味苦，苦能燥湿，寒擅清热，质偏于沉降，入肾、膀胱经，长于清下焦湿热，又能泻火除蒸。二药一辛一苦，一寒一温，辛能散以助药力，苦能降以达病所，温能燥湿邪，寒能解湿中之热，使其并走与下，互制互用，加强清热燥湿消肿的功效。现代药理学研究证实，二妙散的水提取物有明显的免疫抑制活性，并具备镇痛、抗炎等功效。在临床上，对于以湿热为患的湿疮、淋证、带下等病均可以苍术、黄柏配伍其他药物使用，外用亦可收效。李元文教授治疗痤疮脾虚湿热交阻者，常用本药对清热燥湿；若患者兼有肾阴不足，虚火上炎，则更为合用。

女贞子　墨旱莲

女贞子、墨旱莲即"二至丸"，出自《医方集解》，因二药的采收季节不同，分别取自冬至日和夏至日，故名为"二至"。女贞子味甘，微苦，性禀纯阴，入肝肾以补阴精。精旺血充，则能上荣须发耳目，下健腰膝，久用五脏安而体健。《本草正》言其："养阴气，平阴火，解烦热骨蒸，止虚汗，消渴，及淋浊，崩漏，便血，尿血，阴疮，痔漏疼痛。亦清肝火，可以明目止泪。"因女贞子性凉，其补中有泻，又能降肝肾中虚火，故脾胃虚寒之人慎服之。墨旱莲味酸甘，性寒，因其折断后汁液如墨，故名墨旱莲，性寒入血，味酸能敛，功擅滋补肝肾，凉血止血，固齿乌发。《本草纲目》中言其"乌髭发，益肾阴"，《本草经疏》："古今变白之草，当以兹为胜。"《唐本草》记载，以墨旱莲"汁涂发眉，生速而繁"。二药合用，能清上补下，滋阴血，明目乌发，为平补肝肾之代表药对。与辛温之仙茅、淫羊藿功用近似而药性相反。因其滋阴血，调冲任，又可用其治疗妇人月经不调等妇科疾病。

泽兰　泽泻

泽泻性甘淡，微寒，入膀胱、肾经，《本草求真》言其能"入膀胱气分。以泻肾经火邪。功专利水除湿"。其甘淡渗利，能除湿，性微寒能使热随小便去，邪去则正自安，正是"浊气既降而清气上行"。正如《本草纲目》中所言"泽泻渗去其湿，则热亦随去，而土气得令，消气上行，天气明爽"。故其有治头眩，聪耳目之功。又邪水去，真水安，故又能治消渴。因其药力功专，凡三焦蓄热停水，小便短少者多可选用。泽兰味苦辛，微温，归肝、脾经。其辛温入肝，走血分，能通行血脉，苦能泄湿热，味芳香，可辟秽悦脾，与泽泻相伍能助脾行水，通利水道。前人言泽兰可通利九窍、消癥瘕、长肌肉等，其实皆因其行血利水之功，如《本草求真》中所说："泽兰，虽书载有和血舒脾、长养肌肉之妙，然究皆属入脾行水，入肝治血之味，是以九窍能通，关节能利，宿食能破，月经能调。癥瘕能消，水肿能散。"而泽泻又能助其行水之力，给邪出路。水湿内停则血行不畅，阻隔经络，日久则瘀水湿热互结，难解难消，二药相配伍，活血清热利水，故宿血、癥瘕、痈肿等皆可为功。

苦参　蛇床子

苦参味苦，性寒，苦能燥湿杀虫，寒可清心除热，《本草正义》谓苦参："能杀湿热所生之虫，较之芩、连力量益烈……毒风恶癫，非此不除。"苦参对顽癣、瘙痒、湿疮等病内服、外用皆颇有效验。除入肝经外，兼入大肠、小肠经，功擅凉血，故能治肠风下血、便血、痢疾等。蛇床子味辛、苦，性温，有小毒，入肾而下行，辛温助阳，如《名医别录》中所述："温中下气，令妇人子脏热，男子阴强，久服轻身，令人有子……能除妇人男子一切虚寒湿所生病。"凡肾阳不足，寒湿弥漫，非独阳无阴者，便可用之，因其辛则能行，又有除湿痹、利关节的功效。蛇床子温燥，外用亦有收湿、止痒、杀虫之功，如《本草正义》中所说："外疡湿热痛痒，浸淫诸疮，可作汤洗，可为末敷，收效甚捷。"与苦参同用，二药一寒一热，苦参性寒能制约蛇床子辛温燥烈之性，蛇床子味辛，又能助行苦参之药力，二者配伍使用，则加强燥湿疗疮，杀虫止痒之力。

玫瑰花　白茅根

玫瑰花味甘微苦，性微温，又入肝经，能和血行血，调和冲任。花类味芬芳，质轻上浮，玫瑰花能疏肝气解郁结，避秽和脾，为气血同治之药。《本草正义》对其多有赞誉："香气最浓，清而不浊，和而不猛，柔肝醒胃，流气活血，宣通窒滞而绝无辛温刚燥之弊，断推气分药之中最有捷效而最为驯良者，芳香诸品，殆无其匹。"白茅根味甘寒，入血分，能凉血止血，主治血热出血。其甘寒能滋阴津，清虚热，故清热而不伤正，又入肺胃经，甘寒清泄。诸证属中上二焦热邪而致者，皆可用白茅根入方佐使，功效最著，而无流弊。本药对常用于治疗玫瑰痤疮、面部皮炎局部毛细血管扩张的患者，玫瑰花可引药达于头面，与白茅根相配伍，则凉血止血而无留瘀之嫌，行血和血而无温燥之弊。有疏肝清热，凉血和血，宁络止血的功效。

柴胡　乌梅

柴胡味苦辛，性微寒，入肝、胆经。味薄气轻，能解表退热、疏肝解郁、升阳举陷。药理学研究发现其具有镇静等中枢抑制作用，其中柴胡皂苷还具有抗炎作用等。乌梅味酸、涩，性平，入肝、脾、肺、大肠经。味酸涩敛，能敛肺止咳，涩肠止泻，安蛔止痛，生津止渴。药理学方面具有抑制皮肤真菌，增强机体免疫功能等作用。李元文教授认为此两味药合用，柴胡辛散透热，乌梅酸敛生津，一散一敛，相互制约，疏肝不劫阴，敛津不滞邪，以疏肝解表，调和表里，养护营卫。

黄芪　五味子

黄芪味甘，性微温，入脾、肺经。甘温之品，补人脾胃，为补中益气之要药，补气健脾，益气固表，解毒生肌。药理学方面具有增强和调节人体免疫功能、抗疲劳、广泛抗菌等作用。五味子味酸、甘，性温，入肺、心、肾经。味酸收敛，甘温而润，可上敛肺气，下滋肾阴，益气生津，补肾宁心。药理学方面具有提高机体免疫，增强机体对非特异性刺激的防御能力等作用。李元文教授认为此两味合用，黄芪固表生肌，五味子补肾宁心，均可以在益气的基础上实现。李元文教授认为手角化湿疹是一种病史缠绵反复的疾病，患者长期受该病困扰，气阴两虚而致乏力心烦，该对药既可以缓解症状，还可以缓解患者焦虑情绪。

当归　白术

当归味甘、辛，性温，入肝、心、脾经。甘温质润，能补血调经，活血止痛，润肠通便。药理学方面具有促进机体造血功能，抑制血小板凝集，增强机体免疫力等作用。白术味甘、苦，性温，归脾、胃经。甘苦性温，能益气健脾、燥湿利水、止汗、安胎。药理学方面具有促进细胞免疫功能，抗血凝，抗菌等作用。李元文教授认为此两味合用，当归为"补血之圣药"，质地温润滋腻，白术为"补气健脾第一要药"，甘苦性温燥湿，气血同源，气为血之帅，血为气之母，想要益气应先补血，补血药多滋腻，佐以益气润燥之品，以助运化，气血双补。

丝瓜络　威灵仙

丝瓜络味甘，性平，归肺、胃、肝经，尤擅祛风通络，开胃健脾，生津止渴。药理学方面具有明显的镇静、消炎等作用。威灵仙味辛、咸，性温，归膀胱经。本品辛散温通，性猛擅走，既可祛风胜湿，又可通络止痛。药理学方面具有抑制真菌、抗菌的作用。李元文教授认为此两味合用，可以加强疏通经络，辛散通窍之效。丝瓜络类似于人体肌表的络脉，故其擅能通皮肤络脉之瘀滞，而威灵仙为辛温之品，走窜显著，但其性猛亦需要丝瓜络顾护脾胃协助。

苦参　白鲜皮

苦参味苦，性寒，入心、肝、胃、大肠、膀胱经。大苦大寒之品，其燥尤烈，杀湿热所生之虫，清热燥湿之效卓越。白鲜皮味苦，性寒，入脾、胃、膀胱经。性味苦寒，有清热燥湿，泻火解毒，祛风止痒之功。以皮治皮，为皮肤科常用药物之一。李元文教授认为此两味药合用，为皮肤科常用止痒药物首选，二者苦寒祛湿尤甚。不仅适用于手角化湿疹，对于其他瘙痒性皮肤病，如风疹、疥癣等，内服外洗均有显著疗效。

僵蚕　蝉蜕

僵蚕味辛而咸，《本草发挥》言其"气味俱薄，体轻浮而升，阳也，去皮肤诸风"。《药性论》："（僵蚕）主皮肤诸风如虫行，皆取其性属阳，风热为阳邪，能入皮肤经，发散诸邪热气也。"其擅长化痰散结，祛风止痒，透疹止痉。蝉蜕又名蝉衣，味甘偏寒，有散风热，利咽、退翳、定痉的作用。《本草纲目》记载："蝉乃土木余气所化，饮风吸露，其气清虚。故其主疗，皆一切风热之证。"僵蚕、蝉蜕常合用于治疗荨麻疹、白癜风、银屑病、瘙痒症等疾病，小儿各种出疹性疾病亦为僵蚕、蝉蜕之胜场。僵蚕为僵死之蚕，擅息内风；而蝉蜕为蝉之故壳，擅疏风热，二者同用，加强祛风止痒效果，更能驱邪固色，用于白癜风初起风热毒盛型的患者。僵蚕蝉衣还是名方升降散的重要组成部分，治疗各种郁热病症，僵蚕升清散火，祛风解郁，为阳中之阳；蝉蜕升浮宣透，清热解表，为阳中之阴。两者禀性升透，层次互补，而无助热化燥、逼汗伤阴之弊。李元文教授临床使用僵蚕、蝉衣剂量为10g。临床时见荨麻疹患儿对僵蚕过敏，则服药后反见加重，须将僵蚕一味拣出再煮药。

全蝎　乌梢蛇

全蝎味辛，性平，有毒，归肝经，主攻毒散结、祛风止痉、通络止痛。《开宝本草》云其："疗诸风瘾疹，及中风半身不遂、口眼歪斜、语涩，手足抽掣。"现代药理研究显示其有中枢镇痛作用。故对于气血毒邪凝滞引起的疼痛，皮肤病久病不愈，或以结节、疣状皮损为主的疾病有较好效果。因其有一定毒性，多小剂量起用，3~6g，大量可至10g。李元文教授多将其应用于斑块型银屑病患者。乌梢蛇咸平，能祛风止痉，除湿通络。《本草纲目》："功与白花蛇同而性善无毒。"该药直入血分，能治风痹顽癣，润泽肌肤，可与全蝎配合使用，有良好的止痒、散瘀效果，但比较难得，价格亦贵，故而不常使用。

土鳖虫　水蛭

土鳖虫味咸，性寒，可破血逐瘀、理伤接骨，其性喜阴能入血，能消癥瘕痞块，药性相对和缓，《金匮要略》："治五劳虚极羸瘦，腹满，不能饮食，食伤、忧伤、饮伤、房室伤、饥伤、劳伤、经络荣卫气伤，内有干血，肌肤甲错，两目黯黑。缓中补虚。"水蛭咸平，有小毒，具破血、逐瘀、通经之效。用于癥瘕痞块，跌仆损伤，而又擅治疗血瘀而致的经闭、崩中、腹痛。二者是大黄䗪虫丸的重要组成成分。一般认为，黄褐斑属妇女干血痨范畴，临床多以大黄䗪虫丸缓破瘀血，补益虚损。结节性红斑、瘀积性皮炎、血栓性脉管炎、硬皮病等以痰瘀积聚或脉络瘀阻为主要特征的疾病，以及因年老、久病而气血虚损，血络瘀阻的患者都可用此药徐徐图之。

另外，秦艽、徐长卿祛风除湿通络；白花蛇舌草配伍天冬，是李元文教授治疗自身免疫性疾病的常用药对，在本方大组滋补药中配伍清热解毒药，清补兼施，寒热并调；马齿苋、板蓝根清热解毒，亦为病毒类疾病治疗常用药对；山药、白扁豆健脾祛湿，气阴双补，而无留邪之弊，李老师常用此药对治疗脾虚湿盛、大便黏滞患者。

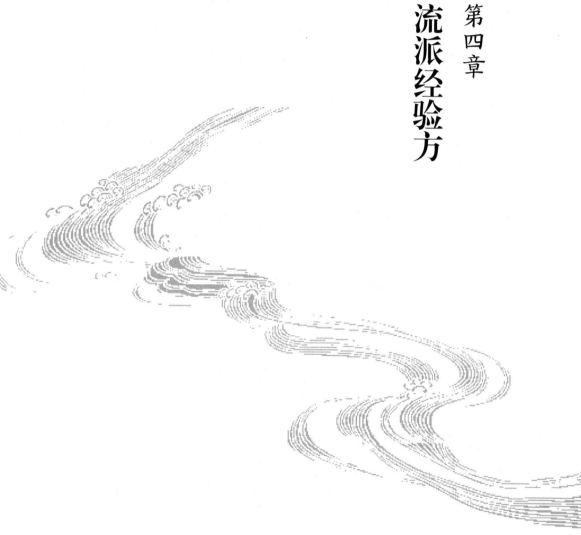

第四章

流派经验方

第一节　金起凤经验方

龙蚤清渗汤

【组成】龙胆草 10g，蚤休 15g，黄芩 10g，炒山栀 10g，丹皮 15g，鲜生地 30g，赤芍 12g，白鲜皮 10g，地肤子 30g，苦参 15g，六一散（包）15g。

【功效】清热利湿，凉血解毒，消风止痒。

【主治】急性炎症性瘙痒性皮肤病，如急性湿疹、脂溢性皮炎、神经性皮炎等。

【组方特色】本方是由"龙胆泻肝汤"化裁而来的经验方，有清热利湿、凉血解毒、消风止痒之功。为治疗急性湿疹、神经性皮炎、脂溢性皮炎等湿热蕴肤、肝郁化火型的常用方剂。金起凤教授认为湿疹、皮炎的病因以风、湿、热为主，应之五脏，与脾、心、肝关系密切。脾为湿土，常因过食辛辣油腻，运化失职，而内生湿热。肝为木脏，主疏泄，肝不疏泄，则肝气郁结，气有余便是火。心主火，心肝经火旺，可导致血热。火热内炽，肝阴暗耗，则内风易动。湿热火毒交相郁搏于肌肤，发而为病。金起凤教授洞察病机而拟"龙蚤清渗汤"。

在方中以龙胆草、蚤休为主药，龙胆草能清肝胆实火而除下焦湿热，泻火除湿，两擅其功；蚤休又名重楼、七叶一枝花、草河车，味苦、性微寒，入肝经，凉肝泻火，息风定痉，又有消肿止痛、化瘀止血的功效，故既能泄风阳而清气火以消除皮损；又可以息风镇静而止痒，若与白鲜皮、地肤子、全蝎等息风止痒同用，则其效更著。黄芩、炒山栀协助主药清泻肝火，使肝热从下而行，有湿热可用，无湿热也可以用，这是因为肝居于下，属下焦，肝的热更应该从下而出。滑石清热、滑窍利尿，与甘草相配既能清热，又能滑窍，使停留的水湿排出体外，火热之邪从小便而解，而起到利湿清热泻火的作用；甘草还有调和诸药的作用。因湿热偏盛，内蕴血热，血热清，湿热方能除，故用鲜生地、赤芍、丹皮凉血活血。白鲜皮、苦参、地肤子味苦性寒，能燥湿清热，并有祛风止痒之功，三药合用可祛风泄湿止痒。诸药合用既可清肝经实火，又可除肝胆湿热，泻火除湿两擅其功。

【方证要点】本方对肝胆湿热或肝郁化火所致的皮损，如有红肿或有渗液，伴明显瘙痒的皮肤疾病最为相宜。而对于脾虚所致的糜烂、渗出或血虚风燥而引起的瘙痒（如皮肤瘙痒症）不宜用。皮损肥厚，无糜烂、渗液；但疹色鲜红或暗红，瘙痒无度者，亦可加减使用。具体方证要点如下。

（1）肝旺体壮，无明显消化道疾患。

（2）急性发病，病程较短。

（3）皮损见红斑肿胀，或伴有糜烂渗出。

（4）阵发性或剧烈瘙痒。

（5）脉弦滑或弦数，舌质红苔薄黄或黄腻。

【加减变化】若患者痒剧，加全蝎、海桐皮以息风止痒；心中烦热显著，加黄连、炒山栀以清心除烦；如渴喜凉饮、脉滑数大，加生石膏、知母以清气分之热；皮疹色鲜红，舌质红赤为血热较重，加紫草以加强凉血解毒之功；大便干结，加生大黄，如药后大便溏薄，加山药。

【使用禁忌】服此方时禁食荤腥海味、辛辣动风的食物。体虚、无实火热毒者以及脾胃虚寒者不宜用；孕妇及患阴证疮疡者忌服。儿童与老年人酌情减量，不宜久服。重楼有小毒，若摄入过量，可致恶心、呕吐、腹泻、头痛头晕，严重者可导致痉挛。

【金起凤医案】李某，男，40岁。初诊日期：1982年10月6日。

主诉：全身起皮疹伴瘙痒3周。

现病史：3周前，无明显诱因双上肢皮疹，后延及躯干和双下肢，瘙痒夜剧，曾在某医院诊为"急性湿疹"，用西药等多种治疗方法，经治半月不能控制，皮损加重，遂来我院就诊。伴口渴喜凉饮，溲黄便干。舌红赤，苔薄黄略腻。脉弦滑数。

检查：躯干、四肢遍布散在或密集红丘疹、斑丘疹，两胁部皮肤潮红，有少量渗液结痂。

西医诊断：急性湿疹。

中医辨证：湿热蕴肤证。

立法：清热利湿，凉血解毒，消风止痒。

处方：龙蚤清渗汤加减。

龙胆草10g	黄芩12g	蚤休15g	生石膏（先煎）30g
丹皮15g	生地30g	赤芍12g	白鲜皮30g
苦参12g	全蝎6g	地肤子30g	六一散（包）25g

水煎服，日1剂，分2次餐后服用。另嘱取药渣煎汤待凉，用纱布浸药液冷湿敷于两胁皮疹密集处，日2次。

二诊：按上方随证略予加减共服药15剂而愈。随访1年余未复发。

清肝消带汤

【组成】柴胡 10g，龙胆草 12g，黄芩 15g，丹皮 10g，山栀子 10g，香附 10g，川楝子 10g，延胡索 10g，乳香 10g，没药 10g，炙蜈蚣 3 条。

【功效】清肝泻火，疏肝理气，化瘀止痛。

【主治】带状疱疹发病早、中期肝火旺盛，疼痛明显。

【组方特色】此方由"龙胆泻肝汤"加"金铃子散"化裁而来。金起凤教授认为带状疱疹其皮疹多发于肝胆经循行部位，且多有口干口苦，心烦易怒。为肝胆火炽，肝气郁结，气郁化火，气滞血瘀所致；肝火灼伤络脉，络阻血瘀，则疼痛不休。辨证以肝火血瘀型居多，以泻肝清火、化瘀止痛为基本法则。

方中龙胆草能清肝胆实火而除下焦湿热，泻火除湿，两擅其功，故是本方主药。黄芩、栀子协助主药清泻肝火。"木郁达之，火郁发之"，气郁化火，故用柴胡达之发之，透热出表，且有引药入肝经之功。肝为藏血之脏，火郁须防灼伤肝血，故佐丹皮凉血。金铃子散中川楝子苦寒清热，长于疏肝止痛，且可引导心包相火下行；延胡索善行血中气滞，气中血滞，专治一身上下身痛。两药相伍，一泄气分之热，一行血分之滞，共呈清热疏肝、行气止痛之效。乳香辛温，擅于调气，以行气活血为主，止痛力强；没药苦泄，破泄力胜，以活血散瘀为要。两药伍用，气血并治，共奏宣通经络、活血祛瘀、消肿止痛之功。金起凤教授擅用虫类药，蜈蚣辛温，归肝经，性擅走窜，内通脏腑，外达经络，既可以息风止痉以止痛；又可以毒攻毒，解毒散结以消肿。《医学衷中参西录》中云其"走窜之力最速，内而脏腑，外而经络，凡气血凝集之处皆能开之"，擅长解毒消肿，定痉化瘀而止顽痛。此方清中寓疏，消中寓通，清火与化瘀并用，兼凉其血，注重引经通络止痛。符合肝胆生理特点，共同发挥清肝泻火、疏肝理气、化瘀止痛的作用。

【方证要点】本方主要治疗带状疱疹发病初期，皮损见红斑、水疱、疼痛剧烈，伴有急躁易怒，口苦，溲赤，属于肝火血瘀型患者最为相宜。而对于皮损以水疱、渗出、糜烂为主，红肿不明显，或疼痛不明显的患者不宜用。气虚乏力或脾虚便溏者慎用。具体方证要点如下。

（1）素体肝郁不疏，阳热偏盛的患者。

（2）急性发病，病程较短。

（3）皮损以红斑肿胀为主，可见簇集的丘疹、水疱。

（4）局部疼痛明显，可以是刺痛、窜痛或烧灼痛。

（5）脉弦滑或弦数，舌质红苔薄黄或略腻。

【加减变化】若烧灼疼痛剧烈，加生石膏、石决明、全蝎、钩藤平肝清火、息风定痛。皮疹水疱、渗液偏多，加茵陈、生苡仁、车前子清热利湿。老年患者皮疹消退后仍疼痛不止，加白芍、甘草、当归、黄芪等，白芍益阴柔肝，配甘草酸甘化阴以缓急止痛；当归养血柔肝；黄芪补益正气，托毒外出。

【使用禁忌】服此方时禁食荤腥海味、辛辣动风的食物。体虚、无实火热毒者以及脾胃虚寒者不宜用；孕妇忌服。儿童与老年人酌情减量，不宜久服。

【金起凤医案】孙某，女，55 岁。初诊日期：1996 年 5 月 11 日。

主诉：左侧胁背部疼痛 12 天，出皮疹 9 天。

现病史：12 天前无明显诱因左侧胁背部突觉阵发性疼痛，继之恶寒发热，疼痛不已，至第 3 天该处皮肤出现数处成簇疱疹，刺痛颇剧。即去某医院求治，诊为"带状疱疹"，经注射"青霉素"7 天未见效。现左侧乳房及胁背部皮疹灼热，刺痛。口苦，溲赤，大便偏干。脉弦数。舌红赤，苔薄黄略腻。

检查：左侧乳房及胁背部、有六处群集性水疱，带状分布，皮肤潮红。

西医诊断：带状疱疹。

中医辨证：肝胆火炽，气壅血瘀。

立法：清肝泻火解毒，化瘀止痛。

处方：清肝消带汤加减。

柴胡 12g	龙胆草 12g	黄芩 12g	大青叶 15g
丹皮 15g	赤白芍各 15g	川楝子 12g	延胡索 15g
乳没药各 10g	生甘草 6g	蜈蚣（炙）3 条	

水煎 2 次，早晚饭后服。并嘱将药渣煎汤待凉后，取纱布浸透药汁冷湿敷于皮疹处，每次 20 分钟，日 3 次，助以消炎止疼；湿敷后，再用金黄散香油调敷。

二诊：服用 7 剂，局部潮红消失，水疱干涸，刺痛显减，按上方又服药 9 剂而愈。3 个月后随访未复发。

杷芩消痤汤

【组成】枇杷叶 15g，黄芩 12g，公英 30g，银花 20g，紫花地丁 30g，赤芍 15g，桃仁 12g，红花 10g，皂刺 12g，夏枯草 15g。

【功效】清热解毒，凉血化瘀。

【主治】皮损以丘疹、结节及脓肿为主的炎症性皮肤病，如痤疮、毛囊炎等。

【组方特色】痤疮为发于青壮年额面及胸背部的常见皮肤病，金起凤教授继承《医宗金鉴·外科心法要诀》"此证由肺经血热而成"和《外科正宗》认为痤疮为"血热瘀滞不散"的学术思想。认为痤疮主要因素体阳热偏盛，肺胃积热，循经上蒸，血随热行，上壅于颜面，日久气血瘀滞，蕴热成毒所致。故治以清热解毒、凉血化瘀为法，由"枇杷清肺饮"化裁，自拟定"杷芩消痤汤"。

方中枇杷叶味苦，性凉，入肺胃二经，能泄降肺热，又能清除胃热，为清肃肺胃之品；黄芩味苦性寒，归肺经，尤长于清泄肺与大肠之火，又能燥湿，二药合用清肺胃湿热。蒲公英、金银花、紫花地丁凉血解毒。紫花地丁性寒味苦，有清热解毒、凉血消肿之功，金银花擅散肺经邪热又可清解心胃之热毒，为散热解毒之良药。赤芍、桃仁、红花活血化瘀以散血热瘀滞。夏枯草、皂刺清热软坚散结。诸药合用，共奏清热解毒、凉血化瘀之功。

【方证要点】本方对于大多数皮疹以丘疹、脓头、结节为主的青壮年痤疮患者均可以使用；对于以粉刺或囊肿为主，湿热、痰湿偏重的患者不宜使用。具体方证要点如下。

（1）青壮年患者，体格壮实。

（2）急性或慢性病程。

（3）皮损以红色或暗红色丘疹、结节为主，可伴有脓头。

（4）舌红或暗红有瘀斑，苔薄黄，脉弦数或细数。

【加减变化】若口干喜饮，大便干结，加酒大黄以荡涤肠胃，通腑泄热。肺与大肠相表里，大肠腑气通，肺热则自清，且酒军对血热郁滞有行瘀破积之功。如纳谷不馨或食后作胀，加砂仁、鸡内金健脾导滞，理气和胃。若兼有囊肿，为痰热互结所致，去公英、桃仁、皂刺，加半夏、浙贝母燥湿清热，理气化痰，加昆布、海藻味咸性寒之品以化痰散结。

【使用禁忌】忌食肥甘油腻食物及辛辣刺激性食物。对于月经量多的患者慎用；脾胃虚寒的患者不宜使用。孕妇忌服，不宜久服。

【金起凤医案】何某，女，26岁。初诊日期：1994年2月14日。

主诉：面部反复起皮疹3年。

现病史：自述3年来面部反复起小疙瘩，上有脓头，每次经前加重，皮疹增多。曾经在外院治疗诊为"痤疮"，经过服用四环素、归参丸，外涂氯柳酊等多次诊治，疗效欠佳。患者口干喜饮，大便干燥。舌红有瘀斑，苔薄黄。脉滑数。

检查：前额、面颊、口周、下颌部密集与毛囊一致的粟粒大小丘疹，色暗红，部分有小脓头，少量结节及黑头粉刺，面部油腻。

西医诊断：寻常型痤疮。

中医辨证：肺胃火盛，内蕴血热，热灼成瘀。

立法：清热解毒，化瘀散结。

处方：杷芩消痤汤加减。

枇杷叶 15g　　黄芩 12g　　金银花 25g　　紫花地丁 30g

生石膏 30g　　赤芍 15g　　桃仁 12g　　红花 10g

浙贝母 10g　　皂刺 12g　　夏枯草 15g　　酒大黄 6g

外用：紫金锭茶水调敷。

二诊：经服本方随症加减 20 余剂皮疹全部消退。

蓝苋消疣饮

【组成】板蓝根 30g，马齿苋 30g，金银花 15g，紫花地丁 30g，生地 15g，香附 10g，木贼草 10g，赤芍 12g，丹参 20g，生薏苡仁 30g，土茯苓 30g。

【功效】清热解毒，祛风除湿，化瘀散结。

【主治】人乳头瘤病毒感染所致的增生性皮肤病，如扁平疣、寻常疣、跖疣、尖锐湿疣等。

【组方特色】金起凤教授认为各种疣类皮肤病多因肝失疏泄，气血失和，肝旺血燥，腠理不密，又因风热毒邪侵入，与气血相搏，结聚成疣。故以清热解毒，祛风除湿，化瘀散结为治法拟定"蓝苋消疣饮"。

方中板蓝根苦寒，苦能泄降，寒能清热，擅于清解湿热火毒；马齿苋酸寒质滑，酸能收敛，寒能泻火，具有清热解毒、凉血消肿之功，二者重用共为主药，除湿消肿，泻火凉血解毒。金银花味甘性寒，长于清气分热邪、透营达气、解火毒、消痈肿，且清热解毒之力颇强，与地丁相配助主药清除毒邪。薏苡仁淡渗利湿，既能渗湿，又可补益脾土，兼能清热排脓；土茯苓甘淡而功擅解毒利湿，二者相须为用，助主药清利湿毒。木贼疏散风热，香附味辛、微苦而性平，入肝经，味辛能通，擅散肝气之郁结，苦能疏泄，以平肝气之横逆，二者相配，疏肝清热，发散肝经之风毒。赤芍、丹参凉血活血，与木贼、香附配合，调和气血，解毒消肿散结。全方以大队清热解毒药为主；配以疏风、除湿，使邪有去路；再佐以凉血活血散结之品，而达消除疣赘之目的。

【方证要点】本方可广泛地用于人乳头瘤病毒感染所致的各种疣类，口服配合局部熏洗疗效更佳。具体方证要点如下。

（1）青壮年患者，体格壮实。

（2）急性或慢性病程。

（3）皮损主要表现为发于面部、肢端及阴部的赘生物，扁平或隆起，表明光滑或粗糙，质地可软可硬。

（4）舌红或暗红有瘀斑，苔黄腻，脉滑数。

【加减变化】皮疹色红而稠密，苔黄，脉数，加大青叶、野菊花。大便干结，加酒大黄。皮疹痒甚，加白鲜皮。皮疹色褐，舌质暗紫，加莪术、红花。眠差易惊，性急躁，加磁石、紫贝齿、生牡蛎。

【使用禁忌】服药期间，勿食鱼腥、油腻、辛辣食物。戒情绪波动，急躁生气；保证睡眠，若妇女经期可缓服数日。孕妇忌服，脾胃虚寒、肝肾阴虚者慎服。不宜久服，服药时忌茶。

【金起凤医案】何某，女，24岁。初诊日期：1984年9月13日。

主诉：面部皮疹，逐渐增多1年半。

现病史：患者于1年半前无明显诱因面部出现散在的扁平小丘疹，逐渐增多，有时轻微瘙痒。曾在某医院就诊，诊断为"扁平疣"，治疗多次，效果不明显。现患者面部皮疹，伴口干喜饮，溲赤便干。脉弦滑略数。舌红赤苔薄黄。

检查：前额、两颊、下颌部散在密集的粟粒大小扁平丘疹，表面光滑，色淡褐偏红。

西医诊断：扁平疣。

中医辨证：风毒蕴肤证。

立法：清热解毒，祛风除湿，化瘀散结。

处方：蓝苋消疣饮加大青叶、野菊花。

板蓝根30g	马齿苋30g	金银花15g	紫花地丁30g
生地15g	香附10g	木贼草10g	赤芍12g
丹参20g	生薏苡仁30g	土茯苓30g	大青叶20g
野菊花12g			

水煎服，日2次。同时用药渣煎汤局部轻轻揉擦皮疹，日2次。

二诊：上方服用17剂后，皮疹全部消退。随访1年未复发。

散瘀清化汤

【组成】萆薢15g，盐黄柏10g，防己10g，木瓜12g，金银花15g，丹皮15g，赤芍15g，土鳖虫10g，苏木10g，红花10g，川牛膝15g。

【功效】利湿清热，散瘀通络。

【主治】发于下肢以疼痛性红斑、结节为主要表现的皮肤病，如结节性红斑、结节性血管炎（硬红斑）等。

【组方特色】结节性红斑、硬红斑等发于下肢的结节性皮肤病中医称为"瓜藤缠"。金起凤教授认为本病主因湿热下注，阻痹经脉，致络阻血瘀，结节丛生。据此拟定以利湿清热、散瘀通络为治法的"散瘀清化汤"。

方中萆薢疏通脉络而利筋骨，祛风除湿，通络止痛；黄柏气味俱厚，苦寒沉降，偏走下焦，为苦寒燥湿之要药，湿热蕴结下焦之首选药。故方中以此二者为主药除湿通络止痛。防己辛苦性寒，辛以散风，苦以泄湿，寒能清热，擅走下行；可外散风邪，内清湿热，并以除湿为长，专泻下焦湿热，故湿热下注，络阻血瘀所致的下肢结节红肿疼痛尤为适宜。木瓜味酸性温，敛中有散，酸能走筋舒挛急，敛能固脱止吐泻，故有舒筋活络，除痹止痛之功，为治疗风湿痹痛的常用药。防己擅祛风通路，以泄经络湿邪为其特长；木瓜以治筋病见长，筋急则能缓之，筋缓则能利之。二药相须为用，适用于湿热下注所致的下肢红斑、结节等。金银花味甘性寒，长于清气分热邪、透营达气、解火毒、消痈肿，助主药消肿止痛。土鳖虫味咸软坚，入肝经，走血分，性擅走窜，具有较强的破血逐瘀、消积通经之功；苏木咸以入血，味辛行散，归肝经，擅于活血散结、消肿止痛，故二药相配逐瘀散结。红花活血化瘀，川牛膝引药下行，以助通络活血之功。故本方以清热除湿药以祛致病之本；辅以祛风通利活血之品可助其利湿消肿；佐以辛咸之品软坚散结以助结节的消退。另外，本方所用之品大多有下行通利的作用。诸药合用，兼顾到了疾病的各个病理环节。

【方证要点】本方主要用于急性发病，皮疹可见红斑、结节、疼痛，多发于下肢，属于湿热血瘀证的患者。如红斑、结节发于上半身；或有畏寒怕冷的患者则不适宜。具体方证要点如下。

（1）素体湿热偏盛的青壮年患者。

（2）急性发病或病程较短。

（3）皮损主要发下肢，以红斑结节为主，疼痛或有触痛。

（4）舌暗红或有瘀斑，苔黄腻，脉滑数。

【加减变化】舌体胖、质淡紫，兼气虚者，上方去桃仁，加黄芪、当归、川芎。体乏气虚者，加黄芪；兼血虚者，加当归、川芎；如咽干乏液，加北沙参、麦冬；结节坚硬，压疼明显者，去苏木，加莪术、水蛭；腿肿明显，加茯苓皮、冬瓜皮。

【使用禁忌】服药期间，忌酒、油腻、鱼腥和辛辣食物。注意保暖休息，抬高下肢。切忌情绪波动，急躁生气。若妇女经期可缓服数日，月经量多者慎用，孕妇忌服。脾胃虚寒及肝肾阴虚者慎服。

【金起凤医案】张某，男，49岁。初诊日期：1986年7月4日。

主诉：双小腿结节反复发作疼痛26年。

现病史：26 年无明显诱因两小腿患结节疼痛，反复发作，时增时减，从未获全消。曾在各医院诊为"结节性红斑"屡治欠效。近 1 个月余，两小腿结节又增多，痛胀明显，站行尤甚。伴咽干口渴，午后腿肿，夜寐欠佳，溲黄便软。脉弦微滑。舌质紫暗，边有齿痕，苔薄黄腻。

检查：双小腿两侧有枣核至蚕豆大的红色结节 12 个，肿胀、触痛明显。

西医诊断：结节性红斑

中医辨证：湿热下注，络痹血瘀。

立法：利湿清热，散瘀通络。

处方：散瘀清化汤加减。

萆薢 20g	盐黄柏 12g	银花 15g	丹皮 15g
北沙参 30g	白术 12g	木瓜 12g	赤芍 15g
土鳖虫 10g	苏木 10g	红花 10g	茯苓皮 25g

水煎服，日 1 剂。同时用药渣煎汤待温热敷。

二诊：服药 12 剂，结节缩小，痛胀轻减，咽干腿肿已瘥；近左小腿又起枣核大结节 2 个，给予益气活瘀、清化之剂。拟方如下：

炙黄芪 25g	当归 12g	川芎 10g	土鳖虫 10g
莪术 15g	水蛭 6g	木瓜 12g	萆薢 20g
盐黄柏 10g	银花 15g	丹皮 12g	川牛膝 15g
桂枝 6g			

三诊：宗上方随证略予加减又服药 40 余剂，两小腿结节渐次消退而获愈。随访一年未复发。

消银解毒汤

【组成】水牛角片 30g，板蓝根 25g，蚤休 30g，金银花 15g，紫花地丁 30g，生地 30g，赤芍 20g，丹皮 10g，苦参 10g，白鲜皮 10g，土茯苓 30g，全蝎 6g，海桐皮 12g。

【功效】凉血化斑，清热解毒，泄湿消风。

【主治】银屑病进行期。症见疹色鲜红、银白色鳞屑多，瘙痒重，新疹不断出现或扩大。

【组方特色】金起凤教授通过大量临床病例观察发现，银屑病在进行期大多数与心火血热关系密切，"诸痛痒疮，皆属于心"，心主火，又主血脉。认为本病主因血热毒盛，内蕴湿热，郁搏肌肤所致。据此由"犀角地黄汤"化裁拟定凉血解毒、清热泄湿、消风化斑之"消银解毒汤"，为其治疗银屑病进行期属血热毒盛证常用方剂。

方中水牛角咸寒，能入血分，清心、肝、胃三经之火，而有凉血解毒之功。水牛角配生地黄，二者均有清热凉血的作用，但水牛角长于解血分热毒，凉血化斑；生地黄长于滋养营阴、凉血止血。二药配用，相辅相成，清热解毒、凉血化斑之力增。再配以丹皮、赤芍取犀角地黄汤之意，凉血解毒化斑。以金银花、板蓝根、蚤休清热解毒。其中板蓝根性味苦寒，归心、胃经，苦能泄降，寒能清热，善于清解湿热火毒，以解毒利咽散结见长。金银花味甘性寒，归胃、心经，为清心解毒之良药。心主火，心火清，诸火皆清。苦参味苦性寒，归心、脾、肾经。《神农本草经百种录》记载："苦入心，寒除火，故苦参专治心经之火。"白鲜皮配苦参，清热燥湿而止痒。土茯苓味甘淡性平偏凉，归肝胃经，擅长利湿解毒。故本方以入心经，清心火，入血分，凉血化斑药为核心，清中有散，兼以解毒利咽，消除其发病之根源。再辅以除湿解毒，消风止痒之品，标本兼治。

【方证要点】本方对银屑病初发或复发的患者，症见疹色鲜红、银白色鳞屑多，瘙痒重，新疹不断出现或扩大最为相宜。而对于发病已久，皮损肥厚色暗，或暗淡不红的患者不宜用。皮损广泛、色红，瘙痒不明显的患者亦可加减使用。具体方证要点如下。

（1）肝旺体壮，无明显消化道疾患者。

（2）急性发病，病程较短。

（3）皮损广泛、色红，鳞屑多，点状出血现象明显。

（4）阵发性或剧烈瘙痒。

（5）脉弦滑或弦数，舌红苔黄。

【加减变化】渴喜冷饮，心烦发热，脉滑数，加生石膏、知母清气分炽热，以除烦止渴。咽干乏液，舌红少苔，加沙参、玄参以养阴润燥。大便溏薄，加黄连、山药；食后腹胀，加炙鸡内金、砂仁。疹色鲜红，舌绛苔黄，血热炽盛者，加羚羊角粉以加强凉血解毒之功。疹色暗呈浸润斑块，兼舌质暗紫或暗红有瘀斑，属血瘀明显者，加丹参、莪术以加强活血化瘀之功。

【使用禁忌】服此方时禁食辛辣动风以及温燥容易化火的食物。无实火热毒者以及脾胃虚寒者不宜用；肝肾阴虚者慎服。孕妇忌服。儿童与老年人酌情减量，不宜久服。

【金起凤医案】李某，男，24岁。

主诉：全身皮疹伴瘙痒反复发作4年，加重2个月。

现病史：4年前无明显诱因全身泛布红斑、屑多痒甚、反复发作。曾去某院诊为"银屑病"，经治多次不效。2个月前加重，新疹不断出现，瘙痒夜甚，伴口干喜饮，小便黄赤。舌红赤，苔薄黄。脉弦滑。

检查：头部遍布红斑、银屑堆积，发呈束状；躯干、四肢散在较多点、片状红斑，覆薄银屑，剥后有出血点。

西医诊断：银屑病。

中医辨证：血热毒盛，热盛生风，壅搏肌肤。

立法：凉血解毒，清热利湿，息风止痒。

处方：消银解毒汤加减。

水牛角片 30g	板蓝根 25g	蚤休 15g	金银花 15g
丹皮 15g	生地 20g	赤芍各 20g	苦参 12g
白鲜皮 10g	地肤子 30g	土茯苓 30g	全蝎 6g
海桐皮 15g			

水煎 2 次，早晚饭后各服 1 次。皮疹处以"苦蛇酊"外抹后，再用"加味黄连膏"外擦，日 2 次。

二诊：此方随症加减共服 30 剂后，皮疹获全部消退。为巩固疗效又服 10 剂，随访两年未复发。

消银 2 号方

【组成】生地 30g，玄参 20g，麦冬 12g，当归 12g，水牛角 30g，金银花 15g，赤芍 20g，丹参 20~30g，紫草 20g，白鲜皮 10g，地肤子 25g，蚤休 15g，乌蛇 15g，威灵仙 12g，甘草 6g。

【功效】滋阴润燥，凉血解毒，祛风止痒。

【主治】银屑病静止期或消退期等。症见皮损干燥、脱屑，瘙痒较甚。

【组方特色】金起凤教授认为银屑病病程日久，热毒耗伤阴血；或热盛生风，风盛血燥，致使体内阴亏血燥，肌肤失于濡养，则皮损干燥、脱屑，反复不愈。据此拟滋阴润燥，凉血解毒，祛风止痒的"消银 2 号方"。

方中生地黄甘寒质润，苦寒清热，入营、血分，为清热凉血、养阴生津之要药，治疗温病后期，阴液已伤，余热未尽之证。玄参苦甘咸寒而质润，功能清热凉血、养阴润燥、泻火解毒，常用治温病热入营分之证。本方选此二者相须为用共为主药，滋阴凉血润燥，兼清余热。当归养血活血，麦冬滋阴生津；水牛角、紫草、蚤休凉血解毒；丹参凉血活血，六味共为臣药，助主药滋阴凉血解毒。乌梢蛇味甘气厚，其性走窜，功能搜风散血中毒结，外达皮腠，而祛风通络止痒。威灵仙辛散温通性猛，擅走不守，为风药之宣导善行者，能通行十二经脉，故可祛除在表之风，又能化在里之湿，通达经络，可导可宣。白鲜皮、地肤子祛风除湿止痒。四药共同为佐，祛风除湿通络，祛除皮肤腠理的风湿毒邪而止痒。本方以养血滋阴为主，凉血解毒清除余热为辅，兼以祛风除湿通络；表里同治，攻补兼施；而兼顾到病症的各个方面。

【方证要点】本方对银屑病血虚风燥证，皮损干燥、脱屑，瘙痒较甚的患者最为相宜。而对于反向性银屑病见皮损潮湿，或有糜烂、渗出者不宜用。对血瘀型银屑病见皮损肥厚，无糜烂、渗液，疹色暗红，瘙痒无度者，亦可加减使用。具体方证要点如下。

（1）银屑病患者，无明显湿盛或脾虚表现。

（2）慢性发病，病程较长。

（3）皮损见皮损干燥、脱屑。

（4）阵发性或剧烈瘙痒。

（5）舌质红苔薄黄或少苔，脉细滑或弦数。

【加减变化】渴喜冷饮，心烦发热，加生石膏；瘙痒剧烈，加蝉蜕、全蝎；夜寐不安，加夜交藤、炒枣仁；大便干燥，加火麻仁、桃仁；急躁易怒、失眠多梦，加生龙骨、生牡蛎、珍珠母；关节肿痛，加老鹳草、制川乌、制草乌；皮疹以四肢为重，加片姜黄、桑枝；皮疹以躯干为主，加柴胡、郁金；皮疹以腰骶为主，加炒杜仲、豨莶草。

【使用禁忌】服此方时禁食荤腥海味、辛辣动风的食物。湿邪较重，或者脾胃虚寒者不宜用；孕妇及患阴证疮疡者忌服。儿童与老年人酌情减量。气血虚弱者慎服。

【金起凤医案】郭某，男，28岁，工人，初诊时间：1984年（具体时间不详）。

主诉：全身反复起皮疹瘙痒20年。

现病史：患者于20年前冬天发现头部起皮疹，痒甚，后扩及躯干四肢，反复发作，曾去各医院诊为"银屑病"，内服外用多种药物（具体不详），皮疹一直未完全消退，时轻时重。伴咽干口燥。舌暗红，苔薄白。脉弦细滑。

检查：头部散在较多甲盖大小浸润红斑，躯干、四肢散在片状、钱币状暗红斑，均上覆薄银屑，皮损以头皮、双小腿为多。

西医诊断：寻常型银屑病。

中医诊断：白疕。

中医辨证：血燥阴伤，络阻血瘀。

立法：育阴润燥，清热解毒，佐以活血化瘀。

处方：消银 2 号方加减。

生地黄 30g	玄参 20g	天花粉 30g	白花蛇舌草 30g
金银花 30g	生槐花 30g	当归 12g	丹参 30g
白鲜皮 10g	乌蛇 10g	威灵仙 12g	莪术 10g

水煎服，每日 1 剂，早晚分服。外用 10% 硫软膏、化银膏于皮损处，每日 2 次。

后按此方随证稍予加减共服药 70 余剂，至 7 月底来门诊复查时，全身皮损已全部消退。随访一年四个月未复发。

神皮 2 号方

【组成】乌梢蛇 15g，皂角刺 12g，白蒺藜 20g，白鲜皮 10g，生地黄 30g，何首乌 20g，当归 10g，生槐花 30g，炒黄柏 12g，威灵仙 15g，苦参 10g。

【功效】养血祛风，清利湿热。

【主治】神经性皮炎、慢性湿疹等。

【组方特色】金起凤教授认为神经性皮炎多由风湿热邪侵袭，拂郁肌肤，郁而生热化火，久则耗伤阴血，致血虚肝旺，生风化燥，肌肤失养所发。据此拟养血祛风、清利湿热之"神皮 2 号方"。

方中乌梢蛇味甘气厚，其性走窜，功能搜风散血中毒结，外达皮腠，而祛风通络止痒；威灵仙辛散温通性猛，擅走不守，能通行十二经脉，故可祛除在表之风，又能化在里之湿；白蒺藜、皂角刺祛风止痒。白鲜皮除湿止痒；苦参大苦大寒，纯阴纯降，长于清热燥湿而止痒；黄柏清热燥湿，解毒疗疮。诸药合用共奏祛风除湿通络之效，以祛除皮肤腠理的风湿毒邪而达消疹止痒之目的。生地黄甘寒质润，苦寒清热，入营血分，为清热凉血、养阴生津之要药；何首乌长于补肝肾、益精血而有养血润肤之功；槐花味苦，性属寒凉，擅清泄血分之热，清热凉血，解毒疗疮；当归活血补血润燥。本方在组方上体现以祛邪为主；兼顾补充营血津液，疏通经络腠理。攻补兼施，表里同治，祛邪而不伤正，而可以用于神经性皮炎、慢性湿疹等皮肤病的治疗。

【方证要点】本方对风湿热邪蕴滞皮肤所致的皮损暗淡肥厚，顽固难愈，或伴有脱屑、瘙痒的皮肤疾病最为相宜。而对于急性炎症性皮肤病所致的红肿、糜烂、渗出不宜用。皮损干燥、肥厚，脱屑较多，瘙痒无度者，亦可加减使用。具体方证要点如下。

（1）无羸瘦体弱，无明显消化道疾患。

（2）慢性发病，病程较长。

（3）皮损暗淡肥厚，或伴有脱屑。

（4）阵发性或剧烈瘙痒。

（5）舌质红苔薄黄或黄腻，脉弦滑或弦数。

【加减变化】情绪波动，瘙痒剧烈者，加钩藤、合欢皮；失眠者，加夜交藤、珍珠母；皮损肥厚者，加丹参、莪术；痒重，加蝉蜕、全蝎；瘙痒夜甚，夜寐不安者，加柏子仁、远志、生龙骨、生牡蛎。伴有肠胃功能紊乱，加炒枳壳、白术、陈皮；伴有月经不调，加益母草、乌药、制香附。

【使用禁忌】服此方时禁食荤腥海味、辛辣动风的食物。阴虚发热而无实火者慎用，脾胃虚寒者不宜用。孕妇忌服，儿童与老年人酌情减量，不宜久服。

【金起凤医案】顾某，男，46岁，初诊日期：1994年6月13日。

主诉：双肘、双腿起皮疹伴痒反复发作18年。

现病史：双肘、双小腿起皮疹18年，无明显诱因，瘙痒，时轻时重。曾外用皮炎平、硅霜、曲安西龙效果不明显，洗温泉后略好转，2年前复发加重。纳可，口干思饮，便时干。舌暗尖红，苔薄白微黄有瘀斑。脉弦滑。

检查：双小腿伸侧大片密集半球形丘疹，伴色素脱失斑，双肘有少许同样皮疹。

西医诊断：皮肤淀粉样变。

中医诊断：顽癣。

中医辨证：风毒蕴肤证。

立法：清热祛湿，活血化瘀，祛风止痒。

处方：神皮2号方加减。

炒黄柏 10g	蚤休 15g	金银花 25g	牡丹皮 15g
生地黄 18g	赤芍 15g	白鲜皮 10g	苦参 12g
地肤子 30g	生薏苡仁 20g	乌蛇 15g	海桐皮 20g

6剂，水煎服，每日1剂，早晚分服。

二诊：用药后皮疹范围缩小，痒减，纳可，口干思饮减，便溏，日2次。舌暗嫩尖红，脉滑。上方去生地黄、白鲜皮，加山药25g，三棱18g，6剂水煎服。

三诊：皮肤淀粉样变已平，皮损变薄痒减，舌暗尖红少苔，脉弦细。前方去生薏苡仁，加威灵仙20g，乌蛇改为10g，6剂水煎服。

四诊：药后皮损变薄，部分已变平，痒及口干减，纳可，便不成形，日2~3次，时胸闷。舌暗嫩，尖红苔薄白，脉弦缓。检查：双大腿大片褐色斑片及色素减退已好，表面光滑。舌暗尖红苔薄腻，脉缓弦。上方去海桐皮，加党参

15g，炒白术18g，防风10g，山药改为30g，12剂水煎服。

五诊：药后大部分已退、变平，未退皮疹仍痒。一周来血压高。口干减，纳可，便溏。检查：双小腿内侧有密集小片苔藓化皮疹，余皮疹为色素沉着斑片。舌暗红边有齿痕，苔薄白，脉缓。前方加丹参25g，6剂水煎服。

六诊：双小腿皮疹已不痒，皮疹大部分已平，有大片色素沉着斑，小部分苔藓化皮疹。口干减，纳可，便溏减。舌暗嫩苔薄白浅黄，脉弦细。

处方：炒黄柏10g　　蚤休15g　　金银花25g　　牡丹皮12g
　　　　山药30g　　　炙黄芪25g　　当归10g　　　丹参25g
　　　　桑寄生30g　　威灵仙15g　　皂角刺12g

6剂，水煎服，每日一剂，早晚分服。

七诊：双小腿皮疹已平滑，留有色沉斑，略痒。伴咽干，鼻孔发干，纳可，便溏好转，饮多。舌暗嫩，苔薄白，脉弦带滑。

处方：6月13日初诊方去黄柏、牡丹皮、生薏苡仁、海桐皮，加黄芩10g，天花粉30g，山药25g，防风10g。6剂水煎服。

八诊：后又随症加减，1个月后复诊，皮损基本消退。胫前可见色素沉着及脱失斑，小片苔藓样皮损。

处方：板蓝根30g　　马齿苋30g　　金银花15g　　紫花地丁30g
　　　　生地215g　　香附10g　　　木贼草10g　　赤芍12g
　　　　丹参20g　　　生薏苡仁30g　土茯苓30g　　大青叶20g
　　　　野菊花12g

水煎服，日2次。同时用药渣煎汤局部轻轻揉擦皮疹，日2次。

上方服用17剂后，皮疹全部消退。随访1年未复发。

白驳汤

【组成】当归12g，赤芍10g，川芎10g，鸡血藤15g，何首乌10g，丹参15g，墨旱莲15g，生地30g，玄参15g，炙黄芪25g，白蒺藜10g，防风10g。

【功效】调补气血，滋补肝肾，固表祛风。

【主治】色素减退或脱失性皮肤病，如白癜风等。

【组方特色】金起凤教授认为白癜风的核心病机为气血失和，肝肾不足，风邪外侵所致。因气虚则肤腠开，为风邪所乘，致气血不和，气血流通不畅，营血不能荣养肌肤；肝肾不足，则精血衰少，精血失于上荣致肌肤发白斑。据此拟"白驳汤"。

方中当归、赤芍、川芎取"四物"之意，养血活血。黄芪味甘能补，性温能升，为补气升阳之要药，盖阳生阴长，气旺血生，而有助前药生血之功。另外，黄芪还可补气固表，与祛风解表之防风相配，防风能载黄芪补气达于周身，黄芪得防风之疏散而不固邪，防风得黄芪之固表而不疏散，散中寓补，补中兼疏，相须相使而使风去表固。何首乌长于补肝肾、益精血，且微温不燥，补而不腻，实为滋补之良药，用于肝肾不足，精血亏虚；墨旱莲甘寒益阴补肾，酸寒凉血止血，滋肾柔肝而长于治疗须发早白；生地、玄参益阴清热，既可补充阴精，又可防虚火灼伤津液。白蒺藜辛散苦泄，轻扬疏散，既可疏肝解郁，又可祛风通窍，助药力直达病所。全方以养血益精、滋补肝肾为主，再配以益气固表，疏风通络之品，使精血得补，风邪得除，气血调和，而助皮损色素的恢复。

【方证要点】本方适用于大部分白癜风患者；尤其适用于病程较长，年龄较大的患者。对发病较快，心肝火旺或湿热较甚的患者则不宜用。具体方证要点如下。

（1）肝肾亏虚或阴虚火旺的体质。

（2）病程较长，进展缓慢。

（3）皮损局限或泛发，色素减退或脱失斑片，其上毛发也常常变白。

（4）无自觉症状，或伴有轻微瘙痒。

（5）舌质红苔薄或少苔，脉细弱或细数。

【加减变化】急躁易怒，加丹皮、柴胡、焦山栀；月经不调，加益母草、阿胶；夜寐不安，加磁石、夜交藤；跌打损伤后发病，局部有刺痛，加乳香、没药；皮疹以头面部为主，加蔓荆子、菊花、羌活；胸部，加瓜蒌皮、薤白；腹部，加木香、乌药、香附；下肢，加川牛膝、木瓜；上肢，加桑枝、姜黄；皮疹泛发加豨莶草、浮萍；皮疹顽固，加檀香、沉香。

【使用禁忌】服此方时禁食荤腥海味、辛辣动风的食物。心肝火旺或湿热较甚的患者则不宜用。脾胃虚寒者不宜久服；儿童与老年人酌情减量。何首乌宜炮制后用，并注意其肝毒性。

【金起凤医案】郭某，女，38岁，工人。初诊日期：1986年7月21日。

主诉：面颈部白斑6个月，偶有瘙痒。

现病史：半年前无明显诱因上鼻梁左侧起一白斑，偶尔轻度瘙痒，颈部及锁骨窝部先后出现6片白斑，曾去某医院诊为白癜风，经治多次不效。患者伴面色萎黄，体倦乏力，腰酸梦多，口干思饮。舌红苔薄。脉弦细滑。

检查：上鼻梁左侧有一蚕豆大小白斑，颈两侧及锁骨窝部有黄豆至杏大白斑6片，均边界清楚。

西医诊断：白癜风。

中医辨证：肝肾阴虚，气血两亏，外受风邪，肤失濡养。

立法：滋阴清热，益气养血，佐以祛风。

处方：白驳汤加减。

枸杞子 15g	墨旱莲 15g	生杜仲 15g	夜交藤 10g
生地 30g	玄参 15g	紫草 15g	炙黄芪 25g
首乌藤 10g	当归 12g	蝉衣 6g	白蒺藜 25g

水煎服，每日1剂。另用补骨脂酊少量外涂白斑处，日2次。

二诊：上方服用40剂后，诸证减轻，面色略见红润，颈、锁窝部三处小白斑已消失。其余色斑色变浅红。伴口干喜冷饮，舌红少苔脉弦细滑。系阴虚未复，虚火偏旺，拟育阴潜阳清热。前方去炙黄芪、紫草、生杜仲、蝉蜕、白蒺藜，加炙龟甲15g，盐黄柏10g，知母10g，炒白芍15g，炙女贞子20g。

三诊：服20剂后口干喜饮症状减轻，舌红略淡，锁窝部一白斑又消退，其余三片见缩小。后按前方随证予以加减，又服药40余剂，鼻梁、锁窝白斑已全部消退，诸证获愈，身体康复。随访1年未复发。

凉血祛风汤

【组成】荆芥10g，黄芩12g，蚤休15g，金银花15g，紫花地丁30g，白茅根30g，生地30g，赤芍15g，白鲜皮10g，苦参10g，地肤子30g，白蒺藜10g。

【功效】凉血清热，祛风止痒。

【主治】急性炎症性皮肤病，症见周身或半身起散在或群集呈红斑、丘疹，瘙痒夜甚，抓破溢血。如湿疹、玫瑰糠疹等属于血热风盛型。

【组方特色】《外科正宗》曰："血风疮乃风热、血热、湿热三者交感而生。"金起凤教授认为血风疮、风热疮多因过食辛辣炙烤，或急躁易怒，或情志抑郁化火，导致血分蕴热，复感风热外邪，血热风热相搏，郁阻肌肤而发周身或半身起散在或群集呈片红斑、丘疹，瘙痒夜甚，抓破溢血等。据此拟凉血清热、祛风止痒之"凉血祛风汤"。

方中生地黄甘寒质润，苦寒清热，入营、血分，为清热凉血、养阴生津之要药，配以赤芍、白茅根滋阴凉血清热。蚤休苦、微寒，入肝经，凉肝泄火，息风定痉，又有消肿止痛、化瘀止血的功效，故既能泄风阳而清气火以消除皮损；又可以息风镇静而止痒，再配以苦参、白鲜皮、地肤子、白蒺藜等，清热息风止痒之效更著。荆芥、黄芩疏散外风而清热，透邪达表。金银花味甘性寒，长于清气分热邪、透营达气、解火、消痈肿，且清热解毒之力颇强，与紫花地丁相配解毒疗疮。诸药合用，气血同治，表里双解，而达凉血清热，祛风止痒之功。

【方证要点】本方对血热风盛所致的周身或半身起散在或群集呈红斑、丘疹，瘙痒夜甚，抓破溢血的患者最为相宜。而对于脾虚所致的糜烂、渗出为主的皮肤病或纯虚无热所致之皮损干燥、脱屑、瘙痒（如皮肤瘙痒症）不宜用。具体方证要点如下。

（1）阳热偏盛体质，无明显消化道疾患。

（2）急性发病，病程较短。常伴口干喜饮，心中烦躁。

（3）周身或半身起散在或群集呈片红丘疹，抓破溢血。

（4）瘙痒夜甚。

（5）舌红赤苔薄黄，脉弦滑。

【加减变化】渴喜冷饮，心烦发热，脉滑数，加生石膏、知母；疹色鲜红、苔黄舌绛，血热炽盛者，加水牛角；大便溏薄，加山药；食后腹胀，加炙鸡内金、砂仁。

【使用禁忌】服此方时禁食荤腥海味、辛辣动风的食物。体虚以及脾胃虚寒者不宜用；孕妇及患阴证疮疡者忌服。儿童与老年人酌情减量，不宜久服。蚤休有小毒，若摄入过量，可致恶心、呕吐、腹泻、头痛头晕，严重者可导致痉挛。

【金起凤医案】史某，女，19岁，初诊日期：1993年11月25日。

主诉：躯干、四肢近端起皮疹痒3个月。

现病史：3个月来上述部位起皮疹，有脱屑，伴瘙痒，曾在外院诊治，涂药水未效（具体不详）。纳可，便调，口稍干不多饮，喜凉。经有腹痛、腹胀。舌红，苔薄腻略黄，脉弦滑。

检查：躯干、下肢近端有指甲盖大小暗红色斑片，有细碎鳞屑，皮损长轴与皮纹方向一致。面部有毛囊性丘疹。

中医诊断：风热疮。

西医诊断：玫瑰糠疹。

中医辨证：血热内蕴，外感风邪，发于肌肤。

治法：清热凉血，祛风止痒。

处方：自拟凉血祛风汤加减。

防风 10g	黄芩 10g	蚤休 15g	连翘 10g
赤芍 15g	丹参 20g	牡丹皮 12g	白鲜皮 10g
苦参 10g	全蝎 5g	海桐皮 20g	地肤子 25g

6剂，水煎服，每日1剂，早晚分服。并嘱禁刺激性外用药。

二诊：未愈，夜痒。上方去丹参、牡丹皮，加金银花15g，桃仁10g，当归10g，荆芥10g。6剂，每日1剂，水煎2次分服。

三诊：皮疹大部分消退，微痒。口不干，不思饮，纳可，便调，痛经。痤疮多年，检查见躯干有色淡红斑片，面部可见毛囊性丘疹。舌红，苔中心花剥，薄黄，脉弦缓。首诊方去连翘、丹参、牡丹皮、地肤子，加金银花20g，紫花地丁30g，桃仁10g，红花12g，皂刺12g，7剂。

滋阴息风汤

【组成】生地30g，天冬12g，麦冬12g，制龟甲15g，盐黄柏10g，知母10g，当归15g，桃仁18g，苦参10g，白鲜皮10g，地肤子30g，白蒺藜20g。

【功效】育阴清热，润燥息风。

【主治】慢性炎症性皮肤病，症见皮损干燥、脱屑、瘙痒，如慢性湿疹、特应性皮炎、红皮病恢复期等。

【组方特色】炎症性皮肤病急性期往往以红肿渗出为主要表现，发病日久常常可导致耗伤阴液。另外，急性期治疗所用苦寒燥湿之品往往亦可劫伤阴液。故其后期出现皮损干燥、脱屑，或呈苔藓样变，瘙痒夜甚等阴伤血瘀，血燥风盛之证。金起凤教授据此拟育阴清热、润燥息风之"滋阴息风汤"。本方主要治疗慢性湿疹、特应性皮炎等。

方中生地黄甘寒质润，苦寒清热，入营血分，为清热凉血、养阴生津之要药；故方中重用其清热凉血，养阴生津。天、麦冬辅助生地养阴生津；盐黄柏、知母苦寒泻火而不伤阴。当归、桃仁养血活血；苦参、白鲜皮、地肤子、白蒺藜祛风除湿止痒。制龟甲为血肉有情之品，甘寒润养，咸寒潜降有滋阴清热除蒸，平肝潜阳息风之功，故既可以助生地黄滋阴清热，又可以潜阳息风以止痒。诸药合用共奏育阴清热，润燥息风止痒之功。

【方证要点】本方对于慢性炎症性皮肤病，或炎症性皮肤病恢复期症见皮疹干燥、脱屑，或呈苔藓样变，瘙痒夜盛等最为相宜。而对于急性皮肤病，表现为皮损红肿，或有糜烂、渗出则不宜用。具体方证要点如下。

（1）阴虚血燥的体质，无明显脾胃虚寒。

（2）慢性发病，病程较长。常伴咽干口燥，渴不多饮，手足心热等。

（3）皮损干燥、脱屑，或呈苔藓样变。

（4）瘙痒夜甚。

（5）舌红少苔或中剥，脉细数。

【加减变化】瘙痒剧烈者，加蝉蜕、全蝎以息风止痒；睡中易醒，难以入眠者加珍珠母、紫石英、炒枣仁；血虚风燥型兼腰酸肢软者，加杜仲、川断、桑寄生以滋补肝肾；皮损肥厚色暗呈斑块状，或呈苔藓样变者，可加丹参、红花、莪术以活血化瘀、软坚消斑。

【使用禁忌】服此方时禁食肥甘油腻及辛辣动风的食物。湿盛体重，或者脾胃虚寒者不宜用；内含活血化瘀之品，孕妇慎用。

【金起凤医案】刘某，女，68岁，初诊日期：1994年3月11日。

主诉：头面躯干皮肤瘙痒半年余，加重3个月。

现病史：半年来上述部位皮肤瘙痒，无皮疹，曾于外院口服汤药好转。3月前食"发物"后全身皮肤瘙痒明显，生气、急躁等情绪变化后加重，头面部出现皮疹。纳可，尿略黄，大便可，痒影响睡眠，心烦急躁，口干口苦，情绪较差。舌红，苔薄白，脉弦滑。

检查：头面皮肤有淡红斑，有细薄鳞屑，局部略粗糙；颈、前胸皮肤有黄豆至甲片大小红斑，边缘不清，有少许鳞屑，真菌（−）。

中医诊断：风瘙痒、面游风。

西医诊断：皮肤瘙痒症、脂溢性皮炎。

中医辨证：风热蕴肤，耗伤阴血，血虚风燥，肌肤失养。

治法：养血润燥，益阴清热，祛风止痒。

处方：滋阴息风汤加减。

生地黄 18g	制首乌 10g	当归 10g	黄芩 10g
蚤休 15g	炒山栀 10g	连翘 12g	白鲜皮 10g
苦参 10g	全蝎 6g	海桐皮 20g	钩藤（后下）20g

6剂，水煎服，每日一剂，早晚分服，并嘱禁搔抓。

二诊：面颈、前胸皮疹部分消失，瘙痒明显减，食后脘腹满闷，纳差，便略溏，日2次，口干不欲饮。舌红苔薄黄，脉弦带滑。

处方：藿苏梗各 10g	炒白术 15g	厚朴 9g	陈皮 10g
黄芩 10g	蚤休 15g	连翘 10g	白鲜皮 10g
焦三仙各 10g	茯苓 15g	砂仁 6g	白芷 10g

6剂，水煎服，每日一剂，早晚分服，并嘱禁搔抓。

三诊：服药皮损明显好转，痒减。纳可，食后胃脘不适，二便调，偶见心烦急躁。查：头面皮肤粗糙，有少许细薄鳞屑，颈、前胸皮损基本消失。舌红绛，苔薄黄，脉弦滑。前方去炒白术，加炒苍术9g，6剂水煎服。

脱疽温阳汤

【组成】肉桂 10g，熟地 15g，麻黄 9g，炮附子 15~30g，细辛 4g，生黄芪 30~60g，当归 30g，丹参 30g，白芥子 10g，鹿角霜 10g，川牛膝 15g，络石藤 30g。

【功效】温阳益气，散寒止痛，活血通络。

【主治】血栓闭塞性脉管炎（脱疽）局部缺血期和营养障碍期。

【组方特色】脱疽温阳汤是金起凤教授由"麻附细辛汤"合"阳和汤"化裁而成。脱疽的发生以脾肾亏虚为本，寒湿外伤为标，气血凝滞、经脉阻塞为其主要病机。故金起凤教授用大剂温经散寒、活血止痛之品，冀其寒除阳回，络通肿消，血运畅通而向愈。

方中用肉桂、炮附子、麻黄、细辛、鹿角霜温阳散寒；熟地、当归、丹参以养血益（补）阴、活瘀止痛；白芥子利气消痰、散寒退肿；川牛膝、络石藤祛风湿、通络宣痹；方中重用黄芪，取其益气温阳，鼓舞阳气下达肢端，可增强当归、丹参活血化瘀，促进络道血循之效。

【方证要点】本方主要用于血栓闭塞性脉管炎早期属于虚寒型或阳虚寒瘀型的患者；对于出现坏死、脱疽的晚期患者则不宜用。具体方证要点如下。

（1）多发于寒冷季节。

（2）有受冷、潮湿、嗜烟、外伤史；或伴有糖尿病、高脂血症、高血压和动脉硬化等病史。

（3）患肢发凉、怕冷、麻木、酸痛，间歇性跛行，或出现静息痛，夜间痛甚。

（4）患处皮肤苍白或潮红或紫红，足背动脉搏动消失。

（5）舌暗红或有瘀斑，苔薄白，脉弦涩。

【加减变化】如下肢阴寒较甚，少气，脉沉细无力者，加党参、干姜；如趾痛较剧者，加蜈蚣、马钱子粉；如痛如针刺，舌质淡紫，脉细涩者，加土鳖虫、莪术。

【使用禁忌】服药期间，忌烟酒及鱼虾等水产，以及辛辣发物、生冷果品等。注意保暖，鞋袜宜宽大舒适，配合温水泡洗双足。避免外伤，卧床休息，抬高患肢。

【金起凤医案】赵某，男，48 岁。初诊日期：1975 年 1 月 22 日。

主诉：右小腿冷痛麻木，行走困难 1 年。

现病史：1 年前无明显诱因始觉右小腿凉疼麻木，后拇趾、次趾疼痛，日渐加重，行走受限，距离稍长则掣痛难行。曾去多家医院诊为"血栓闭塞性脉管炎"，经治半年无效。患者面黄体倦，畏寒肢冷，纳谷尚可。舌质淡有瘀斑，苔薄白润，脉沉细。

检查：右小腿以下发凉，右拇趾、次趾浅紫肿痛，抚之冰凉，足背动脉搏动消失，胫后动搏极微。

西医诊断：血栓闭塞性脉管炎。

中医辨证：阳虚寒盛，络闭血凝。

立法：温阳益气，散寒止痛，活血通络。

处方：脱疽温阳汤加蜈蚣、马钱子粉。

生黄芪 60g	炮附子 30g	肉桂 10g	熟地 15g
麻黄 9g	细辛 4g	当归 30g	丹参 30g
白芥子 10g	鹿角霜 10g	川牛膝 15g	络石藤 30g
蜈蚣 3 条	马钱子粉 0.6g（冲服）		

水煎服，每日 1 剂，分 3 次餐后服用。脱疽洗方煎汤（苏木、红花、官桂、川乌、细辛、乳香、没药各 15g，透骨草、生艾叶、酒桑枝各 30g，樟脑 15g 后下），趁热先熏后洗，日 2 次。

二诊：宗上方随证略予加减，先后共服药 70 剂而告愈。随访 2 年未复发。

第二节　李秀敏经验方系列

润肤方

【组成】生熟地各 15g，炙黄芪 15g，当归 10g，玄参 15g，天麦冬各 10g，黄精 10g，丹皮 12g，乌梢蛇 12g，僵蚕 10g。

【功效】滋阴润燥，养血活血。

【主治】慢性湿疹，手足皲裂，神经性皮炎，银屑病血燥证，鱼鳞病。

【组方特色】方中生地、熟地、当归为君药，其中生熟地均可滋阴养血，生地甘苦微寒，既能滋阴，又能清热，熟地甘温，质地柔润，入肝肾二经以滋补阴精，二者配合使用不仅可以增强滋阴养血的功效，同时生地可清解余热，防止单用熟地而致黏腻碍胃。当归甘辛而温，甘则补血缓急，辛则活血通脉，温则调中散寒，故当归能走能守，乃血中之气药，既能补血养血，又能活血散瘀，常用于皮肤病血虚、血瘀诸证。天冬、麦冬、黄精养阴润燥为臣药，天冬、麦冬滋阴润肺、益胃生津、清心除烦，二者性能功效相似，相须为用。天冬苦寒之性较甚，清火与润燥之力强于麦冬，可入肾滋阴，二药常用于皮肤病血燥证或燥邪化火伤肺等证。黄精益气养阴、滋肾填精、乌发润肤，可用来治疗皮肤瘙痒症、皮肤干燥、神经性皮炎等。黄精与天冬、麦冬配伍，以增强养阴益胃之效，且黄精还可补脾气、养脾阴，常用于皮肤病脾虚气阴不足之证。乌梢蛇擅长祛风湿、通经络、止痒解毒，《开宝本草》记载："主风瘙瘾疹，疥癣，皮肤不仁，顽痹诸风。"僵蚕疏散风邪，退疹止痒，故可用于风疹瘙痒等症。二者可协同发挥搜风通络止痒之效，为佐药。黄芪补气升阳，固表止汗，利水消肿，托脓生肌，润肤增白，与生熟地、当归合用以发挥益气生血之效，同时黄芪擅补肺气，肺主宣发，主皮毛，肺气充则滋养物质方可熏肤充身泽毛；玄参与丹皮均可清热凉血，与生地协同发挥清热凉血之效，其中玄参还可清热解毒养阴生津，丹皮凉血祛瘀。纵观全方，滋阴养血，搜风止痒，清热凉血。对以阴血亏虚、血虚风燥为主要病机的慢性湿疹、手足皲裂、神经性皮炎、鱼鳞病等皮肤病有较好的疗效，同时又兼顾慢性湿疹阶段余热未清、银屑病血分蕴热的病机，临床应用屡获良效。

【方证要点】本方尤其适用于慢性顽固的瘙痒性皮肤疾病，病程日久、气阴两伤之血虚证患者，或血虚兼血瘀证患者。而对慢性瘙痒皮肤病之实热、湿热证患者不宜使用。具体方证要点如下。

（1）慢性病程。

（2）皮损肥厚或干燥皲裂。

（3）阵发性剧烈瘙痒。

（4）舌质红或淡，少苔，脉细弦。

【使用禁忌】服此方时禁食辛辣燥热动风的食物，孕妇慎用，儿童酌情减量。

【李秀敏医案】孟某，女，57岁。初诊日期：1989年2月3日。

主诉：手足皲裂3年。

现病史：患者每于秋冬之季手足皲裂3年余，去年12月起又手足干燥、脱屑，继之皲裂，甚至出血，疼痛，骑车受冷风后加重。遂来我院就诊。脉弦细。舌红少苔。

检查：患者双侧手掌及足趾部角化肥厚，干燥，掌横纹、指横纹及足跟部等多处皲裂，其中右手掌横纹及右足跟部皲裂较深处可见少量渗血。

西医诊断：手足皲裂。

中医辨证：气阴不足，复受风邪。

立法：疏风，养血，润肤。

处方：生熟地各 15g　　炙黄芪 15g　　当归 10g　　玄参 15g

天麦冬各 10g　　黄精 10g　　丹皮 12g　　乌梢蛇 12g

僵蚕 10g

外用白凡士林。

二诊：服上方 7 剂后皲裂已浅。皮肤肥厚稍减，继用用上方制成蜜丸，每丸 10g，每日 2 次，每次 1 丸，外用继白凡士林，疗程共 20 天左右痊愈。

芩栀苦参方

【组成】苦参 18g，枯芩 12g，山栀 12g，熟大黄 9g，生地 18g，丹皮 12g，天花粉 12g，防风 12g，地肤子 18g，土茯苓 24g。

【功效】清热利湿，祛风止痒。

【主治】湿疹、体癣、痤疮、脂溢性皮炎等湿热内蕴皮肤诸病。

【组方特色】湿邪为患是湿疹、体癣、痤疮、脂溢性皮炎等皮肤疾病形成的主要病因，患者往往素体血分有热，兼具外感或内伤之湿邪，湿热相互搏结，发于肌肤而为病。湿疹、体癣、痤疮、脂溢性皮炎等患者往往内热较盛，"热盛生风""风盛则痒"。芩栀苦参方中各味中药协同作用，可发挥清热利湿之功效，治疗湿热蕴结肌肤类皮肤病临床常获良效。

方中以枯芩、苦参、山栀为主药，枯芩味苦性寒，入肺、胃经，尤长于清中上焦湿热；苦参苦寒入胃，功能燥湿，可助枯芩清中上焦湿邪，又能杀虫止痒；山栀苦寒清降，能泻三焦火兼以利湿。三药相合，通利三焦湿热邪气。土茯苓甘淡性平，甘能补中，淡则能渗，既能滋补心脾而益肺，又能利水通窍除邪热，其特点是补而不峻，利而不猛，淡渗利湿，使邪从小便出。防风、地肤子二味相合，能疏皮肤之风邪而止痒兼清湿热。而生地、丹皮和天花粉三味同用，以养阴兼清血分之热邪。熟大黄泻下力缓，少用泻下，多用反而厚肠胃，兼有活血破瘀之效，与诸药相配合可增强导湿热外出之功，故可治湿热蕴结之证。

【方证要点】本方尤其适用于湿热内蕴型湿疹、体癣、痤疮、脂溢性皮炎患者。而对上述皮肤病之脾虚湿蕴、血虚风燥患者不宜使用。具体方证要点如下。

（1）体格壮实，无明显内科疾患。

（2）水疱渗出性或皮脂溢出性皮疹。

（3）湿热内蕴证。

（4）脉弦滑。

【使用禁忌】服此方时禁食辛辣腥膻发物及肥甘炙煿之品，孕妇慎用，儿童酌情减量。

【李秀敏医案】蓝某，女，23 岁。初诊日期：2003 年 8 月 28 日。

主诉：颜面部小丘疹反复发作 5 年，加重 1 周。

现病史：患者为大学生，暑假回家，生活不规律，起居不定时，饮食不节，过食寒凉、辛辣肥甘食物，于今日面部皮疹突然爆发，前来就诊。舌红，舌体胖大，边有齿痕，苔黄腻。脉弦滑。

检查：面颊及口周密集分布粟粒大小淡红色丘疹，上有白色脓头，面部 T 字区潮红油腻。

西医诊断：痤疮。

中医辨证：肺胃湿热证。

立法：清肺散风，清热利湿。

处方：苦参 15g   枯芩 12g   山药 10g   防风 10g

      山栀 10g   丹皮 10g   生地 20g   地肤子 10g

      天花粉 10g   土茯苓 20g   熟大黄 10g   生甘草 6g

外用香柏酊。

二诊：服上方 7 剂后皮疹大部分已渐渐消退，大便通畅，舌质淡红，苔微黄，前方加丹参 15g，玄参 20g，百合 15g，泽兰 10g，再服 14 剂，皮疹基本痊愈。

清肝丸

【组成】柴胡 100g，当归 100g，白芍 120g，生地 120g，丹参 200g，丹皮 150g，栀子 100g，凌霄花 100g，益母草 200g，香附 100g，白芷 60g，上药共为细末，炼蜜为丸，每丸 10g。

【功效】清肝解郁，理气活血。

【主治】肝郁型黄褐斑。

【组方特色】方中柴胡、当归、白芍、丹皮、栀子，乃有"丹栀逍遥散"之意。"丹栀逍遥散"出自《内科摘要》，主治"肝气抑郁，血虚火旺"之证。肝性喜条达，恶抑郁，为藏血之脏，体阴而用阳。若情志不畅，肝失条达，则可见肝经循行部位之两胁作痛；肝气郁滞，久而化火，故口燥咽干；肝木为病易于传脾，脾胃虚弱故神疲食少；肝藏血，主疏泄，肝郁血虚脾弱，在妇女多见月经不调，乳房胀痛。

本方中，以柴胡为君药，味苦性凉，功能疏肝解郁，使肝气得以条达。白芍酸苦微寒，养血敛阴，柔肝缓急；当归甘辛苦温，养血和血，且气香可理气，为血中之气药；归、芍与柴胡同用，补肝体而助肝用，使血和则肝和，血充则肝柔，共为臣药。丹皮可以清血中之浮火，栀子可清热除烦、泻火凉血，尤擅清肝热。香附芳香辛行，又味苦疏泄，能助柴胡散肝气之郁结，为行气止痛之要药；同时能还能入脾经，而有宽中、消食下气等作用，解肝气乘脾之口苦纳呆之症。方中生地、丹参、凌霄花均有凉血活血之功效，凉血而不留瘀。益母草活血调经。白芷在《本草纲目》有记载其"长肌肤，润泽颜色"之功。纵观清肝丸方中诸药，可使肝郁得解，肝火得清，血虚得养，脾虚得补，经水得调，肝斑得去，则诸症自愈。

【方证要点】本方尤其适用于肝郁气滞血瘀型黄褐斑患者。具体方证要点如下。

（1）黄褐斑。

（2）肝郁血瘀证。

（3）脉弦。

【使用禁忌】孕妇慎用。

【李秀敏医案】尚某某，女，24岁。初诊日期：1983年10月6日。

主诉：面部起色斑2年，加重1个月。

现病史：患者两年来面颊部及眉间发现黄褐色色素斑片，近月来因到外地旅游日晒后加重，平素情志抑郁，月经期前胸胁胀闷，月经量少，色暗有血块，失眠多梦，口苦纳呆。遂来我院就诊。舌质暗淡。脉弦涩。

检查：面颊部及眉间黄褐色色素斑片。

西医诊断：黄褐斑。

中医辨证：肝郁脾虚，气滞血瘀。

立法：疏肝健脾，化瘀祛斑。

处方：柴胡120g   当归120g   白芍100g   生地150g
      丹参150g   益母草150g   凌霄花100g   茯苓150g
      白术150g   生甘草60g。

上药共为细末，炼蜜为丸，每丸10g，每日2次，每次1丸。外用祛斑霜。

二诊：服上方2周，患者色斑略淡，月经如期而至，量可，色仍暗，睡眠较前改善，食欲可，继续上方1个月余，诸症消退，面色红润，痊愈。

实脾丸

【组成】党参120g，白术100g，薏苡仁300g，冬瓜皮300g，木香100g，云苓120g，生地120g，当归100g，鸡血藤200g，鸡内金100g，上药共为细末，炼蜜为丸，每丸10g。

【功效】益气健脾，利湿消斑。

【主治】脾虚型黄褐斑。

【组方特色】方中党参、白术、云苓三药组合乃有"四君子汤"之意，四君子汤出自《太平惠民和剂局方》，为治疗脾胃气虚的基本方。本方证为脾胃气虚，纳谷与运化乏力所致。脾胃为后天之本，气血生化之源，脾胃虚弱，则气血生华不足，语音低微，气短乏力。脾失健运，湿浊内生，故饮食减少，大便溏薄。舌淡，苔薄白，脉虚弱，均为中焦脾胃气虚之象。治宜补益中焦脾胃之气，以恢复其运化受纳之功。

本方中人参甘温益气为君药，健脾养胃。白术苦温，健脾燥湿，加强益气助运之力；云苓甘淡，健脾渗湿；苓、术合用为臣药，则健脾祛湿之功更显。薏苡仁淡渗甘补，既利水消肿，又健脾补中；冬瓜皮味甘，药性平和，长于利水消肿；薏苡仁、冬瓜皮与茯苓、白术相须相使，同用可增强健脾利水之功效，又能使邪气有出路。木香行气散结、消痞除胀，鸡内金消食健胃，二者相合助参、苓、术补而不滞。生地清热凉血，又可滋阴，防止利水太过损伤阴液。当归、鸡血藤两药相和，养血活血，补而不滞。脾胃乃后天之本，脾气虚则湿邪内阻经络，气血生化乏源，则面色不容，邪阻络脉而生色斑，实脾丸既能益气健脾养后天之本，又能养血活血逐络脉之瘀。

【方证要点】本方尤其适用于脾虚湿蕴型黄褐斑患者。具体方证要点如下。

（1）黄褐斑。

（2）脾虚湿蕴证。

（3）脉沉细。

【使用禁忌】孕妇慎用。

【李秀敏医案】刘某某，女，38岁。初诊日期：1984年4月27日。

主诉：面部起色斑15年。

现病史：患者于15年前日晒20余日后面部出现黄褐色斑片，未予治疗。现平素易头痛，腰痛，腹胀，纳少等兼症。遂来我院就诊。舌质淡胖，舌苔薄白，脉沉细。

检查：色斑布于右眉、双颊，色黄褐。

西医诊断：黄褐斑。

中医辨证：脾胃湿滞，气血不畅。

立法：健脾除湿，活血消斑。

处方：党参120g　　　白术100g　　　薏苡仁300g　　　冬瓜皮300g

木香 100g　　　茯苓 120g　　　生地 120g　　　当归 100g

鸡血藤 20g　　　鸡内金 10g

上药共为细末，炼蜜为丸，每丸 10g，每日 2 次，每次 1 丸。外用祛斑霜。

二诊：10 日后左颊黄褐斑色变淡，色斑散开，胃脘痛止，腰痛未作，头顶时有发胀，后改为水丸，共用药 2 个月，色斑消退，兼症消失。

益阴丸

【组成】菟丝子 300g，女贞子 300g，生熟地各 150g，丹皮 150g，桑寄生 300g，当归 120g，墨旱莲 200g，鸡血藤 200g，天花粉 120g，云苓 120g，上药共为细末，炼蜜为丸，每丸 10g。

【功效】滋水涵木，养血润肤。

【主治】肾虚型黄褐斑。

【组方特色】方中女贞子、墨旱莲共为君药，二药合用组成的二至丸出自明代《摄生众妙方》。女贞子，又名冬青子，味苦，性平，有补肝肾、强腰膝、壮筋骨、乌须发的功效。墨旱莲，又名墨斗草，味甘，性寒，入肝肾二经，有益肾养阴、凉血止血的功效。两药合用，其性平和而偏寒，能补阴而不滋腻，为平补肝肾之良剂，且又有凉血的作用，素有"清上补下第一方"的美誉。方中菟丝子、桑寄生辅助二至补益肝肾为臣药。菟丝子甘温性平，能补肝肾，养肝明目，为平补阴阳之品，但偏补阳。桑寄生能补肝肾、强筋骨、祛风湿，与菟丝子同用补益肝肾，益精填髓。方中用生熟地、当归补血养血为佐药，当归配合二地以补血凉血，因为精血同源，肝血依赖肾精的滋养，肾精又依赖肝血的不断补充，肝血与肾精相互滋生、相互转化，肝血充盈则肾精旺盛。生地黄甘、苦、寒，功能清热滋阴、凉血止血、养阴生津；熟地甘、微苦、微温，功能补血调经，滋阴补肾；生、熟二地合用，既能补血又能凉血，滋阴补肾，益精填髓。方中以丹皮、天花粉、云苓为使药，丹皮性味苦辛寒，入血分而长于清透阴分伏热，可治阴虚血热；天花粉能清热生津，与滋阴药配合使用，清虚热泻相火，以达标本兼治的作用。诸药相合，使肝肾精血得充，水火相继，相火得平，而色斑自去。

【方证要点】本方尤其适用于肝肾阴虚型黄褐斑患者。具体方证要点如下。

（1）黄褐斑。

（2）肝肾阴虚证。

（3）脉细。

【使用禁忌】孕妇慎用。

【李秀敏医案】陈某某，女，31岁。初诊日期：2015年2月6日。

主诉：面部色斑4年。

现病史：患者4年前无明显诱因出现面颊褐色斑片，无自觉症状，平素纳眠可，大便日二行，末次月经：1月27日，量偏少，偶有腰痛、痛经。舌质红，苔薄，上有裂痕，脉细。

检查：面部两颊褐色斑片。

西医诊断：黄褐斑。

中医辨证：肾阴不足，血不养肤。

立法：滋阴补肾，养血消斑。

处方：菟丝子200g　　女贞子200g　　生熟地各300g　　桑寄生300g
　　　怀牛膝120g　　墨旱莲300g　　当归100g　　　鸡血藤250g
　　　牡丹皮150g　　茯苓150g　　　生黄芪150g　　党参100g
　　　生甘草60g

上药共为细末，炼蜜为丸，每丸10g，每日2次，每次1丸。外用祛斑霜。

二诊：服药2周，现行经第3日，无腰痛、痛经，面色润，纳眠可，二便调。舌质红，苔薄，脉细。效不更方，继服3个月而愈。

化瘀祛斑方

【组成】当归12g，鸡血藤30g，益母草20g，丹参30g，苏木10g，泽泻12g，泽漆12g，党参15g，桑寄生30g，香附10g，乳香10g，没药10g，牛膝15g，桃仁20g，莪术15g。

【功效】疏肝益肾，活血破瘀消斑。

【主治】瘀血内阻型色素性皮肤病。

【组方特色】以黄褐斑为主的色素性皮肤病在中医属于"黧黑斑""面尘"的范畴，中医认为本病的发生与肝、肾二脏密切相关，主要病机为冲任失调，肝肾不足，相火妄动，肝郁气滞，郁而化火，以致阴血灼伤、络脉瘀阻而生色斑，故活血化瘀、疏肝益肾为本病的重要治则。

本方中当归、鸡血藤养血活血通络；益母草、丹参活血调经，凉血散瘀；乳香、没药香烈走窜之力，相须使用，通达内外，透窍以理气活血化瘀；桃仁、莪术、苏木破血散瘀，消癥化积；牛膝、桑寄生补益肝肾，强壮筋骨；香附疏肝解郁，调经止痛；泽泻、泽漆利水消肿；党参补气养血，以防方中破血逐瘀及利水消肿之品过用伤及正气。本方针对各种原因引发的瘀血内阻型色素性皮肤病疗效甚佳，全方旨在祛除"内生之瘀"这一继发性病理产物，以活血化瘀调经为基本大法，同时配合补益肾精、疏肝行气和利水消肿药物，全方消补兼施，驱邪而不伤正，针对以黄褐斑为代表的瘀血内阻之色素性皮肤病成因的各环节，丝丝相扣，临床疗效极佳。

【方证要点】本方尤其适用于血瘀型色素性疾病患者。具体方证要点如下。

（1）黄褐斑等色素性皮肤病。

（2）肾虚肝郁，气血失和，瘀血内阻证。

（3）脉细涩。

【使用禁忌】孕妇慎用。

【李秀敏医案】张某某，女，29岁。初诊日期：2010年5月26日。

主诉：面部色斑1年。

现病史：患者自怀孕后鼻翼两侧黄褐色色素沉着逐渐增多，产后仍不消退，曾服中西药治疗，其效不佳，甚以为苦，遂来我院就诊。自述产后第8月行经一次，经期腹部坠痛，色紫暗，量少，夹有瘀块，伴两胁胀满，腰酸。舌质暗。脉沉细略涩。

检查：患者鼻翼两侧可见黄褐色色素沉着，于颜面散在成片状分布。

西医诊断：黄褐斑（妊娠斑）。

中医辨证：血行不畅，瘀滞经脉。

立法：活血化瘀，调和气血。

处方：
当归12g	鸡血藤30g	益母草20g	丹参30g
苏木10g	泽泻12g	泽漆12g	党参15g
桑寄生30g	香附10g	乳香10g	没药10g
牛膝15g	桃仁20g	莪术15g	生甘草6g

外用：祛斑霜。

二诊：服上方14剂，斑减近半，经水亦至。经来腹痛较前减轻，量转多，块少，胸闷太息诸症基本消除。守原方再服14剂，黄褐斑逐渐转淡而愈，之后经水亦趋正常。

第三节　李映琳经验方系列

芩银连菊汤

【组成】黄芩10g，金银花10~30g，连翘10g，菊花10g，白花蛇舌草20~30g，皂角刺10g，白芷6g，浙贝母10g，天花粉10~20g，陈皮10g，槐花 10~20g，穿山甲 3~10g（已禁用，须以他药替用），生黄芪 10~50g，夏枯草 20~30g，生甘草 6~10g。

【功效】清热解毒，消肿散结，扶正祛邪

【主治】痤疮、毛囊炎、疖肿、痈及化脓性皮肤病。

【组方特色】本方由仙方活命饮合五味消毒饮化裁的经验方。功效为清热解毒、消肿散结、扶正祛邪。主要用于热毒、火毒所致溃腐流脓及红、肿、热、痛化脓性皮肤病。

本方以清热解毒的金银花、连翘、菊花、黄芩为主药。金银花甘寒，清热解毒，散痈消肿，是治疗疮疡之要药。金银花在温热病的各个阶段均可应用，用于疮疡肿痛，不管内痈、外痈，均可以内服外用。《本经逢源》"金银花解毒祛脓，泻中有补"。连翘苦寒，主入心经，既能清心火，解毒疮，又能消散痈肿结聚，故有"疮家之圣药"之称。金银花质体轻扬，气味芳香，既能清气分热，又能解血分毒；连翘轻清上浮，泻心经客热，去上焦诸热。二药伍用清热解毒，既能透热达表，又能清里热而解毒。温病初起，热毒疮疡等症相须为用，效更佳，药理研究金银花、连翘均具有较强的广谱抗菌作用。黄芩味苦性寒，入肺、大小肠经，苦能燥湿，寒能清热，尤常于清泻肺与大肠之火，配合清热解毒之金银花、连翘用于治疗火毒炽盛之痈肿疮毒作用更甚。药理研究黄芩有抗微生物、抑菌作用。槐花味苦，微寒，入肝、大肠经，能清肝与大肠之火，痈疖便干者用之既可泻火清热又能润肠通便。菊花辛甘微苦，归肺经，能清热解毒，治疗疮痈肿毒与金银花、甘草同用。菊花与野菊花属同种植物，清热解毒消散痈肿作用不及野菊，然野菊苦寒尤胜，不宜长期服用，菊花则可久服或当茶饮，临床应用时适当选用。辅以白芷消肿排脓止痛，散邪，增加金银花透邪、透散的作用；佐以贝母、花粉清热化痰以散结消肿；天花粉又能散瘀，更有助于消肿；使以山甲（已禁用，须以他药替用）、皂角刺穿透经络，直达病所，以软坚溃脓消肿。山甲（已禁用，须以他药替用）能活血消痈，消肿排脓，可使脓未成者消散，已成脓者速溃，为治疗疮疡肿痛之要药。疮痈初起，配金银花、天花粉、皂角刺以清热解毒，活血消肿；疮痈脓成未溃配黄芪、当归、皂角刺托毒排脓；配夏枯草、贝母、玄参消肿散结。白花蛇舌草微苦，甘、寒，有较强的清热解毒作用，治热毒所致的诸证，内服外用均可。夏枯草辛苦寒，入肝经，既能清泻肝火，又能散结消肿。生黄芪有补气扶正之功，还能托毒生肌之效，但疮疡疖肿初期不宜用之；疮疡中期，正虚毒盛不能托毒外达，用本品补气生血，扶助正气，可托脓毒外出；溃疡后期，气血虚弱，脓水清稀，疮口难敛，用其有补气生血，生肌敛疮之效。陈皮能舒展气机，化湿，理气行滞以消肿；生甘草清热解毒，保护脾胃，并能调和诸药。

【方证要点】本方治疗痤疮、毛囊炎、疖肿、痈及化脓性皮肤病。主要用于热毒、火毒溃腐流脓及红、肿、热、痛化脓性皮肤病，加减用于化脓性皮肤病的中后期气血虚弱瘀滞者。具体方证要点如下。

（1）属实证、热证。

（2）热毒、火毒溃腐流脓及红、肿、热、痛化脓性皮肤病。

（3）舌质红，脉滑。

【加减变化】热毒重者金银花加重用量，再配合清热解毒之药紫花地丁、龙葵、蒲公英，菊花改为野菊花；正气不足，热毒结聚，正虚无力抗邪，要重用生黄芪，扶正祛邪，托毒生肌敛疮。如结节难消，肿胀明显，加穿山甲（已禁用，须以他药替用）用量，以溃脓消肿；硬结明显，加乳香、没药软坚散结消肿；情绪不畅，加香附、郁金疏肝理气；大便干，加瓜蒌宽胸理气、润肠通便；大便秘结者用大黄泻下通便。夜寐不安，加生牡蛎重镇安神，并能软坚散结。发生于颈部，加桔梗引药上行，并有化痰散结作用；臀部下肢，加怀牛膝，引药下行。

【使用禁忌】脾胃虚弱者慎用；脾胃虚寒者不宜使用；阴疽患者忌用。饮食避免膏粱厚味。

【李映琳医案】陈某某，男，26岁，初诊日期：2018年4月。

主诉：双腋下皮疹反复发作，流脓，时有异味4年。

现病史：4年前的夏季左腋下起一小结节，发红，有痛感，以后逐渐增大至蚕豆大小，随后腋下多处起红肿疼痛结节，继而出现脓包，然后破溃流脓，当地医院给予抗生素输液治疗，有所减轻，但总是反反复复。几个月后右腋下也起同样多个硬结，疼痛，脓包频发，并且破溃有脓液流出，就诊于当地医院，诊断为"化脓性汗腺炎"，继续以抗生素静脉滴注同时间断服用中药治疗。4年来经多次的输液治疗，效果不甚明显，反复出现破溃，流脓现象，不易愈合。近日来脓肿有所增多，疼痛明显，为了治病，来北京边打工边进行治疗。纳可，大便偏干，心烦急躁，口苦，时有疲乏，睡眠可。脉弦滑。舌红偏暗苔黄白。

检查：患者焦虑面容。双腋下有较多条索状皮损，部分周边可见呈蟹爪状，有多处红肿硬结、压痛；几处破溃，呈窦道，有脓液流出，敷以纱布，有异味。

西医诊断：化脓性汗腺炎。

中医辨证：热毒炽盛，郁毒成疮，日久气血瘀滞。

立法：清热解毒，消肿散结，扶正祛邪，活血消滞。

方药：黄芩 10g　　　　金银花 20g　　连翘 10g　　野菊花 10g

白花蛇舌草 30g	皂角刺 10g	白芷 6g	浙贝母 10g
山甲 6g（现已禁用）	天花粉 15g	生黄芪 10g	陈皮 10g
生槐花 12g	当归尾 10g	生甘草 10g	

7 剂水煎服，1 日 / 剂，2 次 / 日。

外用：红肿明显及流脓处用雷夫诺尔液湿敷，每天 3~4 次，每次 30 分钟，红肿、无脓液处用金黄膏。

二诊：药后皮疹无加重，脓液减少，药证相符，宗上法，大便偏干，生槐花加至 15g。7 剂继服。外用药继用。

三诊：药后皮疹减轻，脓液进一步减少，仍有硬结、疼痛感，大便仍干，舌脉同前。宗上法加全瓜蒌 12g。14 剂水煎服，1 日 / 剂，2 次 / 日。外用药同前。

四诊：药后大便通，红肿、脓液减少，异味减轻。宗上法加重益气透毒作用，生黄芪加到 30g，野菊改为菊花，服 14 剂。外用药继用。

药后症状明显改善，破溃处脓液减少，部分为硬结节随症加减服用 2 个月而告愈。留有瘢痕，而改用活血化瘀，软坚散结通络药物善后。

第四节　瞿幸经验方系列

芩栀清肺饮

【组成】黄芩 10g，栀子 10g，桑白皮 10g，枇杷叶 10g，苦参 6~10g，丹皮 10g，凌霄花 10g，野菊花 10g，当归 10g，陈皮 10g。

【功效】清肺泄热，凉血散滞。

【主治】面部红斑、丘疹性皮肤病，如酒皶鼻，痤疮，脂溢性皮炎等。

【组方特色】本方是借鉴《医宗金鉴》枇杷清肺饮、凉血四物汤、《普济方》凌霄花散及《古今医鉴》参归丸，化裁而成的经验方。具有清肺泄热、凉血散滞之功，治疗肺胃积热、血热壅滞而引起的酒皶鼻、肺风粉刺（痤疮）、面游风（脂溢性皮炎），症见鼻、面颊、额、下颏等处红斑、红丘疹，甚或起小脓疱，起白屑，瘙痒，舌质红者。《医宗金鉴》云：酒皶鼻由"胃火熏肺，更因风寒外束，血瘀凝结"。故先红后紫，久变为黑，最为缠绵。治宜宣肺中郁气，化滞血，如麻黄宣肺酒、凉血四物汤俱可选用，使荣卫流通，以滋新血。再以颠倒散，敷于患处。若日久不愈，以栀子仁丸服之，缓缓取愈。又云：肺风粉刺"此证由肺经血热而成"。

本方以黄芩、栀子为君药。黄芩苦寒，擅清肺热及上焦实热，泻胃与大肠之湿热；栀子苦寒清降，能清泻三焦火热，清热凉血，《神农本草经》中栀子"主五内邪气，胃中热气，面赤，酒疱皶鼻，白癞赤癞疮疡"。桑白皮、枇杷叶、苦参为臣药，桑白皮、枇杷叶助黄芩清肃肺热，桑白皮又能降肺气利水道而利水消肿，枇杷叶尚有和胃降气作用；苦参长于清热燥湿，导湿热渗于下窍，助主药退热泄降，荡涤湿火，又能祛风杀虫止痒；佐以丹皮、凌霄花凉血散瘀以消红斑；野菊花清热解毒，《本草纲目》云其"治痈肿疔毒"；再佐以当归辛行温通，补血活血而行瘀，既防方中苦寒药寒凝血滞，又擅和血调经；陈皮辛苦温，理气健脾和中，既防方中苦寒药伤脾胃，又能燥湿行气消导而化食积。诸药合用，清肺热胃热、泄下焦湿热、凉血解毒，以达祛红消齄之功，兼祛风热杀虫止痒之效。

【方证要点】本方对肺胃积热、血热壅滞而引起的酒齄鼻、肺风粉刺（痤疮）、面游风（脂溢性皮炎）最为适宜。对于风热血燥、气滞血瘀、痰瘀互结引起的脂溢性皮炎、痤疮、酒齄鼻不宜用；对素有胃痛，以及冲任失调者不宜用。具体方证要点如下。

（1）属实证、热证。

（2）面部主要是鼻、面颊、额、下颏等部位红斑、红丘疹。

（3）口干、便秘。

（4）舌质红，脉滑。

【加减变化】如多发小脓疱，加连翘、蒲公英、紫花地丁以清热解毒。皮损以口周为主，或伴牙龈肿痛、口气热臭，加升麻、黄连以清胃散火。伴嗜食肥甘厚腻，脘腹胀满，舌苔腻而厚，加苍术、厚朴、枳壳、炒山楂以燥湿运脾，消食导滞。女子痛经或月经前皮损加重，加香附、益母草以理气活血调经。化验毛囊虫阳性，加百部，或甲硝唑 B_6 片。

【使用禁忌】忌食辛辣、油腻、甜食饮料。脾胃虚寒者禁用，女子月经期慎用。

【瞿幸医案】杨某某，女，35 岁。初诊日期：2013 年 8 月 8 日。

主诉：面部发红、起皮疹 3 年。

现病史：患者 3 年来面部皮肤发红发热，起皮疹，皮肤易出油，偶尔瘙痒，曾服中药、外用药膏治疗但效不显。现口干、纳可，大便调。舌红苔薄，脉细滑。

检查：鼻、双颊、额、下颏部红斑、散在红丘疹，肤温高，鼻部毛孔粗大。镜检毛囊虫（＋）。

西医诊断：玫瑰痤疮。

中医辨证：肺胃蕴热。

立法：清肺胃热，凉血散滞，除螨。

处方：黄芩 10g　　桑白皮 10g　　枇杷叶 10g　　苦参 10g

　　　栀子 10g　　连翘 12g　　　野菊花 10g　　赤芍 10g

　　　丹参 15g　　丹皮 10g　　　地骨皮 10g　　凌霄花 10g

　　　陈皮 10g　　枳壳 10g　　　百部 10g

甲硝唑 B_6 片，每次 1 片，每日 3 次，饭后半小时服。

外用硅霜护肤。

二诊：治疗 2 周后，面部红丘疹消退，红斑发热均减轻，大便偏软，上方去栀子、丹皮，加炒白术 10g，黄连 6g，再予 14 剂。

外用二黄散，用法：取适量药面用水调成糊状，涂于患处，每次 15~20 分钟，洗净后涂硅霜，每日 1~2 次。治疗 1 个月，皮疹基本消退，面部皮肤光滑，仅偶尔发红。

补气通络汤

【组成】生黄芪 20~30g，白术 10g，川芎 10g，当归 10g，赤芍 10g，地龙 10g，郁金 10g，徐长卿 15g，王不留行 10g，三七粉 5g（冲服）。

【功效】补气活血、通络止痛、生肌敛疮。

【主治】带状疱疹后神经痛、皮肤血管炎、紫癜性皮炎、臁疮、压疮等属气虚血瘀证。

【组方特色】本方由《医林改错》补阳还五汤化裁而来。

方中以生黄芪为君，补气升阳，托毒生肌。臣药二组，一是白术助黄芪补中益气，二是川芎、当归、赤芍配合补气药调和气血、活血散瘀。地龙、郁金、徐长卿、三七、王不留行为佐，活血化瘀，通络止痛。再根据皮损的部位加入不同的引经药为使。"气为血帅""气行则血行"，诸药合用具有补气和营、活血散瘀、通络止痛、生肌敛疮之功效。

【方证要点】本方适用于带状疱疹后遗神经痛、皮肤变应性血管炎、青斑样血管炎、紫癜性皮炎、臁疮、压疮等属气虚血瘀证。具体方证要点如下。

（1）属虚实夹杂证。

（2）暗红色或暗褐色斑疹、紫癜、结节、溃疡、黑痂。

（3）局部疼痛，刺痛或窜痛。

（4）神疲乏力。

（5）舌质暗，脉细弦或细涩。

【加减变化】如疼痛剧烈，加延胡索、制乳香、制没药、蜂房；四末不温，加桂枝、细辛、路路通；发于胁肋部加柴胡、香附；发于下肢加川牛膝、独活；发于上肢加桂枝、片姜黄；发于头部，加白芷、藁本。

【使用禁忌】忌食生冷、油腻食品。有湿热、热毒等实邪者禁用。

【瞿幸医案】李某某，女，90岁。初诊日期：2004年4月29日。

主诉：头额部带状疱疹后疼痛不已2年。

现病史：患者2年前左侧头额部患带状疱疹，皮疹消退后疼痛不缓解，伴疲乏无力，夜寐不安。从外地来京诊治。舌质淡暗，苔白，脉细弦。

西医诊断：带状疱疹后遗神经痛

中医辨证：气虚血瘀证。

立法：补气活血，通络止痛，镇静安神。

处方：生黄芪20g　　当归10g　　川芎12g　　赤芍10g

　　　白芍10g　　　地龙10g　　　三七粉3g（冲服）

　　　王不留行10g　蜂房10g　　　生石决明30g（先煎）

　　　生龙骨30g（先煎）　生牡蛎30g（先煎）　茯苓10g

　　　藁本10g　　　白芷6g

14剂，水煎，早晚分服。

二诊：用药后头痛明显缓解，精神体力好转。又继服14剂，疼痛减轻八成。

第五节　段行武经验方系列

巴桂温通汤

【组成】巴戟天10g，淫羊藿10g，麻黄6g，桂枝10g，川芎10g，丹参15~20g，红花10g，独活10g，寄生15g，秦艽12g，鸡血藤30g，伸筋草15~20g，防己10g，三棱10g，莪术10g。

【功效】温阳通络、祛风除湿、宣通腠理。

【主治】局限性硬皮病（硬化期）。

【组方特色】本方中独活、桑寄生、秦艽、防己、川芎、桂枝等药有独活寄生汤之意，该方出自《备急千金要方》，用于治疗肾阳不足、寒湿痹阻之"偏枯、冷痹、缓弱疼重，或腰痛、挛脚重痹"。局限性硬皮病，中医称之为皮痹。本病硬化期皮损呈现淡黄或象牙白色，表面干燥，有蜡样光泽，手捏不起，触之不温，坚硬如革。此乃脾肾阳虚、风寒湿邪闭阻经络之象。故治疗以温阳通络、祛风除湿、宣通腠理为法。

本方中以独活辛苦而温，祛风除湿，宣痹止痛，尤擅祛下焦风寒湿邪；桑寄生祛风湿，补肝肾，强筋骨；两药相合为君，能祛风除湿，养血和营，活络通痹。巴戟天、淫羊藿为臣药，二药相合能补肾壮阳，祛风除湿，益精补气，强筋健骨，温元阳，助独活、桑寄生除风寒湿痹。方中还以秦艽、防己祛周身风寒湿邪；麻黄、桂枝通阳散寒，使诸药温通之力达于肌表。皮痹之痹，又与诸痹相通。《景岳全书》有云："盖痹者，闭也。以血气为邪所闭，不得通行而病也。"可见瘀血阻络是本病发展过程中重要的病理因素之一。本方中尤重清除络脉瘀阻，以川芎、丹参、红花养血活血、行气止痛；以三棱、莪术增强活血之力，破血消积；以鸡血藤养血活血通络，伸筋草舒筋活血、通络止痛。

【方证要点】本方尤其适用于局限性硬皮病硬化期患者，而对急性进展期患者不宜使用。具体方证要点如下。

（1）皮损皮损手捏不起，触之不温，坚硬如革。

（2）脾肾阳虚，寒湿痹阻，形寒肢冷。

（3）舌胖大，脉沉。

【加减变化】对于局限性硬皮病病情重患者，可短期加用熟附子、细辛，益火之源，以增温肾通阳之力；亦可加用水蛭，破血逐瘀，以全透散之功。

【使用禁忌】此方孕妇禁用，儿童与老年人酌情减量。

【段行武医案】马某，女，4岁半。初诊日期：2005年4月上旬。

主诉：发现躯干部硬斑1年。

现病史：患儿2004年3月，发现左少腹有一片硬币大小的皮肤硬化斑片，发亮，未加治疗。2005年来京，见左少腹部有8cm×5cm大小皮肤硬化斑块，左背部三片，每片约5cm×5cm大小之皮肤硬化斑块，遂来本院治疗。舌质红，苔薄，上有裂痕。脉细。

检查：左少腹部有8cm×5cm大小皮肤硬化斑块，左背部三片，每片约5cm×5cm大小之皮肤硬化斑块。

西医诊断：局限性硬皮病（硬化期）。

中医辨证：风湿阻络，气血痹阻。

立法：祛风胜湿，通络活血。

处方：因患儿服汤药不便，拟丸药方如下：

独活 30g	桑寄生 30g	当归 60g	川芎 30g
赤芍 60g	鸡血藤 60g	伸筋草 30g	红花 30g

淫羊藿 30g   地骨皮 30g

上方研为细末，炼蜜为丸，每丸重 6g，每日服 2 丸，早晚各 1 丸。一年后随访，其母携孩儿来复查，称服上列丸方，持续半年，皮肤逐渐变软，检视皮肤已完全正常，留有色素沉着斑。

参芪益肤汤

【组成】人参 10~15g，白术 20~30g，生黄芪 15~20g，鹿角片 6~10g，巴戟天 10g，熟地 15g，当归 20g，桂枝 10g，羌活 10g，独活 10g，姜黄 10g，地龙 10~15g，丝瓜络 20g，路路通 20~30g，鸡血藤 20~30g。

【功效】健脾助阳，益气养血，温经通络。

【主治】局限性硬皮病（萎缩期）。

【组方特色】本方中人参、白术、生黄芪、熟地、当归源于名方"十全大补汤"，该方出自宋代《太平惠民和剂局方》，由"四君子汤"和"四物汤"合方化裁而成，用于治疗久病耗伤、气血双亏之"诸虚不足，五劳七伤"。在皮痹硬化期数年后，患者可能缓慢进展至萎缩期，皮损硬度逐渐减轻，渐渐萎缩，皮肤菲薄，毛发脱落，呈现羊皮纸样改变。此期患者多属久病，气血失和，外不能荣肌肤，则见皮聚毛落、肌肉消瘦；内不能养脏腑，反致元阳不振、运化失司。故治疗当以健脾助阳、益气养血、温经通络为法。

本方中以"四君子汤"之人参、白术益气健脾，在此基础上加甘温之黄芪，助参、术益气养血、健脾升阳；以"四物汤"之熟地、当归养血填精，在此基础上加鹿角片益精养血；同时又加巴戟天益火之源，补肾助阳、祛风除湿。方中以羌活、独活合用，祛除一身上下之风寒湿邪，通痹止痛；还以辛散苦燥温通之姜黄，外散风寒湿邪，内行气血，通络止痛。同时，本方以桂枝温阳通脉；以虫类药物地龙之通络走窜之力，除气虚血滞之痹症；以丝瓜络、路路通、鸡血藤活血养血通络。诸药相合，内养久病耗伤之气血，外散体表经络之风寒湿邪，兼清络脉之瘀阻，以解皮痹之久病耗伤之"虚劳"之相。

【方证要点】本方尤其适用于局限性硬皮病萎缩期患者，此类患者往往病程日久，气血失和，外不能荣肌肤，而见皮陷毛落、肌肉消瘦。具体方证要点如下。

（1）皮肤菲薄，毛发脱落，呈现羊皮纸样改变；甚则皮塌肉陷。

（2）神疲乏力，四肢不温。

（3）舌淡苔白，脉沉细。

【使用禁忌】此方孕妇禁用，儿童与老年人酌情减量。

【段行武医案】李某某，女，42 岁。初诊日期：2013 年 3 月 19 日。

主诉：皮疹、瘙痒紧绷感 3 年余。

现病史：患者 3 年前双上肢无明显诱因起皮疹，有瘙痒，局部肿胀，遇冷后皮肤先苍白后发绀，就诊于当地医院，未予明确诊断。后皮疹逐渐延及四肢，皮肤纤薄萎缩，遂来我院就诊。自述外祖父曾有类似症状。舌质红，苔薄，上有裂痕。脉细。

检查：四肢伸侧散见大小不等斑片，皮肤颜色苍黄，其中上肢皮疹排列呈串珠状，下肢皮疹连片，皮肤菲薄，纹理消失，弹性下降，汗毛稀疏。

西医诊断：局限性硬皮病（萎缩期）。

中医辨证：气血两虚，寒湿阻络。

立法：益气养血，散寒通络。

处方：当归 10g　　赤芍 12g　　白芍 12g　　鸡血藤 30g

　　　生黄芪 20g　　人参 12g　　鹿角胶 10g　　莪术 12g

　　　怀山药 30g　　肉苁蓉 10g　　熟地 15g　　姜黄 10g

　　　鸡内金 12g　　玄参 25g　　桂枝 10g　　羌活 10g

　　　路路通 20g　　丝瓜络 20g　　砂仁 6g　　生甘草 6g

水煎服上方，同时予透骨草 15g，红花 10g，川乌 15g，草乌 15g，伸筋草 20g，皂角 10g，仙茅 15g，水煎外洗，每日一次。

二诊：服上方 1 个月后患者前来复诊，四肢皮损紧绷感明显降低，煎服汤药方去羌活、桂枝，加地龙 12g，再服 2 个月，外洗同前。

三诊：见患者皮肤硬肿、紧绷感消失，皮肤纹理恢复，仅余褐色色素沉着。嘱患者再服上方 1 个月以巩固疗效。后电话随访，患者病情稳定，无复发倾向。

第六节　李元文经验方系列

消痤汤

【组成】枇杷叶 10g，生侧柏叶 10g，桑白皮 10g，地骨皮 10g，苍术 10g，白术 10g，茯苓 20g，陈皮 10g，半夏 9g，黄芩 10g，黄连 6g，生山楂 20g，白花蛇舌草 30g，皂角刺 10g。

【功效】清泻肺胃，健脾化湿。

【主治】痤疮，毛囊炎，口周皮炎，玫瑰痤疮等属肺胃蕴热证。

【组方特色】痤疮的发病以素体血分热盛，阴阳失调是本；而饮食不节、起居无度及季节变化、外邪侵袭，致热毒积于营血是因。日久热毒阻滞经络，生痰生瘀，痰热瘀结而致痤疮疙瘩。治以清泻肺胃积热、解毒通络。消痤汤为枇杷清肺饮、二陈汤及黄连解毒汤化裁而来。

枇杷清肺饮，出自《医宗金鉴》枇杷叶、桑白皮宣利肺气，合以黄连、黄柏清燥湿热，人参性甘温，益气托毒外出。二陈汤出自《太平惠民和剂局方》为祛痰代表方剂，半夏燥湿化痰，消痞散结，陈皮、茯苓健脾除湿，理气化痰，生姜减半夏之毒，助陈皮、半夏行气消痰散中有收，标本兼顾。毛囊角化过度认为与湿有关，重用苍术，取其祛风燥湿健脾之功。现代药理学研究发现苍术有较高的维生素 A 衍生物含量，可有效改善痤疮。黄芩、黄连、白花蛇舌草清热解毒；生山楂消食导滞消脂，皂角刺疏通毛窍；生山楂为消肉食之药，胃中无积滞者用之反伤脾胃，可改用绞股蓝、鸡内金等。全方共奏清解肺胃，健脾化湿的功效。

【方证要点】本方适用于痤疮，毛囊炎，口周皮炎，玫瑰痤疮等属肺胃蕴热证者，具体方证要点如下。

（1）皮损红肿疼痛，皮肤油腻，以前额、面颊、口周为见。

（2）肺胃湿热，口臭便干。

（3）舌红，苔黄腻，脉滑数。

【加减变化】囊肿、结节，更致病情缠绵难愈，可加用三棱、莪术、海藻、夏枯草活血软坚散结；自觉疲乏，舌苔水滑者，可加用麻黄附子细辛汤，或附子理中汤温运；患者口苦、咽干、胸胁不适则佐以柴胡剂和解少阳；月经不调者，加香附、益母草、女贞子、墨旱莲；大便干结者，加决明子、生大黄；脘腹胀满，舌苔厚腻者，加苍术、厚朴、生薏苡仁；有结节囊肿者，加夏枯草、浙贝母、海藻；白头粉刺多，毛囊闭塞者，加白芷、苍耳子、红花；乏力倦怠，舌淡苔白者，加生黄芪、红景天。

【使用禁忌】此方孕妇禁用，脾胃虚寒者酌情加减。

【李元文医案】姜某，男，24 岁，初诊日期：2015 年 11 月 5 日。

主诉：面部、胸背部起皮疹 2 年。

现病史：患者 2 年前无明显诱因面部、胸背部起皮疹，皮损红肿疼痛，皮肤油腻，以前额、面颊、口周为主，经多方治疗，效果不显，遂来就诊。舌质红，苔黄腻。脉滑数。

检查：面部、胸背部可见红色丘疹、脓疱、结节及凹陷性瘢痕，颜面部者以前额、面颊、口周为主。诊时口臭，便干，2~3 日一行，溲黄。

西医诊断：痤疮。

中医诊断：粉刺。

中医辨证：肺胃蕴热证。

立法：清解肺胃，健脾化湿。

处方：枇杷叶 10g　　生侧柏叶 10g　　桑白皮 10g　　地骨皮 10g

　　　苍术 10g　　　白术 10g　　　　茯苓 20g　　　陈皮 10g

　　　半夏 9g　　　　黄芩 10g　　　　黄连 6g　　　生山楂 20g

　　　皂角刺 10g　　厚朴 10g　　　　生薏苡仁 30g　生大黄 6g。

　　　白花蛇舌草 30g

颗粒剂共 14 剂。早晚各一袋，餐后半小时开水冲服。

颗粒外用处方：大黄 10g，硫黄 10g 凉水冲开，搅匀充分融开，涂在患处，每日一次。

二诊：2 周后复诊，患者诉面部、胸背部出油较前减少，皮损脓疱明显减少，疼痛较前缓解。口臭减轻，大便通畅。双颌下出现少许炎性结节、囊肿，加夏枯草 30g，海藻 30g，三棱 10g，莪术 10g。14 剂冲服。外用处方同前。

三诊：患者用药 1 个月，皮疹大部分消退，油脂分泌减少，自觉腹胀。去生大黄，加入山药 30g，生姜 10g，逐渐调理而痊愈。

润燥解毒汤

【组成】当归 10g，鸡血藤 30g，白芍 15g，天冬 10g，麦冬 10g，玄参 20g，知母 10g，白花蛇舌草 30g，拳参 15g，土茯苓 30g，威灵仙 15g，徐长卿 15g，防风 10g，白蒺藜 10g。

【功效】养血润燥，通络解毒。

【主治】银屑病，皮肤瘙痒症，慢性湿疹等属血虚风燥证。

【组方特色】银屑病多由感受疠疫之邪，伏于营血，或因情志内伤，气血壅滞，郁而化热，风热相搏，发于皮肤而成红斑鳞屑；或因饮食失节，脾胃失和，复受风热毒邪而发病。若病情迁延日久，耗伤阴血，而致阴虚血燥，肌肤失其所养，血燥生风而现层层白屑，予凉血解毒汤。本方具有养血润燥、通络解毒之效，适用于银屑病、皮肤瘙痒症、慢性湿疹等，中医辨证属于血虚风燥证者。

方中以当归、鸡血藤为主药，当归甘辛而温，甘则补中缓急，辛则活血化瘀，温则温中散寒，故当归能走能守，乃血中之气药，与鸡血藤同用，既能补血养血，又能活血散血，补而不滞。天冬、麦冬养阴润燥，益胃生津，二者相须为用，天冬苦寒之性较甚，清火与润燥之力强于麦冬，配合白芍、玄参、知母等滋阴清热，养血润燥。养血润燥同时，白花蛇舌草、拳参、土茯苓三药合用发挥的解毒之力；威灵仙、徐长卿皆为辛温之品，辛能窜表，温能通络，共奏祛风除湿、通利经络的作用。防风祛皮肤之风邪而止痒。现代药理研究表明白蒺藜具有扩血管的作用，同时与防风同用具有止痒镇静的作用。全方共奏养血润燥、通络解毒、祛风止痒的功效。

【方证要点】本方适用于银屑病、皮肤瘙痒症、慢性湿疹等，中医辨证属于血虚风燥证，具体方证要点如下。

（1）皮肤瘙痒、脱屑，呈慢性病程。

（2）血虚风燥，面色淡白，形体倦怠。

（3）舌质淡暗，胖大，脉弦细。

【加减变化】乏力疲倦者，加生黄芪、党参；失眠多梦者，加合欢皮、酸枣仁、首乌藤；瘙痒剧烈者，加全蝎、苦参；四末逆冷者，加桂枝、葛根；大便稀溏，舌嫩水滑者，加附子、细辛、炙麻黄。

【使用禁忌】此方孕妇禁用，儿童与老年人酌情减量。

【李元文医案】徐某，男，18岁，初诊日期：2016年3月。

主诉：全身起皮疹5年，加重2个月。

现病史：患者于5年前因外感起皮疹，迅速发展至全身，于多家医院就诊，诊断为"银屑病"，予卡泊三醇、卤米松软膏外用，及口服汤药治疗，皮损局限于双下肢，反复迁延，每逢劳累后复发加重。近2个月因复习准备考试熬夜，皮疹面积扩大，逐渐发展至全身，脱屑明显，纳可，眠差，二便调。家族史：其父有银屑病史。舌质淡暗，胖大，苔腻，有裂纹。脉滑数。

检查：头皮、躯干、四肢伸侧可见钱币至鸡蛋大小红色斑疹，大小不等，局部融合成片，上覆较厚银白色鳞屑，刮之有薄膜现象及点状出血；有束状发；口腔黏膜未累及，指甲无增厚、浑浊等。

西医诊断：银屑病。

中医诊断：白疕。

中医辨证：血虚风燥，毒蕴肌肤。

立法：养血润燥，通络解毒。

处方：

当归 10g	鸡血藤 30g	白芍 15g	天冬 10g
麦冬 10g	玄参 20g	知母 10g	白花蛇舌草 30g
拳参 15g	土茯苓 30g	威灵仙 15g	徐长卿 15g
防风 10g	白蒺藜 10g		

颗粒剂7剂，早晚饭后半小时各一包颗粒，开水冲服。

外用：香附 40g，侧柏叶 40g，薄荷 30g，苦参 30g 兑入 200ml 洗发水里混匀，洗发用，隔日一次。

二诊：服药 7 剂后，诉乏力倦怠，大便稍稀，舌质淡水滑，舌苔薄，脉滑，无新发皮疹，原皮损变薄，颜色变淡，不痒，上方加生黄芪 10g，党参 10g 健脾补气升阳。

三诊：服药 14 剂后，躯干部皮损明显消退，四肢部位颜色变淡，时有汗出，大便稍稀，舌苔薄黄，质淡，胖大有齿痕，眠差，睡中易醒，失眠多梦者，四末不温，加酸枣仁 10g，首乌藤 10g，桂枝 10g，继服 14 剂，定期复诊。

加味过敏煎

【组成】柴胡 10g，乌梅 10g，防风 10g，白术 10g，茯苓 20g，当归 10g，赤芍 10g，徐长卿 15g，丝瓜络 10g，鸡血藤 15g。

【功效】疏肝健脾，养血息风。

【主治】皮损以风团、丘疹、水疱等为主的过敏性皮肤病等，如慢性荨麻疹、慢性湿疹、慢性皮炎等。

【组方特色】荨麻疹、湿疹等过敏性疾病可泛发全身，常伴有瘙痒症状，病程较长多可发展为慢性。李元文教授认为慢性过敏性皮肤疾病多从肝脾论治，特别是荨麻疹、湿疹类，疾病初起多有风邪夹湿侵袭肌肤，发无定处，可泛发全身，伴有瘙痒。病程缠绵，日久则损耗阴分，伤及血络，气血失和，肌肤失养，化燥生风，责之肝脾。故李教授在祝谌予"过敏煎"基础上拟加味过敏煎以调理肝脾、清热除湿、活血通络、祛风止痒，标本兼治。

方中以柴胡、乌梅除少阳、厥阴之郁，发挥疏肝养肝、息风止痒之功，既疏肝解郁，又可顾护肝"体阴而用阳"之性，配伍白术、茯苓健脾化湿；正所谓"风能胜湿"，配伍防风加强散风胜湿止痒的作用；慢性过敏性疾病病程日久，"久病入络"，对于风邪致病者，重视"治风先治血，血行风自灭"，配伍当归养血活血；湿邪为患者，强调"活血利水、活血化湿"，配伍徐长卿、丝瓜络、鸡血藤、赤芍通行经络、祛风除湿。上述药物组成加味过敏煎共奏调理肝脾、清热除湿、活血通络、祛风止痒之效。

【方证要点】本方对于以风团、丘疹、水疱等为皮损特点的慢性荨麻疹、慢性湿疹、慢性皮炎等过敏性疾病患者均可使用；证属肝郁脾虚者尤佳。具体方证如下。

（1）慢性病程。

（2）皮损以风团、丘疹、水疱为主，可伴有抓痕、脱屑。

（3）舌尖边稍红，舌苔微黄；或舌质淡、舌体稍胖或有齿痕；脉弦。

【加减变化】若瘙痒明显，加苦参、地肤子、白鲜皮清热燥湿；若气短乏力，辨证属气虚者，加生黄芪、党参、五味子以健脾补气；若情志抑郁失眠，加远志、合欢皮、郁金疏肝解郁，养心安神；若皮疹红肿灼热明显，加丹皮、拳参、淡竹叶清热凉血；若腹胀便溏，纳食减少，加山药、砂仁以理气和胃；若畏寒肢冷，舌体淡暗，苔水滑，加附子、细辛、麻黄，取麻黄附子细辛汤之意，以温里助阳。

【使用禁忌】忌食辛辣刺激食物及海鲜牛羊肉等发物。有出血倾向者慎用；孕妇慎用，不宜久服。

【李元文医案】刘某，男，35岁，初诊日期：2019年4月3日。

主诉：全身起皮疹伴瘙痒2年。

现病史：患者自诉2年前无明显诱因全身起皮疹，时起时消，自诉近期工作压力较大，每于心情烦躁时加重，瘙痒剧烈，曾服西替利嗪、氯雷他定等西药治疗无效，纳差，眠差，胸胁饱胀感，口不干，二便尚可。脉弦滑。舌嫩红，边有齿痕，苔白。

检查：人工划痕试验（+++），皮疹不明显。

西医诊断：荨麻疹。

中医诊断：肝郁脾虚，风邪内伏。

立法：疏肝健脾，搜风止痒。

处方：加味过敏煎加减。

柴胡 10g	乌梅 10g	五味子 6g	白术 10g
茯苓 10g	防风 12g	荆芥 12g	丝瓜络 10g
徐长卿 10g	冬瓜皮 15g	白鲜皮 15g	郁金 10g

水煎服，日1剂，服14剂。

二诊：皮疹瘙痒减轻，纳尚可，胸胁饱胀感缓解，查人工划痕试验（++），继服本方随症加减30余剂，瘙痒明显减轻，少有发作。

第七节　叶建州经验方系列

消银1号方

【组成】水牛角30g，生地30g，赤芍30g，丹皮15g，紫草15g，地榆30g，槐花15g，金银花15g，蒲公英30g，苦参15g，小红参15g，昆明山海棠20g。

【功效】清热解毒，凉血消斑。

【主治】血热证，主要用于寻常型银屑病的进行期。症见皮损颜色鲜红，新出皮疹不断增多或迅速扩大，原有皮损浸润肥厚。

【组方特色】消银1号方是叶建州教授在金起凤教授消银解毒汤的基础上根据自身临床经验结合云南地方特色药材拟定的验方。

方中水牛角、生地、赤芍、丹皮、紫草取《外台秘要》犀角地黄汤之意，清热解毒，凉血散瘀；地榆、槐花凉血止血，金银花、蒲公英清热解毒，四味药物共用加强凉血解毒之力。苦参清热燥湿止痒。小红参与昆明山海棠是叶建州教授在治疗寻常型银屑病中善用的云南道地药材。小红参治疗银屑病临床收效良好，可能与其活血化瘀与免疫调节的功效相关。昆明山海棠具有较好的抗炎与免疫调节作用，对银屑病的治疗也具有肯定的疗效。且小红参具有升高白细胞的作用，配伍昆明山海棠能够减轻其不良反应，故二者在银屑病的治疗中常相须为用。

【方证要点】本方适应于血热证，主要用于寻常型银屑病的进行期。其主要临床表现为：皮损颜色鲜红，新出皮疹不断增多或迅速扩大，原有皮损浸润肥厚。可伴见心烦易怒，咽部充血及扁桃体肿大，小便黄，舌质红或红绛，脉数等。具体方证要点如下。

（1）属实证、热证。

（2）银屑病进展期，皮损颜色鲜红，新出皮疹不断增多或迅速扩大，原有皮损浸润肥厚，皮疹色鲜红。

（3）心烦易怒，咽部充血及扁桃体肿大，小便黄。

（4）舌质红或红绛，脉数。

【加减变化】咽痛、红肿者，加马勃、青黛、玄参、僵蚕；鳞屑较厚者，加乌梢蛇炒黄后研细末吞服，并加紫草；大便秘结者，加生首乌或秦艽。

【使用禁忌】忌食辛辣刺激腥膻发物，方中有昆明山海棠，肝肾功能不全及备孕、孕期者禁用。

【叶建州医案】熊某，男，45岁，初诊日期：2014年9月15日。

主诉：全身红斑丘疹伴鳞屑瘙痒20余年，加重2周。

现病史：患银屑病20余年，期间病情时有反复，2周前无明显诱因于双下肢胫前出现点滴状红斑丘疹，上覆银白色鳞屑，当时未予重视，之后皮疹范围逐渐扩大，延及大腿、躯干。院外未予治疗。

查体：全身皮肤泛发皮损，色红，上覆银白色鳞屑且皮损较厚，瘙痒，咽痛，睡眠欠佳，饮食二便尚可。舌质红绛，少苔，脉数。

西医诊断：寻常型银屑病。

中医诊断：白疕。

中医辨证：血热证。

立法：清热解毒，凉血消斑。

方药：消银1号加减。

处方：水牛角30g　　　生地30g　　　赤芍30g　　　丹皮15g

　　　紫草15g　　　　地榆30g　　　槐花15g　　　金银花15g

　　　蒲公英30g　　　马勃15g　　　青黛15g　　　小红参15g

　　　昆明山海棠20g

3剂，水煎日服2次，2日1剂。

外用：卡泊三醇、院内黄金万红膏合用。

二诊：2014年9月22号，患者自诉咽痛已缓解，瘙痒较前稍改善，无新发皮损，但皮损症状改善并不明显，查舌脉如前，上方减马勃、青黛继续服用6剂，用法同前，外用药如前。

三诊：2014年10月6日，患者自诉瘙痒明显好转，周身皮损颜色变为暗红色，无明显鳞屑，皮肤干燥。舌暗红、苔薄，脉细。上方去紫草地榆、槐花，加玄参30g，麦冬30g，丹参30g，红花10g，继续服药6剂，外用药物使用院内黄金万红膏。

四诊：2014年10月13日，患者皮损基本痊愈，因外出出差要求服用中成药以巩固疗效，嘱患者服用院内凉血解毒丸和润燥止痒胶囊2周。随访半年，皮损再无新发。

消银2号方

【组成】生地30g，玄参15g，麦冬20g，水牛角30g，地榆30g，板蓝根30g，丹参30g，小红参15g，昆明山海棠20g，乌梢蛇15g。

【功效】清热凉血，育阴润燥。

【主治】血燥证，常用于寻常型银屑病的消退期及静止期。症见皮损颜色较淡，鳞屑干燥。

【组方特色】消银2号方是叶建州教授在金起凤教授消银解毒汤的基础上根据自身临床经验结合云南地方特色药材拟定的验方。

方中生地、玄参、麦冬取《温病条辨》增液汤之意增液润燥；水牛角、地榆清热凉血，丹参养血活血，板蓝根清热解毒，共奏凉血解毒、育阴润燥之功。小红参与昆明山海棠是叶教授在治疗寻常型银屑病中善用的云南道地药材。小红参治疗银屑病临床疗效肯定，可能与其活血化瘀与免疫调节的功效相关。昆明山海棠具有较好的抗炎与免疫调节作用，对银屑病的治疗也具有肯定的疗效。且小红参具有升高白细胞的作用，配伍昆明山海棠能够减轻其不良反应，故二者在银屑病的治疗中常相须为用。

【方证要点】本方适应于血燥证，常用于寻常型银屑病的消退期及静止期。其主要临床表现为：皮损颜色较淡，鳞屑干燥，或伴见口燥咽干，舌质较淡，舌苔少或红而少津，脉细或细数。具体方证要点如下。

（1）属热证后期伤津证，常用于寻常型银屑病的消退期及静止期。

（2）其主要临床表现为　皮损颜色较淡，鳞屑干燥。

（3）伴见口燥咽干。

（4）舌质较淡，舌苔少或红而少津，脉细或细数。

【加减变化】热盛伤阴者，加女贞子、枸杞子、白芍；瘙痒剧烈，加全蝎、乌梢蛇以攻毒散结，息风止痒；若斑片肥厚难消，加蕲蛇、威灵仙以搜风通络，除湿散结；若斑块色暗兼有瘀血征象，加三棱、莪术、桃仁、红花以活血软坚消斑。

【使用禁忌】忌食辛辣刺激腥膻发物，方中有昆明山海棠肝肾功能不全，或备孕、孕期禁用。

【叶建州医案】张某某，男，41岁，2015年7月15日初诊。

主诉：全身红斑、鳞屑伴反复发作20余年，加重6个月。

现病史：患者20年前无明显诱因躯干、四肢皮肤出现红斑、鳞屑，伴瘙痒，在当地医院诊断为银屑病，予以药物治疗（具体不详），病情缓解，皮疹未完全消退，反复发作，时轻时重。6个月前病情加重，曾用西药内服外搽及内服中成药（具体不详），皮疹无消退，伴有瘙痒，为求中医治疗来诊。

查体：头皮、躯干、四肢泛发大小不等等暗红色斑块，上覆有大量白色干燥鳞屑，部分皮损融合成片状，间见抓痕及血痂，舌质暗红，苔薄白，脉弦细。

西医诊断：寻常型银屑病。

中医诊断：白疕。

中医辨证：血燥证。

立法：清热凉血，育阴润燥。

方药：消银2号加减。

处方：生地 30g	玄参 15g	麦冬 20g	水牛角 30g
地榆 30g	板蓝根 30g	丹参 30g	小红参 15g
昆明山海棠 20g	乌梢蛇 15g		

3剂，水煎日服2次，2日1剂。

外用：卡泊三醇、院内黄金万红膏合用。

二诊：2015年7月22号，患者自诉瘙痒减轻，皮疹消退不明显，无新发皮疹，瘙痒较前稍改善，无新发皮损，查舌脉如前，上方加三棱、莪术各15g，继续服用6剂，用法同前，外用药如前。

三诊：2015年8月12日，经治疗后皮疹变薄，颜色变淡，偶有瘙痒，治疗有效，上方再加鸡血藤30g，继续服药6剂，外用药物使用院内黄金万红膏。治疗2个月，皮疹大部分消退，病情稳定。

第八节　张丰川经验方系列

美白玉容汤

【组成】当归10g，女贞子12g，珍珠母30g，墨旱莲15g，巴戟天10g，沙苑子10g，玫瑰花10g，红景天15g，月季花10g，菟丝子10g，丹皮10g，陈皮10g，僵蚕10g。

【功效】补肾活血，祛瘀消斑。

【主治】黄褐斑、面色晦暗等色素沉着性皮肤病。

【组方特色】"益火之源，以消阴翳"是中医阴病治阳的经典治法，血络瘀阻属于"阴翳"范畴，而温补肾阳则是"益火之源"的方法之一。

美白玉容汤方中以菟丝子补肾之阴阳为君药；巴戟天、沙苑子温补肾阳，珍珠母美白祛斑共为臣药；当归、红景天、玫瑰花、丹皮活血祛斑；女贞子、墨旱莲补肝肾之阴达到阴中求阳的效果，陈皮化痰理气助于活血，共为佐药；白僵蚕美白又引药上行入头面为使药；诸药合用，共奏温肾活血、美白祛斑之功。方中用花类药物如玫瑰花，质地轻盈而上浮，擅入头面；此外还用牡丹皮、陈皮，取其"以皮走皮"的特点，让药物走皮肤。处方用药巧妙，基于扎实的中医理论、中药功效与特性，同时经历临床十多年的实践不断优化改进后已形成相对稳定的处方。

【方证要点】本方尤其适用于面色晦暗，局部可见褐色斑片的色素沉着性皮肤疾病，病程日久的肾虚血瘀型患者。而对颧部褐青色痣、Riehl黑变病及色素性光化性扁平苔藓等引起的色素沉着的患者不宜使用。具体方证要点如下。

（1）面部淡褐色至深褐色斑片，通常对称性分布，无炎症表现及鳞屑。

（2）伴倦怠乏力，腰膝酸软，失眠健忘、头晕耳鸣，或胸胁胀满，五心烦热。

（3）舌质黯淡，可见瘀斑，苔薄白，脉弦而细。

【使用禁忌】服此方时注意防晒，肝肾功能障碍者、孕妇慎用，儿童酌情减量。

【张丰川医案】冯某，女，46岁。初诊日期：2019年4月3日。

主诉：面部色素沉着21年。

现病史：患者21年前妊娠后面部出现褐色斑片，日晒后加重，此后辗转于多家医院，接受激光以及各种药物治疗（具体不详），时好时坏，这次因日晒后，面部褐色斑片加重，经朋友介绍，遂来我院我科就诊。

检查：患者双侧面颊部及颞侧深褐色斑片，边界不清，额部及下颌部无斑片。脉沉细无力。舌暗红，少苔。

西医诊断：黄褐斑。

中医辨证：肾虚血瘀。

立法：补肾活血，祛瘀消斑。

处方：
当归 10g	女贞子 12g	珍珠母 30g	墨旱莲 15g
巴戟天 10g	沙苑子 10g	玫瑰花 10g	红景天 15g
月季花 10g	菟丝子 10g	丹皮 10g	陈皮 10g
僵蚕 10g			

14剂，颗粒剂，日1剂，早晚服。

二诊：服上方14剂，患者面色略有改善，追问病史发现患者长期熬夜，耗气伤阴，情绪抑郁，气机不畅，月经量较大，全身乏力，食少纳差，面唇㿠白，气血亏虚较重，脾为后天之本，治血必先治气。故在原方基础上添加太子参20g，生黄芪15g，炒白术10g，茯神30g，合欢花15g。

三诊：患者自诉乏力改善，面色比较有光泽，斑片颜色略有减轻，睡眠改善。继服上方14剂。

患者服用8周后，褐色斑片颜色明显变淡。服用上方12周后，色斑面积明显变小，颜色明显减轻。休息2周后继续服用美白玉容汤原方12周。患者坚持2个疗程后色斑减轻约50%（一个疗程12周）。

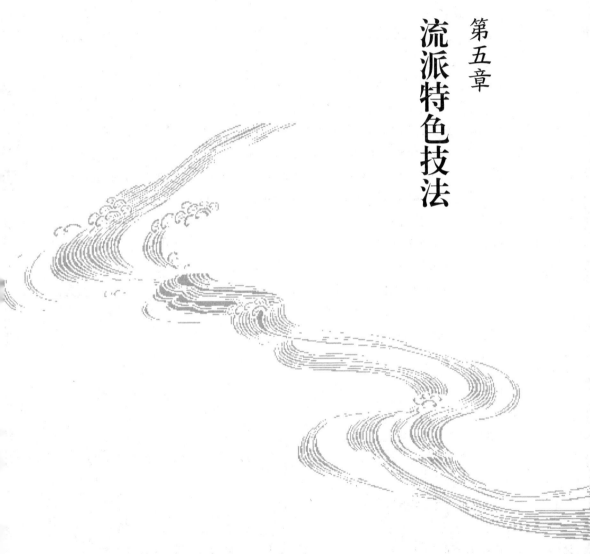

第五章

流派特色技法

第一节　制药技术

一、金起凤经验

（一）加味黄连膏

【组成】黄连、黄柏、苦参各 12g，硫黄 10g，木鳖子 8g，樟脑 6g，川槿皮 12g，水蛭 10g，冰片 3g，白蜡 40g，白凡士林 260g。

【功效】清热解毒，燥湿止痒，散瘀消斑。

【主治】银屑病进行期及静止期。

【配制方法】将以上除冰片外的药碎成细粉，过 100 目筛，混匀；再将冰片研细，与上述细粉配研混匀，另取白凡士林 260g，加入白蜡 40g，加热使熔化，待冷至 40~50℃时，加入上述细粉，搅匀，分装，即得。使用时，取适量药物，均匀涂抹于患处，轻揉数分钟，至药物完全吸收，每日用药 2 次。

【方解】本方金起凤教授用黄连、黄柏、苦参、川槿皮清热解毒、燥湿止痒。由于银屑病部分皮损浸润增厚，故需伍消肿散结、软化皮损之药，正如《素问·至真要大论》所云"坚者削之，结者散之"。因硫黄可杀虫止痒，软化皮损而用之。木鳖子散血热，消肿散结以祛毒；水蛭性擅破血逐瘀以散结消斑；樟脑通窍，杀虫止痒；更用冰片芳香开窍，既能散结，又能引药渗入肌肤。诸药合用，共奏清热解毒、燥湿止痒、消肿散结、化瘀消斑之效。

（二）苦蛇酊

【组成】苦参、蛇床子各 30g，川槿皮、土大黄、大枫子各 20g，川椒、三棱各 15g，60% 乙醇 1000ml。

【功效】燥湿清热，杀虫止痒，化瘀消疹。

【主治】银屑病进行期与静止期、亚急性湿疹与慢性湿疹、神经性皮炎、皮肤瘙痒等均可应用。

【禁忌证】急性湿疹和急性皮炎不宜用。

【配制方法】以上药物的颗粒剂兑入 1000ml 的 60% 乙醇，使用时充分摇匀，用棉签蘸取药液，涂抹于患处，轻揉局部至皮损微微发红，每日 2 次。

【方解】本方金起凤教授用苦参、蛇床子、川槿皮燥湿清热止痒；土大黄、大枫子、川椒燥湿解毒，杀虫止痒；三棱活血化瘀，散结消疹。本方用于临床疗效较佳。

（三）三黄一椒膏

【组成】生大黄、制硫黄、雄黄各9g，白胡椒12g，白凡士林200g。

【功效】杀虫止痒，清热解毒，化瘀消疹。

【主治】慢性湿疹，结节性痒疹，体癣、手癣，也可用于银屑病静止期斑片增厚色暗而痒者，但需与加味黄连膏配合应用，以消斑止痒。

【配制方法】以上药物研成细粉，兑入凡士林200g，搅拌均匀即可。使用时，取适量药物，均匀涂抹于患处。

【方解】本方金起凤教授以大黄清热解毒，散瘀软坚，并可制胡椒之辛热；硫黄杀虫止痒，软化皮损；雄黄燥湿止痒，杀虫解毒；胡椒温中，除湿，解毒，并以其性味辛热助大黄化瘀散结，辅硫黄以软化皮损。诸药合用，共奏杀虫止痒，清热解毒，化瘀消疹，软化皮损之功。

（四）槿黛黄连膏

【组成】川槿皮15g，青黛3g，黄连10g，苍术8g，黄柏8g，冰片2g，白蜡30g，白凡士林200g。

【功效】清热燥湿，解毒止痒。

【主治】急性、亚急性湿疹，玫瑰糠疹，各种皮炎以及银屑病进行期见周身斑色鲜红痒盛者。

【配制方法】将以上除冰片外的药碎成细粉，过100目筛，混匀；再将冰片研细，与上述细粉配研混匀，另取白凡士林200g，加入白蜡30g，加热使熔化，待冷至40~50℃时，加入上述细粉，搅匀，分装，即得。使用时，取适量药物，均匀涂抹于患处，轻揉数分钟，至药物完全吸收，每日用药2次。

【方解】金起凤教授以川槿皮、青黛、黄连、黄柏之苦寒清热燥湿，解毒止痒为主药；辅以苍术以加强燥湿止痒之功；冰片芳香开窍，既能散热，又能引药深入肌腠为佐使，共奏清热解毒、燥湿止痒之效。

二、李秀敏经验

（一）中药石膏倒膜治疗面部疾病

中药石膏倒膜是一种将药物熏蒸、冷喷、石膏、外用药物有机地结合于一体。通过摩、按、揉、叩、搓、梳等手法，达到疏通经络、调畅气血、消积散瘀、调和血脉的目的。同时借助于石膏在凝固时发散的热量，可促进局部皮肤的血液循环，增加药物精华的渗透吸收，从而到达消除疾病、美容焕肤的目的。晋代葛洪的《肘后备急方》中提到用鸡子清和杏仁泥反复搅拌，每夜卧时涂面的方法，可以说是我国最早的关于面膜记载了。李秀敏教授自 1988 年开始使用中药倒膜治疗面部痤疮、黄褐斑、扁平疣等损容性及色素性疾病，在临床使用几十年收效颇佳，是我科最传统治疗方法之一。

【主治】痤疮（有较多炎症性丘疹、丘疱疹、脓疱）、玫瑰痤疮、黄褐斑、扁平疣、炎症后色素沉着症。

【用品准备】治疗巾、铺巾、0.9% 生理盐水、异物剥离针。

【操作方法】患者平卧，治疗巾包头、铺巾，0.9% 生理盐水清洁患者皮肤，紫外线负离子喷雾 10 分钟，温度 38℃为宜。患者黑头粉刺及脓头粉刺，以经过消毒的异物针轻轻挤压排出体外。痤疮、玫瑰痤疮患者以消痤霜（配方为丹参、侧柏叶、黄芩、紫花地丁各 30g，经醇提浓缩，制成水包油型霜剂），黄褐斑、炎症后色素沉着症患者以化斑霜（配方为当归、白芷、丹参、紫草各 30g，经醇提浓缩，制成水包油型霜剂），扁平疣使用去疣霜（生半夏适量，研极细末，加入霜基质中，制成 30% 的霜膏）适量外涂于患处，然后以摩、推、按、揉、叩、搓、梳等手法做面部按摩 20 分钟，并点压睛明、鱼腰、迎香、承浆、攒竹等穴位，完成后以油纱条对口、眼、眉毛部位进行保护性遮盖。再用熟石膏粉加入适量黄连粉、白芷粉，去疣粉（土贝母、玄明粉等）制成消炎、增白、去疣三种功效的面膜粉，每次取 250g 用 40℃温水调成糊状，从前额鼻根处迅速向下颌均匀摊成面具状，30 分钟后揭膜，用热毛巾擦面部，当晚不再洗脸。每周一次，5 次一个疗程。

【禁忌证】瘢痕体质、面部皮肤敏感、面部皮炎尤其症见毛细血管扩张或面部潮红者。有扁平疣患者不可按摩。

【注意事项】

（1）按摩手法要轻柔，自然熟练，以患者感觉舒适为度，痤疮脓肿处避免直接按摩。

（2）石膏涂敷厚度应控制在 0.8~1cm，太厚或太薄都会影响疗效。

（3）皮肤对温度的承受能力因人而异，治疗前告知患者如果感觉温度过高请呼唤护士，护士应快速移除面膜，避免烫伤。

（4）石膏成型时与汗毛粘连在一起，揭除面膜时动作轻柔，减少因牵拉造成的疼痛。

（5）倒模的频率为每周一次，勿过于频繁。

（6）石膏中均含有一定比例的沙石、黏土、矿物质，使用前应过细筛去除杂质。

（二）中药石膏倒膜封包治疗肥厚性皮肤病

中药石膏倒膜类似于面膜的操作方法，借助于石膏的散热效应，促进中药膏剂在局部皮肤的渗透，同时增加局部的水合度，起到软化角质、去除死去的皮质的作用，具软坚散结、活血化瘀、润肤止痒的功效。尤其适用于慢性手足湿疹、神经性皮炎、皮肤淀粉样变等病程日久，一般治疗方法抗拒的患者，症见皮疹肥厚、皲裂、粗糙、瘙痒等。

【主治】慢性湿疹、角化性手足癣、结节性痒疹、神经性皮炎、皮肤淀粉样变、皲裂、胼胝。

【用品准备】铺巾、纱布、止血钳、治疗台。

【操作方法】患者清洁双手或双足后坐于治疗床或将双手放于治疗台上，下铺巾，紫外线负离子喷雾 10 分钟，温度 38℃ 为宜，或根据患者的感觉调适。瘙痒严重者给予复方苦参止痒软膏；脱屑、红斑严重者给予复方黄连软膏；肥厚皲裂严重者给予冰黄肤乐软膏适量，以止血钳夹住纱布反复按揉皮疹部位，直到外用药膏基本吸收，再用熟石膏粉加入适量黄连粉、当归粉，制成具有消炎、活血功效的药粉。每次取 250~300g 用 40℃ 温水调成糊状，从手指或足趾尖处迅速向掌跟或足跟均匀摊平，30 分钟后揭膜，用热毛巾擦患处，当晚不再洗浴。每周 2~3 次，10 次一个疗程。

【禁忌证】

（1）各类急性渗出期皮肤病禁用；妇女月经和妊娠期，高血压患者不宜使用。

（2）对局部药物过敏者禁用；治疗后瘙痒加重者停用。

（3）移除石膏膜时动作轻柔，避免牵拉疼痛。

（4）温度过高时移除石膏药膜，防止烫伤。

（三）驱疫香囊治疗虫咬皮炎

虫咬皮炎是人类对节肢类动物的过敏反应，此病全身均可发病，但好发于夏秋季节及四肢暴露部位。但节肢动物的口器刺入皮肤内，可释放大量的有毒液体。皮肤过敏的患者就可在被叮咬的同时出现风团，风团的顶端可出现丘疹，暗红色的瘀点或水疱。个别患者从水疱可变成脓疱，风团周围出现伪足，瘙痒严重。

驱虫香囊是预防及治疗虫咬性皮炎的外用药物，曾于 1985 年春、夏、秋应用于北京地区的居民。通过临床观察与实验研究，取得了满意的效果。

【主治】虫咬性皮炎。

【操作方法】主要药物为松香、百部、艾叶、雄黄、木香、胡芦巴、菖蒲、冰片。除冰片外，先将其他药物适量研成细末，过80目筛，除去渣滓，临包装前兑入已研细末的冰片（占总药量的1/100），随机包装成袋，每20g一袋，外面以丝绢袋再包一层。于发病季节，每位患者两袋，一袋挂于患者颈前或内衣口袋里，一袋放在患者枕下或床单上，或放在床尾。经常用手松动袋内药粉末，使其芳香气味充分传播。2个月左右换药一次。

【禁忌证】对药物成分过敏者禁用。

【注意事项】

（1）对由其他原因造成的变态反应性皮肤病，例如荨麻疹、湿疹则无效。

（2）本品仅需携带身边，不可服用。

三、李元文经验

（一）苦参香柏酊

【组成】苦参10g，香附10g，侧柏叶10g，百部10g，皂刺10g，薄荷10g，土槿皮10g。

【功效】清热燥湿，祛风止痒。

【主治】脂溢性皮炎，中医证属湿热证者，症见红斑、丘疹，皮损上覆油腻鳞屑，自觉瘙痒等。

【配制方法】将上述药物粉碎，过100目筛，加入65%乙醇至1000ml，浸渍2周，滤过即得。使用时，用棉球蘸取苦参香柏酊涂于患处，每日2次。

【方解】方中生侧柏叶外用清热凉血、祛风止痒，香附外用清热解毒，共为君药；苦参、百部清热燥湿、杀虫止痒为臣药；皂角刺祛风杀虫，土槿皮杀虫止痒，薄荷辛、凉，祛风止痒，共为佐药。诸药合用，共奏清热燥湿、祛风止痒之功。

【临床应用】该方具有清热燥湿、祛风止痒功效，且方中大部分药均具有很好的抗马拉色菌的作用。李元文教授将其应用于治疗马拉色菌感染相关疾病，如脂溢性皮炎、花斑癣等，取得显著的疗效。对于局部皮损颜色鲜红、鳞屑厚腻结成厚痂、瘙痒明显者，可以适当增加用药次数。

（二）香柏波

【组成】香附40g，生侧柏叶40g。

【功效】清热凉血，祛风止痒。

【主治】头部脂溢性皮炎、头部银屑病、脂溢性脱发等，症见头部红斑、丘疹、鳞屑、脱发，自觉瘙痒等。

【配制方法】将以上药物的颗粒剂兑入 250ml 洗发水中摇匀制成香柏波。使用时，取适量香波，局部揉搓 1 分钟，停留 5 分钟，然后用水冲净，每周用药 3 次。

【方解】方中生侧柏叶外用清热凉血、祛风止痒为君药，香附外用清热解毒为臣药。二药合用共奏清热凉血、祛风止痒之功。

【加减应用】头部油腻明显，瘙痒重者，加苦参 10g，薄荷 10g；头部皮损颜色鲜红者，加生槐花 20g；头部有毛囊炎，脓疱者，加黄连 10g；脱发明显者，加人参 20g，何首乌 20g。

【临床应用】香柏波为李元文教授治疗头部脂溢性皮炎、头部银屑病以及脂溢性脱发的外用基础方，研究表明二者体外实验均具有抑制马拉色菌和抗炎的功效。该剂型使用方便，操作简单，患者依从性高，有助于疾病的治愈。

在用药频率方面，李元文教授认为过度清洁容易刺激头皮皮脂腺油脂反射性分泌增多，导致恶性循环，使用香柏波治疗头部脂溢性皮炎、脂溢性脱发时，频率不宜过于频繁，应控制在每周 3 次左右，夏季汗液、油脂分泌增多，可适当增加洗头次数。

（三）青石止痒软膏

【组成】煅炉甘石 60g，青黛 20g，煅石膏 30g，关黄柏 30g，苦参 30g，冰片 10g。

【功效】清肝泻火、燥湿止痒。

【主治】神经性皮炎、湿疹、银屑病等，中医证属肝郁化火证、湿热证者，症见红斑、丘疹、鳞屑，自觉瘙痒，甚则皮损肥厚，皮纹增粗等。

【配制方法】以上六味，将煅炉甘石、青黛、煅石膏、关黄柏、苦参粉碎成细粉，过 100 目筛，混匀；将冰片研细，与上述细粉配研混匀，另取橄榄油 745.5g，加入蜂蜡 74.5g，加热使熔化，待冷至 40~50℃时，加入上述细粉，搅匀，分装，即得。使用时，取适量药物，均匀涂抹于患处，轻揉数分钟，至药物完全吸收，每日用药 2 次。

【方解】方中煅炉甘石，性味甘辛涩温，功用收湿止痒、敛疮生肌为君；青黛，性味咸寒，有清肝泻火、燥湿解毒、凉血消斑之功；煅石膏辅佐君药增强燥湿敛疮生肌之效，二药共为臣药。黄柏、苦参助君药加强清热燥湿止痒之功，为佐药。冰片，性苦微寒，擅清热解毒、疗疮消肿，为使药。诸药合用，共奏清肝泻火、燥湿止痒之功。

【临床应用】青石止痒软膏原名甘石青黛膏，李元文教授认为青石止痒软膏具有清肝泻火、燥湿止痒的作用，对于神经性皮炎、急慢性湿疹、银屑病等证属湿热证或肝郁化火证者，均可使用，其临床表现为丘疹、红斑，皮损或有鳞屑，或粗糙增厚、皮纹增粗，但无明显渗出。

（四）二白膏

【组成】白及 10g，白鲜皮 10g，三七 10g。

【功效】养血活血祛风。

【主治】角化性湿疹、手足皲裂症，中医证属血虚风燥证者，症见手足皮肤干燥、皲裂、角化过度。

【配制方法】以上药物研成细粉，兑入凡士林 50g，搅拌均匀即可。使用时，取适量药物，均匀涂抹于患处，轻揉数分钟，涂药后用保鲜膜封包患处 1 小时左右，每日用药 2 次，可增加疗效。

【方解】方中白及善治溃疡龟裂，有生肌消肿之功效，配以白鲜皮祛风胜湿止痒，三七活血化瘀生肌。以凡士林调涂更具润泽保护之功效。

【加减应用】有水疱者，加滑石 10g 以清热燥湿；角化肥厚皲裂明显者，加威灵仙 10g，桃仁 10g 以活血通络。

【临床应用】李元文教授认为该方具有养血活血祛风的功效，用于治疗角化湿疹、手足皲裂症见手足角质增厚、干燥、皲裂、甚至皮肤出现大裂隙流血者，临床连用 2~3 周，可见显著疗效。李元文教授认为治疗角化性湿疹、手足皲裂症，恰当的涂药方法很关键，该病角质层增厚导致药物吸收较困难，涂药后应以手指或手掌转圈轻揉局部数分钟，然后再以封包促进角质层松解软化，促使药物能渗透进皮肤深层。

（五）三黄散

【组成】黄连 10g，生大黄 10g，体外培育牛黄 0.6g。

【功效】清热解毒燥湿，逐瘀止痛。

【主治】带状疱疹急性期、单纯疱疹，中医证属湿热证、血瘀证者，症见红斑、水疱或血疱，水疱破溃可见潮红糜烂面等。

【配制方法】以上药物研成细粉，每次使用时，取适量药粉，加入重楼解毒酊药液或炉甘石洗剂，调至牛奶状，均匀涂抹于患处，每日 2 次。

【方解】方中生大黄清热泻火，凉血解毒，逐瘀通经，黄连清热燥湿，泻火解毒，牛黄外用清热解毒，三药合用共奏清热解毒燥湿、逐瘀止痛之功。若以重楼解毒酊调涂，解毒止痛之力更强。

【临床应用】李元文教授认为三黄散具有清热解毒燥湿、逐瘀止痛的功效，外用治疗带状疱疹急性期湿热火毒炽盛蕴结肌肤，局部气血凝滞者，具有很好的效果。在带状疱疹初发，仅见红斑、少许小水疱时，可用炉甘石洗剂调三黄粉外抹，收敛效果较好；红斑融合成片，上有水疱甚至大疱、血疱，疼痛明显时，可先抽出大疱中的液体，继以重楼解毒酊调三黄散外涂，其解毒止痛效果较好；疱壁破溃，皮损糜烂渗出明显时，可先予中药液湿敷，继之外涂三黄散。一般用药 2~3 天后，红斑颜色明显转淡、水疱收敛，疱壁干燥结痂。

（六）生发酊

【组成】补骨脂 20g，细辛 10g，红花 10g，当归 20g。

【功效】活血通络。

【主治】斑秃，症见圆形或椭圆形非瘢痕性脱发，脱发区可融合成片，严重时全头头发几乎全部脱落。

【配制方法】以上药物的颗粒剂兑入 100ml 的 75% 乙醇，使用时充分摇匀，用棉签蘸取药液，涂抹于患处，轻揉局部至皮损微微发红，每日 2 次。

【方解】方中补骨脂外用调和气血，活血通络为君药；细辛温经通络，当归养血活血，共为臣药；红花通经活血散瘀，为佐药，酒为辛温之品，能行能散，善通血脉，辛味药又有透皮作用，助药物到达病所，为使药。诸药合用，共奏活血通络，"祛瘀生新"之功，局部血脉通畅，毛囊得以滋养，毛发重新生长。

（七）补骨脂酊

【组成】补骨脂 30g，白芷 20g，乌梅 10g。

【功效】补肾祛风，和血增色。

【主治】白癜风，诸症皆可根据具体情况加减使用。

【配制方法】上三味以 50 度左右的白酒 200ml 浸泡一周。

【加减应用】白斑早期，进展较快者，加白蒺藜 10g；白斑后期，皮疹静止，色素不增者，加苍耳子 10g，红花 10g；对补骨脂过敏，用药后皮肤红肿者，去补骨脂，加马齿苋 30g。

【方解】方中补骨脂补肾增色，其有效成分补骨脂素为光敏性物质，可刺激色素细胞分泌黑色素。白芷亦具有光敏性，可吸光增色，并能祛风止痒。乌梅有局部染色和抗过敏之功效。诸药合用，有补肾祛风增色的作用。

第二节　治疗技术

一、针刺疗法

【环境条件】明亮、安静、通风、温暖、洁净的环境下。

【材料】一次性针灸针、干棉签、75% 乙醇。

【作用】舒经活络，调和气血。

【操作步骤】

（1）辨证选穴，定位。

（2）将局部消毒，选取适宜长度的一次性针灸针，手持针柄，将针快速刺入穴位，以得气为度。

（3）停留 20 分钟后将针取出，局部用干棉签按压，防止出血。

【技术要领】

（1）注意局部的消毒清洁，以防感染。

（2）受术者不宜过饥过饱，防止晕针，如若晕针后应及时取出针，平躺补充糖、盐水。

（3）针刺穴位不宜过多，选穴在于精、准，操作在于熟练、快速。

【适应证】湿疹、荨麻疹、神经性皮炎、银屑病等。

【禁忌证】针刺不耐受者慎用。

二、火针疗法

【环境条件】明亮、安静、通风、温暖、洁净的环境下。

【材料】一次性注射器针头、乙醇灯、打火机、75% 乙醇、检查手套。

【作用】火针在《黄帝内经》中被称为燔针，具有调和气血的作用。气血失调，气滞血瘀，郁久则火毒内生，火针借助针尖火热之力内开腠理，外泄火毒，同时火针可温通经脉，助气血运行，气血运行通畅，则邪气消散。

【操作步骤】

（1）将皮损处用 75% 乙醇消毒。

（2）术者戴上手套，点燃乙醇灯，取出一次性注射器针头。

（3）将注射器针头在乙醇灯处加热至针尖发红，迅速刺入皮损处后迅速拔出，不做停留。

（4）术后局部消毒。

【技术要领】

（1）加热时针尖要放于火的外焰加热。

（2）加热后针刺要迅速，力度要均匀。

（3）火针数量不宜过多，以防感染。

（4）治疗后 24 小时不宜沾水。

【适应证】瘀积性皮炎、银屑病、痈肿、跖疣、扁平疣等属于虚证，比如阳气亏虚、气血亏虚者。

【禁忌证】对于火针不耐受者、婴幼儿不宜使用火针。

三、艾灸疗法

【环境条件】明亮、安静、通风、温暖、洁净的环境下。

【材料】艾条、艾灸盒、打火机。

【作用】温经散寒、扶阳固脱、散瘀散结、防病保健。艾灸属于温通之法，适应证为以虚证为主，或月经期不宜针刺者，气血亏虚证可灸足三里、脾俞、胃俞，肝肾亏虚证可灸肝俞、肾俞、太溪、照海。

【操作步骤】

（1）让受术者暴露操作部位，点燃艾条。

（2）施术者手持艾条或置于艾灸盒中，手持艾条需离施术部位 2~3cm，灸至局部微微发红即可。艾灸盒直接置于施术部位即可。

【技术要领】

（1）艾灸条需离施术部位 2~3cm，以防烫伤。

（2）一般灸 10~15 分钟即可。

（3）及时清除艾条灰，以防掉落烫伤。

【适应证】带状疱疹、脱发等。

【禁忌证】内有实热者。

四、放血疗法

【环境条件】明亮、安静、通风、温暖、洁净的环境下。

【材料】75% 乙醇、一次性检查手套、一次性注射器针头、干棉签。

【作用】活血化瘀、通调气血。瘀血去则新血生。如血热过盛易化燥生风，演变为火毒之邪，此时若单纯以针刺或火针治疗可能难以达到理想的治疗效果。因此临床上常常在前者基础上配合放血疗法以加强清泻热毒之功效，促使火毒随瘀血排出，从而促进疾病向愈。

【操作步骤】

（1）将施术部位用 75% 乙醇消毒。

（2）术者戴上手套，取出一次性注射器针头，于施术部位处均匀点刺出血，先用乙醇棉签擦拭，不止血，达到出血量后，用干棉签擦拭止血。

（3）最后再次消毒。

【技术要领】

（1）约每 $1cm^2$ 点刺一下，深度为 2~3mm。

（2）出血量一般为 2~5ml。

（3）治疗后 24 小时内不宜沾水。

【适应证】瘀积性皮炎、银屑病、白癜风、神经性皮炎、湿疹等，实证多用，比如血热血瘀者。

【禁忌证】凝血功能不全者，免疫力极其低下者。

五、湿敷疗法

【环境条件】明亮、安静、通风、温暖、洁净的环境下。

【材料】无菌纱布若干，中药药液，无菌手套，一次性换药弯盘，一次性治疗中单。

【作用】湿敷疗法古称溻法，是用纱布、药棉、帛布等浸蘸药液敷贴患处的一种治疗方法，具有抑制渗出、消肿止痛、收敛止痒、控制感染、促进愈合的作用。湿敷包括冷湿敷、热湿敷、闭合性湿敷、开放性湿敷等。

【操作步骤】

（1）向患者说明湿敷的治疗目的及治疗过程，做好解释。

（2）取合理体位，铺一次性中单，暴露治疗部位，注意保暖。

（3）将温度适宜的药液倒入弯盘内，将 6~8 层无菌纱布在药液中浸湿，轻轻拧挤后敷于患处。

（4）定时用无菌镊子夹取无菌纱布浸药液淋于湿敷纱布上，保持湿度及温度，湿敷 20 分钟左右，每日 2~4 次。

（5）治疗完毕后，取下纱布，用干燥无菌纱布吸干局部药液。

【技术要领】

（1）常规湿敷中药药液应晾凉至 37℃ 以下；对于红肿、局部皮温增高的皮损，可以将药液冷藏至 10℃ 左右进行冰敷；热敷时，温度应控制在 30~40℃。

（2）湿敷时，纱布应拧挤使药液不漫流即可，拧挤过干效果不好。

（3）如对药液有过敏者，应立即停用。

（4）注意无菌操作，防止感染。

【适应证】急性湿疹、接触性皮炎、脂溢性皮炎、药疹、带状疱疹、丹毒、银屑病、大疱性皮肤病等。

【禁忌证】本疗法无绝对禁忌证。

六、拔罐疗法

【环境条件】明亮、安静、通风、温暖、洁净的环境下。

【材料】治疗盘、玻璃罐、打火机、95%乙醇棉球、75%乙醇棉球、止血钳、弯盘、梅花针或三棱针、凡士林等。

【作用】拔罐法又名"火罐气""吸筒疗法"，最早出现于马王堆出土的《五十二病方》，称"角法"。它是一种以兽角、竹罐、陶罐、金属罐、玻璃罐、橡皮罐、塑料罐及穴位吸引器等为工具，利用燃火、抽气等方法排去其中的空气产生负压，使其吸附于皮肤，造成局部毛细血管破溃产生瘀血现象的一种疗法。拔罐疗法具有散寒除湿、行气活血、消肿止痛、拔毒泻热、祛风止痒等作用，适用范围较为广泛。常用的拔罐法有留罐法、走罐法、闪罐法、留针拔罐法、刺血拔罐法、药罐法等。

【操作步骤】

（1）向患者说明拔罐的治疗目的、方法及治疗过程。

（2）协助患者取合理体位，暴露拔罐部位，根据不同部位选择合适规格的玻璃罐。

（3）选定治疗部位后，用75%乙醇棉球消毒皮肤。

（4）根据疾病选择不同的拔罐方法，可以多种方法结合起来，如下。

①留罐法：用止血钳夹稳95%乙醇棉球，轻轻挤压掉多余乙醇，点燃乙醇棉球，在火罐内绕1~3圈后，将火退出，迅速将罐扣在施术部位，留置5~10分钟。

②闪罐法：将罐拔住后，立即起下，如此反复多次地拔住起下，直至皮肤潮红、充血或瘀血为度。

③走罐法：先在所拔部位的皮肤或罐口上，涂一层凡士林等润滑剂，再将罐拔住，然后用右手握住罐子，向上、下或左、右需要治疗的部位，往返推动，至所拔部位的皮肤红润、充血甚或瘀血时，将罐起下。

④刺络拔罐法：先用梅花针、三棱针快速点刺局部5~6次，以皮肤红润稍有渗血为佳。用止血钳夹取干湿适中的乙醇棉球，点燃后在罐内绕1~2圈后，迅速将火罐迅速扣在刺血部位。留置时精心观察罐内出血量、罐口吸附情况以

及局部皮肤颜色，决定起罐的时间。待局部皮肤呈红紫色时即可取下；血少可留罐时间稍长，血多即刻取罐。一般每次留罐 5~10 分钟。起罐后，用消毒纱布擦净血迹，每次吸出的血不可太多。

（5）起罐后观察局部皮肤情况，如出现小水疱，可不必处理，待自行吸收，若水疱较大，应消毒局部皮肤后，用注射器吸出疱液，覆盖消毒敷料。

【技术要领】

（1）治疗前注意检查器具是否完好，如玻璃罐是否有破口、裂痕，止血钳是否有松动、不稳等；刺络拔罐时，检查针具，当发现针尖有钩毛或缺损、针锋参差不齐时，要及时更换。

（2）嘱患者精神放松，避免过饥过饱，一面发生晕厥等意外情况，发生时应立即采取对应措施。

（3）应注意棉球是否滴液、灌口是否带火以免烫伤患者。

（4）面部及皮肤浅薄部位拔罐时，无特殊必要时避免留罐及刺络拔罐等创伤性较大的操作，以免影响美观。

（5）刺络拔罐时，针具及针刺局部皮肤（包括穴位）均应消毒。针具一般用 75% 乙醇浸泡 30 分钟即可使用。重刺后，局部皮肤须用乙醇棉球消毒，并应注意保持针刺局部清洁，以防感染。治疗 24 小时内不要沐浴。

【适应证】痤疮、急慢性荨麻疹、皮肤瘙痒症、扁平苔藓、神经性皮炎、皮肤淀粉样变、慢性湿疹、银屑病、带状疱疹及带状疱疹后遗神经痛、虫蛇咬伤、硬皮病等急、慢性皮肤病。

【禁忌证】局部皮肤有创伤及溃疡者；有凝血障碍疾病者；心力衰竭、恶性肿瘤、活动性肺结核、急性传染病、精神病患者禁用此法；孕妇及年老体弱者禁用；瘢痕体质者禁用刺络拔罐。

七、穴位注射疗法

【环境条件】明亮、安静、通风、温暖、洁净的环境下。

【材料】药液（如维生素 B_{12} 注射液等），1ml 一次性注射器，安尔碘皮肤消毒液，无菌棉签，无菌手套。

【作用】一方面，药物经过局部注射而发生局部作用，并经循环吸收，药效成分经神经反射或体液调节而产生全身作用。另一方面，通过药物对腧穴的持续性刺激，激发体内经气的运行，达到联络机体上下内外，运行气血，滋养五脏六腑，提高机体抵抗力的效果，从而达到治疗疾病的目的。

【操作步骤】

（1）向患者说明穴位注射的治疗目的及治疗过程。

（2）协助患者取坐位或卧位，根据治疗目的选择腧穴，暴露穴位周围皮肤，进行定位。

（3）戴好手套，常规消毒皮肤，抽取1ml药液，一手持注射器，另一手拇指、食指绷紧皮肤对准穴位迅速刺入皮下，然后用针刺手法推至一定深度，并进行上下提插，"得气"后若无回血，即刻将药物推入，进针角度、深度、注射速度适宜即可，每穴注入药液0.2~0.4ml，隔日1次，10次为1疗程。

（4）注射完毕后迅速拔针，用无菌棉签按压针孔片刻。

【技术要领】

（1）严格遵守无菌操作规则，防止感染。

（2）注射时注意避开血管。

（3）要注意药物的有效期，并检查药液有无沉淀变质等情况，防止过敏反应的发生。

（4）使用穴位注射时，应该向患者说明本疗法的特点和注射后的正常反应。如注射局部出现酸胀感、4~8小时内局部有轻度不适，或不适感持续较长时间，但是一般不超过1天。

（5）治疗过程中应注意患者有无晕血、晕针发生，若发生应立即停止治疗，进行妥善处理；年老体弱及初次接受治疗者，最好取卧位，注射部位不宜过多，以免晕针。

（6）针刺部位24小时内不宜沾水，防止感染。

【适应证】慢性荨麻疹、慢性湿疹、皮肤瘙痒症、特应性皮炎、脂溢性皮炎、跖疣、扁平疣等慢性难治性皮肤病。

【禁忌证】溃疡性疾病及恶性病变局部；对所选药物过敏者；晕针、晕血者，体质过于虚弱者。

八、自血疗法

【环境条件】明亮、安静、通风、温暖、洁净的环境下。

【材料】无菌手套，10ml一次性注射器，安尔碘皮肤消毒液，无菌棉签。

【作用】自血疗法是一种非特异性疗法，产生一种非特异性脱敏作用，促进白细胞吞噬作用，调理人体内环境，改善病变局部的新陈代谢。另外，血液中含有多种微量元素及抗体、激素和酶类，注入穴位后，通过穴位的吸收，除了可激发和调节机体的免疫功能外，还可增强微循环，营养皮肤，提高抗病能力，使气、血、津液充足以滋润肌肤而达到治疗之目的。

【操作步骤】

（1）向患者说明自血疗法的治疗目的及治疗过程。

（2）协助患者采取坐位，暴露患者一侧的肘部屈侧皮肤及臀部皮肤。

（3）戴好手套，用止血带系在患者肘横纹向上 10cm 处，暴露肘正中静脉，并进行常规消毒，同时消毒臀部肌内注射部位皮肤。

（4）用注射器从静脉抽取 5ml 血液（不加抗凝剂或药物），局部按压止血，随即将抽取的血液直接注射到患者臀部的深层肌肉，注射速度适宜。每周 2 次，10 次为 1 疗程。

（5）注射完毕后，迅速拔出针头，用棉签压迫止血。

【技术要领】

（1）严格遵守无菌操作规则，防止感染。

（2）治疗过程中应注意患者有无晕血、晕针发生，若发生应立即停止治疗，进行妥善处理。

【适应证】慢性荨麻疹、皮肤划痕症、白癜风、瘙痒症、泛发性湿疹、扁平疣、斑秃、复发性疖肿等。

【禁忌证】体质虚弱、过饥过饱、过度疲劳、精神紧张、晕针、晕血者；经期、妊娠期女性；有血液疾病者，如血小板减少症等有出血倾向者；皮肤有重度破溃、感染者；乙肝、结核等传染性疾病或肿瘤患者。

九、中药药浴疗法

【环境条件】明亮、安静、通风、温暖、洁净的环境下。

【材料】药物的制备：将药物加水适量，煎煮为液；或将药物放入溶液中浸泡数日制成浴液；或将药物研细过筛、制成散剂或丸剂保存，用时加热水溶解而成浴液。

【作用】中药药浴运用了透皮吸收的原理，药浴时，在药疗、水疗和热疗的三重物理作用下，高浓度的药物有效成分和缓均匀地渗透角质层细胞膜外、毛囊、皮脂腺、汗管口等，作用到皮损局部产生直接治疗作用，其温热效应可开散毛孔，促进药物透皮吸收；另外温热使毛细血管扩张，加速全身血液循环，又可使吸收的药物快速进入血液循环，产生根本的治疗作用；还可以通过大量排汗，促使某些血液毒素的快速外排，缩短疾病的治疗过程。药物与温水叠加刺激神经末梢，亦可起到反射调节神经系统功能的作用，宁心安神，改善患者失眠、焦虑等症状。根据不同药物可起到调和气血、平衡阴阳、疏通经脉、透达腠理、祛邪和中、温经散寒、祛风除湿、清热解毒、通络止痒、荣养生肌、排毒退斑的功效。

【操作步骤】

1. 全身药浴

（1）将药浴木桶铺垫一次性塑料布，加入温水适量。

（2）加入中药浴液。

（3）患者进入木桶，一般采用坐位，将皮肤浸入水中，持续15~20分钟。

（4）毛巾擦干全身水，将患处涂上药膏，其余皮肤涂上润肤乳，穿上衣服。

2. 足浴

患者取坐位，将上述药汤倒于木桶中，加30~40℃温水至足踝处，浸泡20~30分钟至全身汗微出即可。

【技术要领】

（1）药浴温度在30~40℃，水温避免过热，防止烫伤，时间不超过30分钟。

（2）药浴时避免强力搓洗，以免引起皮肤破损感染。

（3）药浴时水位不宜过高，以不超过心脏为宜。

（4）沐浴时要注意保暖，室温应不低于20℃，避免受寒、吹风，洗浴完毕马上拭干皮肤。

（5）饭前、饭后1小时，或过饥、过饱，或极度疲劳、酒醉、大量出汗后均不宜药浴。

（6）凡儿童、老人或心、肺、脑等疾病患者，不宜单独洗浴，应有家属助浴，且洗浴时间不宜过长。

【适应证】银屑病，湿疹，皮肤瘙痒症，神经性皮炎，掌跖脓疱病，结节性痒疹等。

【禁忌证】皮肤有较大面积伤口者，防止感染；严重心肺功能不全、主动脉瘤、重症高血压者以及有出血倾向者，不宜使用全身药浴；妊娠及月经期妇女；对药浴中药物成分过敏者。

十、中药面膜疗法

【环境条件】明亮、安静、通风、温暖、洁净的环境下。

【材料】温水、石膏、硅霜或保湿剂、无菌生理盐水、负氧离子喷雾、75%乙醇、无菌探针、凡士林纱条。

【作用】利用石膏凝固过程中发热的原理，加速面部的血液循环，促进皮肤对药物的吸收，减轻局部炎症，清洁皮肤和毛孔，从而达到治疗和美容的效果。

【操作步骤】

（1）洗手戴口罩，向患者做好解释，取得患者的合作。

（2）协助患者取仰卧、舒适体位，面部用无菌生理盐水擦拭清洁。

（3）负氧离子喷雾 10~20 分钟。

（4）黄褐斑患者面部均匀外用祛斑方，进行穴位及皮肤按摩 10~15 分钟。常用穴位：印堂、太阳、攒竹、鱼腰、睛明、四白、承泣、迎香、地仓、颊车、承浆、风池等；痤疮患处，用乙醇消毒局部皮肤，有脓头及粉刺栓者用无菌探针挑治并根据病情涂以痤疮方。

（5）眉毛、眼睛、嘴唇用凡士林纱条覆盖加以保护。

（6）用温水（40℃左右）调成石膏成稠糊状，均匀涂抹于脸上 20~30 分钟，待干后轻轻取下。

（7）温水擦拭面部，涂以硅霜或保湿剂。

【技术要领】

（1）操作中严格执行无菌技术操作规程，防止交叉感染。

（2）严格掌握喷雾的距离、温度和时间防止烫伤。

（3）注意调试药膜水温，随时观察患者，如有不适及时处理。

【适应证】黄褐斑、痤疮等。

【禁忌证】面部皮肤损伤伴感染、对材料过敏者禁用。

十一、脐疗法

【环境条件】明亮、安静、通风、温暖、洁净的环境下。

【材料】药物、医用胶布等。

【作用】根据脐的胚胎发育过程，从脐部的组织结构特点和现代全息生物学全息胚的概念可以看出脐是一个发育程度较高的全息胚。其泛胚性决定了全息元和整体之间的对应性，其潜胚性使他们表现出了与整体的生理、病理、生化、遗传等方面的生物学特性的全息对应性。故脐疗施治于脐部，通过其潜胚性激发出能够修复病变部位损伤或异常的泛作用，使与被刺激部位所在同类集中的其他靶器官（如病变部位）也得到修复或调整，从而达到治疗疾病的目的。

脐部皮肤薄、含有大量微血管、渗透性强。脐为胚胎发育过程中腹壁最后闭合处，表皮角质层最薄，且脐下无脂肪组织，屏障功能较差，药物较易透过脐部皮肤，迅速弥散入血而通至全身。这种方法使药物不经过消化系统，可以绕过肝脏首过效应及胃肠道对药效的干扰，避免了对消化道的刺激及肝脏代谢对药物的破坏，增加了局部有效药物浓度。现代研究表明，不断地刺激（包括药物）脐部皮肤的功能活动，可达到防病治病的目的。脐部肌肤由第 9、10、11 肋神经的前皮支重叠交织分布。脐疗会使脐部皮肤上的神经末梢进入活动状态，继而促进人体的神经、体液调节作用和免疫功能，改善各组织器官作用和免疫功能。

【操作步骤】

（1）向患者说明脐疗的治疗目的、方法及治疗过程。

（2）将所选药物研成极细末，或作散剂用，或作膏剂用。如用新鲜药物，可直接捣如泥，作膏剂用。

（3）取仰卧位，充分显露脐部，先将患者脐部洗净擦干，然后将配制好的药粉或药膏置入脐中，再用胶布或纱布覆盖固定。根据病情需要，或 1~2 天换药 1 次，或 3~5 天换药 1 次。

【技术要领】

（1）注意有无药物过敏史，避免在用药时引起过敏，一旦有过敏现象，立刻停药。

（2）注意保暖，治疗不要在室外进行，或者让脐部对准风口。保持室内温暖，适当覆盖衣被。尤其是腹泻、感冒、体质虚弱的患者，以及老人和小儿更要注意保暖。

（3）脐部皮肤娇嫩，如药物刺激性较强，或隔药灸脐次数较多时，宜在用药或治疗前先在脐部涂一层凡士林，小儿尤应注意。

【适应证】慢性荨麻疹、慢性湿疹、神经性皮炎、黄褐斑、银屑病、扁平疣等慢性难治性疾病。

【禁忌证】有严重心血管疾病、体质特别虚弱者；处在怀孕期、哺乳期的女性；高敏体质者或者对治疗药物成分过敏者；腹部皮肤有炎症、破损、溃烂者。

十二、中药封包疗法

【环境条件】明亮、安静、通风、温暖、洁净的环境下

【材料】药物、医用胶布、手套、不透气聚乙烯薄膜等。

【作用】药物经皮吸收程度遵循物质被动扩散的 FICK 定律，根据该定律，药物经皮吸收程度，与药物和赋形剂之间的分配系数、药物在角质层内的扩散系数以及涂于表皮上药物浓度成正比，与角质层的厚度成反比。皮肤封包可增加角质层水合作用，水含量提高使角质形成细胞膨胀，细胞间脂质组成发生改变，以及皮肤表面温度升高，血流增加，因而可改变表面药物与皮肤间的分配，从而影响经皮吸收，提高疗效。

【操作步骤】

（1）向患者说明中药封包的治疗目的、方法及治疗过程。

（2）协助患者取合理体位，暴露治疗部位，冬天注意保暖。

（3）将药膏涂于患处，将不透气聚乙烯薄膜覆盖在霜剂或软膏上面，用胶带固定，松紧适宜。封包时间约 3~4 小时，耐受能力差者，可适当缩短 1~2 小时，视情况而定。每日 1~2 次，疗程一般为 2 周。

（4）封包完毕，取下聚乙烯薄膜，协助患者整理衣物。

【技术要领】封包期间观察患者有无不适，若局部皮肤有无过敏、瘙痒、水疱现象，立即停药。

【适应证】斑块型银屑病、特应性皮炎、红斑狼疮、慢性湿疹、神经性皮炎、角化型湿疹、手足皲裂症等。

【禁忌证】局部皮肤有创伤及溃疡者。

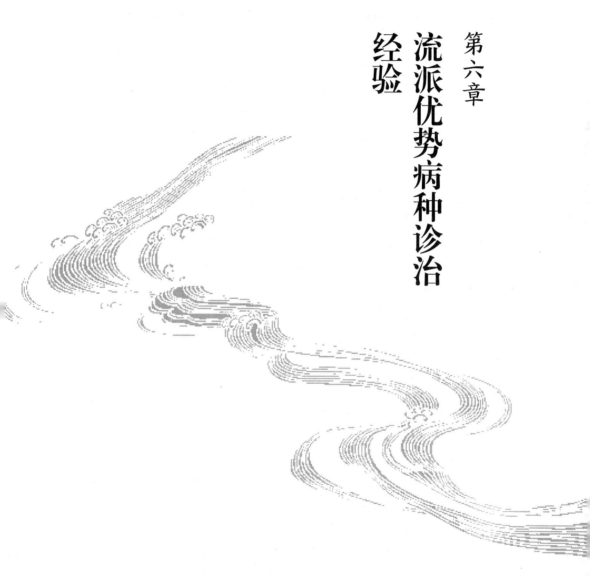

第六章

流派优势病种诊治经验

第一节　湿疹

湿疹是由多种内、外因素引起的具有多形损害、对称分布、瘙痒剧烈、渗出倾向的一种皮肤炎症反应，本病病因复杂，病情易反复，转为慢性后迁延不愈，易反复发作。

按皮损表现及病程分为急性、亚急性、慢性三期。急性期皮损初为多数密集的粟粒大小的丘疹、丘疱疹或小水疱，可见渗出及糜烂面，边缘不清；亚急性期皮损以小丘疹、结痂和鳞屑为主，仅见少量丘疱疹及糜烂；慢性期皮损以粗糙肥厚、苔藓样变为主，覆鳞屑，或因抓破而结痂，可见色素沉着。

根据发病部位可以分为耳部湿疹、乳房湿疹、手部湿疹、阴囊湿疹等。还有一些特殊的湿疹如钱币状湿疹、汗疱疹、自身敏感性湿疹等。

湿疹作为一种极为复杂的疾病，其病因尚未明确。根据多个临床研究结果显示较为常见的因素有：遗传因素、血液循环障碍、免疫异常、感染、内分泌变化或内脏病变（慢性消化系统疾病、糖尿病、肾病）、失眠、过度疲劳以及情绪等内在因素；环境（日光、寒冷、潮湿、干燥、炎热）、热水烫洗、饮食、药物以及接触动物皮毛、植物、化妆品、肥皂、人造纤维等外因，是复杂的内外因子引起的一种迟发型变态反应。

湿疹的典型病理表现为浅层血管周围皮炎，伴有表皮海绵水肿，亚急性期伴有表皮棘层轻度增生、灶性海绵水肿及灶性角化不全，在慢性期出现表皮增生、棘层增厚。

湿疹是皮科门诊常见病、多发病，因其容易反复发作，瘙痒剧烈，严重影响人们的生活及学习。

（一）病因病机

湿疹，与中国古籍"浸淫疮""湿疮""旋耳疮""绣球风"等类似。中国古代医家认为湿疹的发病因素不外内因、外因。外因多为外感风、湿、热、暑邪，侵袭肌表而发病；内因多为脏腑功能失调，诸邪内生，如：隋《诸病源候论》记载："浸淫疮，是心家有风热，发于肌肤。"清《外科心法要诀·肾囊风》记载："此证一名绣球风，系肾囊作痒。由肝经湿热，风邪外袭皮里而成。"元《外科精义》记载："盖湿疮者，由肾经虚弱，风湿相搏，邪气乘之，瘙痒成疮，浸淫汗出，状如疥疮者是也。"近现代医家对湿疹也多有论述。

1. 金起凤教授

金起凤教授认为湿疹的形成多为内外合邪，搏于肌肤腠理而发病。外因或由感受风热之邪，或由久居湿地，感受湿邪，郁闭于肌肤而发病。内因多为脏腑功能失调，多与心、肝、脾相关，或因过食辛辣油腻，损伤脾胃，脾运化失职，脾湿内蕴，郁而化热；或平素心火旺盛、肝气不疏，气机失调，五志化火，内不得宣泄，外不得透发，伏于腠理，搏于肌肤而发。病程日久，或体禀阴虚，必从阳化热，耗气伤血，导致阴虚血燥生风或血虚风燥生风，肌肤失养，出现慢性湿疹表现。但是其中最重要的发病因素是湿气的过犹或不及。正常的湿在人体中起到濡润脏腑及肌肤的作用，但是湿气过重，形成湿邪，或者湿气过少形成燥邪，损伤阴血，均会引起湿疹。首先湿气太过，形成湿邪，湿邪流于皮肤发为湿疹，《疡科纲要·论外疡理湿之剂》中言："普通疡患，惟湿热二者最多。偏于热者，灼痛成脓；偏于湿者，发痒流水……湿疡浸淫，每在皮肤之表，四肢之末。"因湿性黏腻、重着、弥漫，易导致多种病变，故湿疹易起丘疹、水疱，重者糜烂渗出，浸淫流水，且易反复发作，缠绵难愈。其次，病程日久，迨至后期，湿热久郁化火，火性炎热，灼伤阴血或渗水日久，湿气过少，使阴伤血耗，导致阴虚血燥或血虚风燥，肤失濡养，出现局部皮肤干燥，浸润肥厚，而致慢性湿疹。

2. 瞿幸教授

在临床中深受金起凤教授的影响，认为治疗湿疹，除湿止痒之法必须贯彻始终。急性期宜清热凉血，利湿止痒；亚急性、慢性期在除湿止痒的同时应调理气血及脏腑功能。湿因水液代谢障碍而变生，脾失健运，饮入之水谷不能正常化生津液而变为湿浊，湿浊内生日久必耗液伤阴，阴伤血燥、肌肤失养则皮肤肥厚粗糙、脱屑皲裂。一般来说，湿疹急性发作多责之于心，亚急性、慢性期多责之于脾、肝，但不能简单地以西医的急性、亚急性、慢性湿疹与中医辨证分型套用，仍需辨证求本。

3. 段行武教授

段行武教授认为湿疹的病因不外于禀赋不耐，风、湿、热邪阻滞肌肤，因此在湿疹的辨证过程中必须谨守"风、湿、热、虚、瘀"的要点，辨别湿热蕴结、血虚风盛、瘀血阻滞的证型，才能对证治疗，有的放矢。

4. 李元文教授

李元文教授提出手部角化型湿疹的病因病机为"肝血不足，脾虚蕴湿为本，血虚风燥，经络阻滞为标"，强调在辨证论治基础上把握好"寒热并用，攻补兼施"的原则。

5. 张丰川教授

张丰川教授提出在湿疹的临床治疗上应该辨明风、湿、热的轻重缓急，内外虚实，采取实者泻之，虚者补之。如风邪重者，治宜祛风为主，并根据兼夹之邪，而佐以清热除湿等法，常用的方剂有荆防败毒散、消风散等；湿邪重者，治宜除湿为主，佐以祛风清热，常用方剂有龙胆泻肝汤、除湿胃苓汤等；热邪重者，治宜清热为主，佐以祛风除湿，常用方剂有黄连解毒汤等。

总之，本病病因在外多为风、湿、热侵袭，在内多为脾、心、肝等脏腑功能失和，湿邪始终贯穿疾病始末，病程中又可出现虚实夹杂、本虚标实的表现，临诊时需明察病机，分清标本虚实，治疗时务必寒者热之、热者寒之、燥者润之、虚者补之，治病必求于本。

（二）分期辨证思路

湿疹的发病根本在心、肝火旺，脾虚湿蕴，湿邪贯彻疾病的始终，同时根据不同阶段兼夹证的不同还需分阶段有侧重地进行治疗。

1. 急性湿疹

湿疹急性期多为风湿热盛及肝胆湿热。外感风湿热邪，内因肝胆湿热，邪蕴肌肤腠理而发病。

（1）外感风湿热邪，郁于肌肤腠理为患　《医宗金鉴》记载："浸淫疮发火湿风，黄水浸淫似疥形，蔓延成片痒不止，治宜清热并消风。"因风邪为六淫邪气的主要因素，《素问·风论》云："故风者，百病之长也，至其变化，乃为他病也，无常方，然致有风气也。"《素问·骨空论》亦云"风者百病之始也"，风邪侵犯人体，首先与卫气搏于肌肤腠理，又可兼夹热邪、湿邪合而为病，风湿热邪蕴于肌表，而致发病，出现皮肤红斑、丘疹、水疱，自觉瘙痒。

（2）肝火旺盛，化热生湿　《临证指南医案》论述"东方生风，风生木，木生酸，酸生肝，故肝为风木之脏，因有相火内寄，体阴用阳，其性刚，主动主升"，故肝体阴而用阳，性喜条达，如素急躁易怒、紧张焦虑、抑郁不舒，致肝气不疏，内不得条达，外不得宣畅，气郁日久易化火生风，风热发于肌肤腠理而发病。

2. 慢性湿疹

慢性湿疹多为急性湿疹或亚急性湿疹失治、误治，使病情迁延不愈，反复发作，多为脾虚湿蕴或者血燥夹湿。

（1）脾虚湿蕴，湿浊内生　脾为太阴湿土，居中州而主运化，或饮食不节或思虑过重，损伤脾胃，运化水湿失常，水湿集聚成为湿邪，故《素问·至真要大论》说："诸湿肿满，皆属于脾。"湿邪流溢肌肤发为湿疹，故见水疱。湿邪郁久化热，或湿与外感风热相合，均可成为湿热之邪，流注肌肤而发病。

（2）阴虚火旺，血燥生风，肤失濡养　脾胃是气血生化之源，肝藏血。脾虚气血生化乏源；肝火旺盛，肝风内动，使血无所藏，火热炽盛，灼伤阴血，均可导致营阴日少，阴虚血燥，血虚肌肤失养，内外合邪而发病。

总之，湿疹的发病离不开外邪袭表，内里脏腑失和，湿邪又贯穿疾病的始末，病程较长，亦错综复杂，临诊需要详细辨证，中西合参，内外齐治，标本兼顾，才能疗效显著。

（三）治疗方案

1. 内治方案

（1）风湿热俱盛型

症状：发病较急，初起皮肤潮红焮热，继而出现散在或密集成片红丘疹、红斑或水疱，瘙痒剧烈，抓坏后糜烂、渗液结痂；伴口干喜饮，心中烦热，小便黄赤或大便干。舌红，苔薄黄或黄腻，脉弦数或滑数等。

辨证：风热外袭，兼夹湿热，互郁肌肤为患。

治法：清热利湿，祛风止痒。

处方：
生石膏 30g	知母 10g	黄芩 15g	生地 30g
丹皮 15g	蚤休 15g	白茅根 30g	大青叶 15g
苦参 12g	白鲜皮 10g	车前草 15g	六一散（包煎）20g

加减：发于夏季，多汗及暴露部位潮红起疹，加青蒿、藿香、佩兰；口臭便秘，加大黄；血热重，加金银花、赤芍、生槐花；瘙痒剧烈，加地肤子、海桐皮；渗出明显，加马齿苋、生地榆凉血渗湿。

分析：此型多见于急性湿疹。方中重用石膏以清热泻火为主药，盖张锡纯《医学衷中参西录》言："盖诸药之退热，以寒胜热也，而石膏之退热，逐热外出也。是以将石膏煎服之后，能使内蕴之热息息自毛孔透出，且因其含有硫氧氢，原具发表之性，以之煮汤又直如清水，服后其寒凉之力俱随发表之力外出，而毫无汁浆留中以伤脾胃，是以遇寒温之大热势若燎原，而放胆投以大剂白虎汤，莫不随手奏效。其邪实正虚者，投以白虎加人参汤，亦能奏效。"其不仅退热还能透表解肌，使邪从肌腠而出。知母苦寒质润，一助石膏清肺胃热、一滋阴润燥防热盛伤阴为臣药。生地、丹皮清热凉血，黄芩、蚤休、苦参泻火解毒与知母共为臣药。佐以车前草、六一散清热利湿，白鲜皮祛风止痒，大青叶凉血消斑。六一散中甘草清热解毒调和诸药为使。

（2）肝胆湿热型

症状：以皮肤局限性潮红或暗红肥厚，表面有结痂脱屑，周围散在丘疹、水疱，瘙痒难忍为主症，伴口苦、急躁易怒、小便黄赤，舌红苔黄腻，脉弦滑。

辨证：湿热俱盛，内蕴血热，郁搏肌肤而发。

治法：清肝利湿止痒。

处方：龙胆泻肝汤加减。

龙胆草 10g	黄芩 10g	栀子 10g	茵陈 30g
马齿苋 30g	生地 15g	丹皮 12g	苦参 10g
地肤子 20g	生苡仁 20g	六一散（包煎）20g	

加减：发于下半身去黄芩，加萆薢、黄柏清利下焦湿热；急躁易怒，加黄连、柴胡疏肝解郁，清心泻火；瘙痒剧烈，加钩藤息风止痒，且《本草经疏》谓其入"手少阴、足厥阴经"具有清热平肝，息风定惊之效；舌苔厚腻，加苍术、厚朴燥湿健脾，理气宽中。

分析：《灵枢》云："肝足厥阴之脉，起于大趾丛毛之际，上循足跗上廉，去内踝一寸，上踝八寸，交出太阴之后，上腘内廉，循股阴，入毛中，过阴器，抵小腹，挟胃，属肝，络胆，上贯膈，布胁肋，循喉咙之后，上入颃颡，连目系，上出额，与督脉会于巅；其支者，从目系下颊里，环唇内；其支者，复从肝，别贯膈，上注肺。"故肝经湿热，多发于耳部、乳房、外阴及下肢、手足，见其部位的湿疹。本方用龙胆草大苦大寒，既能清利肝胆实火，又能清利肝经湿热为君药；黄芩、栀子、苦参苦寒泻火，燥湿清热，共为臣药；马齿苋、生薏仁、六一散清热除湿，生地、丹皮清热凉血，共为佐药；茵陈清肝胆湿热，又可引诸药归经为佐使药。

（3）脾虚湿蕴型

症状：全身或局部散发水疱、丘疱疹，糜烂、渗液多、结痂，瘙痒时作，搔抓津水，缠绵难愈；伴胸闷脘满，食少不香，或大便溏，小便短黄。舌淡红，苔白腻微黄，脉弦缓。

辨证：脾虚湿盛，流溢肌肤。

治法：健脾除湿止痒。

处方：除湿胃苓汤加减。

苍术 10g	藿香 10g	厚朴 9g	陈皮 10g
薏苡仁 15g	白鲜皮 10g	地肤子 25g	茯苓 18g
泽泻 15g	金银花 12g	炒山栀 10g	防风 10g

加减：如纳胀明显，完谷不化者，加焦三仙消食化滞，砂仁行气调中、和

胃；疲劳乏力者，加太子参或党参、茯苓健脾补气；大便溏稀，日数行者，减炒山栀，加炒白术、山药健脾补肾除湿。

分析：除湿胃苓汤出自《外科正宗》，具有清热除湿、健脾利水之功效。原方主治："脾肺二经湿热壅遏，致生火丹，作烂疼痛。缠腰火丹（俗名蛇串疮）属湿者，色黄白，水疱大小不等，作烂流水，较干者多疼。"本方以用苍术为主药，因其味辛、苦，性温，入脾、胃经，能燥湿健脾祛风，湿去则脾气自健；以行气消积、燥湿除满的厚朴，理气健脾、燥湿化痰的陈皮，芳香化湿的藿香以及清热利湿健脾的薏苡仁为臣；佐以白鲜皮、地肤子清热燥湿止痒，金银花、炒山栀清热解毒；使以泽泻、防风，二药均归膀胱经，可祛风利湿，使邪有出路。

（4）血燥夹湿型

症状：皮损多局限，肥厚、干燥、脱屑皲裂，多见于四肢，为淡红色、暗红色或微褐色斑丘疹，或呈苔藓样损害，瘙痒夜盛，伴咽干口燥、渴不多饮，或手足心热。舌红，少苔或中剥，脉细数或细滑。

辨证：阴虚火旺，血燥生风，肤失濡养。

治法：养血息风，除湿止痒。

处方：当归 12g   制何首乌 15g   生地 15g   丹参 15g

鸡血藤 15g   红花 10g   黄柏 10g   苍术 10g

白鲜皮 15g   白蒺藜 20g   全蝎 5g

加减：夜间痒甚，失眠多梦，加夜交藤、珍珠母、炒枣仁；皮损呈斑块状，色暗红兼舌质暗紫者，可加丹参、红花以活血化瘀、软坚消斑；口渴咽干，加麦冬、玄参。

分析：多为慢性湿疹。当归养血补血，主一切血证，《日华子本草》云"治一切风，一切血，补一切劳，破恶血，养新血及主癥癖"为主药；首乌补肝肾填精，生地凉血养血为臣药；白鲜皮、白蒺藜、全蝎祛风止痒，苍术燥湿健脾，黄柏清热燥湿为佐药；丹参、鸡血藤、红花活血祛瘀，配合诸药补血而不留瘀为使。

2. 外治方案

（1）药物治疗

①中药湿敷：适用于皮疹鲜红而密集，皮肤潮红或局部糜烂、渗液多，均可选用马齿苋 90g，蒲公英、黄柏各 30g，煎浓汤待冷却后用 6~8 层纱布浸渍湿敷于患处，清热解毒止痒，抑制渗出，每次 20 分钟，日 3~4 次。

②中药外敷：经冷湿敷后，糜烂处渗液显著减少时，宜用青黛散水调或香

油调敷，以清热收湿止痒。如全身泛发红丘疹、红斑且痒盛属急性者，可选用槿黛黄连膏外擦患处，以清热解毒、燥湿止痒。皮肤瘙痒剧烈，皮损角化肥厚皲裂无渗疱者，可用湿疹膏外擦或外敷，以燥湿清热、解毒止痒或用三黄一椒膏外擦，以杀虫止痒、软坚化斑。

（2）针灸治疗

①毫针针刺：用于急性、亚急性和慢性湿疹。主穴：大椎、曲池、合谷、风市、阿是穴。配穴：湿热浸淫型，加阴陵泉、陶道、肺俞等；脾虚湿蕴型，加脾俞、胃俞等；阴虚血燥型，加膈俞、肝俞、血海等。湿热浸淫型用泻法，其余用平补平泻法。针刺得气后留针30分钟，3次/周，2周一个疗程。

②火针疗法：用于局限性慢性湿疹，皮损肥厚浸润明显者。方法：常规皮肤消毒，用乙醇灯加热针体，直至针尖烧至红白，迅速浅刺皮损肥厚处，1次/周，4周一个疗程。

③耳尖放血：除脾湿偏盛和阴虚血燥外均可采用。耳尖穴，耳穴之一，是针灸临床常用的穴位之一，具有清热祛风、凉血止痒等功效。《针灸大成》云："在耳尖上，卷耳取之，尖上是穴。"即患者正坐位，折耳向前，耳廓顶端即是穴位。先按摩耳廓使其充血，常规消毒后用采血针迅速刺入1~2mm，挤压使其出血5~10滴。1次/周，4周一个疗程。

（四）案例分析

关某某，男，49岁，2017年初诊。

患者3个月前饮食不节后躯干出现皮疹，伴瘙痒，外院诊断为"湿疹"，口服西替利嗪，外用炉甘石洗剂，皮疹时重时轻，逐渐发至四肢。刻下症见：躯干四肢皮疹，时瘙痒明显，平素倦怠乏力，心烦，纳差，胃脘胀满，大便时干时稀。舌淡，尖稍红，边有齿痕，苔薄白，脉细弱。

皮科查体：躯干四肢泛发散在甲片至钱币大小淡红斑，针尖至米粒大小丘疹、丘疱疹。

中医诊断：湿疮。

西医诊断：湿疹。

辨证：脾虚湿蕴，流溢肌肤。

治法：健脾除湿止痒。

处方：除湿胃苓汤加减。

苍术 10g	厚朴 9g	陈皮 10g	焦麦芽 20g
茯苓 20g	泽泻 15g	连翘 10g	金银花 12g

白术 20g　　　　防风 10g　　　　白鲜皮 10g　　　　地肤子 25g

生甘草 6g　　　　淡竹叶 10g

日 1 剂，早晚饭后半小时分服。外用水调青黛散涂，日 2 次。

二诊：服药 7 剂，无明显新起皮疹，部分皮疹色转淡暗，纳可，大便成形，仍乏力。舌淡，边有齿痕，苔薄白，脉细弱。上方去焦麦芽、厚朴，加太子参 15g。

三诊：服药 7 剂，皮疹色继续好转，基本无瘙痒，纳可，便可，仍乏力。余（－）。上方去金银花、连翘、地肤子。继服 7 剂基本消退，留少量色沉。

案例点评：患者饮食不节，损伤脾胃，脾胃为后天之本，气血生化之源。脾主运化水湿，脾虚运化失常，湿浊内生，发于肌肤则起皮疹；脾气虚则气血推动无力，则乏力疲劳；胃主受纳腐熟水谷，胃虚则受纳失常，故胃脘胀满，大便时干时稀。湿蕴日久，化火生热，火热上炎，心受所害，则心烦。舌淡，尖稍红，边有齿痕，苔薄白，脉细弱均为脾虚湿蕴之证。治疗以苍术、白术、茯苓健脾燥湿，陈皮、厚朴理气燥湿除胀，焦麦芽消食化滞，金银花、连翘清热利湿，泽泻、淡竹叶清心利湿除烦、引热下行使邪有出路，防风、白鲜皮、地肤子祛风清热燥湿止痒。二诊气机调畅，饮食得消，故减陈皮、厚朴，乏力明显加太子参益气健脾，《本草再新》言其："治气虚肺燥，补脾土，消水肿，化痰止渴。"三诊皮损消退，热邪得消，减金银花、连翘、地肤子守方以固疗效。

（五）临证经验

1. 翟幸教授

翟幸教授继承金起凤教授治疗湿疹的经验，结合自己的临床经验，对湿疹的诊治有自己独特的见解。确定了以一方为主，随症加减的诊治思路，并擅于辨证止痒。

（1）"湿热"是关键因素　翟教授认为"湿热"是湿疹发病的关键因素，贯穿疾病的始末。《素问·至真要大论》"诸痛痒疮，皆属于心；诸湿肿满，皆属于脾。"《医宗金鉴·外科心法要诀》认为此类疾病病机"由湿热内搏，滞于肤膜，外为风乘，不得宣通，内由心火脾湿受风而成"。可见其发生与湿热之邪密不可分，并责之于心、脾两脏。急性期，湿热偏盛，故皮疹以红斑、丘疹、水疱为主，并有糜烂、渗出、结痂。湿性黏腻重浊，火性炎上，日久均易耗伤阴血，化燥生风，故湿疹后期，湿性不显，风、热、血燥成为慢性湿疹的主要矛盾，但湿热始终贯穿其中。

（2）针对病因，一方为主　在临床上，针对病因，自拟除湿止痒汤，主要药物组成：苦参 6~10g，土茯苓 20~30g，泽泻 10g，白鲜皮 10g，地肤子 15g，生甘草 6g 等。其中苦参味苦，性寒，归心、肝、胃、大肠、膀胱经，有清热燥湿、祛风杀虫、利尿、止带的功效。土茯苓味甘、淡，性平，归肝、胃经，功效清热解毒、除湿、利关节。《本草纲目》云："惟土茯苓气平，味甘而淡，为阳明本药……健脾胃、强筋骨、去风湿。"泽泻归肾、膀胱经，功效利小便、清湿热。白鲜皮味苦，性寒，归脾、胃经，功效清热解毒、除湿止痒。《本草纲目》云："白鲜皮气寒善行，味苦性燥，足太阴、足太阳的经去湿热药也，兼入手太阴、阳明，为诸黄风痹要药。"地肤子味辛、苦，性寒，归肾、膀胱经，清热利湿，祛风止痒。甘草味甘，性平，归心、肺、脾、胃经，清热解毒、调和诸药。诸药合用，起到明显的清热解毒、除湿止痒的作用。

（3）一方为主，随症加减　在辨证的基础上灵活应用除湿止痒汤。以除湿止痒汤为基础方，辨证论治。如表现为皮疹鲜红，丘疹、水疱、丘疱疹密集，浸淫遍体，瘙痒剧烈，舌尖红，苔黄或黄腻，脉滑数，血热湿盛者，加石膏、知母、生地、泽泻等清热利湿；表现为皮疹色淡红，伴纳少，腹胀，便溏，易疲乏等脾虚湿蕴的症状，加苍术、茯苓、陈皮、白术、防风健脾利湿止痒；表现为皮损好发于耳部、乳晕、外阴或手足等特殊部位，伴有口苦、口干、急躁易怒，或有胁肋胀痛的肝胆火旺的症状，加龙胆草、柴胡、黄芩清肝泻火；表现为皮疹色暗、淡或见色素沉着，或皮肤粗糙肥厚苔藓样变等血虚风燥者，加当归、熟地、赤芍、川芎、全蝎养血润燥、祛风止痒。因湿热贯穿疾病始末，故在治疗上，应时刻不忘清热利湿，在辨证论治的基础上酌加清热利湿之品，如清热燥湿可用黄芩、黄柏、苦参等；清热利湿可用茯苓、生薏苡仁、猪苓、通草、滑石、地肤子、萆薢等随症加减；芳香化湿可用藿香、佩兰、苍术、厚朴、砂仁等加减。

（4）辨证治痒，有的放矢　瘙痒是湿疹的主要症状之一，患者常因瘙痒剧烈，影响睡眠与工作，严重影响生活质量，故止痒为湿疹治疗的首要任务。临床上，可将瘙痒分为下列几种。①湿痒，皮疹以水疱、糜烂、渗出为主。湿性重着，也可见下部瘙痒重者，治疗以利湿止痒为主，药用白鲜皮、苦参、地肤子。②燥痒，又分虚实二种。虚，为血虚风躁，肌肤失养所致，治疗上以养血润燥、息风止痒为主，药用生地、赤芍、制首乌、当归、玄参、天花粉等养血滋阴润燥以止痒。实，为血热风燥，见皮肤灼热，干燥脱屑，治疗以凉血息风为主，药用生地、赤芍、丹皮。③热痒，见皮肤发红，皮疹成片，瘙痒剧烈，遇热加重，治疗上以清热凉血止痒为主，药用石膏、知母、黄芩、栀子、白茅根。其中地肤子、苦参、白鲜皮为治痒之要药，各型湿疹均可应用。因瘙痒影响睡眠者，可酌加珍珠母、生龙骨、生牡蛎、夜交藤、合欢皮、炒枣仁等安神之品，以达诸药合用，迅速起效之功。

2. 段行武教授临证经验

段行武教授从事皮肤病临床工作30余年，对皮肤病的中、西医诊治都有丰富经验，在临床中擅于宏微辨证，中西合参，内外合治，标本兼顾。

（1）宏微辨证，中西合参　在湿疹的辨证过程中，强调若单纯依靠皮损辨证并不能全面准确地反应患者的真实情况，因此需要结合四诊信息及西医病理学，从中医宏观及西医微观这两个不同角度共同辨证。

宏观指，若皮疹以小水疱、丘疱疹，甚至渗出糜烂为主，说明"湿邪浸淫"；若皮疹基底颜色偏红，说明"热邪壅盛"；若皮疹干燥，以丘疹、鳞屑为主，说明"阴血内虚"；若皮疹浸润、肥厚，说明"血行瘀滞"；若有明显瘙痒、抓痕，则说明"外感风邪"或"阴虚生风"。由于湿疹的皮疹形态具有多样性，临床很少见到单一皮疹的出现，因此皮疹辨证时必须全面仔细，此外还需要结合患者的四诊信息，尤其是饮食偏嗜、胃脘部是否不适、大便是否成形、情绪是否易急躁以及舌苔脉象，综合考虑，方能辨明"风、湿、热、虚、瘀"这五大要素的孰重孰轻，以指导临床遣方用药。

微观指，从西医病理学的角度考虑，皮疹红肿，甚至渗出、糜烂，病理往往提示真皮浅层毛细血管扩张，细胞内及细胞间水肿，此皮疹多见于急性及亚急性湿疹，吾师多辨属湿热兼有血热，且治疗时在凉血基础上清热燥湿，认为若血热不除则湿热难消；皮疹浸润肥厚、脱屑、表面有抓痕，病理往往提示棘层增厚，角化过度和角化不全，此皮疹常见于慢性湿疹患者，结合皮疹辨证及四诊信息，可能发现"湿"象并不明显，但病理往往显示细胞间及细胞内的水肿，再次说明治疗慢性湿疹时不能单纯从皮疹辨证考虑而忽略"祛湿"的重要性。

（2）内外合治，标本兼顾　湿疹急性期时皮疹多以潮红肿胀斑片、密集丘疹、丘疱疹为主，伴有糜烂、渗出，舌红苔黄腻，脉滑数。结合病理学变化辨证属血热兼湿热浸淫，治疗时多在清热凉血的基础上燥湿止痒，常使用方药：生地30g，白芍20g，丹皮12g，紫草15g，茜草10g，白鲜皮15g，佩兰10g，茯苓15g，生白术20g，泽泻20g，生龙骨10g。方中生地清热凉血，白芍养血敛阴，二药相合共为君，以凉血缓急，具有减缓红肿、减少渗出的作用；佩兰芳香化湿，茯苓、生白术健脾燥湿，泽泻利水渗湿，四药相合共为臣，以祛除内湿；并佐以丹皮、紫草、茜草加强清热凉血之功；白鲜皮清热解毒、燥湿止痒，善"治一切热毒风，风疮，疥癣赤烂"；生龙骨重镇安神，生肌敛疮。亚急性期与急性期相比，皮疹色红及渗出均有所减轻，仅有少数丘疱疹或小水疱及糜烂，认为此时辨证多属脾虚湿蕴兼有余热未清，可在上方基础上酌情减小清热凉血力度，以健脾化湿为主。常用外用方"苦苋五味汤"：黄柏10g，紫草10g，苦参15g，生地榆15g，马齿苋15g。方中紫草、生地榆清热凉血解毒；黄柏、苦参清热燥湿；马齿苋凉血解毒、收敛除湿。上五味苦寒之药熬汁，局部冷湿敷，使湿去热退，可促进浅表皮损的恢复。若皮损糜烂破溃，可在上汁中加入青黛，以加强解毒收敛之功；皮损糜烂渗出明显者，可配伍黄芩、黄连增强清热燥湿之功，以减少渗出。

慢性湿疹患者，大都病程日久，反复发作，皮损粗糙肥厚、脱屑，表面可见抓痕，舌淡苔白，脉弦细，多辨证属血虚风燥证。治则以养血活血、祛风止痒为主。以《重订严氏济生方》当归饮子化裁成为"和血除湿汤"取得了良好的临床疗效。方药组成：当归10g，白芍20g，生地20g，丹参20g，白鲜皮15g，海桐皮15g，乌梢蛇15g，鸡血藤30g，蝉蜕6g。方中以当归、白芍养血活血，生地、丹参凉血活血，鸡血藤活血通络，五物相合以和血；白鲜皮、海桐皮、乌梢蛇，善除肌肤湿热，祛风止痒，三物相合以除湿止痒；蝉蜕祛风止痒，引药达表。全方相合标本兼治，共奏和血除湿、祛风止痒之效。若皮疹发于上肢，可加桑枝、姜黄以引药达于病所；皮疹增生肥厚明显者，酌加三棱、莪术以活血化瘀；瘙痒明显者，酌加白蒺藜、僵蚕以祛风止痒；烘热汗出，或单纯舌红少苔脉细者，属阴不敛阳，虚阳外越所致，重用生地、白芍以滋阴养血，银柴胡、地骨皮以清虚热。常用外用方"桃仁软坚汤"：桃仁10g，当归10g，蛇床子15g，地肤子15g，威灵仙20g，苍耳子10g，黄精20g。方中蛇床子、地肤子、威灵仙、苍耳子辛温发散、祛风除湿止痒，桃仁、当归活血化瘀，促进皮疹消散，苦参清热燥湿，黄精杀虫止痒。若皮损较肥厚者，加三棱、莪术、地龙等软坚散结、通络薄肤；瘙痒剧烈者，配伍大枫子、徐长卿、虎杖等加强祛风除湿之力。以上药熬汁外洗，可起到活血化瘀、滋润软坚的功用。

此外，许多慢性湿疹患者虽然皮疹干燥脱屑，一派风燥伤阴、肌肤失养的表现，但同时会兼有脾虚湿蕴之征，如舌淡苔白腻边齿痕、便溏、纳差等，此时应加强健脾祛湿之力，以杜湿之来源。由此需要强调的是，皮肤病辨证过程中必须将皮损辨证与四诊信息相结合，综合考量，切不可偏执一方。

（六）零金碎玉

1. 金起凤教授

金起凤教授认为首先湿气太过形成湿邪，湿邪流于皮肤发为湿疹。因湿性黏腻、重着、弥漫，易导致多种病变，故湿疹易起丘疹、水疱，重者糜烂渗出，浸淫流水，且易反复发作，缠绵难愈。其次，病程日久，迨至后期，湿热久郁化火，火性炎热，灼伤阴血或渗水日久，湿气过少，使阴伤血耗，导致阴虚血燥或血虚风燥，肤失濡养，出现局部皮肤干燥，浸润肥厚，而致慢性湿疹。因此在治疗中时刻不忘除湿，在辨证论治的基础上酌加清热除湿、凉血除湿、祛风除湿、健脾除湿、滋阴除湿之品。

2. 瞿幸教授

瞿幸教授认为治疗慢性皲裂性湿疹亦当润燥养血与除湿之法并用。湿邪黏腻难祛，郁则化热，湿热常交织在一起，流窜肌肤而致病。故清热燥湿止痒之品，如黄芩、苦参、黄柏、白鲜皮、地肤子等是治疗各型湿疹的常用药。

3. 段行武教授

段行武教授对特殊人群湿疹患者，如孕妇湿疹有自己独到的见解，认为其多由先天禀赋不耐，加之孕期饮食失节或过食辛辣刺激荤腥动风之物，或情志失调，肝气乘脾，导致脾胃受损，失其健运，脾湿内生，郁而化热，湿热内蕴，加之外受风邪，内外两邪相搏，风湿热邪浸淫肌肤所致。建立了健脾祛湿兼安胎的基本法则，以生白术、茯苓、炒黄芩、金银花、茜草、生甘草为基础方，既健脾利湿、祛风止痒，又和中安胎。

4. 李元文教授

李元文教授认为应把补血贯穿疾病的始终，并配合益气、祛风、止痒药物，因"脾为气血生化之源"，故补血应建立在健脾的基础上，常在当归、赤芍等补血活血药物的基础上加用白术、茯苓等健脾除湿药物。

5. 张丰川教授

张丰川教授在治疗过程中注重脾胃功能的顾护，避免方药过于苦寒或温燥损伤脾胃正气。据《温病条辨》"湿热气蒸，外干时令，内蕴水谷，必以宣通气分为要，失治则肿胀……苦辛淡法，二金汤主之"的理论，常用以二金汤为基础方治疗湿热并存而内有脾胃失运所导致的水谷不化。

（七）专病专方

湿疹的主要病因为"湿邪"，在急性期、慢性期的表现又各有不同，瞿幸教授及段行武教授均自拟了基本方。

（1）自拟除湿止痒汤　瞿幸教授针对湿邪自拟除湿止痒汤，方药如下：

苦参 6~10g	土茯苓 20~30g	泽泻 10g	白鲜皮 10g
地肤子 15g	生甘草 6g		

根据证型辨证加减，如血热湿盛者，加石膏、知母、生地、泽泻等清热利

湿；脾虚湿蕴者，加苍术、茯苓、陈皮、白术、防风健脾利湿止痒；肝胆湿热者，加龙胆草、柴胡、黄芩清肝泻火；血虚风燥者，加当归、熟地、赤芍、川芎、全蝎，养血润燥，祛风止痒。

（2）清热除湿汤、和血除湿汤　段行武教授根据分期不同自拟了"清热除湿汤"及"和血除湿汤"，临诊中辨证加减。

①急性期以"清热除湿汤"为主，方药如下：

生地 30g	白芍 20g	丹皮 12g	紫草 15g
茜草 10g	白鲜皮 15g	佩兰 10g	茯苓 15g
生白术 20g	泽泻 20g	生龙骨 10g	

②慢性期以"和血除湿汤"为主，方药如下：

当归 10g	白芍 20g	生地 20g	丹参 20g
白鲜皮 15g	海桐皮 15g	乌梢蛇 15g	鸡血藤 30g
蝉蜕 6g			

脾虚湿蕴重，可加炒苍术、炒白术重以健脾燥湿；平素脾气急躁，脉弦滑而平素无胃脘不适者，可加龙胆草、黄芩以清肝胆湿热，苦参以加强清热燥湿之功，配合白豆蔻化湿行气；若平素纳差、胃脘不适者，加苏梗理气宽中，鸡内金消食化积；皮损较肥厚者可三棱、莪术、地龙等软坚散结，通络薄肤。

（八）问诊路径

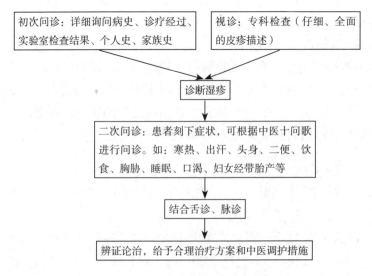

图 6-1　湿疹问诊流程图

第二节　荨麻疹

荨麻疹是由于皮肤、黏膜小血管扩张及渗透性增加而出现的一种局限性水肿反应，临床表现为大小不等的风团块损害，骤然发生，迅速消退，瘙痒剧烈，愈后不留任何痕迹。由于皮肤、黏膜小血管扩张及渗透性增加而出现的一种局限性水肿反应，通常在2~24小时内消退，但反复发生新的皮疹。病程迁延数日至数月，临床上较为常见。

荨麻疹的病因非常复杂，约3/4的患者找不到原因，特别是慢性荨麻疹。其可由各种内源性或外源性的复杂因素引起，常见原因主要有：食物及食物添加剂，吸入物，感染，药物，物理因素如机械刺激、冷热、日光等，昆虫叮咬，精神因素和内分泌改变，遗传因素等。荨麻疹的发病分变态反应性和非变态反应性两种，多数属Ⅰ型变态反应，少数为Ⅱ、Ⅲ型变态反应。

Ⅰ型变态反应由IgE介导，其机制为上述变态反应原使体内产生IgE类抗体，吸附于血管周围肥大细胞和血液中嗜碱性粒细胞，当抗原再次侵入并与肥大细胞表面IgE的高亲和性受体结合发生抗原–抗体反应，引起肥大细胞膜如膜层结构的稳定性改变，以及内部一系列生化改变如酶激活，促使脱颗粒和一系列化学介质的释放而形成风团。

输血反应引起的荨麻疹为Ⅱ型变态反应，多见于选择性IgA缺乏患者，当这些患者接受输血后，产生抗IgA抗体，再输入血液后即形成免疫复合物，激活补体系统并产生过敏性休克毒素（anaphylatoxin）及各种炎症介质，引起荨麻疹、红细胞破碎及过敏性休克等。

Ⅲ型变态反应荨麻疹即荨麻疹性血管炎，由免疫复合物引起，最常见的变应原是血清制剂和药物如呋喃唑酮、青霉素，较少见的是微生物抗原，如链球菌、结核杆菌、肝炎病毒等。由于抗原和抗体量的比例不同，往往抗原偏多，使形成的抗原抗体复合物沉积于血管壁，激活补体，使肥大细胞及中性粒细胞释放组胺等炎症介质，引起血管通透性增加及水肿而产生荨麻疹，同时中性粒细胞释放出溶酶体酶亦起着重要作用。引起本病的化学介质主要是组胺，其次是激肽。组胺能引起血管通透性增加、毛细血管扩张、平滑肌收缩和腺体分泌增加等，引起皮肤、黏膜、消化道和呼吸道等一系列症状。激肽特别是缓激肽也有一定的致病作用。缓激肽是一种肽类血管活性物质，也有使血管扩张和通透性增加、平滑肌收缩的作用，约1/3慢性荨麻疹患者对激肽酶和缓激肽呈异常反应，其特征是一种迟发性风团反应。有些慢性荨麻疹的发生和前列腺素 E 和前列腺素 D_2 有关，前列腺素 E 有较强和持久的扩血管作用，可引起风团。前列腺素 D_2 是产生肥大细胞激活的一种原始介质，当注射前列腺素 D_2 时，会产生风团和红斑及血管周围中性粒细胞浸润。花生四烯酸代谢产物可能也是荨麻疹反应的介质，如白三烯含有慢反应物质活性，注射后可发生风团。有些荨麻疹的发生与伴有过多的纤维蛋白沉积或纤维蛋白溶解所导致的不平衡有关，增多的纤维蛋白降解产物有血管活性作用，从而导致毛细血管通透性改变，发生风团。

非变态反应性常见一些物质属组胺释放剂，进入体内后刺激肥大细胞释放组胺等或使补体 C3 及 C5 分解，产生 C3a 及 C5a 等过敏毒素等使组胺释放而引起症状。如某些药物，包括阿司匹林、阿托品、吗啡、可待因、丁卡因、奎宁、多黏菌素 B、肼苯达嗪、毛果芸香碱、罂粟碱等或某些简单化合物如胺、脒的衍生物、阿拉伯胶等能降低肥大细胞和嗜碱性粒细胞中的 cAMP 而引起组胺释放。物理、机械及精神因素：如受冷、受压、饮酒、发热、运动及情绪激动等可直接作用于小血管和通过内源性激素的改变而作用于肥大细胞释放组胺。毒素、蛇毒、细菌毒素、昆虫毒素、海蜇毒素等。某些食物，如水生贝壳类动物、龙虾、草莓、蘑菇等亦可活化补体而引起组胺释放。

（一）病因病机

荨麻疹，古书中所述"瘾疹""鬼风疙瘩"，早在《素问·四时刺逆从论》中就有"少阴有余，病皮痹瘾疹"的记载，中医历代医家及学者主要认为荨麻疹的形成涉及肺、肝、脾、肾四脏，并与风邪密切相关。金起凤教授认为荨麻疹属于中医"瘾疹"范畴，其发病突然，游走不定，和风邪关系密切，若恶风自汗，为卫气虚弱，腠理空疏，表虚气弱，风热外侵则起皮疹。风热互郁而热增，则皮疹红赤，为气虚卫外失固，风邪外侵，治疗应扶正祛邪，以益气固表、疏风清热法。

（1）六淫 《诸病源候论》云："夫人阳气外虚则多汗，汗出当风，风气搏于肌肉，与热气并，则生也。"又云；"风入腠理，与血气相搏，结聚起相连，成隐胗。"《备急千金要方》云《素问》云：风邪客于肌中则肌虚，真气发散，又挟寒搏皮肤，外发腠理，开毫毛，淫气妄行，则为痒也。所以有风疹瘙痒，皆由于此"。《医学入门》亦云："赤疹因天气燥热乘之……似赤似白微黄，隐于肌肉之间，四肢重着，此风热夹湿也，多因浴后感风，与汗出解衣而得。"陈汉章认为："荨麻疹病因虽较复杂，但溯本求源，终归于风……风为百病之长……多夹寒、湿、热诸邪，邪气侵入肌肤之间，与气血相搏，气血运行障碍，风团叠现。"瞿幸认为："本病除风邪致病之外，湿邪在其发病中亦起重要作用。"

以上论述表明，荨麻疹病邪主要为风、寒、热、湿。风为百病之长，善行而数变，此正与荨麻疹的临床表现相吻合。

①风：风为春之主气，风邪导致本病，一般多在气候变化时发生，荨麻疹最常发生于春冬季节。风邪客于肌表，郁闭经络，留聚于肌肤，导致营卫不和而生本病。而风为百病之长，其致病最易兼挟其他病邪，从而出现相应的症状。六淫常常兼挟致病，或为风寒，或为风热，或为风湿，或为湿热，或为风湿热同时致病，从而表现为相应的症状。

②寒：寒邪之为病，最易损伤卫阳，郁闭肌腠，使脉络结聚不通而为本病。在治疗荨麻疹的方药中，多大量使用辛温解表，说明寒邪是最常与风邪并发的邪气。

③热：风邪易兼挟热邪或热邪独自侵犯肌表，搏于营血，充盈于肌肤络脉之间，亦可使营卫不和发为本病。辛凉解表药和清热类药物在治疗本病的方剂中被大量使用，而许多荨麻疹患者风团色鲜红，怕热，也说明了热邪在本病发病中的重要作用。

④湿：风湿犯表，停滞于肌腠脉络之间，可致阳气郁闭，营卫不和；亦可内传入里，使湿困中焦，从而发为本病。

（2）情志所伤　《内经》中有"少阴有余，病皮痹瘾疹"之论。《薛氏医案》也认为本病可因"肝火风热""慢性荨麻疹……或因情志不遂，肝郁不疏，郁久化热"所致。李元文教授根据慢性荨麻疹患者多伴有情绪烦闷、急躁易怒、失眠多梦、纳谷不香、四肢酸软等症状，认为"慢性荨麻疹与肝脾功能失调有关……有些患者则因为肝阴不足，湿邪阻滞的一面，其病理特征是虚实夹杂"。由于精神紧张、焦虑抑郁均可使气机不畅，脏腑功能失调，气血失和，火热内生，壅滞于肌肤脉络而发为本病。

（3）饮食不当　饮食不当作为本病发生的主要原因之一，古今均有论述。明·戴思恭《证治要诀》云："古方一名为瘾疹……病此者……有人一生不可食鸡肉及章鱼动风之物，才食则丹随发。"中医认为，鱼腥海味、辛辣炙热等物，多具有湿热之性，食之则化热生风，引动伏邪，怫郁于皮毛腠理之间而发病；或饮食不节，湿热内生，导致肠胃气机失调，营卫不和，以致内不得疏泄、外不得透达而发为本病。另外，服用某些药物，化热生毒，郁于肌肤也可引发本病。在治疗荨麻疹的方药中，大量地使用清热药、理气药、温里药、消食药和化湿药，也佐证了由于饮食不当，导致湿热内生从而引发本病。

（4）病理产物的刺激　在荨麻疹的发病原因中，作为病理产物的病因主要有痰饮和瘀血。痰饮作为病理产物，多由外感六淫、内伤七情或饮食不当等，使五脏和三焦气化功能失常，气脉闭阻，津液不通，营卫不清，气血败浊凝结而成。荨麻疹的发生与外感六淫（特别是风邪）、内伤七情和饮食不当有着密切的关系。外感风邪，肺先受之；饮食不当，易伤脾胃。肺脾功能失调，则可使痰饮内生。瘀血是指体内有血行不畅或留滞所形成的病理产物。荨麻疹瘀血之成因，或由气虚推动无力，或由气滞不能行血，或因寒凝血滞，或因热邪煎灼而成，均与外感六淫、内伤情志有密切关系。血瘀作为多种致病因素的病理产物，多见于慢性荨麻疹缠绵难愈者。《医林改错》亦有"久病入络为血瘀"之说。

（二）辨证思路

荨麻疹发病的原因不外二大类：一是各种致病因素的刺激超出了机体的调节适应能力；二是机体内部抵抗外界各种病因的能力降低，或是机体上的某些缺陷。病位是病邪侵袭和疾病发生的场所，荨麻疹的发病部位在肌表营卫，涉及肺肝脾肾四脏，其中急性荨麻疹的发病部位多与肺脾二脏有关，慢性荨麻疹的发病部位多与肝脾肾三脏有关。荨麻疹发生于皮肤，皮肤为人身之藩篱，统摄营卫，卫行脉外，营行脉中，故本病的发病部位在肌表营卫无疑。肺主气，外合皮毛；脾主运化，外应肌肉。若肺脾气虚，则营卫不足，肌肤皮毛失于温煦滋养，最易导致风寒湿热外侵，发为本病。肝藏血，主疏泄，肝郁气滞，既可影响气血调和，又可影响脾胃消化功能，使气血失调、营卫不和，或气血两虚，肌肤失养，发为本病。肾藏精，为人身阴阳的根本，内寄真阴真阳，肾中阴阳不足，则全身阴阳亦亏，阳虚则卫外无力，阴虚则肌肤失养，均易导致体质虚弱，脏腑失调，外邪易侵，引发本病。

（三）治疗方案

1. 内治方案

（1）风热犯肺型

症状：全身或暴露部位出现风团样皮疹，稍高于皮面，呈红色或粉红色，剧烈瘙痒，兼见头痛、发热、心烦口渴、大便干、溲赤等症，舌质红，苔薄黄或黄腻，脉滑数。

辨证：风热犯肺。

治法：疏风清热止痒。

处方：消风散。

荆芥 10g	防风 20g	当归 15g	生地黄 20g
苦参 10g	苍术 15g	胡麻仁 30g	牛蒡子 15g
石膏 30g	知母 20g	蝉蜕 5g	甘草 10g

加减：灼热甚者，加牡丹皮、赤芍；口渴者，加玄参、天花粉；瘙痒剧烈者，加刺蒺藜、珍珠母。

分析：此型多见于急性期。方中荆芥、防风、牛蒡子、蝉蜕为君药，这组药都有发散作用。荆芥擅长祛风止痒，而且药性较平和不燥。防风称为风中之润剂，走十二经，就是遍布全身都能到达，擅长祛风除湿。牛蒡子擅长祛上部的风邪，同时能够清热解毒。蝉蜕疏散风热，擅长止痒。臣药苍术、苦参和木通，苍术辛温，既能散寒除表湿，又长于健脾除内湿。苦参味苦性寒，擅长于燥湿，燥湿力量较强。木通擅长于利水，使水湿从下焦排出。石膏和知母是臣药的第二组。石膏和知母擅长于清阳明气分之热。佐药当归、生地、胡麻仁，当归可以养血，生地可以养阴，也有养血作用。生地也能协助石膏、知母清热。胡麻仁养血润燥，当归、生地、胡麻仁的养血润燥，还可以制约苦参、苍术这类温燥药，使它们不至于温燥太过，起到佐制药的作用。当归还有活血的作用，活血作用和这些风药同用，体现了"治风先治血，血行风自灭"的思想。风湿郁滞肌肤的时候，活血药对肌肤气血津液，特别血液的运行郁滞，有缓解作用。活血药有助于祛风药发挥作用。使药甘草益气补气，保护中焦脾胃，调和诸药。

（2）风寒束表型

症状：全身泛发粉白色、粉红色风团样皮疹，瘙痒剧烈，遇风、遇冷加剧，或兼有发热恶寒、无汗身痛、口不渴等症，苔白，舌质淡或淡红，脉浮紧。

辨证：风寒束表。

治法：辛温透表，疏风止痒。

处方：荆防败毒散。

荆芥 15g	防风 30g	茯苓 30g	川芎 15g
羌活 15g	独活 15g	柴胡 15g	前胡 15g
炒枳壳 15g	桔梗 15g	刺蒺藜 30g	
生黄芪 30g	乌梢蛇 30g		

加减：恶寒怕冷者，加黄芪、炒白术；风团苍白浮肿者，加赤小豆、苍耳子；瘙痒剧烈者，加白鲜皮、地肤子。

分析：此型多见于慢性荨麻疹。方中荆芥具有解表散风、透疹的功效，防风具有祛风解表的功效，共为方中君药。羌活具有解表散寒、祛风胜湿的功效，独活具有祛风胜湿、散寒止痛的功效，共为方中臣药。柴胡可透表泻热、疏肝解郁，前胡疏散风热，枳壳破气行痰，茯苓利水渗湿，桔梗可宣肺，川芎可行气开郁祛风，甘草调和药性。

（3）卫表不固型

症状：裸露部位易发皮疹，疹色淡微红或见苍白，吹风着冷、两手洗冷水亦起，舌质淡，苔白，脉浮弱。

辨证：卫表不固。

治法：益气固表，御卫止痒。

处方：玉屏风散加减。

生黄芪 30g	白术 15g	防风 30g	桂枝 15g
白芍 15g	白鲜皮 10g	地肤子 30g	刺蒺藜 30g
制何首乌 10g	蜈蚣 2 条		

加减：夜间皮疹多发，加徐长卿；发病日久，加丝瓜络、路路通。

分析：此型多见于慢性期。方中黄芪内可大补脾肺，使得脾土得补，肺气得养，则卫阳充实而外邪难以入侵，外可固表敛汗、益气固表，以补三焦而实卫，抵御风邪乘虚而入；白术益气健脾，脾旺则土可生金，使肺气充足，卫阳得固，以助黄芪固表之力；防风走表而祛风，合黄芪、白术扶正为主兼以祛邪；桂枝辛温发散，和营解肌，白芍酸收养血敛阴，与桂枝相配有收有散，相辅相成；白鲜皮、地肤子清热燥湿、祛风止痒；刺蒺藜平肝祛风，制何首乌养血祛风，蜈蚣息风定痉通络。

（4）血虚生风型

症状：皮疹反复发作，多见午后或入夜加重，而午前或后半夜减轻。兼见头晕、头重、腰酸、体倦、失眠、多梦等症，舌质淡或红润而净，无苔，脉沉细而缓。

辨证：血虚生风证。

治法：养血祛风，润燥止痒。

处方：当归饮子。

当归 15g	川芎 15g	白芍 30g	生地黄 30g
刺蒺藜 10g	防风 20g	荆芥 15g	黄芪 30g
制何首乌 10g	甘草 10g		

加减：心烦失眠者，加酸枣仁、夜交藤；瘙痒甚者，加乌梢蛇。

分析：此型多见于慢性期。方中用荆芥、防风、白蒺藜祛风，荆芥偏于疏散，防风偏于润散，白蒺藜偏于止痒；生地黄、当归、白芍、何首乌补血，生地黄偏于凉血，当归偏于活血，白芍偏于敛阴，何首乌偏于养阴；川芎理血行气；甘草、黄芪益气，甘草偏于和中，黄芪偏于固表；方药相互为用，以养血活血、祛风止痒为主。

（5）肝郁脾虚型

症状：每于夜晚反复起荨麻疹，疹色淡红，瘙痒明显兼有心烦失眠口渴喜饮，舌红少苔，脉象弦细。

辨证：肝郁脾虚。

治法：调理肝脾，祛风止痒。

处方：过敏煎加减。

柴胡 10g	乌梅 10g	防风 15g	白术 10g
茯苓 20g	赤芍 15g	当归 20g	川芎 20g
生薏苡仁 15g	白扁豆 15g	苦参 10g	白鲜皮 15g
荆芥 6g	徐长卿 10g	鸡血藤 15g	丝瓜络 10g
首乌藤 15g	合欢皮 15g	生姜 6g	大枣 6g

加减：如皮肤干燥者，加制何首乌；失眠者，加炙百合、酸枣仁、远志；瘙痒剧者，加白鲜皮、全蝎。

分析：方中防风辛甘微温，善治外风，具有祛风解表之效，柴胡甘寒益阴，清热凉血；乌梅酸平，酸涩收敛，具有敛汗固表作用，兼能清热；五味子酸甘而温，益气敛肺、补肾养阴；甘草调和诸药；白术、茯苓、生薏苡仁、白扁豆等健脾除湿；苦参、白鲜皮清热燥湿；柴胡、防风、荆芥、丝瓜络、徐长卿散风通络止痒；赤芍、当归、川芎、鸡血藤养血活血化瘀；首乌藤、合欢皮宁心安神；乌梅敛阴；生姜、大枣调和脾胃。本方寒热共济，有收有散，有补有泄，有升有降，阴阳并调，诸药合用以达调理肝脾、清热除湿、活血通络、祛风止痒的疗效。

2. 外治方案

（1）药物治疗

中药湿敷：风团鲜红，瘙痒剧烈，可用白鲜皮 10g，马齿苋 60g，黄柏 30g，煎液湿敷，每日 1 次。风团色淡，皮肤干燥者，可用藿香 30g，香薷 30g，桂枝 30g，透骨草 30g，桃仁 30g，杏仁 30g 煎水外洗，每日 1 次。

（2）针灸治疗

①毫针针刺：主穴选曲池、血海、风池、风市；配穴：风热犯肺型取外关、膈俞、风门、肺俞疏风清热，手法采用捻转泻法；气血虚选照海、肾俞、肝俞、

脾俞、足三里、三阴交手法用捻转补法。

②放血疗法：取穴大椎、尺泽、委中，取上述穴位，常规消毒后，消毒后用一次性三棱针迅速刺入 2~5mm，散刺 2~3 针，用闪罐法将玻璃罐吸附在穴位上。留罐使拔罐部位出血 3~10ml，起罐后用乙醇棉球涂擦针孔及血迹，用干棉球按压片刻，每 3 日 1 次。

③耳穴治疗：选取肺、风溪、肾上腺、内分泌、神门、大肠、过敏部位相应区，根据辨证每次取穴 6~7 个，以酸、胀、痛能忍受并有发热感为标准，单侧贴压，双耳交替，4~7 天更换一次。

（3）穴位埋线

①选穴：双侧太冲、三阴交、血海、曲池、合谷、委中。

②穴位加减：风热犯表者加风池、大椎；脾虚者加足三里、中脘、天枢；气血亏虚者加足三里、气海。

③操作要领：选用 7 号腰穿针、0-1 号羊肠线，将已消毒的羊肠线穿入针管后接针芯，将针快速刺入穴位，进针深度及线体长度以局部解剖部位不同做适当调整，羊肠线贯穿筋膜层，然后顶住针芯退针管，退出穿刺针后针孔处消毒棉球按压，以胶布固定，2 周埋线一次，4 次为一疗程。

（四）案例分析

付某某，男，54 岁，2018 年 9 月 10 日初诊。

因反复躯干、四肢水肿性红斑骤起骤消，瘙痒 2 年就诊，患者 2 年前无明显诱因出现躯干、四肢大小不一、形态不一的水肿性红斑，约 3 小时可自行消退，夜间及受热后加剧，口服多种抗组胺药可暂获效。口干口苦，纳食和睡眠尚可，二便调，舌红，苔薄黄，脉弦。

中医诊断：瘾疹。

西医诊断：荨麻疹。

辨证：少阳枢机不利，兼夹血热。

治法：补气养血、活血祛斑。

处方：柴胡 10g　　　黄芩 12g　　　党参 10g　　　法半夏 12g
　　　大枣 10g　　　炙甘草 10g　　赤芍 15g　　　牡丹皮 15g
　　　白鲜皮 20g　　刺蒺藜 20g

2 日 1 剂，早晚饭后半小时水煎服，日 2 次。

二诊：服药 3 剂后皮损发作明显减少，面积缩小，约 40 分钟可自行消退，效不更方，继予上方加减治疗，6 剂后无皮损发生，随访 2 个月无复发。

案例点评：慢性荨麻疹多从风热蕴肤、风寒蕴肤，导致营卫不调、血虚生风论治。本案患者病程长，经多种治疗效果不佳，受热后水肿性红斑骤起，发作有时，数小时后自行消退不留痕迹，符合寒热往来的特点，再结合口干口苦，脉弦，辨证为少阳枢机不利；患者皮损红，遇热加剧，舌质红，有兼夹血热之象，故治以小柴胡汤加清热凉血之品而获效。

（五）临证经验

李元文教授辨证论治治疗慢性荨麻疹的经验，从肝脾论治慢性荨麻疹分为以下三型。

1. 肝郁脾虚证

反复起荨麻疹 6 周以上或更长，风团色淡红或白，伴饮食不香，心绪烦闷，胸胁胀满，脘腹不舒，大便或干或溏，舌体胖但边尖红，脉弦细或弦滑。证属肝郁脾虚、风邪内伏，治当疏肝健脾搜风，自拟治荨 1 号方：柴胡 10g，郁金 10g，白术 20g，茯苓 20g，全蝎 6g，丝瓜络 10g。大便干结者，加瓜蒌 20g；大便溏者，加山药 15g；不思饮食者，加焦山楂 15g；瘙痒剧者，加苦参 10g，白鲜皮 10g。

2. 肝阴不足证

每于夜晚反复起荨麻疹，疹色淡红，瘙痒明显兼有心烦失眠，口渴喜饮，舌红少苔，脉象弦细。证属肝阴不足、虚风内煽，治当柔肝养阴息风，方用自拟治荨 2 号方：银柴胡 10g，白芍 10g，乌梅 10g，五味子 10g，当归 10g，钩藤 10g，僵蚕 10g，蝉蜕 6g。如皮肤干燥者，加入何首乌；失眠者，加炙百合 20g，酸枣仁 30g，远志 10g；瘙痒剧者，加白鲜皮 20g，全蝎 6g。

3. 脾虚湿阻证

患者荨麻疹数月至数年，风团多发于腰际、腹部、下肢，瘙痒剧烈，午后加重兼有四肢酸软，头目昏蒙，舌淡苔白或水滑，脉滑或濡。证属脾虚湿盛、风邪内伏，治则当健脾除湿祛风，用自拟治荨 3 号方：黄芪 10g，白术 20g，茯苓 20g，猪苓 10g，泽泻 20g，六一散 10g，防风 10g，白鲜皮 10g，生薏仁 30g。如头目昏蒙者，加入羌活 10g，佩兰 10g；四肢酸软沉重者，加入菟丝子 10g；下肢浮肿者，加入苍术 10g。

（六）零金碎玉

1. 金起凤教授

金教授选用玉屏风散以益气固表，黄芪能补三焦而固卫，又是补剂中之风药，白术健脾胃，温分肉，培土以宁风，防风为治风之仙药，黄芪得防风，固表而不留邪；防风得黄芪，祛邪而不伤正。再加入银花、连翘清浮之品清热祛风而不伤正气，蝉蜕配僵蚕疏风止痒，上药配伍，益气固表而扶正，疏风止痒而祛邪，邪去正安病自愈。

2. 李元文教授

李元文教授认为，慢性荨麻疹常为风湿互阻，同时久病入络，久病成瘀，久病必虚，久病成毒。瘀，治风先治血，在养血的基础上活血。虚，分气虚血虚，应调气调血，四物汤、八珍汤均可。毒，需分辨湿毒、火毒，毒存在的证据一是皮疹红肿，不易消退；二是咽喉红肿，临证要加解毒药，如白花蛇舌草、半枝莲、拳参、土茯苓。

李元文教授认为慢性荨麻疹涉及寒热虚实、表里阴阳多方面，所以临床处方必须全面，临床常用过敏煎加减。过敏煎养肝阴、息肝风；兼有湿邪可加祛湿方药，如除湿胃苓汤、二陈汤、香砂养胃丸、三仁汤；祛风用荆芥、防风；化湿用猪苓、茯苓，同时调整免疫；养血活血用赤芍、当归；祛风通络用徐长卿、丝瓜络；活血用桃仁、红花、川芎、鬼箭羽、地龙；固涩用乌梅、五味子、龙骨、牡蛎，可稳定肥大细胞，减少组胺释放，在散的过程中加收。皮疹发于上部较多，适当增加清热疏风药；下部较多，可加利湿药。慢性荨麻疹久病入络，应活血与通络结合，丝瓜络、鸡血藤、葛根、桂枝、桑枝、徐长卿、秦艽、威灵仙可以分组交替使用。

3. 张丰川教授

张丰川教授认为，慢性荨麻疹的治疗需要从认识风邪开始。风善行而数变，风为阳邪，治荨麻疹必须要治风。风分为内风、外风，外风郁结在肌表不散，进不去也出不来，需要解表散邪，桂枝汤、麻黄汤、麻黄加术汤、小青龙汤、大青龙汤都是常用方剂，太阳少阳合病柴胡桂枝汤都是外风要药。至于内风，厥阴为风木之脏，常是关注的重点。凡病程长，寒热虚实错杂者，乌梅丸是常用方。另外从肝阴虚考虑，可借用《温病条辨》中的大定风珠、小定风珠养阴息风治疗内风。与此同时，《金匮要略》中的侯氏黑散和风引汤，是《医门法律》中提出的填窍学说的理论之源，即络脉空虚则风邪入络，络脉实则风不能入，太阳经为一身之藩篱，表虚络脉虚，风邪入里。

4. 喻昌教授

喻昌认为侯氏黑散和风引汤有填窍作用，窍实则风不能入，侯氏黑散和风引汤中大量的矿物药恰当其用，镇肝熄风汤治疗慢性荨麻疹也是同样道理，风不如络则易散，慢性荨麻疹即痊愈。

5. 叶建州教授

叶建州教授在继承金起凤教授扶正祛邪、益气固表基础上，结合刘复兴教授擅用虫类药物经验及云南特色民族药物，形成自己独特的治疗方法。荨麻疹急性期不可急用虫类药物，因虫类药富含蛋白质，据现代研究证实，蛋白质食品在没有被彻底消化之前，以朊或多肽形式被吸收，而碱性多肽是组胺释放物，可引起荨麻疹，慢性期则可辨证用之。另外，云南特色药物昆明山海棠、千里光等特色民族药物在发挥祛风止痒功效上往往有奇效。叶建州教授据荨麻疹发病发作有时，符合寒热往来的特点，辨证为少阳枢机不利；治以小柴胡汤加减，和解少阳，祛风止痒，在临证上获得良效。叶建州教授把临床具有一天之内缓解－发作交替出现的现象理解为广义的"寒热往来"，并作为小柴胡汤的辨证眼目。服药时间，建议患者在病情发作前一小时"先其时而服"，不仅对急性荨麻疹效果良好，对顽固难治的慢性荨麻疹也取得了较好疗效。同时指出慢性荨麻疹多从风热蕴肤、风寒蕴肤、营卫不调、血虚生风论治。

总之，荨麻疹不是单纯的皮肤疾病，而是在整体背景下发生的复杂疾病，其辨治有难度，需综合运用各种中医辨治体系，立足于审视患病的人进行辨析，风团是慢性荨麻疹的主要表现，风邪是其发病过程的中心环节，风邪有外来，有内生，慢性荨麻疹常因体内阴阳气血失调形成的内风引起。在慢性荨麻疹发病过程中，风邪可羁留于外在五体的任何部位，而风邪入于络脉常是该病难治愈的关键。虚、瘀、毒的存在是荨麻疹慢性化的重要因素，寒热错杂虚实并见阴阳并存是该病难治的原因。在治疗方面，针对不同的风有不同的治法，根据不同阶段兼夹证的不同，还需分阶段有侧重地进行辨证论治。

（七）专病专方

李元文教授根据多年临床经验自创加味过敏煎治疗荨麻疹患者无数，疗效甚佳。过敏煎系名老中医祝谌予先生之经验方（银柴胡、乌梅、防风、五味子），具有祛风清热、敛汗固表之功效。方中防风辛甘微温，具有祛风解表，尤治外风的功效；银柴胡甘寒益阴，清热凉血；乌梅酸平，酸涩收敛，具有敛汗固表作用，兼能清热；五味子酸甘而温，益气敛肺、补肾养阴；甘草调和诸药。李元文教授在过敏煎的基础上加大健脾除湿、活血通络的力量，成为加味过敏煎。方药如下：

柴胡 10g	乌梅 10g	白术 10g	茯苓 20g
赤芍 15g	当归 20g	川芎 20g	生薏苡仁 15g
白扁豆 15g	苦参 10g	白鲜皮 15g	防风 15g

| 荆芥 6g | 徐长卿 10g | 鸡血藤 15g | 丝瓜络 10g |
| 首乌藤 15g | 合欢皮 15g | 生姜 6g | 大枣 6g |

方用白术、茯苓、生薏苡仁、白扁豆等健脾除湿；苦参、白鲜皮清热燥湿；柴胡、防风、荆芥、丝瓜络、徐长卿散风通络止痒；赤芍、当归、川芎、鸡血藤养血活血化瘀；首乌藤、合欢皮宁心安神；乌梅敛阴；生姜、大枣调和脾胃。本方寒热共济，有收有散，有补有泄，有升有降，阴阳并调，诸药合用以达调理肝脾、清热除湿、活血通络、祛风止痒的疗效。治疗慢性荨麻疹在祛风化湿基础上，加用镇静安神药，如生龙骨、牡蛎镇静效果更好。

（八）问诊路径

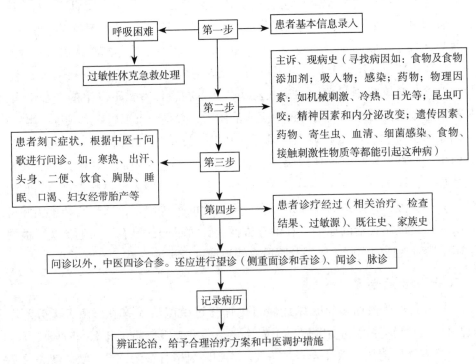

图 6-2　荨麻疹问诊流程图

第三节　银屑病

银屑病是皮肤科最常见的慢性炎症性皮肤病，主要表现为红斑或斑块上反复出现银白色鳞屑。银屑病的特点是皮疹可发生于全身任何部位，对称性发生，但好发于头皮（发呈束状）、背、臀及四肢伸侧；基本皮损为表面白屑基底潮红的斑片或斑块；可为点滴状、片状、钱币状或手掌大等大小不一的红斑。皮损具有银白色鳞屑、薄膜现象和点状出血现象三个特点。本病好发于青壮年，病程很长，往往几年甚至几十年不愈。一般夏季减轻或缓解，冬季加重或复发。本病在临床上分为四个型，即寻常型、关节炎型、脓疱型、红皮病型四种，后三种为特殊类型，临床绝大多数属寻常型。

西医学认为，银屑病的发病机制至今尚不明确，病情常迁延不愈，除皮肤损害外，银屑病患者尚可发生诸多系统疾病，包括代谢综合征、心血管疾病、自身免疫相关疾病、焦虑与抑郁等。其特征性病理改变为角质形成细胞的异常过度增殖、炎细胞浸润和真皮毛细血管的迂曲扩张。西医学认为银屑病的发生与感染、遗传与免疫等因素相关，研究表明 T 细胞介导的免疫反应在发病中具有重要作用，早期研究认为 Th1 细胞起主要作用，近年来发现 IL–23 / Th17 轴在发病中占据核心地位。

（一）病因病机

《外科大成·论白疕》说"肤如疹疥，色白而痒，搔起白疕（皮）"，故中医称之为"白疕"；又因其红斑上的鳞屑较厚较松，状如松皮，故又名"松皮癣"。古代文献中的干癣、马皮癣也类似此病。中医认为，本病多因情志不疏，气机壅滞，郁久化火，心火亢盛，或又兼受风湿之邪，两邪相搏，化火入营，致血热毒盛而发。后期多因病久或反复发作，热毒蓄久，则伤阴耗血，致阴虚血燥，络阻血瘀，肌肤失养所致。此外，有因风湿外袭，阻于骨络，蕴积肌肤，郁久化热而成；或由于过食厚味辛辣、鱼腥发物，湿热蕴积，郁久化毒伤营而致；也有个别白疕患者，因治疗不当，使用刺激性较强的外用药，使毒热入营，内传脏腑，以致气血两燔，熏淫肌肤。

1. 金起凤教授

金起凤教授早在 20 世纪 80 年代初即提出"血热毒盛"为银屑病的核心病机，认为"血热毒盛"贯穿疾病始终。血热的形成与多种因素相关联，青壮年阳盛之体，多素禀血热，若又外感六淫之邪，郁久则化火化毒；或过食辛辣厚味、鱼腥酒类；或因急躁、心绪烦扰以及其他因素，致七情郁结、五志过极化火，使气火偏旺，郁久化毒，热毒浸淫营血，血热毒邪外壅肌肤而发病。金起凤教授将寻常型银屑病分为血热证、血燥证、湿热证三个主要证型，创立"消银解毒饮"系列方剂治疗银屑病，临床疗效显著；同时，对关节炎型、脓疱型、红皮病型银屑病也提出了辨证治疗思路和治疗方案。

2. 瞿幸教授

瞿幸教授认为中医对银屑病病因病机的认识是个变化的过程，随着人们生活环境、饮食结构以及气候条件的变化，疾病的病因病机也随之发生变化，但病机的核心仍然是"血热毒盛"。

3. 段行武教授

段行武教授在"辨血为主"的基础上，根据临床所见患者的发病部位，皮损形态，结合患者自身与所处环境中影响病情的因素。从中医学角度入手，认为银屑病常由多种因素混杂兼夹而致病，将其病因归为五类，即风、湿、热、燥、毒，在诊治过程中抓住病因、准确辨证，是取得良好疗效的关键。

4. 李元文教授

李元文教授继承中医传统宏观辨证方式，借助西医学微观研究手段，提出将宏观与微观辨证相结合方式认识和治疗银屑病。李元文教授提出，表皮细胞的 5 层可对应中医的五行，从而对应中医的五脏。具体而论，角质层对应五行中的木，归肝脏；透明层对应五行中的火，归心脏；颗粒层对应五行中的土，归脾脏；棘细胞层对应五行中的金，归肺脏；基底细胞对应五行中的水，归肾脏。银屑病的微观病理变化常表现为角化不全和棘细胞肥厚，应归咎于肝血不足和肺气虚弱。肝血不足则血虚风燥，引起白屑累累、瘙痒等临床表现；肺气虚弱，则气虚血瘀，瘀血阻滞常有血不归经、血管扩张等表现。因此，银屑病的形成，不论具体的原因是受到何种病邪的侵袭，肝血和肺气的不足是基本的病因病机。

（二）辨证思路

《疡科纲要》云："外疡为病，则热病其多数也。"

1. 金起凤教授

金起凤教授认为病邪侵犯人体后，大多通过化火化毒的过程，外发疮疡。血热的形成与多种因素相关联，青壮年阳盛之体，多素禀血热，若又外感六淫之邪，郁久则化火化毒；或过食辛辣厚味、鱼腥酒类；或因急躁、心绪烦扰以及其他因素致七情郁结、五志过极化火，使气火偏旺，郁久化毒，热毒浸淫营血，血热毒邪外壅肌肤而发病。内蕴血热毒盛，不仅是银屑病初起的主要因素，而且还贯穿疾病始终。

银屑病患者多素体血热，复感风湿之邪，互郁化火，而浸淫营血，致湿热毒盛而发；或因饮食不节，过食辛辣肥甘厚味，脾胃运化失常，气机壅滞，使湿热内生，与内蕴之血热相搏，郁久则化火化毒，毒热内盛，致窜流肌腠而成。

且该病缠绵难愈，部分患者皮疹好发于四肢褶皱处，皮疹潮红肿胀或有渗液结痂，瘙痒夜重，口干口苦，舌苔黄腻等湿热之征。金起凤教授认为进行期的患者虽以血热证居多，但也有部分患者属于湿热偏盛的证候，故提出了银屑病湿热证。金起凤教授将银屑病不同时期的病理机制串联成线，而"血热毒盛"则是这条线的核心，这一理论对银屑病的治疗起到了重要的指导作用。在长期的临床实践中，金起凤教授独创"消银解毒汤"，取《千金》犀角地黄汤之意以凉血清热、解毒化斑、祛湿止痒，用以治疗银屑病，并在临床上灵活加减运用，疗效显著。

2. 瞿幸教授

瞿幸教授传承金起凤教授"血热毒盛"为银屑病核心病因病机的学术思想，将银屑病分为血热毒盛证、血热血瘀证、阴亏血燥证和血热湿热证。瞿幸教授临床非常重视银屑病的皮损辨证，"络脉盛色变"银屑病初发或复发的早期，皮损颜色鲜红，是络脉充盈之象，辨证为血热；血热炽盛，生风化燥，局部皮肤失养则出现层层白屑；血热炽盛，迫血妄行则有点状出血现象。病程迁延，皮损顽固不退，变为暗红色，肥厚粗糙，其上鳞屑附着紧密，为血热煎熬津液，血液黏滞成瘀所致。病程日久，皮损变为淡红色，干燥脱屑，为血热久蕴，耗伤阴血，阴亏血燥，皮肤失养所致。

3. 段行武教授

段行武教授以"辨血为主，从血论治"为银屑病基本的中医辨证思路。但在临床诊治的过程中还须重视"五因辨证"，即风、湿、热、燥、毒，其依据是不同的病因对患者的影响各异，因而在临床呈现出不同的特点，如发病的部位与时间，皮损的形态等。实际的辨证治疗中不可拘泥于思维定式，固守一方一药。而应四诊合参，细致观察患者的临床特征，审证求因。如此才能在遣方用药时化裁得当，收获良效。段行武教授衷中参西，认为不同类型的银屑病有其各自不同的病理基础，主张根据银屑病的不同临床类型进行辨证分型，将寻常型银屑病分为风邪化毒证、血热内蕴证、血虚风燥证、气血瘀滞证、湿热蕴肤证、阳虚毒蕴证六种类型；脓疱型银屑病分为湿热蕴毒证、热毒炽盛证两型；关节型银屑病分为风湿痹阻证、肝肾不足证两型；红皮病型银屑病分为热毒炽盛证、阴虚血瘀证两型。

4. 李元文教授

李元文教授提出银屑病的微观辨证是中医宏观辨证的有益补充。通过观察微观状态，进一步强化了银屑病中医的病理机制的认识。如宏观上可以看到皮肤的红斑，中医的认识是由血热引起，微观上可以看到真皮乳头有扩张的毛细血管，因而在中医辨证上强调了血热瘀阻是最基本的病机。宏观上看到红斑上有多层银白色鳞屑，中医辨证是血虚风燥，而微观上可见角化不全并可见Munro微脓肿，则可辨证为热毒蕴滞，热盛生风。

（三）治疗方案

1.内治方案

（1）血热型

症状：发病较快，皮损泛发全身，多呈点滴状或斑块状，色鲜红，银屑多，瘙痒重，皮损基底部呈鲜红或暗红，刮去鳞屑基底有较多出血点，新疹不断出现、扩大。伴口干喜冷饮，溲黄赤或便干，舌红或绛苔黄，脉弦或滑数等。

辨证：血热毒盛，兼挟湿热，壅搏肌肤而发。

治法：凉血解毒，清热泄湿，佐以息风。

处方：消银解毒一汤。

水牛角片（先煎）30g	生地 25g	赤芍 20g
牡丹皮 15g　金银花 30g	紫花地丁 30g	板蓝根 25g
蚤休 15g　　土茯苓 30g	白鲜皮 10g	苦参 10g

加减：兼有咽痛，加北豆根、玄参；全身皮疹瘙痒剧烈者，加全蝎、海桐皮；口渴喜冷饮，脉滑数，上方去板蓝根，加生石膏、知母；心烦热甚者，加黄连、山栀；如大便溏薄，加山药；如大便干燥，加生大黄；如兼胃痛吐酸，喜温饮，上方去丹皮、苦参，加香附、延胡索、高良姜、煅瓦楞；如兼有脘腹满闷，腹胀食少，苔腻白或微黄，上方去丹皮、生地、苦参，加炒苍术、厚朴、莱菔子、陈皮、焦三仙。

分析：银屑病初起及进行期以血热证居多，方中水牛角、生地黄、赤芍、丹皮凉血解毒，活血化斑；金银花、紫花地丁、板蓝根、蚤休、土茯苓清热解毒；白鲜皮、苦参祛风清热、泄湿止痒，诸药合用共奏清热解毒、活血祛风之功。

（2）血燥型

症状：由于病程较久，皮损多浸润增厚、干燥，呈片状、钱币状、环状或地图状，色暗红或浅红，鳞屑较少，瘙痒或轻或甚，新疹很少出现；多伴咽干口燥，苔薄舌红或暗红，脉弦滑或滑细等。

辨证：热毒蓄久，内伏于里，致阴伤血燥，络阻血瘀，肤失所养。

治法：育阴润燥，凉血清热，佐以活血化瘀。

处方：消银解毒二汤。

生地 30g	玄参 20g	天花粉 30g	水牛角 30g
赤芍 20g	金银花 15g	紫草 20g	丹参 30g
白鲜皮 10g	乌梢蛇 15g	威灵仙 12g	

加减：咽干明显，舌红少津，加鲜沙参；如头部皮疹较多而痒甚，上方去乌梢蛇、威灵仙，加蜂房、海桐皮；如皮损浸润增厚，暮夜痒剧烈者，上方换乌梢蛇为蕲蛇，加全蝎；如皮损干燥易裂、脱屑，舌质淡红，脉弦细，偏于血虚者，上方去丹参，加熟地、当归、川芎、鸡血藤；兼气虚者，加黄芪、党参、黄精；若斑片色黯明显或斑块肥厚，舌暗红有瘀斑或紫暗者，宜酌加三棱、莪术、桃仁之类，以增强活血化瘀之效。

分析： 此证多见于银屑病静止期，而血燥的形成则是由于血热致瘀，气血瘀滞，络道受阻，不能濡养肌肤，肌肤失养所致；化瘀以活血，血行热易撒，络道通畅，则气机通畅，故凉血活血应贯穿疾病治疗的始终。方中生地黄、玄参、天花粉育阴润燥；水牛角、紫草凉血解毒；白鲜皮祛风止痒，赤芍、牡丹皮、丹参活血化瘀，并配伍乌梢蛇、威灵仙祛风透络消斑，气血得以畅通。

（3）湿热型

症状：皮损多为斑片状，色红或暗红，皮疹好发于四肢及褶皱处，基底部潮红肿胀或有渗液结痂，瘙痒夜重；伴有口干口苦，小便短黄，舌边尖红，苔黄腻，脉弦数等。

辨证：湿热偏盛，蕴郁肌肤。

治法：清热利湿，凉血解毒。

处方：消银解毒三汤。

龙胆草 10g	炒山栀 10g	盐黄柏 10g	蚤休 15g
金银花 30g	生地 30g	赤芍 15g	白鲜皮 10g
苦参 10g	土茯苓 30g	泽泻 15g	

加减：瘙痒剧烈者，加地肤子、川槿皮。

分析： 此证多见于银屑病进行期，取犀角地黄汤合龙胆泻肝汤之意，清利湿热、凉血解毒。方中龙胆草、栀子、黄柏、蚤休、土茯苓清热解毒除湿；金银花、生地黄、赤芍清热凉血、活血散瘀；白鲜皮、苦参入皮肤腠理可清利湿热、祛风止痒；泽泻甘淡性寒，利水渗湿泄热，使邪有出路。

（4）毒热伤营型

症状：见于红皮病型银屑病。表现为全身皮肤弥漫潮红、脱屑、皮肤灼热痒剧；伴有渴饮不解，心中烦热，小溲黄赤，大便干燥，或身热，舌红绛，苔黄，脉滑数大等。

辨证：毒热入营，气血两燔，心火偏旺，熏淫肌肤而发。

治法：凉血护阴，清气解毒。

处方：清瘟败毒饮加减。

水牛角片 30g　生石膏（先下）30g　知母 12g　　玄参 30g

黄连 6g　　　紫草 10g　　　　生地 30g　　丹皮 20g

赤芍 20g　　　白鲜皮 10g　　　地肤子 30g　土茯苓 30g

加减：瘙痒剧烈，加全蝎、海桐皮；大便干结者，加生大黄。

分析：此证多见于红皮病型银屑病。方中水牛角、生地黄、赤芍、丹皮凉血解毒，活血化斑；加紫草以增凉血解毒之功；生石膏、知母清气分炽热，除烦止渴，以达亢则害、承乃制为目的；玄参、黄连清热育阴；白鲜皮、地肤子祛风清热，泄湿止痒。

（5）风湿痹阻型

症状：多见于关节炎型银屑病。全身暗红斑或红斑，瘙痒较甚，手足指、趾关节肿痛；伴有恶风发热，舌淡红，苔腻薄白或白黄，脉弦缓或弦滑等。

辨证：风湿外袭，蕴积肌肤，痹阻关节，郁久化热。

治法：祛风燥湿，活血通络，清热解毒。

处方：桂枝芍药知母汤合土茯苓汤加减。

桂枝 10g　　　赤芍 12g　　　知母 10g　　防风 10g

苍术 10g　　　忍冬藤 30g　　蚤休 25g　　姜黄 15g

威灵仙 12g　　老鹳草 15g　　土茯苓 30g

加减：瘙痒明显者，加苦参、白鲜皮、地肤子、海桐皮等祛风除湿药。

分析：此型见于关节型银屑病。桂枝祛风通阳；赤芍、知母养阴清热；防风、苍术、忍冬藤祛风除湿，合蚤休、姜黄加强通经止痛之功；威灵仙、老鹳草、土茯苓祛风除湿，通络利关节。

（6）湿毒偏盛型

症状：多见于脓疱型银屑病。除全身散发红斑外，常于手掌、足底红斑上起较多针头大小密集小脓疱，皮肤灼热，痒盛，或糜烂渗液；伴有胸闷纳呆，心烦发热，口干、口苦，小便短黄，舌边尖红，苔黄腻，脉濡数等。

辨证：湿浊中阻，气机壅滞，郁久化热生毒，郁抟肌肤所致。

治法：芳香化湿，清热凉血解毒。

处方：犀角地黄汤合甘露消毒丹加减。

藿香 10g　　　厚朴 9g　　　石菖蒲 6g　　　　茵陈 25g

黄连 6g　　　生山栀 10g　　水牛角片（先煎）30g　丹皮 15g

赤芍 20g　　　地肤子 30g　　　苦参 10g　　　　　　土茯苓 30g

　　加减：心中烦热者，加黄连、山栀。

　　分析：此型见于脓疱型银屑病。藿香、厚朴、石菖蒲行气化湿、醒脾和中，令气畅湿行；茵陈、黄连、生山栀清热解毒、利湿化浊；水牛角、赤芍、丹皮凉血解毒、活血化斑，合土茯苓加强解毒除湿之力；地肤子、苦参祛风清热、泄湿止痒。

2. 外治方案

　　（1）根据疾病类型划分

　　①进行期：斑疹色鲜红，可选加味黄连膏（组成：黄连、黄柏、苦参等）、消斑膏（组成：当归、苦参、大黄、黄柏等）外敷，以清热解毒、活血燥湿止痒；皮损色暗红，可外抹化银膏（组成：黄连、血竭等）以解毒清热、软坚化斑；瘙痒显著，鳞屑较厚者，可用苦蛇酊（组成：苦参、蛇床子、川槿皮等）或药渣煎汤待温外洗，以燥湿止痒、解毒祛屑。

　　②血燥证（静止期）：皮损色暗红或浅红，仍可外抹化银膏；如斑片肥厚或呈大片斑块者，可用 5%~10% 黑豆溜油膏或化银膏外抹。

　　③脓疱型：如手掌、脚底散发密集小脓疱，斑片红赤，灼热痒剧，或部分脓疱糜烂渗液者，宜用（内服方）药渣煎浓汤待凉后，作局部冷湿敷，日 2 次。待糜烂处渗液减少后，用青黛散香油调敷，日 2~3 次。

　　④红皮病型：全身皮肤弥漫发红或暗红，皮肤灼热瘙痒，鳞屑较厚者。可选用黄连膏、槿代黄连膏、膏炉洗剂外抹；周身皮损大片潮红灼热者，用清瘟败毒饮药渣煎汤待凉，取纱布浸透药水后，冷湿敷于潮红处，每次 20 分钟，日 2~3 次。

　　⑤关节型：关节处用金黄散香油调后外敷；周身红斑，可按寻常型进行期处理。斑色鲜红者，外用膏炉洗剂与槿代黄连膏；斑色暗红者，可用化银膏外擦皮损处。

　　（2）根据外治类别划分

　　①温泉浴疗法：具有减轻瘙痒，祛除银屑，促进局部血液循环的作用。每日或隔日浴一次，疗程为 1~2 个月，但不宜水温过热，以免刺激而使病情加重。

　　②针灸疗法：皮疹泛发全身而痒甚者，取穴：双侧曲池、血海、足三里、阑尾、地机。针刺得气后，行中度刺激，留针 30 分钟。加减法：如月经不调或身体稍弱者，去阑尾、地机穴，加三阴交、阴陵泉二穴；如头面皮疹多者，去阑尾、地机穴，加风池穴、合谷穴。

　　③耳针治疗：主穴：神门、内分泌、肺，按皮疹多的部位取穴。每天 3 次，

饭后,在穴位上按摩 2~3 分钟。

(四)案例分析

金起凤教授医案一 王某某,男,37 岁,1994 年 4 月 15 日初诊。

患者 3 年前出现全身皮疹,曾于北京协和医院就诊,诊断为"银屑病",未内服药,自行外用柳皮后皮疹消退。平素偶发能愈。近 10 天来面部又有少许皮疹出现,伴瘙痒,而来我院就诊。刻下症见:纳尚可,二便调,口干思饮,余无不适。查:头部有指甲大小的红斑,覆有银屑,并可见抓痕,面、躯干、四肢有绿豆大小的红斑,有鳞屑。舌红苔薄黄,脉弦滑。

中医诊断:白疕。

西医诊断:寻常型银屑病。

辨证:血热证。

治法:凉血解毒,清热泄湿,佐以息风。

处方:水牛角片(先煎)40g　　　　蚤休 15g　　　连翘 12g

　　　金银花 15g　　丹皮 15g　　　赤芍 15g　　　白鲜皮 10g

　　　苦参 10g　　　地肤子 30g　　海桐皮 20g　　全蝎 6g

　　　土茯苓 30g　　蜂房 12g　　　三棱 15g

日 1 剂,水煎服,早晚分服。

二诊:服用 6 剂后复诊,无新疹出现,原皮疹无明显变化,痒减轻,有饥饿感但不思饮食,食不香,二便调,舌边尖红,苔薄浅黄,脉滑。证型同前,中药加芳香化湿,醒脾和中之功,加藿香 10g,全蝎改为 4g。

三诊:继服 7 剂后复诊,皮疹颜色变浅,鳞屑减少,红斑不明显,纳可,二便调,偶有胃脘部胀满,余无不适,舌暗红苔薄黄,脉弦滑。予上方去水牛角、地肤子,加陈皮 10g 增强理气健脾之功。7 剂,水煎服。效不更方,后予随症加减 18 剂后皮疹基本消退。

案例点评:患者青年男性,皮疹色红,舌红,苔黄,脉弦滑为一派血热之象;热盛生风则痒剧,风盛则燥,故鳞屑层出不穷;热灼津液则口干。证属血热毒盛,选用消银解毒一汤加减治疗。消银解毒汤取自《千金》犀角地黄汤,水牛角片、赤芍、丹皮清热凉血,解毒化斑;金银花、连翘、蚤休、土茯苓清热解毒;白鲜皮、苦参、地肤子祛风清热、泄湿止痒。全蝎功擅平肝息风止痉,有镇静止痒、攻毒通络散结之效;配伍辛散苦泄、祛风除湿止痒的海桐皮,止痒疗效更佳。蜂房祛风解毒退屑。银屑病以"血热毒盛"为本,但同时血热也可以引起气血凝滞之象,血热盛则气壅血凝或煎熬成瘀,留于脉络则血运不畅;

因气血瘀滞，经络阻隔，热瘀互结，则郁阻而致斑疹长期不易消退，故加三棱活血化瘀。一诊后，患者出现不思饮食、食不香、胃脘胀满等湿困脾胃之征象，故加藿香10g，陈皮10g，加强化湿醒脾、理气健脾之功。

金起凤教授医案二　史某，男，35岁，1983年10月18日初诊。

患者4年前出现双下肢皮疹，渐增多而痒甚，后波及躯干与双上肢，经某医院多次治疗后有所好转，但不见消。诊见：两小腿散在较多2分币的大暗红斑，躯干、双上肢散在片状间杂钱币状暗红斑，均覆少量鳞屑，痒不甚；伴咽干口燥，舌红暗，脉弦细滑。

中医诊断：白疕。

西医诊断：寻常型银屑病。

辨证：热毒蓄久，阴虚血燥，络阻血瘀。

治法：滋阴润燥，清热消风，佐以活血化瘀。

处方：生地30g　　　玄参20g　　　麦冬12g　　　大青叶30g
　　　白花蛇舌草30g　生槐花30g　　当归15g　　　丹参30g
　　　白鲜皮10g　　　蕲蛇10g　　　威灵仙12g　　鬼箭羽30g

日1剂，水煎服，早晚分服。

同时，外用紫椒癣酊抹患处，皮损肥厚处敷10%黑豆溜油软膏。

后以此方随症稍予加减，共服药70余剂，至1984年1月下旬皮损全部消退。随访一年半未复发。

案例点评：患者病久反复发作，毒热久稽血分，致阴伤血燥，络阻血瘀，肌肤失养，则为血燥血瘀。皮损浸润增厚、干燥，呈片状、钱币状，色暗红，鳞屑较少，瘙痒轻，新疹很少出现；咽干口燥，舌暗红，脉弦滑细等均为血燥血瘀之象。金起凤教授认为血燥型多属于本病的静止期阶段，而血燥的形成则是由于血热致瘀，气血瘀滞，络道受阻，不能濡养肌肤，肌肤失养所致；化瘀以活血，血行热易撤，络道通畅，则气机通畅，故凉血活血应贯穿疾病治疗的始终。方中生地、玄参、麦冬育阴润燥，生槐花、丹参、当归、鬼箭羽凉血活血，大青叶、白花蛇舌草清热解毒，白鲜皮祛风泄湿止痒配伍蕲蛇、威灵仙祛风透络消斑，气血得以畅通。

金起凤教授医案三　张某某，女，35岁，1996年6月7日初诊。

患者2个月前因感冒、扁桃体发炎后，在四肢出现散在的红斑、脱屑、痒，且皮疹渐多，当时曾到北京某医院求治，诊为"银屑病"，予"雷公藤总苷"每日4片治疗，病情有所好转。1个月前，由于母亲去世，回老家奔丧，劳累，悲伤，感冒而致病情加重，皮疹泛发全身，曾用雷公藤加量（每日6片）治疗，未见明显疗效，而来我院。刻下症见：患者全身密集鲜红皮疹，瘙痒剧烈，脱屑较多，在皮损局部可见少量小脓疱，午后渗液，咽红，咽痛，口干，口苦喜饮，纳可，夜寐安，大便略干。查：全身可见较密集的指甲盖至杨树叶大小的鲜红色斑片，边缘清，浸润明显，上覆较多的细碎的淡黄色鳞屑，较易脱落，有点状出血现象和薄膜现象，在部分皮疹的边缘可见粟粒至绿豆大小的小脓疱。头部鳞屑较厚，皮损处发呈束状，指（趾）甲无改变。舌红苔薄黄，脉弦滑。

中医诊断：白疕。

西医诊断：脓疱型银屑病。

辨证：血热湿胜，发于肌肤。

治法：凉血解毒，除湿止痒。

处方：水牛角片（先煎）40g　　　　生地20g　　　丹皮15g
　　　丹参15g　　　赤芍12g　　　金银花20g　　　连翘20g
　　　板蓝根30g　　苦参10g　　　蚤休15g　　　土茯苓30g
　　　海桐皮20g　　紫草根10g　　白茅根30g　　　益母草15g

日1剂，水煎服，早晚分服。

同时外用黄连膏，头部外用苦蛇酊。

二诊：服上方7剂后皮疹无明显变化，头部皮疹瘙痒剧烈，有少量渗出，全身皮疹发红，有小脓疱，自觉刺痒，咽部发红，牙龈肿痛，纳食尚可，寐差，口干，舌红苔薄白，脉弦细。予上方去海桐皮、益母草，加锦灯笼10g加强清热解毒、利咽之；加服雷公藤总苷片20mg，每日3次。其余治疗同前。

三诊：（金起凤教授查房）予上方临证加减调治21剂，患者病情好转，皮色较前略淡，脱屑减少，但午后仍有丘疹、渗液出现，舌红少苔脉滑，金起凤教授认为患者仍为血热、湿热之象，以解毒凉血、除湿止痒为法。

　　　水牛角片（先煎）50g　　　蚤休15g　　　生槐花25g
　　　金银花60g　　白扁豆18g　　羚羊角粉（冲）8g
　　　赤芍20g　　　白鲜皮10g　　苦参15g　　　地肤子30g
　　　土茯苓50g　　全蝎6g　　　白蒺藜25g　　　大豆黄卷20g

日1剂，水煎服，早晚分服。

服上方7剂后已无午后丘疹、水泡、渗液出现，皮疹较前略淡，脱屑减少，后予上方随症加减43剂，痊愈出院。

案例点评：患者青年女性，素体血热，内蕴湿热，湿浊中阻，气机壅滞，郁久化热生毒，血热、湿热郁结肌肤所致。皮疹色红，有脓疱，舌红，苔黄，脉弦滑为湿热血热之象；热盛生风则痒剧，风盛则燥，故鳞屑层出不已；热灼津液，阴伤则口干；湿热熏蒸则口苦；热移大肠，耗伤肠中津液，故大便干结。血热湿胜，治以解毒凉血，除湿止痒为法。水牛角、生槐花、羚羊角粉、赤芍凉血解毒化斑，金银花、蚤休、土茯苓清热解毒；白鲜皮、苦参、地肤子、白蒺藜祛风清热、祛湿止痒；全蝎功擅平肝息风止痉，有镇静止痒、攻毒通络散结之效；白扁豆、大豆黄卷健脾利湿，清利湿热。

（五）临证经验

1. 金起凤教授临证经验

金起凤教授通过大量的病例观察把寻常型银屑病分为血热证、血燥证、湿热证，提出银屑病病机的核心是"血热毒盛"，治疗以凉血清热、解毒化斑为法。在长期临床实践中，创"消银解毒汤"治疗银屑病，在临床中取得了较好的疗效。

金起凤教授鉴于银屑病初起以血热证居多，其发病机制为血热毒盛，兼夹湿热，壅搏肌肤。治宜凉血化斑、清热解毒，佐以泻湿消风，方用"消银解毒一汤"。金起凤教授认为银屑病"血热毒盛"为本，但同时血热也可以引起气血凝滞之象，血热盛则气壅血凝、煎熬成瘀，留于脉络而血运不畅；因气血瘀滞，热瘀互结，经络阻隔，则郁阻而致斑疹久久不消，临床常见部分患者斑块增厚、色暗红，兼舌红有瘀斑，或舌质暗红或紫黯，此乃血瘀之征象。金起凤教授认为因瘀不去，新血不生，气血更易瘀滞，如络道血运受阻，血热难清，热瘀互结也不易化解，故斑疹久不消退。所以说，气血瘀滞也是本病病机的一个方面。若病久反复发作，毒热久稽血分，致阴伤血燥，络阻血瘀，肌肤失养，则为血燥血瘀。银屑病表现的瘙痒和鳞屑，金起凤教授认为主要由血热生风化燥所致。所谓风盛则痒，血热尤重，则痒尤甚；风盛则燥，故鳞屑层出不已。究其病机，主要是因由血热壅盛。因此说，本病的主要病机是"血热毒盛兼气血瘀滞"，血热贯穿疾病的始终，故治疗着重凉血清热，解毒化瘀。金起凤教授认为血燥型多属于本病的静止期阶段。其病机源于血热毒蓄久，内伏于里，致阴伤血燥，络阻血瘀，肤失所养。故选用消银解毒二汤以育阴润燥、凉血化瘀、清热解毒。

银屑病缠绵难愈，且部分患者皮疹好发于四肢褶皱处，皮疹潮红肿胀或有渗液结痂，兼口干口苦，舌苔黄腻等湿热之征，因而金起凤教授认为湿热内蕴也是本病的主要致病因素之一。银屑病患者多素体血热，复感风湿之邪，互郁化火而浸淫营血，致湿热毒盛而发；或因饮食不节，过食辛辣肥甘厚味，脾胃运化失常，气机壅滞，使湿热内生，与内蕴之血热相搏，郁久则化火化毒，毒热内盛，致窜流肌腠而成。治疗以消银解毒三汤清热除湿，解毒止痒。

金起凤教授治疗皮肤病，重视整体与局部相结合，认为内外合参，方能事半功倍。金起凤教授自制多种外用药物治疗银屑病，如加味黄连膏、苦蛇酊、化银膏等，疗效显著。加味黄连膏以黄连、黄柏、苦参等组成，清热解毒、燥湿止痒、散瘀消斑，适用于银屑病各证。苦蛇酊以苦参、蛇床子、川槿皮等组成，燥湿清热，祛风止痒，用于治疗白疕、风瘙痒等瘙痒性皮肤病，主要用于银屑病头皮部位。至今，这两种外用药仍作为东直门医院院内制剂在临床使用。

2. 瞿幸教授临证经验

瞿幸教授在临床诊治过程中注重辨证和用药的动态变化，强调用药过程中对患者进行随诊观察和方药调整。银屑病的疗程比较长，一般初发病例中医治疗需要 2 个月左右，复发病例需要治疗 3~4 个月，反复发作者疗程更长。由于疗程长，加之本病易复发，患者需长期服药，因此应治疗尽量选用不良反应小的药物。同时在治疗过程中，患者的证候不是一成不变的，辨证用药也要随时调整。如患者在治疗期间不慎感冒，出现鼻塞流涕、咽痛、咳嗽等症状，应及时改用银翘散等加减治疗。一个处方连服数月不变，非但疗效不好，还可能出现不良反应。

瞿幸教授还主张银屑病的中医治疗要抓主要症状，银屑病的根本病机是血热毒盛，血分蕴热在银屑病发病中贯穿始终。病程长，皮损表现为暗红色斑块，不是单纯的血瘀，是血分热盛，煎熬津液而成瘀；皮损表现为淡红色斑块，干燥脱屑，也不是单纯血虚血燥，是血分热盛，耗伤阴血而化燥。因此，治疗用药要始终抓住血热这个病机，病程的进行期以清热凉血解毒为主；静止期辨别血瘀、血燥，用凉血活血、凉血滋阴润燥法治疗。

银屑病的皮损有层层银白色的鳞屑，干燥瘙痒，为风邪致病的特点。此为内风，由血热而生风。因此，治疗一般不用疏散外风的方药。银屑病病程缠绵，易反复发作，符合湿邪致病特点，若患者皮损发于阴侧及皱褶部位，或皮损有渗出，舌苔腻，属血热湿热证，以凉血除湿法治疗，某些合并有湿疹的患者也可以此辨证治疗。

血热毒盛证病情严重，新疹多，发展快，皮损面积大者，可用清开灵注射液，与内服外用药配合，加强清热凉血解毒作用，用法：清开灵注射液每次40ml，加入生理盐水或 5% 葡萄糖注射液 400~500ml 中静脉滴注，每日 1 次，连用 7~14 天。对于血热血瘀证皮损广泛，斑片肥厚颜色暗红者，可用丹参注射液，以加强活血化瘀作用，用法：注射用丹参（冻干）每次 400mg，加入生理盐水或 5% 葡萄糖注射液 500ml 中静脉滴注，每日 1 次，连用 7~14 天。需注意有药物过敏反应，应在有急救条件的医院里输液（由于现在对中药注射液的限制使用，目前临床已较少使用）。

治疗银屑病的方药多寒凉。每次患者复诊时，一定要问饮食、二便、妇女月经情况。如患者服药后胃脘胀痛不适，应适当减少苦寒之品，并嘱患者不要空腹服汤药，可饭后 1~2 小时服药。女性患者月经前可酌加当归、香附等调经之品。

银屑病是多种因素引起的疾病，易复发，减少复发的关键在患者的自我调养。一要预防感染及皮肤外伤；二要按时作息，不要熬夜，避免精神过度紧张；三要忌食辛辣发物，戒烟酒；四要保持大便通畅。

3. 李元文教授临证经验

李元文教授常说症是病和证的影子，皮肤病的病、证、症结合与分治的关键在于医者的辨识能力，强调医者对正邪相争与人体气血关系的准确与全面理解。以红皮病为例，"红皮"更符合中医"症"的概念，往往是疾病某个阶段的特征性表现。中医古籍的描述中虽有很多类似红皮病的描述，却很难有一个病名概念能够涵盖本病的临床特点。如在红皮病型银屑病当中，在病的诊断明确的情况下，根据患者红皮之"症"辨为"热入营血证"，进而提出"从热毒论治"方法，此时考虑银屑病的病史，适当加入润燥止痒药，以求对疾病的全面治疗。至治疗末期，患者皮肤红肿消退，仅有皮肤暗红色沉这一症状，此时再次辨病、辨证显然过于牵强。适时开展对症的物理治疗，更加符合患者的治疗诉求。因此，治疗上适时采用病、证、症分治与合治的方法恰恰体现了中医治疗皮肤病整体观和个性化的治疗思路。

现代医家普遍认为风、湿、热、虫、毒、瘀、虚是皮肤病主要的致病因素，李元文教授认为毒邪是其中重要的致病因子。如银屑病皮疹特点是红斑和银白色鳞屑，患者发病初期始于咽喉肿痛，扁桃体肿大，或有发热口渴，这是风热毒邪从口鼻而入，侵入人体后外发肌肤，皮疹红斑鲜红，搔之出血，或有小的脓丘疹，此乃毒邪所致病，治法当清热凉血解毒。病入中期，皮疹发展停止，皮疹淡红干燥，或有肥厚，鳞屑不厚此乃血燥，但如何甄别是否有毒邪侵入，须从病史看有没有外感咽痛的症状，同时查看咽部是否有充血、滤泡等慢性炎性反应，患者是否有大便干结、急躁易怒、口干口渴等夹毒的症状。血瘀证也同样需要判定是否夹毒，有时候确实没有典型的夹毒症状，但考虑到疾病的全身发病，发病急骤，皮疹广泛，治疗困难，顽固难愈等特点符合毒邪致病的基本特点也需要从毒论治，以增加疗效。

4. 段行武教授临证经验

段行武教授提出银屑病的治疗须细致周全，四诊合参，审证求因，根据患者具体情况灵活施治。对于新发病患者要重视祛邪，急则治其标；对于久病反复不愈的患者要重视脏腑功能的调理，缓则治其本。对常规治疗不理想，又表实无汗的患者可考虑加用麻黄、桂枝、羌活、葛根、柴胡等药物宣通腠理毛窍，解肌透表祛邪，引药达皮。鳞屑较多，瘙痒较重的患者，可适当配合药浴疗法，病情冬季加重的患者，在非进行期可配合光疗。

对于红皮病性银屑病久治不愈的患者，往往阴液耗损较甚，用沙参、麦冬、玉竹等常规养阴生津之品很难取得疗效。这时可考虑加用龟甲、鳖甲等血肉有情之品以大补阴液常可取效。对于红皮病高热不退的患者，要注意固护阴液，尽量不用辛温发汗的方法来降低体温，以免劫伤阴液，加重病情。对于泛发型脓疱型银屑病，在清热解毒的同时要注意燥湿。

易复发的患者可以在发病前提前服用一段时间中药，以起到预防复发和减轻发作的目的。对于虽然经过系统治疗，但肘膝和小腿等处仍然遗留有小块顽固性皮损的患者，如病情稳定，可以考虑停服药物，不必"除恶务净"，而是与之共存，这样可以使脾胃得到休养，防止久服药物损伤脾胃。

（六）零金碎玉

1. 金起凤教授临床用药特点

（1）蚤休、金银花、土茯苓解毒

金起凤教授临床常用蚤休、金银花、土茯苓共奏清热解毒凉血之功。近代名医张山雷云"蚤休乃苦泄解毒之品"，《濒湖脉学》谓"足厥阴之药"，盖清解肝胆之郁热，息风降气，亦能退肿消痰，利水祛湿。"金起凤教授受其思想影响，治"癣"亦善用蚤休，认为蚤休苦泄解毒，为肝经息风定痉要药，正以苦寒泄降，能泄风阳而清气火，则气血不冲，亦能退肿消痰。金起凤教授还喜重用金银花清心解毒凉血，心火清则诸火清，以奏解毒凉血之功。金银花为清轻上浮之品，金起凤教授除在血热证中喜用金银花，在热病后期也常用其清余毒，泻心火，清诸火且不伤阴耗气。土茯苓清热解毒，利湿消肿，散结。蚤休与土茯苓解已成之毒。

（2）全蝎止痒

金起凤教授临床还喜用全蝎。张山雷云："蝎乃毒虫，味辛，其能治风者，盖亦以善于走窜之故，则风淫可祛，而湿痹可利。"金起凤教授认为全蝎入肝经，故善于息肝风之内动，能深入皮肤经络搜风止痒，对一切瘙痒性皮肤病，如银屑病、湿疹、神经性皮炎、结节性痒疹、皮肤瘙痒症等均有息风止痒之卓效。因其性善走窜，故又有通络解毒、散结化瘀之功，能消肿止痛、解毒化斑，治疗关节型银屑病；与活血散瘀药同用可增强化瘀散结之效，使斑块较快化消。乌梢蛇、威灵仙合用，取其味咸辛、性温善走，治大风疥癣瘙痒，擅祛风湿，透骨搜风以消斑。蜂房、蛇蜕合用以祛风解毒退屑，治疗头部斑疹满布，屑多且厚。

（3）活用大黄

金起凤教授认为大黄不但泄胃肠实热，还可清血分之热。有清热泻火凉血解毒之效，并能行瘀破积。如舌苔腻黄或薄黄而腻，大便干结者，属胃肠实热较重，宜用生大黄；如便秘重者，生大黄加枳实，起导滞泄热通便的作用。大便不干，舌暗红，或皮疹肥厚，改用制大黄，以活血化瘀。

（4）分部选用止痒药

金起凤教授对不同瘙痒部位的用药选择也颇有心得，上半身痒甚常加白鲜皮、苦参；下半身痒甚，多选苦参、地肤子；若全身痒甚三味药可同用。对于患有诸多基础病的老年人，身痒剧烈，性情烦躁，夜寐不宁，金起凤教授则常用生龙骨、生牡蛎、珍珠母、磁石以平肝潜阳，宁心安神，重镇息风，再伍用祛风止痒药，效果显著。

2. 瞿幸教授临床用药特点

瞿幸教授在银屑病的临床治疗中常用基本方为犀角地黄汤：水牛角 30g，生地 15~30g，丹皮 10~12g，赤芍 10~12g。如毒热入营、皮疹鲜红灼热、泛发脓疱者，临床辨病分型为严重泛发的寻常型银屑病进行期、红皮病型和脓疱型银屑病，则去水牛角，加羚羊角粉 6g，每日分 2 次水冲服或加入汤药中冲服。

瞿幸教授还特别注重结合皮损辨证，如皮疹色红，辨证为血热毒盛，常用药：紫草、茜草、白茅根、蚤休、白花蛇舌草、蛇莓，其中紫草、茜草凉血活血、解毒消斑，常用于血热血瘀，皮疹鲜红或紫红者；蚤休、白茅根清热解毒、消肿止血，常用于血热湿热，皮疹鲜红或有渗出，合并湿疹者；白花蛇舌草、蛇莓清热凉血、解毒消肿，而且西医学研究表明这两味药有抗肿瘤、抗增殖作用，常用于血热血瘀证，皮损增生明显者。

瞿幸教授在临床中擅用对药治疗银屑病，常用的对药：板蓝根、大青叶、生槐花、土茯苓、鸡血藤、忍冬藤、青枫藤、苦参、白鲜皮。其中板蓝根、大青叶清热解毒、凉血利咽，用于急性进行期、伴有咽喉肿痛、皮疹迅速增多者；生槐花、土茯苓取自中药方剂"土槐饮"，来源于《赵炳南临床经验集》，功效除湿清热解毒，用于血热证兼湿热较重者；鸡血藤、忍冬藤、清风藤清热解毒、活血通络，常用于关节病型银屑病；苦参、白鲜皮清热燥湿，祛风止痒，常用于银屑病血热湿热伴明显瘙痒者。

此外，瞿幸教授还注重引经的使用，如发于身体上部者加羌活，发于下肢者加独活、萆薢、川牛膝，发于上肢者加桂枝、桑枝、姜黄等。

3. 李元文教授临床用药特点

李元文教授在金起凤教授学术思想的基础上既有传承，又有发展创新。对于急性期银屑病，临床多见血热毒盛证，治宜清热凉血解毒，常用"凉血解毒饮"加减：水牛角 15g，生槐花 10g，土茯苓 15g，赤芍 15g，丹皮 15g，板蓝根 15g，牛蒡子 10g，白花蛇舌草 30g，蚤休 15g，威灵仙 10g，苍术 10g，生薏苡仁 15g，天冬 10g，麦冬 10g。该方以犀角地黄汤化裁而来，方中水牛角清热凉血，生槐花、赤芍、丹皮凉血散瘀；板蓝根、牛蒡子清解咽部毒热；白花蛇舌草、蚤休清热解毒化斑，威灵仙疏通经络；苍术、薏苡仁健脾化湿；天冬、麦冬滋阴润燥。全方共奏清热凉血、解毒化斑的功效。

慢性期多见热邪减退，常见风、燥、湿邪郁久化毒成瘀之气滞血瘀之证。皮损反复不愈，皮疹多呈斑块状，鳞屑较厚，颜色暗红，舌质紫暗有瘀斑，脉涩或细缓。治以活血化瘀、解毒通络，方用桃红四物汤加减。另有久病暗耗阴血，血虚风燥证，见皮疹颜色淡红，鳞屑减少，干燥皲裂，伴口咽干燥；舌质淡红，苔少，脉沉细，方用当归引子养血滋阴、润肤息风。反复不愈者，加土茯苓、白花蛇舌草；病久入络，治疗需用通络散邪之法，可适当加用虫类药物，如全蝎、蜈蚣等；皮损肥厚色暗者，加三棱、莪术；月经色暗、经前加重者，加益母草、泽兰。

李元文教授认为银屑病慢性期血虚血燥，应适当在养血润燥的基础上，加用益气养阴的药物，如黄芪、西洋参等；风盛瘙痒明显者，加白鲜皮、刺蒺藜。银屑病患者多有脾胃损伤，并且治疗银屑病之中药含有大量的苦寒之品，所以在拟方时应该顾护患者的脾胃，可加焦三仙之类药物。

李元文教授强调毒邪是银屑病发病的原因之一，解毒法贯穿银屑病治疗始终。解毒药的使用，要依据毒邪的特点有所选择，如发生在头面可以选择金银花、野菊花、黄芩等轻扬上行之品；发于阴部、胁肋、耳廓等处，常选用龙胆草、苦参、黄芩等清解肝胆毒热；发于下肢可选用黄柏、土茯苓、泽泻等解毒渗湿的药物。白花蛇舌草、半枝莲、半边莲、蚤休、土茯苓等西医学研究具有抗增殖、抗肿瘤的解毒药在临床中多有应用。治疗毒邪致病可以解毒，也可以毒攻毒，如应用全蝎、蜈蚣、蕲蛇、蟾蜍等，但中病即止，防止伤及人体正气。

4. 段行武教授临床用药特点

段行武教授临床注重从血分治疗银屑病，以"活血、凉血、补血"为主要法则。紫草、茜草为清热凉血止血常用药对，用以治疗银屑病血热证，以"皮疹颜色鲜红"为主要皮损特点；生地黄、白芍、牡丹皮为常用的清热凉血补血药对，用以治疗血热证后期阴血津液耗损，虚热不除，皮损干燥又内有瘀血之征象；段教授常以"生槐花、土茯苓"配伍使用，气血两清。

段行武教授常用丹参、莪术以增强活血化瘀的效果，以"皮疹斑块肥厚，颜色紫黯"为主要皮损特点；丹参、玄参药对是段教授"以水制火"理论在银屑病中的具体应用，丹参以活血为主，玄参以凉血生津为务，标本兼治，清中有补。

段行武教授还十分重视清热解毒祛湿药的应用，以求气血同治，常用药物为半枝莲、板蓝根、土茯苓、忍冬藤。半枝莲、板蓝根为清热解毒，治疗及预防咽喉部炎性反应的有效药对；土茯苓、忍冬藤为治疗和预防关节型银屑病常用的通利关节的药对。

鬼箭羽苦寒，归肝经，专散恶血，可破血通经，解毒消肿，散瘀止痛，为段行武教授治疗银屑病常用药。鬼箭羽、半枝莲是段行武教授治疗银屑病常用的药对，取其"散瘀解毒"之效。段行武教授认为随着银屑病病程的发展，皮肤瘀阻的现象会明显加重，皮肤脉络痹阻不通，痰瘀互阻，不得外散，造成皮肤斑块肥厚，两药同用，共奏散瘀消肿之效。

（七）专病专方

（1）白疕一号丸

主要组成为生槐花、紫草、白茅根、生地、赤芍、丹参、板蓝根等，主要功效为凉血解毒、活血消斑，用于银屑病血热证、血热血瘀证，后在此方基础上历经多次修改，做成东直门医院院内制剂"地槐消银丸"，在临床使用30余年，取得良好临床疗效。

（2）金花桔甘汤（代茶饮）

瞿幸教授认为中医中药在预防银屑病复发方面可发挥作用，在冬春、春秋季节交替之时，可口服中药代茶饮以预防病情复发或加重，尤其是对于容易发生感冒、咽炎或扁桃体炎的患者。瞿幸教授自拟代茶饮"金花桔甘汤"口服，以清热解毒利咽，可有效预防银屑病复发，方药组成：金银花5g，金莲花5g，桔梗5g，生甘草3g。

（八）问诊路径

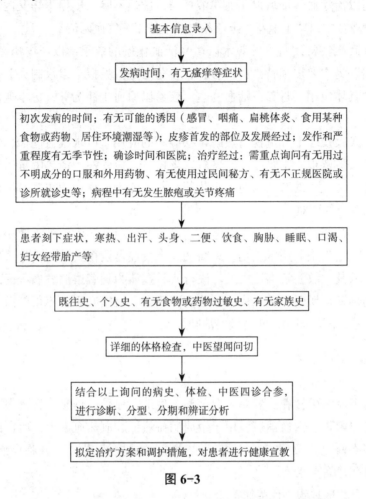

```
基本信息录入
    ↓
发病时间，有无瘙痒等症状
    ↓
初次发病的时间；有无可能的诱因（感冒、咽痛、扁桃体炎、食用某种
食物或药物、居住环境潮湿等）；皮疹首发的部位及发展经过；发作和严
重程度有无季节性；确诊时间和医院；治疗经过：需重点询问有无用过
不明成分的口服和外用药物、有无使用过民间秘方、有无不正规医院或
诊所就诊史等；病程中有无发生脓疱或关节疼痛
    ↓
患者刻下症状，寒热、出汗、头身、二便、饮食、胸胁、睡眠、口渴、
妇女经带胎产等
    ↓
既往史、个人史、有无食物或药物过敏史、有无家族史
    ↓
详细的体格检查，中医望闻问切
    ↓
结合以上询问的病史、体检、中医四诊合参，
进行诊断、分型、分期和辨证分析
    ↓
拟定治疗方案和调护措施，对患者进行健康宣教
```

图 6-3

第四节　斑秃

斑秃是一种突然发生的局限性脱发，局部皮肤正常，无自觉症状，是临床常见的非瘢痕性脱发。大约半数患者病情反复发作，可迁延数年或数十年。少数患者病情严重，毛发脱落可累及整个头部的终毛（全秃），甚至累及全身的毳毛脱落（普秃）。斑秃的发病因素未明，普遍认为斑秃是一种具有遗传因素和环境激发因素的自身免疫性疾病。在遗传易感个体中，诱发因素可导致主要由CD8 驱使的 Th1 型 T 细胞自身免疫反应，该免疫反应攻击毛囊，导致临床上急

性脱发。

本病患者头发突然成片脱落，严重者全部脱光，甚至累及眉毛、睫毛、胡须等全身毛发，对患者容貌形象产生较大影响。本病常引起患者的恐慌和焦虑，也会影响人际交往，甚至影响就业和择偶等。长期不愈也可引起患者情绪低落，久之情志失调在患者身上恶性循环，更加使疾病反复难愈。

（一）病因病机

斑秃，俗称"鬼剃头"，中医学称为"油风"。中医关于斑秃的记载，较早见于《黄帝内经》，如称其为"毛拔""发落""发坠"，均为较为形象贴切的称谓。对于本病的发生历代医家论述较多，隋·巢元方《诸病源候论》提出："人有风邪至于头，有偏虚处，则发秃落，肌肉枯死，或如钱大，或如指大，发不生，亦不痒，故谓之鬼剃头。""油风"病名首见于明·陈实功所著的《外科正宗·油风》，认为"油风乃血虚不能随气荣养肌肤，故毛发根空，脱落成片，皮肤光亮，痒如虫行"。《外科证治全书》说："油风，又名鬼薙刺，俗称落发。头发干枯，或片状脱落，皮红光亮，痒甚，血燥有风所致。"清·吴谦《医宗金鉴·外科心法要诀》说："鬼剃头，由毛孔开张，邪风乘虚袭入，以致风盛生燥不能营养毛发。"《冯氏锦囊秘录》中云："发乃血之余，枯者血不足也，忽然脱落，头皮作痒，须眉并落者，乃血热生风，风木摇动之象也。"这对斑秃的病因病机做了恰当的分析，即阴血虚少不能荣养肌肤，又风邪乘虚而入，血燥风盛，毛发失养而脱落，认为本病的发生与气血不足有关。也有医家认为与瘀血有关，如《血证论·瘀血》"瘀血在上焦，或发脱不生"、《医林改错》"头发脱落，各医书皆言伤血，不知皮里肉外血瘀，阻塞血路，新血不能养发，故发脱落"。就近代对于本病相关证候研究看来，中医目前认为斑秃的病因包括外受风、湿、燥等邪；或饮食不节，如多食肥甘辛辣之品；或起居失常；或情志不畅，如思虑过度；或久病、产后等。

1. 金起凤教授

金起凤教授认为，虽然斑秃诸多病因，但究其根本，多在脏腑功能失调，尤其在于肝肾功能失调。"肾藏精，其华在发"，毛发生长的关键在于肾中精气的盛衰，肾气充盛则毛发生长茂密、固着、粗实、荣润，肾气衰败则毛发脱落、松动、细软、枯槁。正如《内经》论述"肾气实，发长；肾气衰，发堕"。同时，"发为血之余"，毛发的荣枯有赖于血之濡养；"肝肾同源，肾藏精，肝藏血"，肾精与肝血相互协调统一，精血互生、互化、互相资助，共同滋养毛发。同时，认为斑秃病机关键在于肝肾，肝肾功能正常则精盛血旺而毛发繁茂润泽，肝肾功能失调则精虚血少而毛发失养，枯槁脱落。斑秃与肝肾密不可分，还与心、脾、肺密切相关。"心主血脉"，心主血脉功能失调则血脉不利，如血脉瘀阻致毛发失荣而脱。"脾主运化"，脾为气血生化之源，脾失运化则气血生化无源而致发脱。"肺主宣发肃降、主皮毛"，肺气宣发功能正常，则卫气、津液输布全身，从而温润毛发，久病体弱均可使肺气亏虚而发脱。综上，斑秃的病机以五脏功能失调为关键，"气血精虚损"贯穿发病始终。金起凤教授认为本病正虚邪实，虚实夹杂，多属肝肾不足之证，故临床治疗应注重扶正祛邪，标本兼顾，方药以益肾填精、养血调血之品，固其本，治其标，达到标本兼治的目的。

2. 段行武教授

段行武教授结合现代人生活节奏加快，工作和学习压力增大，发病前常有紧张、失眠等情志因素，认为现代人在斑秃的发生中与"肝"关系最为密切。主要原因是情志不遂，五志化火，血热生风，风火相合化燥伤阴，致使毛发失于濡养而突然脱落；情志内伤，肝郁气滞，气机逆乱，气滞血瘀；或跌仆损伤，瘀血阻络，均致血流不畅，不能上奉于脑，清窍失养，毛发失荣；久病及产后气血两虚或肝肾不足，精血亏虚，发无精血滋养。故治疗提出重点从"肝"论治的观点。采用加味逍遥散进行治疗。方用逍遥散加生地、红花、川芎、羌活、天麻等治疗。

总之，金起凤教授认为斑秃主要和热、瘀、虚、实、气、血有关，脏腑与肝、肾、肺关系密切。头发的生长主要考虑与精、气、血有关。治疗上总以滋补肝肾、清热凉血、活血养血、益气养血、养发生发为大法，并根据患者具体情况辨清虚、实。治疗要综合考虑何者为主，何者为辅。

（二）辨证思路

本病虽病因复杂，既有机体内在因素，又有外界物理、化学刺激和精神因素。但总因七情失调、饮食不节、劳倦过度、久病、重病、产后或先天不足等，造成脏腑虚损，气血失调，毛根空虚，毛发失养所致。故其病机不外乎虚与实。虚，一指气血之虚，一指肝肾之虚。实，多因过食辛热炙煿厚味，或情志内伤，抑郁化火，血热生风，风盛血燥，或血瘀毛窍等。不论虚实均可导致头发脱落。其中肝肾不足是本病的内在基础。肝肾不足、气滞血瘀、精血亏虚而使发失濡养，在斑秃诊治中占主导地位。中医辨治首先要辨虚实，虚证主要为肝肾不足证、气血亏虚证，实证主要有血热风燥证、血瘀证、肝郁证。

根据病程及临床表现可分为活动期、静止期及恢复期。活动期：脱发区数量继续增加或面积仍在扩大，脱发区边缘拉发实验阳性。静止期：脱发基本停止，大多数患者脱发静止期3~4个月进入恢复期。有的患者病程长达数年，甚至长期不愈或仅有毳毛。恢复期：新生毛发长出，并逐渐恢复正常。活动期发病较急，多考虑实证，静止期应根据患者情况进行辨证，多为虚实夹杂之证，恢复期多以虚症为主。

肝肾阴血充盛是头发生长之根本。"肾藏精，其华在发""肝藏血""发为血之余"，头发的荣衰反映肝肾阴血的盈亏。头发的生长依赖肾阴滋养。如果肾阴匮乏，精不化血，血不养发，发无生长之源，则发根空虚，故而脱落。总的来说，斑秃本质为肝肾阴血亏虚所致，肝肾不足是本病的内在基础，肝肾不足型是本病临床中最为常见的证型。所以，斑秃虽见证多端，但以肝肾不足为本，血瘀、血热、气郁为标。故在治疗时急则治其标，先以活血化瘀、清热凉血、疏肝理气先去其标实之证；再以滋补肝肾、养血益气治其本，徐徐图之。

自王清任在《医林改错》通窍活血汤中提出血瘀为脱发的重要原因后，后世医家多从之，将活血化瘀作为治疗脱发的一个重要治则。血瘀于毛窍，经气不行，新血难以灌注于发根，发失于濡养则头发脱落。头发之所生依赖于血的濡养，血的功能失常，无论虚实，都可能导致发失所养而致斑秃发生。西医学认为，微循环功能障碍造成局部毛囊阻塞以致脱发。正如王清任的《医林改错》中曰"皮里肉外血瘀，阻塞血路，新血不能养发，故发脱落"，又云"无病脱发，亦是血瘀"。无论全身辨证还是头皮局部辨证，病机核心皆为"血瘀"，治以活血化瘀生新，佐以调理气机。瘀血导致脱发可从两方面理解，瘀血既是发病之因，亦为发病之果。中医学认为瘀血不去，新血不生，瘀血阻滞了气血精微的转输，使毛囊局部失养，故毛发脱而不生。而瘀血的产生可由于外伤、气滞、气虚、血热、血虚、湿热等，所以在治疗过程中不仅要活血化瘀，还要注重瘀血产生的原因，从本论治。

血虚型斑秃一般病程长，头发脱落处紫暗不泽，常伴有头部刺痛，口唇及指甲暗紫，女性可有月经不调、闭经或月经推迟、痛经、经血暗黑而带血块，舌有瘀点痕斑，脉涩或弦。论其病机，气滞不能行血，气虚不足以推动血脉，血虚致瘀等均可引起血瘀。

气郁也是斑秃常见原因，多见于青壮年，大多在情志波动、精神压力较大或精神刺激后，突然发生。除片状脱发外，常伴有情志抑郁不疏、失眠多梦、烦躁易怒、胸胁疼痛、善叹息，女性可见月经不调、痛经、乳房胀痛等表现，舌苔薄白，脉弦。气郁型斑秃系情志失调而阻遏肝脉，致使肝气郁结。一则血液运行不能循经上行，瘀血阻塞毛窍，发根失于濡润而脱发；二则肝郁失疏，横逆犯脾，脾土失其健运，不能化水谷精微，致精血不足，气血生化乏源而脱发。气郁者病机核心为"气郁为本，血瘀血虚为标"。

（三）治疗方案

1. 内治方案

（1）血热风燥型

症状：发病突然，头发突然成片脱落，可伴有头皮烘热或轻微瘙痒；心烦易怒，眠差；舌红，苔薄，脉弦滑。

辨证：血热生风，发失濡养。

治法：清热凉血，祛风生发。

处方：凉血四物汤合神应养真丹加减。

生地 15g	赤芍 15g	熟地 10g	当归 15g
黄芩 15g	川芎 10g	制首乌 10g	天麻 10g
菟丝子 15g	羌活 10g	木瓜 10g	

加水适量，煎汤去渣，取汁温服，1日1剂，分2次餐后服。

加减：风热偏盛，脱发迅猛者，加丹皮、桑叶、桑白皮；心烦眠差者，加生栀子、石决明、珍珠母；瘙痒者，加刺蒺藜、钩藤、僵蚕。

分析：此型多见于急性期，见于青少年或体质壮实之人，近期心情烦躁，由于年轻人血气方刚，血热偏重，或平素心情急躁，心经有火；或易动肝火，导致血热，血热生风，风盛血燥，导致头发骤落。神应养真丹出自陈实功的《外科正宗》，药物组成为当归、川芎、白芍、熟地黄、天麻、羌活、木瓜、菟丝子，《外科正宗》称："血脉不能荣运肌肤，虚痒发生，眉发脱落，皮肤光亮者服之。"对于血热偏盛的患者，与凉血四物汤合用，加强清热凉血之功效。方中生地、黄芩为君药，清热凉血、解毒滋阴，熟地、当归、川芎、赤芍为四物汤，养血祛风，符合"治风先治血，血行风自灭"之意。羌活、木瓜、菟丝子、制首乌为佐药，木瓜祛风除湿，菟丝子补肾固精，诸药合用，既考虑到肝肾不足之本，又考虑到养血祛风为标，以祛风除湿、滋补肝肾，标本兼治。天麻为使药，祛风养血，通经活络，引药直达巅顶，适用于血虚不荣，血热偏盛，风邪外袭以致的血热风燥型脱发。

（2）气滞血瘀型

症状：病程较长，常由精神因素引起或有外伤史，脱发处感头皮刺痛，头皮触之偏硬；伴胸胁胀痛或刺痛，失眠多梦；舌暗，边有瘀点、瘀斑，脉弦细或涩。

辨证：气滞血瘀，清窍失养。

治法：通窍活血，通络生发。

处方：通窍活血汤加减。

当归尾 10g	赤芍 10g	川芎 10g	桃仁 10g
红花 10g	生侧柏叶 10g	制何首乌 10g	红枣 10g
老葱 3 段	生姜 3 片	黄酒 100ml	

加水适量，煎汤去渣，取汁温服，1 日 1 剂，分 2 次餐后服。

加减：头痛明显者，加白芷、丹参、蜈蚣；失眠多梦者，加丹参、夜交藤、珍珠母；胸胁胀痛或刺痛者，加炒川楝子、延胡索、香附；血瘀征象重者，加三棱、莪术、王不留行。

分析：脱发日久，病程较长者，可伴有血瘀之证。《血证论·瘀血》中说"凡系离经之血，与荣养周身之血已睽绝而不合"是为瘀血，"瘀血在上焦，或发脱不生"。由于瘀血不去新血不生，瘀阻发根，发无所养。因而对于久病不愈的斑秃患者或者带有明显瘀血之象的患者，应以活血祛瘀为主。方中桃仁、红花能活血通经，祛除瘀滞，为君药，也是王清任在各活血化瘀方中的必用药。赤芍、川芎为臣药，赤芍能通顺血脉，行血中之瘀滞，活血而瘀自破。另外，赤芍味苦微寒，借以缓和方中其他药物的辛温之性。川芎辛温香窜，功能行气活血，是血中之气药，加强行血散瘀的作用。葱、姜、大枣、黄酒为佐使药。葱姜辛散，能通达上下表里之血脉，为通阳活血之品。姜枣配合，可以补脾益胃，缓和方中其他辛香过烈之性，保护脾胃不受刺激，并能促进食欲，增强消化功能，有利于整个药物的吸收，充分发挥应有的药效。大枣甘缓，能安五脏，缓和药性。酒是辛散之品，通血脉。侧柏叶、制何首乌乃治疗斑秃专病专药，具有乌发生发之功效。但通窍活血汤中以麝香为通窍之引经药，但现代因药材珍贵不宜获得，可用九香虫代替，但通窍之功效较麝香弱。

（3）气血两虚型

症状：多见于久病后或产后，头发呈斑块状脱落，并渐进性加重，甚或全部头发脱落，毛发稀疏干枯，轻拉即掉；伴面色无华，口唇色淡，心悸失眠，气短乏力；舌淡，苔薄，脉细弱。

辨证：气血亏虚，清窍失养。

治法：益气养血，补虚生发。

处方：人参养荣汤。

白芍 15g	人参 10g	熟地黄 15g	黄芪 20g
当归 10g	陈皮 10g	桂心（去粗皮）5g	白术 10g
甘草 10g	五味子 5g	茯苓 10g	远志 10g

加水适量，煎汤去渣，取汁温服，1日1剂，分2次餐后服。

加减：毛发稀疏干枯者，加制黄精、制首乌、桑椹；心悸失眠者，加柏子仁、煅龙骨、煅牡蛎；产后气血虚者，加阿胶、艾叶以养血活血，兼有血瘀者用失笑散、香附行气活血化瘀。

分析：常见于大病之后、久病体虚伤及气血或产后气血损伤。体虚之人，心血失养，气虚血少，血不养心，不能上荣于发而致头发干枯脱无光泽，易折断、脱落。"发为血之余"是传统中医学理论对于毛发的基本认识，《医学入门》"血盛则发润，血衰则发衰"，由此说明毛发的荣养根源于血。又"气为血之帅，血为气之母"，失去营气的推动，阴血难以运行周身以滋养全身毛发，故《灵枢·阴阳二十五人》曰："血气皆少则无毛，有则稀枯悴。"所以，益气养血是毛发疾病的重要治法。人参养荣汤方源于《太平惠民和剂局方》，本方以十全大补汤为基础，汪昂在《医方集解》中论述说："熟地、归、芍养血之品，参、芪、苓、术、甘草、陈皮补气之品；血不足而补其气，此阳生阴长之义；且参、芪、五味所以补肺，甘、陈、苓、术所以健脾，归、芍所以养肝，熟地所以滋肾，远志能通肾气上达于心，桂心能导诸药入营生血，五脏交养互益，故能统治诸病，而其要则归于养荣也。"适用于斑秃气血不足的患者，特别是产后妇女。

（4）肝肾不足型

症状：病程日久，平素头发枯黄或花白，发病时头发大片均匀脱落，重者全头或全身毛发均脱落；伴头晕目眩，耳鸣，腰膝酸软；舌淡，苔少，脉沉细。

辨证：肝肾亏虚，血不养发。

治法：滋补肝肾、填精养血生发。

处方：七宝美髯丹加减。

制何首乌10g	茯苓10g	牛膝10g	当归10g
枸杞子10g	菟丝子10g	补骨脂10g	熟地10g
山萸肉10g			

加水适量，煎汤去渣，取汁温服，1日1剂，分2次餐后服。

加减：偏阳虚者，加淫羊藿、巴戟天、肉桂；偏阴虚者，加墨旱莲、女贞子、熟地；肾精不足者，加制黄精、沙苑子、覆盆子；头晕耳鸣者，加天麻、钩藤、磁石；腰膝酸软者，加续断、杜仲、桑寄生。

分析：肾藏有先天之精，为脏腑阴阳之本，生命之源，故为"先天之本"。而肝肾之间关系极为密切，肝藏血，肾藏精，精能生血，血能化精，精血同源，故有"肝肾同源"之说。在病理上，肝肾两脏也相互影响，肾精亏损，可导致肝血不足；反之，肝血不足，也可引起肾精亏损。若肝肾皆不足，则须发早白，齿牙动摇，梦遗滑精，腰膝酸软。七宝美髯丹由何首乌、茯苓、牛膝、当归、枸杞子、菟丝子、补骨脂七味药物所组成，可滋肾水、益肝血。何首乌补肝益肾、涩精固气；枸杞、菟丝子均入肝肾，填精补肾，固精止遗；当归补血养肝；牛膝强健筋骨；茯苓健脾和中，并渗利以防滋补之过腻。诸药合用，补益肝肾，滋补精血，以达荣润头发，治疗头发脱落之功。本方补肾精、益肝血，药性较平。补骨脂在其中可温补肾阳，此"阴中求阳"之义，可使阴平阳秘，运用茯苓淡渗以泄浊，乃"补中有泻"。平补肝肾以养血生发，可根据患者的不同情况随症加减，长期服用也无明显不良反应。对于病程较长的斑秃患者，可制成丸药，方便服用。

2. 外治方案

（1）中药外治法

①鲜生姜切片（老者尤佳），用毛刺的一面涂擦脱发区，擦至有灼热感为佳，或捣生姜汁外涂脱发处，每天 2~3 次。

② 10% 补骨脂酊（《赵炳南临床经验集》），做法：补骨脂 180g 碾碎，置于75% 乙醇 360ml 内，浸泡 7 天，过滤去渣即成。涂擦患处，并摩擦 5~10 分钟，1~2 次/天，糜烂处禁用，具有活血通络之功。

③ 10% 辣椒酊外搽，棉签蘸取涂于脱发处，每天 2~3 次。

④制首乌、川芎、桑白皮、补骨脂、川椒等养血活血、乌须生发的中药加白酒浸泡 1 周后涂搽，每天 2~3 次。

⑤复方生发酊（女贞子、当归、川芎、淫羊藿等）。用棉签蘸取生发酊涂于脱发处，2 次/天，具有养血益肾、生发护发之功。

⑥复方斑蝥酊（斑蝥 12 只，全蝎 16 只，乌梅肉 30g，芒硝 10g，百部酒或75% 乙醇 480ml，将上药直接浸入百部酒内，浸泡 10 天，滤过备用），涂擦患处，1~2 次/天，糜烂处禁用，具有杀虫、止痒、生发之功。

⑦全秃者，可用艾叶、制首乌、川芎、红花、补骨脂、蜈蚣等养血活血、乌须生发的中药水煎后湿敷头部，每日 1~2 次。

（2）针刺疗法

①体针：主穴取百会、头维、翳明、上星、生发穴（风池与风府连线中点）、足三里、三阴交；血热证配太阳、风池、血海；血瘀证，配膈俞、太冲、内关透外关；气血两虚证，配气海、血海、肺俞、脾俞；肝肾不足证，配肝俞、肾俞、太溪、昆仑。手法：实证用泻法，虚证用补法。留针 20~30 分钟，每日或隔日 1 次，10 次为 1 个疗程。

②围刺法：常规消毒后，用毫针呈 150° 角斜刺入秃发区边缘及周围，留针

30 分钟，其间捻转 3~5 次，隔日 1 次，10 次为 1 个疗程。

③梅花针：主穴取阿是穴（秃发区），顶部脱发者，配百会、前顶、后顶；侧头部脱发者，配头维、足临泣、侠溪、太冲、昆仑、太溪；中等强度，每日或隔日 1 次，14 次为 1 个疗程。病程长者，可在脱发区和头皮足太阳膀胱经循行部位用梅花针移动叩击，每天 1 次，5 次为 1 个疗程。

④穴位注射：取心俞、肺俞、膈俞、脾俞、风池、大椎、命门、曲池。用维生素 B_{12} 注射液 100~200μg，或在维生素 B_1、B_6 注射液中选一种进行注射。

⑤耳针：取耳穴肺、肾、交感穴，常规消毒，探刺得气，留针 20~30 分钟，每隔 5~10 分钟，捻转 1 次，隔日 1 次。

（四）案例分析

病案 1　李某某，女，32 岁。2018 年 6 月 23 日初诊。

患者 3 个月前理发时突然发现左侧 1 处头发成块脱落，有钱币大小，局部头皮轻微瘙痒。自行服用养血生发胶囊，病情缓解不明显，后至其他医院就诊，诊断为"斑秃"，给予米诺地尔酊外用，复方甘草酸苷片口服，斯奇康注射液肌内注射 2 周，但病情缓解不明显。刻下见：左侧头发成块脱落 3 处，约 2cm×2cm 大小，头皮正常，边缘毛发轻拉即掉，轻微瘙痒。伴心悸失眠，面色少华，时感神疲乏力，夜间多梦，大便正常，小便可。月经量偏少，偶有痛经，月经规律。舌淡，苔薄白，脉细数。皮肤镜检查结果：镜下可见黄点及黑点数目较多，毛发尖端变细及可见断发现象，部分毛发呈感叹号样。头皮未见明显炎症反应。结论：斑秃活动期可能，请结合临床。

中医诊断：油风。

西医诊断：斑秃。

辨证：气血两虚，清窍失养。

治法：益气养血，补虚生发。

处方：人参养荣汤加减。

白芍 15g	潞党参 15g	熟地黄 15g	生黄芪 30g
当归 15g	肉桂 3g	陈皮 10g	茯苓 15g
炙甘草 5g	远志 10g	五味子 10g	大枣 10g
鸡血藤 20g	桑椹 15g		

上 14 味，加水适量，文火煎半小时，加入生姜 3 片煮 5 分钟。取汁温服。日 1 剂，分 2 次服。同时每周 1 次行中医梅花针扣刺，红外线照射 10 分钟。继续外用米诺地尔酊，2 次 / 日。

二诊：服用 14 剂后复诊，精神状况明显好转，自觉脱发减少，心悸及乏力感明显减轻，自诉脱发有所缓解，但仍有失眠，心情烦躁。证型同前，中药加强安神之功，原方中茯苓改为丹参 30g，加合欢皮 15g。再服 14 剂，余治疗同前。

三诊：经治疗 1 个月，精神明显好转，脱发明显好转，脱发区有较多毳毛出现，面色及睡眠改善明显，月经量仍偏少。皮肤镜检查结果：镜下可见大量新生毛发，头皮未见明显炎症反应。结论：斑秃恢复期可能，请结合临床。处方去制何首乌，加鸡血藤 15g。外治同前。1 个月后复诊，大部分脱发已恢复。停服中药，继续中医外治。

案例点评：头发细软，干燥少华，头发片状脱发，兼有心悸少气乏力，面色无华等症。多由身体素弱，或大病之后，血气不足，不能荣润毛发，发生本病。少气乏力，面色无华均为气血虚之表现。治宜补益气血，方中以党参、白术、茯苓、黄芪、炙甘草益气；生地、当归、白芍养血补血；肉桂温阳；陈皮理气，使补而不滞；远志、五味子养心安神，心得养则血自充；生姜、大枣调和脾胃，资后天生化之源以化生气血。桑椹子滋阴补肾，为治疗肝肾不足之脱发的要药，鸡血藤养血活血，擅于调经，补而不腻。全方益气养血、滋补肝肾，使气血充盛，头发即可荣润，不会脱落。一诊之后，病情有所好转，但患者仍有心烦，失眠，茯苓为健脾利湿之药，改用紫丹参 30g，丹参具有活血祛瘀，通经止痛，清心除烦之功效，同时滋而不腻，归心经、肝经。《名医别录》中记载："主养血，去心腹痼疾、结气，腰脊强脚痹，除风邪留热。久服利人。"《妇人明理论》曾说"一味丹参散，功同四物汤"，丹参具有良好的祛瘀生新的作用，正符合斑秃有血瘀的病机，兼顾调经安神。情志致病是斑秃的重要致病因素，在治疗上还要兼顾气滞及气郁的问题，用合欢皮加强疏肝解郁之功效。《本草求真》记载："合欢皮。合欢因何命名，其服之脏腑安养，令人欢欣怡悦，故以欢名。"该药性甘，平。入心、肝二经，常用于情志不遂忧郁而致失眠者、心神不宁等下，可与丹参、酸枣仁等同用，以增强养心开郁、安神定志作用。

病案 2 赵某某，男，16 岁。2017 年 4 月 15 日初诊。

主诉：发现头发大片脱落 2 个月余。患者 2 个月前因准备考试，晨起后发现枕头上有较多头发，未予重视。1 周后家长发现头顶等处数片头发成块脱落，大小不等，无明显自觉症状。自行外用多种药物及生姜外擦，病情缓解不明显，今日前来就诊。刻下见：头顶、颞、枕部各有数片脱发区，部分融合，脱发面积约占头皮 1/3。头皮正常，边缘毛发轻拉即掉，无明显自觉症状。伴心烦易怒，夜间多梦，大便正常，小便可。舌边尖红，脉弦细。皮肤镜检查结果：镜下可见黄点及黑点数目较多，毛发尖端变细及可见断发现象，部分毛发呈感叹号样，头皮未见明显炎症反应。结论：斑秃活动期可能，请结合临床。

中医诊断：油风。

西医诊断：斑秃。

辨证：血热生风，发失濡养。

治法：清热凉血，祛风生发。

处方：神应养真丹加减。

生地黄15g	枸杞子10g	菟丝子15g	木瓜15g
川芎10g	制何首乌15g	当归10g	羌活10g
赤芍15g	黄芩15g	川木通10g	甘草10g
淡竹叶10g	桑椹子15g		

以上14味，加水适量，文火煎半小时，加入生姜3片煮5分钟。取汁温服，1日1剂，分2次服。每次加天麻粉1.5g冲服。同时每周1次行梅花针扣刺，红外线照射10分钟。同时嘱家属增强心理安抚，并嘱患者注意精神情志的调摄，劳逸结合。

二诊：服用14剂后复诊，精神状况明显好转，自觉脱发减少，证型同前，川芎加至15g，当归加至15g，再服14剂，余治疗同前。1个月后复诊，大部分脱发已恢复。停服中药，继续中医外治。

案例点评：患者精神压力较大，日久可致肝肾虚亏，阴血不足，血亏气虚，腠理不固，风邪乘虚而入，风盛则血燥，以致发失所养则脱落。所谓热者，血热风动，风动则发落，症见头发突然成片脱落，甚者须眉俱落，舌边尖红，脉弦细，气血方刚之年轻人，突然脱发者多属此类。故该患者为本虚标实之证，肝肾亏虚、精血不足为本，心火上炎、血热风燥为标。故治疗时以神应养真丹滋补肝肾、补气养血以治其本，但同时兼顾患者心火上炎、血热风燥之标，以生地黄替代原方中的熟地黄，以加强清热凉血。生地黄与川木通、淡竹叶及甘草又合为导赤散，清心除烦，加黄芩、赤芍加强凉血之功效。同时配合心理疏导，顽疾得愈。二诊时病情好转，但病机不变，故可守方，但加重川芎及当归用量。川芎与当归同用，一则川芎行气血达巅顶之上，二则大剂量川芎有助于改善头皮的血运，有助于毛发的滋养，三则可气血同调。诚如《本草汇言》所言："川芎，上行头目，下调经水，中开郁结，血中气药。尝为当归所使，非第治血有功，而治气亦神验也……味辛性阳，气善走窜而无阴凝黏滞之态。虽入血分，又能去一切风，调一切气。"天麻味甘性平，归肝经，可祛风通络，能息内风，又可祛除外风，是治疗各种脱发之要药。《日华子本草》云："助阳气，补五劳七伤，通血脉开窍。"天麻与补益肝肾药物合用有生发之功效。云南昭通地区的天麻为道地药材，冲服可以减少药物浪费。

（五）临证经验

1. 李秀敏教授

李秀敏教授认为脱发之证临床多见，皆因多种原因导致气血不能荣养毛发。临床所见，有因惊恐伤肾，而致脱发者。如一建筑工人，在高空作业，不慎失足跌下，落入安全网内。虽筋骨未伤，却大受惊恐。两周后，头发斑片状脱落多处。以镇惊益肾法治之，并加语言安抚，精神及毛发渐复。临证又见一青年男子，因个人婚事遭家庭反对，盛怒暴饮后蒙头大睡，几日不肯见人，一月之内头发全部脱光，待亲事如愿解决后，精神转畅，又进理气活血、清肝通络之品，方逐渐长出新发，以后完好如初。以上说明精神情志以及惊恐等诸因素，皆可导致脱发。

油风因血虚者，用本院制斑秃丸，其药物组成为生熟地各 30g，女贞子120g，当归 60g，炙黄芪 60g，杭白芍 45g，霜桑叶 30g，白菊花 30g，枸杞子60g，菟丝子 60g，桑椹子 30g，黑豆衣 30g，白蒺藜 45g，紫河车 15g，红枣肉60g。上药炼蜜为丸，每丸重 9g，早晚服一丸。

因血热而致瘀者，多见头痛、失眠、烦急、易怒等症状，用科内自配的清肝丸与化瘀丸交替服用。清肝丸组成：柴胡 10g，当归 10g，白芍 12g，生地12g，丹参 20g，丹皮 15g，栀子 10g，凌霄花 10g，益母草 20g，香附 10g，白芷 6g。化瘀丸组成：当归 12g，鸡血藤 30g，益母草 30g，丹参 30g，苏木 10g，泽兰 12g，泽漆 12g，党参 15g，桑寄生 30g，香附 10g，乳香 10g，没药 10g，牛膝 15g，桃仁 20g，莪术 15g。以上两药均做成 9g 重的蜜丸，每日各服一丸。

风盛血燥型脱发，病程一般较短，呈片状脱落，伴有痒症，以本院协定方二术丸化裁：苍白术各 30g，乌梢蛇 12g，夜交藤 30g，苦参 30g，川芎 24g，当归 24g，防风 24g，胡麻仁 24g。研为细末，水泛为丸，每次 6g，日服 2 次。

2. 段行武教授

段行武教授认为加味逍遥散可治疗因肝郁气滞、气郁化火，暗耗阴血、血虚血滞以致毛根不得阴血滋养的斑秃患者。常表现为突然脱发，进展较快；部分伴有头部烘热、心烦易怒、急躁不安、口苦咽干等症状；舌质红，苔少，脉细数。一般用加味逍遥散加生地、红花、川芎、羌活、天麻等治疗。伴有头皮瘙痒者，加白鲜皮、白蒺藜、白僵蚕等；头皮出油较多者，加生侧柏叶、透骨草、焦山楂等；胸胁胀痛者，加枳壳、郁金、香附等；失眠多梦者，加珍珠母、酸枣仁、夜交藤；伴有五心烦热者，加黄柏、知母、女贞子、墨旱莲等；伴有大便秘结者，加白芍、栀子等，或酌加少量生大黄等。

3. 叶建州教授

叶建州教授认为斑秃先要辨虚、实，虚证主要为肝肾不足证，气血亏虚证，实证主要有血热风燥证、血瘀证、肝郁证，而有些则会出现虚实夹杂的病证。所以斑秃的中医辨治当以虚实为纲，标本兼顾，同时注重情志因素在本病中所发挥的作用，进行心理疏导方可提高疗效。

肝肾不足证：《诸病源候论》中记载："足少阴肾经也，其华在发，冲任经脉为十二经脉之海，谓之血海，其别络上唇口，若血盛则荣于须发，故须发美，若血气衰弱，经脉虚竭，不能荣润，故须发落。"从肝肾同源论治本病，认为肾藏精，其华在发，肝藏血，发为血之余，又因精血互生，所以肝肾不足是其发病的重要因素。对于肝肾不足证可用六味地黄丸进行加减。

气血两虚证：《外科正宗》中记载："血虚不能随气荣养肌肤，故毛发根空，脱落成片。"《虚损启微》曰："五脏气不足，毛发落……"《内经》云："气血皆少则无毛……"气属阳，血属阴，具有互根互用的关系，且气能生血，血能养气，故在临床上往往会出现气血两虚的证候。对于气血两虚可用八珍汤或人参养荣汤进行加减。

血瘀证：《医林改错》中记载："伤寒、温病后头发脱落，各医书皆言伤血，不知皮里肉外血瘀，阻塞血络，新血不能养发，故发脱落。无病脱发，亦是血瘀。"且指出运用通窍活血汤治疗脱发效果显著。通窍活血汤能够明显地改善血瘀型患者的皮损及其临床症状，通窍活血汤加减是治疗本病安全而且效果较好的方剂之一。认为络脉瘀阻在斑秃发病中具有重要地位，疏通络脉瘀阻是提高本病疗效的重要方法。凡是斑秃都可以适当配伍活血化瘀药物提高临床疗效。

血热风燥证：《儒门事亲》中记载"人年少发早落，或屑者，此血热太过也"。《冯氏锦囊秘录》中有"发乃血之余，枯者，血不足也，忽然脱落，头皮作痒，须眉并落者，乃血热生风，风木摇动之象也"的论述。此型患者多见于青年人，且多伴有心烦急躁和头皮瘙痒。可用凉血四物汤或神应养真丹进行加减。

气郁证：气郁也是斑秃重要的致病因素，认为"怪症从郁论治"，而斑秃亦属于中医"怪症"范畴。斑秃的发病的主要原因是七情所伤，气血失调，局部毛囊瘀阻，对于伴有明显精神症状或是情志因素为诱因的患者，治疗可从郁论治，其基本病机为"气郁为本，血瘀血虚为标"，治疗应以疏肝解郁为主，兼以调补气血，可以选用柴胡疏肝散等疏肝解郁的方剂加减进行治疗。

（六）零金碎玉

1.瞿幸、叶建州教授临床用药经验

瞿幸、叶建州教授等金氏皮科流派对斑秃的研究颇有造诣，在继承金起凤教授活血祛斑的基础上提出斑秃中医辨治首先要辨虚实。治疗当以虚实为纲，标本兼顾，同时注重情志因素在本病中所发挥的作用。作为一名临床医生，不仅仅要学会用药，更重要的是把药用好，临床疗效除依靠准确的辨证外，还要很好的掌握各药物的特点和方剂配伍规律，这样才能药到病除。在治疗顽固难治性斑秃时，要注意使用活血化瘀、祛瘀生新的药物。其中丹参和三七是必用药。

丹参味苦，性微寒，具有活血祛瘀、清热凉血、养血安神的功效，既能凉血活血，又能补虚养血，古有"一味丹参散，功同四物汤"的说法。现代药理研究表明，丹参能扩张毛细血管，改善微循环，加强毛囊营养，促进毛发再生，其有效成分丹参酮具有调节免疫功能及抗菌祛脂的作用。《本草纲目》载："发者血之余，血者水之类也。"说明毛发的正常生长需要血液的濡养，血液的濡养作用要正常发挥，一是要有足够的血量，二是血液必须正常运行。故丹参可以养血活血。

三七为五加科植物三七的干燥根茎，性甘、微苦，温。归肝、胃经。具有化瘀止血，活血定痛之功效。《本草纲目》记载："止血散血定痛，金刃箭伤、跌仆杖疮、血出不止者，嚼烂涂，或为末掺之，其血即止。亦主吐血、衄血，下血，血痢，崩中经水不止，产后恶血不下，血运血痛，赤目痛肿，虎咬蛇伤诸病。"《本草纲目拾遗》认为："人参补气第一，三七补血第一，味同而功亦等，故称人参三七，为中药之最珍贵者。"故三七除活血化瘀外，还有良好的补虚强壮的作用，对于伴有血瘀的虚劳损伤皆可配伍使用。

叶建州教授认为丹参既能养血，又能活血，且性质平和，故丹参是治疗斑秃的要药，常用剂量为20~30g，对于血瘀证的患者可配伍其他活血化瘀药物如桃仁、红花等，气血不足者，可加当归加强养血生发之功效。煎煮的时候应后下，以免丹参酮等有效成分在高温久煎后减效。三七是云南道地药材，产于云南文山地区的三七，性质平和，功效更佳。有祛瘀不伤新血，补气活血之功效。采用冲服的办法不仅节约药材，而且疗效更佳。故对于瘀血证的斑秃患者更为适合，可长期服用，也可以配合食疗。

（七）专病专方

神应养真丹出自《三因极一病证方论》。方药组成：当归（酒浸）、天麻、川芎、羌活、白芍药、熟地黄各等分，《外科正宗》中加上了木瓜和菟丝子用于

治疗脱发。原方中记载：本是用于治疗足厥阴经受风寒暑湿所袭，左瘫右痪，半身不遂，涎潮昏塞，妇人产后中风，角弓反张；或坠车落马，打扑伤损，瘀血在内者。但自《外科正宗》后，多用于治疗斑秃或脱发。方中当归、川芎、白芍、熟地能养血活血；熟地、木瓜、菟丝子滋养肝肾，天麻、羌活辛苦而温，祛风通络，引药上行顶巅。斑秃《医宗金鉴》称为油风，为风盛血燥所致。多由血虚受风，乃致风盛血燥，"治风先治血，血行风自灭"。故神应养真丹可活血祛风、养血生发。适用于血虚不荣，风邪外袭以致风盛血燥的脱发。对于斑秃早期，特别是心烦易怒者，疗效肯定，临床也多有报道，是中医生发乌发的经典方剂。叶建州教授认为，使用经典方剂同时应注重加减化裁，根据患者具体情况进行加减用药，湿热、血热较重者，可加黄芩、侧柏叶；心烦易怒者可加合欢皮、炒柴胡；肝肾不足者可加女贞子、墨旱莲；气虚明显者可加黄芪、甘草。同时可采用中西医结合、中药内服、外用并结合现代医疗技术等办法，可以提高生发乌发的疗效，为毛发疾病提供了更好的诊疗思路和研究方向。

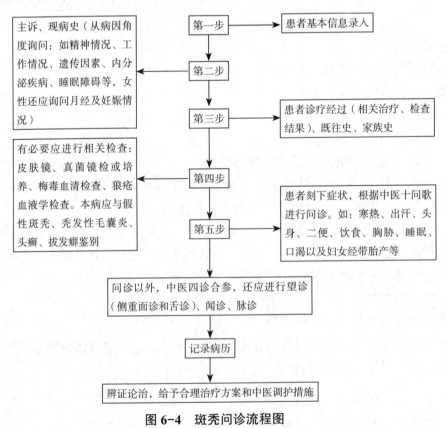

图 6-4　斑秃问诊流程图

第五节　脂溢性皮炎

脂溢性皮炎（Seborrheic Dermatitis）是发生于皮脂溢出部位的一种炎症性皮肤病。好发于皮脂分泌旺盛的部位，如头、面、前胸、腋窝等处。初期表现为毛囊周围炎症性丘疹，之后随病情发展可表现为界限比较清楚略带黄色的暗红色斑片，其上覆盖油腻的鳞屑或痂皮，自觉瘙痒。发生在躯干部的皮损常呈环状，发于头皮者常表现为头皮屑增多。皮损多从头皮开始，逐渐往下蔓延，严重者可泛发全身。人群发病率为 1%~3%，青年人发病率为 3%~5%，男性多于女性，30 岁到 60 岁的人群也可发病。因其多发于面部，表现为皮肤油腻而出现红斑、瘙痒、脱屑，故中医称之为面游风、白屑风。

《医宗金鉴·外科心法要诀·面游风》云："此证生于面上，初发面目浮肿，痒若虫行，肌肤干燥，时起白屑，抓后极痒，抓破热湿盛者津黄水，风燥盛者津血水，痛楚难堪。"本病以皮肤鲜红色或黄色斑片，表面覆以油腻性鳞屑或痂皮，常有不同程度的瘙痒为临床特征。西医认为过食肥甘油腻，食糖、脂肪过多、饮酒、过食辛辣油腻的食物，内分泌功能失调，消化功能失常；护理不当，滥用护肤品伤害了皮肤本身的水油均衡，皮肤水油代谢紊乱；治疗及用药不当；代谢障碍、遗传因素、维生素 B 族缺乏以及物理、化学刺激，经常搔抓或用碱性洗涤用品；精神紧张、过度劳累、细菌感染等均可加重脂溢性皮炎的发作；其与性腺分泌紊乱也有关，为雄激素分泌亢进所致。

（一）病因病机

平素血燥之体，复感风热，郁久转而化燥，肌肤失去濡养；甚或风邪郁久，耗血伤阴，血虚阴伤，肌肤失于濡养则生风化燥。两者互为因果，以致皮肤粗糙，表现以干燥型者为多。或过食辛辣、肥甘、酒类，以致脾胃运化失常，生湿生热，湿热蕴积肌肤而成，表现以湿性皮损为主。

1. 金起凤教授

金起凤教授认为本病因素体湿热内蕴，感受风邪所致。风热之邪外袭，郁久则耗伤阴血，加之湿热日久伤阴，阴伤血燥，或平素血燥之体，复感风热之邪，血燥生风，风燥热邪蕴阻肌肤，肌肤失去濡养所致；或因过食辛辣油腻，以致肠胃运化失常，蕴湿生热，湿热外犯肌肤而成本病。明确认为白屑风的病因是湿热内蕴于体内为本，风邪外袭于肌表为标。

2. 李秀敏教授

李秀敏教授认为本病干湿有别，其中干者多为血燥之体复感风热，久致肌肤失养；亦或因风邪郁久，耗血伤阴而生风化燥；两者互为因果，合而为病。湿者多为饮食不节致脾胃运化失司，生湿化热，湿热蕴结肌肤而致病。李老临证发现本病患者常伴神经衰弱及过敏症状，提出"三位一体"的治疗方法，即健脾清热利湿、益阴养血安神，联合抗敏疏风止痒。

（二）辨证思路

本病发病与风、湿、热、燥有关，病位多在肺、胃，亦有从肝论治之说。

1. 外感风热、内伤肺热

唐代孙思邈提出："治肺劳热……生白屑瘙痒不堪……其劳损伤肺，气冲头顶，致使头痒多生白屑，搔之随手起……皆从肺来方"的观点。其后宋代《圣济总录》则曰："头风白屑……此本于肺热也……肺热则熏蒸而多白屑，复以风热鼓作，故痒而喜搔。"同是肺热，然其治法则与《千金》大有不同，彼以温散为主，此则疏散为主且寒温并用，与书中所论之病机极为合拍，亦体现了对白屑风的认识由内伤肺热至外感风热的转变。

2. 胃经湿热

吴谦提出面游风病变在阳明胃经，乃"由平素血燥，过食辛辣厚味，以致阳明胃经湿热，受风而成"。

3. 郁久燥血

清代《医宗金鉴》在白屑风"风热"致病论的基础上，重视"燥邪"的致病作用，提出"郁久燥血"易导致肌肤失于濡养而化燥。

（三）治疗方案

1. 内治方案

（1）肺胃热盛型

症状：皮损色红，并有渗出、糜烂、结痂、痒剧；伴心烦，口渴，大便秘结；舌红，苔黄，脉滑数。

辨证：肺胃热盛，熏蒸肌肤，故急性发病，皮损色红，并有渗出、糜烂、结痂、痒剧；热扰心神则心烦；肺气不宣，肠腑不通则大便秘结；津液不布则口渴；舌红、苔黄、脉滑数为肺胃热盛之象。

治法：清热止痒。

处方：枇杷叶 10g 桑白皮 10g 黄芩 10g 栀子 10g

   野菊花 10g 黄连 6g   赤芍 10g 白茅根 30g

| 生槐花 15g | 苦参 10g | 侧柏叶 10g | 白鲜皮 10g |
| 黄连 10g | 知母 10g | 天花粉 30g | 苦参 10g |

加减：渗出、糜烂较重者，加连翘、赤小豆以解毒利湿；热伤津液，便秘，口渴重者，加芦根滋阴生津。

分析：此型多见于急性期。方中枇杷叶、侧柏叶相伍，为清肺胃热的常用组合。枇杷叶苦微寒，善清肺胃两经之热；侧柏叶苦寒，凉血止血，清肺化痰。二药参合，肺胃之热得清，李元文教授对药物炮制亦有独特见解。枇杷叶多用蜜炙品入药，一则防其未去净之毛对咽喉的刺激，二则增强清肺润肺之效。侧柏叶多用生品入药，凉血清热之功强。苦参、白鲜皮相伍，为祛风止痒的常用组合。二者药性皆苦寒，均能清热燥湿、祛风杀虫。野菊花、黄连、黄芩、栀子清热解毒；白茅根、生槐花清热凉血消斑；天花粉、知母滋阴生津。

（2）脾虚湿蕴型

症状：发病较缓，皮损淡红或黄，有灰白色鳞屑；伴有便溏；舌淡红，苔白腻，脉滑。

辨证：脾虚运化失职，生化之源不足，可致阴血亏虚，肌肤失养，故皮损淡红或黄，有灰白色鳞屑；脾虚水湿不运，流注肠腑则大便溏泄；舌淡红、苔薄白、脉弦为脾虚湿困之象。

治法：健脾渗湿。

处方：莲子肉 10g	薏苡仁 30g	砂仁 10g	桔梗 10g
白扁豆 30g	茯苓 20g	党参 10g	甘草 10g
白术 30g	山药 15g	地肤子 10g	冬瓜皮 30g
陈皮 10g	半夏 9g		

加减：瘙痒明显，加防风、荆芥以祛风渗湿止痒。

分析：方中党参、白术、茯苓、甘草补气健脾，山药、扁豆、莲肉补脾渗湿；冬瓜皮利湿消肿；半夏、陈皮相伍，见于《太平惠民和剂局方》橘皮半夏汤，半夏辛燥蠲湿化痰，消痞散结，健脾止呕；陈皮理气健脾，和胃化痰。二者皆入脾经，配伍应用则脾气可运，痰湿得化，气机得畅；砂仁醒脾，桔梗升清，宣肺利气，用以载药上行。诸药合用，共成健脾益气，和胃渗湿之功。

（3）血虚风燥型

症状：皮肤干燥，有糠秕状鳞屑，瘙痒，头发干燥无光，常伴有脱发；舌红，苔薄白，脉弦。

辨证：血虚生风化燥，肌肤失养，故见皮肤干燥，有糠秕状鳞屑；风盛则痒；发为血之余，血虚发失所养，故头发干燥无光，常伴有脱发；舌红、苔薄白、脉弦为风燥之象。

治法：养血润燥。

处方：当归 15g　　白芍 15g　　川芎 10g　　生地黄 15g

刺蒺藜 9g　　防风 12g　　荆芥 12g　　何首乌 10g

生黄芪 15g　　甘草 10g

加减：皮损颜色较红者，加牡丹皮、金银花、青蒿；瘙痒较重者，加白鲜皮、刺蒺藜；皮损干燥明显者，加玄参、麦冬、天花粉。

分析：方中当归补血养肝，和血调经为君；地黄滋阴补血为臣；白芍养血柔肝和营为佐；川芎活血行气，畅通气血为使。四味合用，补而不滞，滋而不腻，养血活血，可使营血调和。荆芥、防风二药多伍用，荆芥芳香而散，气味轻扬，性温而不燥，以辛为用，以散为功，偏于发散上焦，炒黑入药，又入血分，可发散血分郁热。防风气味俱升，性温而润，为风药之润剂，尤走上焦，以治上焦之风邪，又能走气分，且能胜湿。二药伍用，相辅相成，并走于上，发散风寒，祛风之力增强。二药参合，既能发散风寒，又能祛经络中之风热。李元文教授二药配伍应用，取其疏风止痒、解表透疹之效。刺蒺藜平肝息风止痒，何首乌补益肝肾、养血祛风，两药合用祛风止痒。黄芪与当归合用气血双补。甘草调和诸药，共奏养血润燥之功。

2. 外治方案

（1）香柏波

组成：香附 40g，侧柏叶 40g，苦参 40g，薄荷 20g。上述药物为 1 剂用量。

功效：清热解毒，燥湿止痒。

主治：头皮脂溢性皮炎。

方解：香附外用可解毒止痛；侧柏叶外用散肿毒、疗疥癣；苦参清热燥湿、祛风止痒杀虫，主治皮肤痛痒、糜烂型皮肤病变、疥癞恶疮、阴疮湿痒等；薄荷味辛能散，性凉而清，祛除诸热之风邪，外用可解毒止痒。现代药理研究发现香附含有的三萜类化合物及提取物等具有抗炎抑菌、抗过敏作用；侧柏叶含有的槲皮素、挥发油、侧柏总黄酮等具有抗肿瘤、抗炎抗菌作用；体外药敏实验发现香附、侧柏叶有明显的抑制马拉色菌生长的作用。

调剂要领：取香柏波配方颗粒 1 剂，放入 200ml 量杯中，加入 100ml 普通洗发水，搅拌至颗粒充分溶解，每次用 5~10ml 置于掌心，揉搓至头皮 5~10 分钟后清水冲干净，每日或隔日一次。

使用要点：普通洗发水成分越简单越好，若洗发水质地较稠则可以加入少量洁净水稀释以利于配方颗粒溶解。用药过程中尽量使药物充分接触头皮，轻柔揉搓，保证接触时间，可增强药物渗透性和疗效以达理想效果。

（2）槿柏洗剂

组成：土槿皮 30g，侧柏叶 30g，苦参 30g，丁香 10g。上述药物为 1 剂用量。

功效：清热解毒，杀虫止痒。

主治：脂溢性皮炎。

方解：组方中苦参、土槿皮共为君药，具有清热燥湿、杀虫止痒之功效；侧柏叶外用散肿毒、疗疥癣为臣药；丁香性温，外用可治癣为使药。从现代药理机制来看，"燥湿"相当于抑制油脂分泌，"杀虫"指的是"杀灭或抑制微生物"，止痒祛风相当于"抗炎、止痒"。

调剂要领：取槿柏洗剂配方颗粒 1 剂，放入 200ml 量杯中，加入 100ml 沸水，搅拌至颗粒充分溶解，每次用量根据皮损大小取量，药液于患处停留 5~10 分钟后清水冲净，每日或隔日一次。

使用要点：药物配方颗粒溶液使用方法可参照浴液使用方法，重点是使药液充分接触患处皮损，保证充足作用时间和药效。此方也可用于头皮脂溢性皮炎，具体用药方法可参照上述香柏波使用方法，用法用量同。

注意事项：①随时注意药物过敏反应，如发生过敏反应，应及时停止治疗，并给予对症处理，如仅有皮肤潮红、瘙痒加重等过敏症状，停药即可；如瘙痒剧烈，红斑弥漫，破溃糜烂应给予抗炎抗过敏、抗感染规范治疗。

②如患者自觉药物冲洗完毕后，头发未洗干净可继续一遍正常洗发程序。

③使用药物时尽量避免搔抓患处，避免药液入眼。

（3）针灸治疗

①毫针针刺：观察选好点刺位置及范围，稳持针准确、快速垂直点刺患处皮肤，点刺深度不宜过深，疾进疾出。点刺间距 0.5~1cm，深度约 0.1cm，顺序由外向内，从患处外缘慢慢向中间点刺，根据皮损厚薄选择适当深度进行点刺，针数多少根据患处面积决定。若小丘疹较明显者，则可对准丘疹顶部快速直刺，可达丘疹基底。点刺背俞穴时，患者选择俯卧位，定准穴位后，快速进针，点刺深度较面部深，约 0.5 寸，不留针。每周 2 次，4 次为一个疗程。

②放血：所取病损穴位局部予碘伏消毒后，手持一次性 4.5 号注射器针头对准穴位，垂直进针，速刺疾出，每穴点刺 1 次，点刺深度约为 2mm，出血量约 0.1ml，然后用消毒棉球签擦去血迹。3 天 1 次，2 周为 1 疗程。

（四）案例分析

病案1　王某某，男，38岁，职员，2014年5月就诊。

患者于1年前无明显诱因面部起皮疹，伴脱屑瘙痒，皮肤油腻，后皮疹逐渐蔓延至颈部及后背，1年间病情反复发作，曾自行外用多种西药均未见明显疗效。口干口苦喜饮，小便赤，大便臭秽。查体见面颈部及后背均可见潮红斑片，上覆油腻性痂屑，后背部局部皮肤可见糜烂、渗出。舌质红，苔黄腻，脉滑数。

中医诊断：面游风。

西医诊断：脂溢性皮炎。

辨证：胃肠湿热。

治法：健脾除湿，清热止痒。

处方：党参 10g　　白术 10g　　茯苓 10g　　泽泻 10g
　　　黄连 5g　　　黄柏 10g　　防风 10g　　荆芥 10g
　　　蝉蜕 10g　　蒲公英 20g　马齿苋 30g　土茯苓 10g
　　　生甘草 10g

同时结合针刺、放血一周一次。

二诊：服药14剂后，红斑消退，糜烂渗出减轻。上方继服14剂后，糜烂渗出消退，可见少许痂屑，二便通畅。上方去马齿苋继服14剂后，诸症完全消退。上方加山药15g，继服14剂巩固疗效，随访1个月患者未诉复发。

案例点评：患者面游风多由恣食肥甘油腻，辛辣之品，脾胃运化失常，化湿生热，湿热蕴阻肌肤而成。治宜健脾除湿、清热止痒。党参、白术、茯苓健脾除湿补气；泽泻利水渗湿泄热；黄连、黄柏清热燥湿解毒；蒲公英、马齿苋、土茯苓清热解毒除湿；防风、荆芥、蝉蜕祛风止痒；甘草调和诸药。全方共奏健脾除湿、清热止痒之功。临证时可根据患者不同症状加减用药：舌苔黄厚腻者，加藿香、佩兰、砂仁；腹胀者，加大腹皮、枳壳；纳呆、饮食不化者，加生山楂、神曲、鸡内金；口苦异味者，加焦山栀、淡豆豉；口干严重者，加南沙参、北沙参、天花粉。由于脂溢性皮炎的产生机制与油脂分泌活跃有关，故李元文教授还常用白花蛇舌草、白芷、生山楂以清热消脂。

病案2　曹某，男，28岁，职员，2014年10月就诊。

患者于2年前无明显诱因头皮起皮疹，自觉瘙痒，搔抓后结痂，头屑较多，时轻时重，久治不愈。口渴喜饮，小便少，大便干燥。查体头皮皮肤可见散在片状淡红斑片，上覆干燥糠秕样白屑，易脱落，无束状发，无薄膜现象及出血现象。舌质红，苔薄白，脉细数。

中医诊断：白屑风。

西医诊断：脂溢性皮炎。

辨证：风热血燥。

治法：祛风清热，养血润燥。

处方：防风10g　　　荆芥10g　　　刺蒺藜10g　　　天花粉10g

　　　当归10g　　　生地黄10g　　　胡麻仁10g　　　连翘10g

　　　蒲公英10g　　生甘草10g

同时结合针刺、放血一周一次。

二诊：服药7剂后，皮疹部分消退，白屑减少，瘙痒减轻，口渴。上方加天冬10g，继服14剂后，皮疹消退，脱屑瘙痒消退，二便通畅。上方继服14剂巩固疗效，随访1个月患者未诉复发。

案例点评：患者白屑风多由平素血燥之体，复感风热之邪，风热燥邪蕴阻肌肤，肌肤失养而致，治宜祛风清热、养血润燥。方中防风、荆芥、刺蒺藜祛风止痒；天花粉止渴生津；当归、生地黄、胡麻仁养血滋阴润燥；连翘、蒲公英清热解毒；生甘草解毒和中，调和诸药。全方共奏祛风清热、养血润燥之功。临证可根据患者不同病情随症加减。如心烦易怒、乳房胀痛者，加柴胡、郁金、青皮；腰膝酸软者，加杜仲、桑寄生、怀牛膝；月经量少者，加川芎、鸡血藤；呃逆呕吐者，加姜竹茹、姜半夏；瘙痒明显者，加白鲜皮、地肤子；夜寐不安者，加珍珠母、灵磁石；皮损干燥明显者，加玄参、天花粉。

（五）临证经验

李元文教授认为此病急则治其标，缓则治其本。当风湿热邪偏盛时，应先祛风止痒，清热利湿治其标，首先解除患者最痛苦的症状。当局部症状缓解后，扶正驱邪兼顾。后期局部症状消失后，则以扶正为主，注重调理阴阳，增强体质，防止疾病复发。头面为人体之上部，风邪善行数变，易袭头面，故临证之时常用各种祛风药治疗，如刺蒺藜、浮萍祛风止痒。亦常用清热祛风止痒药如地肤子、白鲜皮，其既有抗炎作用又有抑菌作用。临床治风剂中常加治血药可提高疗效，故临证若见面部潮红，遇热加重者应加入凉血清热药，如生地、赤芍、丹皮等。若遇病程较长反复发作，舌质紫暗，有瘀斑、瘀点者应加入活血化瘀药，如红花、丹参、川芎等。

（六）零金碎玉

李元文教授善用香波剂（洗液）外用治疗脂溢性皮炎。使用香波作为基质，将中药配方颗粒兑入香波中摇匀，使药物溶解于香波中配成剂型。常用药物如香附、生侧柏叶、苦参、白鲜皮、金银花、薄荷、何首乌、人参等。一般用于头皮部位的脂溢性皮炎、脂溢性脱发等。配制方法：一般取适宜药物 3~5 味，总量约 100g，兑入 250ml 的自用洗发水内，反复摇匀后待用。使用方法：一般洗浴时应用即可，将香波打湿头部后，轻轻揉搓头皮患处，洗浴后可以停滞 5 分钟再冲洗干净即可。一般每周清洗 3 次。注意事项：洗发水的选择依据患者自己的偏爱选择，但尽量不要用添加了中药的洗发水。洗头时轻轻揉搓，不宜抓破头皮。洗发水配好后置于阴凉干燥处使用。如天热发现洗发水有变质异味者就停止使用。

李元文教授对患者的护理及健康教育十分重视。心理护理方面：关心患者，鼓励患者树立信心，积极配合治疗。皮肤护理方面：避免各种刺激，不用热水及碱性大的洗面奶、肥皂、沐浴露等，避免搔抓，可用含酮康唑的洗发液洗头。饮食方面：忌酒及辛辣刺激食物，限制高糖高脂饮食，多吃富含维生素的食物，生活规律，饮食健康，锻炼适宜，不妄作劳，正所谓正气存内，邪不可干。

（七）专病专方

（1）龙蚤清渗汤（金起凤）

组成：

龙胆草 10g	山栀子 10g	黄芩 10g	蚤休 15g
丹皮 15g	当归 12g	生地 30g	赤芍 12g
苦参 15g	白鲜皮 10g	地肤子 30g	六一散 15g

功效：清利湿热，凉血解毒。

方解：方中龙胆草、黄芩、苦参除肝胆湿热毒邪；地肤子、白鲜皮清热祛湿止痒；炒山栀清利三焦，合丹皮凉血解毒；六一散性清利，能导邪从小便而出；当归、生地养血活血益阴。诸药合用，泻中有补，清中有养，共奏清热祛湿止痒之功。

加减：渴喜冷饮，脉滑数大，加生石膏、知母；若见瘙痒剧烈，加全蝎、海桐皮；若见苔黄舌绛，血热偏盛，加羚羊角、水牛角；若服药后大便溏薄，加山药。

（2）健脾消脂汤

组成：

苍术 10g	生苡仁 15g	白术 10g	陈皮 10g
茯苓 20g	半夏 9g	枳壳 10g	生山楂 20g
葛根 20g	泽泻 10g	荷叶 15g	枇杷叶 10g
生侧柏叶 10g	青蒿 15g	白花蛇舌草 30g	

功效：健脾化湿，消脂清热。

方解：方中以苍术、薏苡仁健脾化湿作为主药；辅以白术、茯苓、陈皮、半夏，即二陈汤健脾化痰消脂；枳壳、葛根升阳化湿；山楂、泽泻、荷叶消导利湿消脂；枇杷叶、侧柏叶、青蒿、白花蛇舌草清热解毒。全方共奏健脾化湿、消脂清热解毒之功效。

加减：面部出油多、潮红者，加赤芍、丹皮；大便干结者，加决明子；瘙痒明显者，加苦参、白鲜皮；头发脱落明显者，加女贞子、墨旱莲；气短懒言者，加生黄芪、党参；毛细血管扩张者，加玫瑰花、白茅根；合并痤疮毛囊炎者，加野菊花、地丁、连翘。

（3）香柏波

组成：香附 40g，生侧柏叶 40g。

配制方法：以上中药配方颗粒兑入 250ml 洗发水中摇匀。

功效：清热凉血，祛风止痒。

方解：方中香附外用具有清热解毒之功效，生侧柏叶清热凉血祛风止痒。本品具有抑制马拉色菌和抗炎的功效。可用于头皮脂溢性皮炎。

加减：头皮油腻明显，瘙痒重者，加苦参 10g，薄荷 10g；头部有毛囊炎、脓疱者，加黄连 10g；脱发明显者，加人参 20g，何首乌 20g。每周洗头 3 次，轻揉头皮，香波在头皮停留 10 分钟左右清洗干净即可。

（八）问诊路径

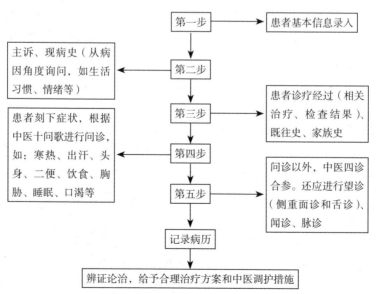

图 6-5　脂溢性皮炎问诊流程图

第六节　带状疱疹

带状疱疹是由水痘 - 带状疱疹病毒（varicella zoster virus，VZV）引起的急性疱疹性感染性皮肤病。典型的临床表现为单侧、沿神经分布的不规则红斑，其上簇集大小不等丘疱疹、水疱，疱壁紧张，伴不同程度的神经痛，患者年龄越大，疼痛程度越严重。后遗神经痛是发生率最高最严重的并发症，病程可长达数月至数年，给患者带来极大痛苦，严重干扰日常生活。

带状疱疹的发病复杂，大多数人发病诱因不明确，但多与外伤、感染、情绪、睡眠、年龄、免疫功能、肠道功能、药物、中枢神经系统疾病及肿瘤病史有关。由于病毒具有亲神经性，感染后可长期潜伏于脊髓神经后根神经节的神经元内，当抵抗力低下或劳累、感染、感冒时，病毒可再次繁殖复制，引起神经组织的细胞免疫反应，并沿神经纤维移至皮肤，使受侵犯部位产生强烈的炎症。在组织学上，其发病主要表现为皮损和神经元周围淋巴细胞为主的炎症细胞浸润，主要以 T 淋巴细胞为主，其中 CD^4T 细胞和 CD^8T 细胞是决定 VZV 再激活、播散最重要的细胞亚群。

（一）病因病机

带状疱疹中医称"缠腰火丹"，又称"蜘蛛疮""束带"。其皮疹多发于胁肋部、胸肋部、腰部及下肢屈侧肝胆经循行部位。李元文教授认为此病病位在心、肝、脾三经，发病与湿、热、火、毒、瘀有关，强调毒邪是带状疱疹及后遗神经痛的重要致病因素。毒邪往往相兼其他邪气共同致病，多为热毒、湿毒、瘀毒，并提出湿热毒盛为核心病机，其主要为肝火湿热与毒邪化火相搏结，经络阻遏，血气不通，不通则痛，症见灼热疼痛，毒热蕴积于血分而发红斑，湿热凝聚，疏泄不畅而发为水疱，后期稽留毒邪，凝结气血，燔灼津液，损伤络脉，发为"络损"，使病邪黏滞缠绵难愈。其中，李元文教授认为余毒为关键因素，张丰川教授亦提出其病机在于正虚毒恋。国医大师周仲瑛教授提出伏毒理论，毒邪隐伏于内，遇感而发。可谓

《医宗金鉴·外科心法要诀》："缠腰火丹，此证俗名称蛇串疮，有干湿不同，红黄之异，皆如累累珠形，干者色红赤，形如云片，上起风粟，作痒发热，此属肝心二经风火。湿者色黄白，水疱大小不等，作烂流水，较干者多疼，此属脾肺二经湿热；若腰生之，系肝火妄动。"《内经》云："诸痛痒疮，皆属于

心。"可见此病发生不外乎心肝脾的问题。许多患者受情志因素影响，肝失疏泄条达，郁而化火，肝火旺盛，熏灼肌肤而发；或因过于劳累，精神压力大，思虑伤脾或饮食不洁，嗜食肥甘；或先天脾胃不足，损伤脾土，使脾失健运，水湿内生，郁久化热而发；或为夜寐不安，肝火妄动，热扰心神；上述五志过极、七情内伤盛化为内毒，或外感风、湿、热邪转化为热毒、湿热毒邪，即邪盛谓之毒。正如《金匮要略心典》中所言"毒，邪气蕴结不解之谓"，内外毒邪加重阻滞气机，脏腑功能失调，气血失和，脉络不通，瘀血阻滞，导致免疫功能低下，激活病毒而起。《素问·刺法论》曰："不相染者，正气存内，邪不可干，避其毒气，天牝从来，复得其往，气出于脑，即不邪干。"疾病后期，患者正气已虚，余毒未尽，稽留不去，阻遏经络，致气滞血瘀或气虚无力运血，致不通则痛，即演化成后遗神经痛。因此，在诊治过程中，以心肝脾为主，湿热毒盛为主要思路，将从毒论治贯穿始终，并根据不同的发病阶段指导用药。

（二）辨证思路

带状疱疹宜分期辨证。带状疱疹的发病主因肝火、湿热与毒邪相搏结，经络阻遏，气血不通，湿热毒邪蕴积于血分而发红斑，湿热凝聚疏泄不畅而发水疱。后期常因病久邪气滞留于络脉，气血阴阳不足，邪盛络瘀络损，气血凝滞，不通则痛，不荣则痛，且病程迁延。本病须根据不同阶段有侧重的进行治疗。

带状疱疹急性期以情志内伤，肝郁气滞，久而化火，外溢肌肤而发；或饮食不节，脾失健运，湿邪内生，蕴而化热，湿热内蕴，外溢肌肤而生；或感染毒邪，湿热火毒蕴结于肌肤而成，故红斑与水疱并见，痛如火燎。

清代·吴谦《医宗金鉴》记载："缠腰火丹蛇串名，干湿红黄似珠形，肝心脾肺风热湿，缠腰已遍不能生。"明代·陈实功《外科正宗》云："火丹者，心火妄动，三焦风热乘之，故发于肌肤之表，有干湿不同，红白之异。干者色红，形如云片，上起风粟，作痒发热，此属心、肝二经之火……湿者色多黄白，大小不等，流水作烂多痛，此属脾肺二经湿热……"心肝二经易致火热内生，肺脾二脏易致湿热内蕴，火热之邪燔灼血脉，湿热毒邪蕴阻血脉，气血经络不通，可外发皮肤出现红斑水疱，灼热疼痛。此外，带状疱疹系病毒性疾病，发病多由于外受风湿热疫毒，毒邪入里化热，毒热炽盛，燔灼气血，外发肌表。

带状疱疹后期导致病情迁延不愈的病因系毒邪留滞络脉，影响气血运行，湿瘀夹杂，交织为患，湿邪黏腻，瘀邪固着，日久不愈，络损更重，正气虚衰，不荣则痛。故本病病机关键是络脉损伤。故后期多见皮损消退，发为后遗神经痛，疼痛剧烈，缠绵难愈。后遗神经痛早期余毒稽留络脉，邪正交争，损伤络脉，气血运行失畅，邪瘀夹杂，络脉瘀阻，加重络损。治疗时以清除余毒为主，避免络损继续加重。后遗神经痛中期可见因前期邪正交争，余毒已消，但络脉损伤仍存，气血运行受阻，发为气血瘀滞，导致络瘀出现。治疗时化瘀通络为主，可重用活血化瘀药物。后遗神经痛后期毒邪损络，络脉瘀阻，气血运行受阻，络脉失养，致络虚；久病不愈，耗气伤血，气血亏虚，络脉失养，加重络虚。治疗时应以益气养血为主，运用补益正气药物，慎用辛温燥烈、破血化瘀药物，以免伤正，加重络虚。

总之，带状疱疹总以湿热火毒搏结于经络，气血凝滞不通为主，治法上以清肝泻火解毒、健脾除湿解毒、活血化瘀通络、益气养血通络分阶段论治。临床上，兼见其他证型如血虚肝旺、肝阴不足等也应以中医理论为本，辨证详细，因人制宜，也可同时应用湿敷、针灸、刺络放血等中医特色外治法。

（三）治疗方案

1. 内治方案

（1）肝经郁热型

症状：皮损鲜红，灼热刺痛，疱壁紧张；口苦咽干，心烦易怒，大便干燥或小便黄；舌质红，苔薄黄或黄厚，脉弦滑数。

辨证：外感毒邪，肝火旺盛。

治法：清泻肝火，解毒止痛。

处方：龙胆泻肝汤加减。

龙胆草 10g	黄芩 10g	当归 10g	泽泻 10g
栀子 10g	木通 6g	柴胡 10g	生地 10g
车前子 10g	甘草 6g		

加减：发于头面者，加牛蒡子、野菊花；有血疱者，加水牛角粉、牡丹皮；疼痛明显者，加制乳香、制没药。

分析：此型多见于急性期。方中龙胆草大苦大寒，既能泻肝胆实火，又能利肝经湿热。黄芩、栀子苦寒泻火、燥湿清热，加强泻火除湿之效。湿热的主要出路是利导下行，从膀胱渗泄，故又用渗湿泄热之泽泻、木通、车前子导湿热从水道而去。肝乃藏血之脏，若为实火所伤，阴血亦随之消耗；且方中诸药以苦燥渗利伤阴之品居多；故用当归、生地养血滋阴，使邪去而阴血不伤，以上皆为佐药。又用柴胡疏畅肝胆之气，并能引诸药归于肝胆之经；甘草调和诸药。

（2）脾虚湿蕴型

症状：皮损色淡，疼痛不显，疱壁松弛；口不渴，食少腹胀，大便时溏；

舌淡或正常，苔白或白腻，脉沉缓或滑。

辨证：脾失健运，湿毒阻滞。

治法：健脾除湿，解毒止痛。

处方：除湿胃苓汤加减。

苍白术各 10g	陈皮 10g	防风 10g	茯苓 15g
猪苓 10g	泽泻 10g	栀子 6g	木通 6g
厚朴 6g	当归 10g	丹参 30g	甘草 6g
肉桂 6g			

加减：发于下肢者，加牛膝、黄柏引药下行；水泡大而多者，加土茯苓、萆薢、车前草加强清热解毒利湿之效。

分析：此型多见于发病中期，或体质较弱之人初起。方中以苍术、厚朴、陈皮、甘草，即平胃散燥湿运脾、行气和胃；以白术、泽泻、茯苓、猪苓、肉桂，即五苓散健脾助阳、化气利水渗湿；加栀子、木通、清热利湿，少佐防风祛风胜湿。再加入当归养血活血，丹参凉血活血，以增强活血解毒之效。

（3）气滞血瘀型

症状：皮疹减轻或消退后局部疼痛不止，放射到附近部位，痛不可忍，坐卧不安，重者可持续数月或更长时间；舌黯，苔白，脉弦细。

辨证：气滞血瘀，不通则痛。

治法：理气活血，通络止痛。

处方：柴胡疏肝散合桃红四物汤加减。

柴胡 10g	郁金 10g	延胡索 10g	炒川楝子 9g
白芍 15g	枳壳 10g	陈皮 10g	香附 10g
生地 15g	当归 10g	川芎 10g	丹参 30g
秦艽 10g	桃仁 10g	红花 10g	

加减：心烦眠差者，加珍珠母、牡蛎、山栀子、酸枣仁；疼痛剧烈者，加延胡索、制乳香、制没药、蜈蚣等。

分析：此型多见于带状疱疹后期、恢复期。方中柴胡、香附、枳壳疏肝行气，延胡索、炒川楝子活血止痛，白芍可缓肝之急，生地、丹参、凉血活血，当归养血，川芎、秦艽活血通络。再加桃仁、红花，助活血通络之力，诸药合用，共奏理气活血、通络止痛之功。

（4）络脉瘀阻型

症状：皮疹减轻或消退后局部疼痛剧烈，主要表现为针刺样、刀割样、烧灼样剧烈疼痛。持续时间久；舌紫黯，苔白，脉沉细。

辨证：局部络脉损伤，气血凝滞不通，络脉瘀阻，不通则痛。

治法：搜风通络，镇痉止痛。

处方：柴胡 10g　　郁金 10g　　延胡索 10g　　炒川楝子 9g

白芍 15g　　陈皮 10g　　香附 10g　　全蝎 6g

生地 15g　　当归 10g　　川芎 10g　　丹参 30g

水蛭 3g　　僵蚕 10g

加减：虫类药物最擅搜风通络，故在治疗时应重视虫类药物的应用，考虑加全蝎、蜈蚣、白僵蚕、水蛭、地龙。

分析：此型多见于带状疱疹后遗神经痛期。此时疼痛剧烈，考虑络脉瘀组，方中在气滞血瘀型方药基础上去桃仁、红花，加用通络力量更强的全蝎、水蛭、僵蚕三味虫类药，以达到搜风通络止痛的目的。

（四）案例分析

某某，女，56岁，2017年11月6日初诊。

患者2周前无明显诱因左侧腰腹部出现红斑上簇集水泡，伴疼痛，肩臂不能举，转侧疼痛加重。经过放血、拔罐等治疗2周无明显效果。刻下症：左侧腰腹部疼痛剧烈，失眠，乏力，气短，形寒肢冷，舌暗苔腻，脉沉细。

中医诊断：蛇串疮。

西医诊断：带状疱疹。

辨证：阳虚血瘀证。

治法：温养活血、通络止痛。

处方：①口服药处方：

桂枝 10g　　黄芪 30g　　红花 10g　　三七 10g

络石藤 15g　　鸡血藤 30g　　当归 20g　　徐长卿 15g

姜黄 10g　　柴胡 10g　　香附 10g

日1剂，早晚饭后半小时温水冲服（配方颗粒）。

②外用药处方：

肉桂 10g　　附子 20g　　细辛 10g　　三七 10g

水煎30分钟晾至微温后浸泡多层纱布湿敷，日1次，每次约20分钟。

③针灸处方：

皮损局部　　双支沟　　双天井　　双血海

双膈俞　　申脉 –　　照海 +

同时结合针灸治疗每日1次。手法：捻转，皮损局部针刺后艾灸，留针20

分钟。

二诊：3天后复诊，疼痛减轻，肩臂能上举。证型同前，口服汤药中加珍珠母30g安神助眠，余治疗同前。

三诊：7天后复诊，疼痛明显减退，水泡消退，乏力好转，睡眠改善。停用外用药湿敷和针灸治疗，单用口服中药巩固疗效，处方同前。1周后疼痛完全消退，皮疹仅余色素沉着。

案例点评：阳气虚，不能推动血液运行，瘀阻瘀络，"不通则痛"，导致局部疼痛剧烈，且挛缩不舒、活动受限，故治以温阳活血为法。根据患者左侧腰腹部皮疹伴疼痛，失眠，乏力，气短，形寒肢冷，舌暗苔腻，脉沉细等分析，阳虚为本，血瘀为标，病位在肝胆。口服方以桂枝温阳通脉，黄芪补气固表，红花、三七活血祛瘀，络石藤、鸡血藤活血通络，当归、徐长卿活血止痛，姜黄活血化瘀且善治肩臂疼痛，柴胡、香附既引经至胸胁，又可疏肝行气活血。外用方以肉桂、附子、细辛、三七温通活血。针灸处方以支沟、天井通行三焦，血海、膈俞活血止痛，申脉、照海安神助眠，局部皮损先针刺后艾灸通络止痛。一诊后，患者血脉瘀滞改善，故见疼痛减轻，肩臂上举，仍有失眠，为加强安神之功，加入珍珠母30g。本病中，虚则致瘀，不通则痛，血瘀为标，阳虚为本，治宜标本兼治，在本例治疗中，综合运用多种治法，内外合用、针药并举，取得良好疗效。

（五）临证经验

1.李元文教授临证经验

李元文教授在继承金起凤教授临证经验的基础上摸索出新的理论体系，即在治带状疱疹中首重攻邪，使血气流通，但消而勿伐，注意补养正气，同时因势利导，就近祛邪。本病由于前期治疗不当或迁延不愈可产生带状疱疹后遗神经痛，临床十分棘手。

（1）治病首重攻邪　邪气侵犯人体，祛邪则正安，留则伤正。病邪是否迁延难愈往往取决于祛除病邪的速度。湿浊内停，郁而化热，湿与热相互搏结，或外感毒邪是蛇串疮常见病因。肝火、湿热与毒邪化火相搏结，经络阻遏，血气不通，不通则痛，症见灼热疼痛；毒热蕴积于血分而发红斑，湿热凝聚疏泄不畅而发水泡。本病实质肝胆湿热、脾湿内蕴，治疗上以祛邪为第一要义。《素问·阴阳应象大论》"治病必求于本"，早期治疗清肝健脾、降火理气、清热利湿，以龙胆泻肝汤、除湿胃苓汤为主方加减化裁。临证时常见患者大便干燥秘结不行，临床上根据患者体质整体辨证，并结合张从正攻下之理论应用承气汤加减化裁，往往可以到满意的疗效。

（2）血气流通，不通则痛　带状疱疹乃因病毒侵犯神经所致，神经受损导致神经水肿、纤维化、粘连而引起带状疱疹后遗神经痛，且在临床中发生率较高。尤以年老体弱者，皮疹干涸结痂后疼痛依旧持续不缓解，患者痛苦不堪。血气流通在中医学的历史长河中占据着非常重要的地位。血气流通失畅不仅易导致邪之内生，亦导致人体易受外邪侵袭。邪气居于人体内，血气的流行加剧不畅，从而不断产生恶性循环。

临证时应以祛邪之法，从而达到人体血气恢复畅通，通则不痛，不通则痛。中医认为带状疱疹之疼痛多因肝火、湿热与毒邪化火相搏结，经络阻遏气血不通；或邪虽去，血被留滞不通所致。故蛇串疮疼痛主要责之脉络不通、气凝血滞。气血调和经络通顺则痛止，活血通络之治疗大法临证时应贯穿始终。

急性期以湿热为著，在辨证选用龙胆泻肝、除湿胃苓的基础上，配伍生地、紫草、茜草、板蓝根、大青叶、赤芍、丹皮、虎杖等凉血清热活血之品，以防活血化瘀药之温热之性，防疱疹蔓延，预防带状疱疹后遗神经痛的发生。这与西医学早期应用激素减轻神经炎症反应而缓解疼痛有异曲同工之妙。

"久病必瘀""久病入络"是带状疱疹后遗神经痛常见因素，除重用活血行血、通络止痛之药外，还常应用破血之棱、莪、石见穿等以及虫类搜风通络之全蝎、蜈蚣、水蛭、地龙等药导滞开结，药效直达病所。同时择重镇安神之珍珠母、生龙骨、生牡蛎、煅磁石合芍药甘草汤缓急止痛之品。疼痛较剧者可酌加经西医学证实确有止痛作用之品，如乳香、没药、延胡索、川楝子、徐长卿等，常常可以收到预想不到的效果。经研究证实，中药活血化瘀之品不仅可以改善全身以及局部血液循环，亦对细胞免疫功能的提高，受损神经、神经节及真皮血管的炎症渗出的降低，粘连的神经纤维及其缺氧状态、受累神经节神经纤维毒性破坏的改善、组织修复能力的提高均有显著效果。

（3）消而勿伐，补养正气　在带状疱疹的治疗中除了攻邪，还要注重调理气血，顾护脾胃。在临证时理中寓法，攻中求巧，正不伤而邪去。气血互根，气血以通为用；气为血之帅，血为气之母，气行则血行，气滞则血瘀，气滞与血瘀互为因果。故临证推动血行常活血化瘀与理气之中药合而为用。柴胡佐香附、郁金，延胡索佐川楝子作为临床常用药对，寓气中血药、血中气药，常常作为首选之品。但是临床应用活血破血之品时，需注意其强大的攻伐之力易损伤气血，有伤正败胃之弊端，按《内经》"大积大聚，其可犯也，衰其大半而止"的理论，临证时应特别注意"消而勿伐"的指导原则。《内经》"食养尽之"，对于药物攻伐病邪仍未除之，则提倡清淡饮食，食米粥素净之品，正气得以休养而邪尽。当病愈后，以五谷、五果、五畜、五菜续以养之、助之、益之、充之，使正气得以恢复。

（4）因势利导，就近祛邪　攻邪应根据邪气所侵犯部位，因势利导就近去之，或汗或吐或下。汗可去除在上之结于皮肤间、上脘的风痰宿食之邪；下法可去除在下之痼冷寒湿、热客下焦之邪。因此在带状疱疹论治中还应辨明部位，使用药更加有的放矢。清代《外科证治全书》曰："生腰肋间……属肝胆风热。"阐述本病病位主要在胁肋部。肝胆的分界为胁肋，肝的病理变化与该病的发生发展有着密切联系。

临证时需辨五脏经络之分，病因病理之别，当分上、中、下三部。上部与心肝有关，中部与肝脾有关，下部与肝肾有关，三者相互依存，临床症状常因时、因地、因人而有不同的表现。带状疱疹在临证时因根据患者体质、疾病阶段、病变部位的不同来指导用药。体素强者可酌情重用清热利湿解毒之品，体素弱者则不宜选用攻伐力量太强之品，注意攻邪而不伤正。初、中期宜清热利湿以祛邪为第一要义，后期要注意健脾养阴补养正气，加强活血化瘀、通络止痛。在上者宜着力清解肺胃之热，在下者宜重用利湿解毒之品，同时根据病变部位选用引经药，引药力直达病所。头面首选菊花、桑叶、密蒙花，上肢常择桑枝、桂枝，下肢以川牛膝、木瓜、虎杖等作为常用药。临证时要辨证论治，灵活斟酌以胜病，不拘泥于成见。

2. 李元文教授治络五法

带状疱疹若不及时就医会发展成疱疹后遗神经痛，大大增加治疗难度。疱疹后遗神经痛是带状疱疹最为常见的并发症，发病率极高，临床上 80%~90% 的带状疱疹患者会出现此种症状，严重影响患者的生活质量。李元文教授根据多年临证经验提出从"络"论治带状疱疹后遗神经痛，取得肯定效果，并高度概括总结出治络五法。

（1）湿热痹阻于络——化湿宣痹通络法　湿热蕴久，痹阻于络，余毒未清，入络阻碍气血运行，痹阻不通则疼痛缠绵。此型多为新发病例，病程不长。临床上患者多表现为疱疹部位疼痛，局部有灼热感，常常伴有低热不退，脘腹胀闷，纳呆，全身骨节酸痛，小便短赤，大便黏腻不爽，舌红，苔黄腻，脉滑数。治宜清热化湿、宣痹通络。

选用宣痹汤（《温病条辨》）加减：防己、苦杏仁 10g，蚕沙 10g，栀子 10g，薏苡仁 10g，半夏 6g，滑石 10g，丹皮 10g，生槐花 15g，片姜黄 10g，海桐皮 10g，僵蚕 10g，全蝎 6g。

方中选用擅于祛经络之湿的防己为君药，《本草纲目》中引李东垣"防己大苦寒，能泻血中湿热，通其滞塞"；杏仁宣肺，气宣则湿化；薏苡仁淡渗利湿而缓急止痛；半夏燥湿；蚕沙化浊；栀子、滑石使湿热从小便而去；丹皮、生槐花清血分之热；片姜黄活血行气、通经止痛；海桐皮祛风湿、通络止痛；僵蚕、全蝎为虫类药，具有祛风通络止痛之效。诸药合用，共奏清热除湿、祛风通络活血、通经宣痹止痛之功。

临证加减：疼痛剧烈者，加川楝子、延胡索等活血化瘀、行气止痛之品；脘腹胀满，纳呆者，加鸡内金、海金沙、神曲等以化湿消滞；大便秘结者，加熟大黄、火麻仁、桃仁等以润肠通便。

（2）痰浊痹阻于络——化痰通络止痛法　素体脾虚，水湿停留，聚集为痰，痰湿壅盛，日久痹阻于络。痰与湿均为阴邪，因其性黏滞，阻碍气血运行，阻滞经络，故缠绵难愈。临床上此型患者的疼痛部位多见于四肢，除疼痛外，往往伴有麻木。临床上患者常常可见局部钝痛，时轻时重，喜按压，伴有头晕，面肿体胖，舌胖大齿痕，苔白腻，脉濡或滑。治宜燥湿和中、化痰通络。

选用指迷茯苓丸加减治疗：茯苓皮15g，枳壳10g，冬瓜皮15g，陈皮10g，半夏6g，竹茹10g，丹皮10g，海桐皮10g，僵蚕10g，全蝎6g。

方中茯苓皮、冬瓜皮健脾化湿利水、化痰消肿；枳壳行气化滞；半夏、陈皮、竹茹行气燥湿化痰；丹皮清热活血化瘀；海桐皮祛风通络；僵蚕、全蝎为虫类药，具有祛风通络止痛之效。诸药合用，共奏健脾化湿、行气去滞、燥湿消痰、通络止痛之功。

临证加减：发于上肢者，加桑枝、羌活；发于下肢者，加防己、苏木、独活；发于头面者，加白芷、菊花；眠差者，加胆南星、珍珠母。

（3）络脉空虚，血运不行——益阴通络法　患者素体肝肾阴虚，或病久导致阴虚。阴血亏虚，络脉空虚，脉络失养，不荣则痛；阴亏则血不足，络脉失充，血运迟滞，痹阻络脉。此型患者在临床上少见，而临床医生往往重视活血，而忽视养阴，从而导致络脉失养，疼痛持续。临床上患者表现为局部疼痛，入夜加重，伴有咽干口燥，五心烦热，低热缠绵，眠差，舌红少津，无苔，脉细数。治宜滋阴养血、活血通络。

常选用三甲复脉汤加减治疗：生牡蛎30g，龟甲10g，鳖甲10g，生地黄15g，白芍15g，麦冬10g，阿胶10g，火麻仁10g，僵蚕10g，全蝎6g。

方中应用生牡蛎、龟甲、鳖甲三甲大补元阴，以补络脉津液之亏虚；白芍养血敛阴；生地黄养阴生津、清热凉血；麦冬养阴生津；阿胶补血滋阴；僵蚕、全蝎为虫类药祛风通络止痛。诸药合用，共奏滋阴养血、清热生津、祛风活血通络之效。

临证加减：口渴重者，加天花粉、玄参等滋阴生津之品；低热不退者，加青蒿、地骨皮；伴有腰膝酸软者，加女贞子、墨旱莲。

（4）阳气痹阻不通——温阳通痹法　血得热则行，得寒则凝，阳气痹阻不通，不能推动血液运行，络脉运行迟滞，痹阻不通，此型患者往往疼痛剧烈，并伴有局部拘挛不舒。临床上患者常常疼痛剧烈，局部挛缩不舒，喜温喜按，常伴有四肢欠温，疲乏无力，面色淡白或萎黄，形寒肢冷，小便频数，大便溏，舌淡暗，苔薄，脉沉细。治宜温经通阳、活络止痛。

选用麻黄附子细辛汤加减：蜜麻黄 6g，黑顺片 10g，细辛 3g，白芍 15g，威灵仙 15g，黄芪 15g，党参 10g，僵蚕 10g，全蝎 6g。

方中麻黄散寒通滞，温通脉络；附子补火助阳、散寒止痛；细辛辛温散寒止痛；白芍缓急止痛，并可防止附子、细辛之辛热伤阴；威灵仙祛风湿、通络止痛；党参、黄芪温补阳气；僵蚕、全蝎为虫类药，具有祛风通络止痛之效。诸药合用，共奏温阳散寒通滞、祛风除湿行气、活血通络止痛之效。

临证加减：伴有腰膝冷痛者，加牛膝、杜仲、续断等具有补益肝肾，强筋壮骨之品；疼痛明显者，加鬼箭羽、丝瓜络等活血通络之品。

（5）瘀血阻络，血运不行——辛润活络法　病程日久，络脉气血痹阻不通，血结成瘀，痹阻络脉，如《临证指南医案·诸痛》华德元注云："久病必入络，络中气血，虚实寒热，稍有留邪，皆能致痛。"血行涩滞，瘀阻脉络，气血运行失司则形成"不通则痛"。此型患者临床最常见，治疗的要点在于活血养血、破血药物要少用，防止进一步损伤络脉。临床上宜用辛润通络法，辛味药物能散、能行，促进血行，润则滋养络脉，恢复络脉行血功能。临床上患者常常表现为患处刺痛，固定不移，活动后减轻，或者喜按、喜压，伴有面色晦暗或黧黑，舌紫暗有瘀点或瘀斑，脉细涩。治宜和血通络、祛瘀止痛。

选用旋覆花汤（《金匮要略》）加减：旋覆花 12g，泽兰 10g，泽泻 10g，茜草 10g，丝瓜络 10g，白芍 15g，丹参 10g，当归 10g，桃仁 10g，红花 10g，僵蚕 10g，全蝎 6g。

方中旋覆花为君药，《本草正义》记载其"主治当以泄散风寒，疏通脉络为专主"；茜草入血能通瘀活络，止痹痛；泽兰活血化瘀利水；泽泻利水渗湿泄热；丝瓜络活血通络祛风；白芍缓急止痛；丹参、当归、桃仁、红花养血活血，僵蚕、全蝎为虫类药，具有祛风通络止痛之效。诸药合用，共奏活血化瘀散结、活血通络止痛之效。

临证加减：疼痛日久者，加服大黄䗪虫丸，以缓中补虚、通络止痛；伴有失眠者，加珍珠母、生龙齿等药物安神定痛。

（六）零金碎玉

中医针对带状疱疹的不同病机，提出了针对性的治疗方案。窦汉卿在《疮疡经验全书》中记载："火腰带毒，受在心肝二经……此是风毒也。"提出了疏风解毒之法；巢元方认为本病为风湿搏于气血而致，主张祛风除湿；祁坤强调心肾不交在本病的发生发展中重要性，因此主张多从调节心肾功能治疗本病；吴谦从皮疹辨证出发，提出了干、湿分治的方法，属于湿者多为肺脾湿热；发于胁肋部，皮疹渗出较少，水疱不多者，多为干性，与肝火内生密切相关。综合上述经验，逐渐形成了当代从肝脾不和为本，外受毒邪侵袭为因，气滞血瘀为标的病机认识，并匹配与之相适应的辨证标准。

（1）肝经郁热型　皮肤病变呈鲜红色，水疱壁紧张，灼热刺痛，出现有口苦和咽干，烦躁，性情急躁，大便干燥，小便颜色黄。舌质为红，舌苔薄黄或黄腻，脉弦滑数。

（2）脾虚湿蕴型　疱疹的颜色较浅，疱壁松弛，不出现口渴的情况，纳少偶有腹胀，大便常便溏，舌质淡，舌苔白或白腻，脉沉缓或滑。

（3）气滞血瘀型　可能未见明显皮疹，但局部疼痛较著。舌质暗，苔白，脉弦细。

除此之外，不同医家多根据自己经验，提出了不同认识。如王袭样教授将病因与藏象学说相结合。根据不同部位的皮疹，进一步划分证型，提出肝火偏亢、湿热蕴结，心肝火毒熏蒸，肝肾火毒、湿热蕴结，阴虚兼瘀热四证。孟宁教授则在传统三证的基础上进强调的不同原因的血瘀的成因，如：热结阳明、经脉瘀滞；正气亏虚、络脉失养、瘀血阻络；肝肾阴虚、气滞血瘀。唐光富则认为本病前期热毒耗伤阴血是血瘀证的根本。赵京贤则主张将带状疱疹辨证分为四型，即热毒上攻、热壅肝经、热壅肺胃、阳虚寒凝。

在治疗方面，中医多采用内外合治的方法，除内服药物外多使用中药溻渍、针灸、刺络放血、拔罐治疗等方式。中医学认为针刺可以疏通经络、运行气血来达到调整阴阳、缓解疼痛、治疗疾病。刺络拔罐法在古代的"半刺"的基础上演变而来，中医有"盛则泻之，菀陈则除之"的说法，该法可令瘀滞的血热毒邪排出，达到祛腐生新、活血通络的作用。同时针、罐、溻渍的药物可以作用穴位、经络、皮损局部，改善局部血液循环，促进炎症组织的修复。闻庆汉教授根据带状疱疹的特点，结合临床实际情况，将带状疱疹分为肝经郁热、脾虚湿热、气滞血瘀、气虚血瘀四型，以季德胜蛇药作为基础方，配合足少阳胆经及足厥阴肝经穴位型针灸治疗，取得满意临床疗效。陈建勇使用加味龙胆泻肝汤配合臭氧穴位注射疗法治疗急性期带状疱疹36例，临床疗效满意，且病例中未出现后遗神经痛患者。郭建辉等运用古方如血府逐瘀血汤在临床上取得满意疗效。王彩霞等除采用常规中药口服外，将青黛粉和冰片按比例混合外涂于患处，发现较单纯内服患者能够促进局部皮疹更快消退。刘渝生等使用三仁汤加味治疗带状疱疹患者30余例，将口服后剩余药渣再次煎煮，使用药液外洗患处，发现治疗效果明显强于单纯使用抗病毒药物组。庞飞、许美凤采用自拟泻火解毒散外敷联合温针灸围针刺法治疗带状疱疹（气滞血瘀证）。研究将患者106例随机分为观察组与对照组，对照组给予患者相应的抗病毒、营养神经、调节免疫力等治疗，观察组在对照组基础上加用自拟泻火解毒散外敷联合温针灸围针刺法治疗，取得较好的临床疗效。

　　由上可见，中医治疗本病的手段灵活多样，广大学者不拘泥于传统的认识，积极丰富治疗手段，一切以临床需求为导向，共同推动中医药事业的蓬勃发展。

（七）专病专方

　　带状疱疹的治疗离不开"通"字，此病最重要的是治疗在于通络止痛，蔡玲玲副主任医师继承李元文教授学术思想，在临床治疗中将"活血通络方"作为基本方，在此方基础上加减化裁。处方如下：

桂枝 10g	蜈蚣 5g	地龙 10g	三七 10g
络石藤 15g	鸡血藤 30g	当归 20g	徐长卿 15g

　　若是肝经郁热型，加入清热解毒之品，如金银花、大青叶、龙胆草、黄芩等；若是脾虚湿蕴型，加入除湿健脾之品，如茯苓、白术、冬瓜子、薏苡仁等；若是气滞血瘀型，加入行气活血之品，如红花、延胡索、香附、川芎等；若是络脉瘀阻型，多用搜风通络、活血止痛之品，基本方中地龙、蜈蚣可加倍，亦可以加入僵蚕、乌梢蛇、水蛭等。若是阳气亏虚、因虚致瘀者，加入温阳益气活血之品，桂枝可以加倍，还可以加入黄芪、干姜、附子、党参等。此外，除根据证型加减用药，本病也需要结合疱疹所在部位加入引经药。

（八）问诊路径

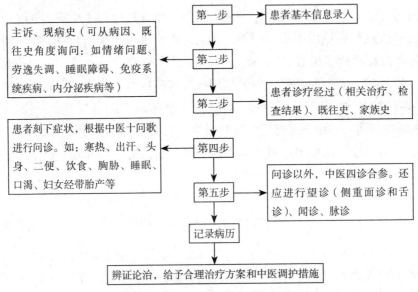

图 6-6　带状疱疹问诊流程图

第七节　黄褐斑

黄褐斑是一种常见的难治性面部色素沉着性皮肤病，临床表现为面部淡褐色或深褐色的斑片，边界清楚，大多呈对称性分布，但斑片不规则，也不突出于皮肤，患者一般无自觉症状。黄褐斑的发病由多种因素所致，其发病机制目前尚不明确。

根据多个临床研究结果显示较为常见的因素有日晒、遗传因素、月经不调、口服避孕药、妊娠、内分泌系统紊乱（如甲状腺功能异常）、睡眠障碍、皮肤抗氧化系统失衡等。西医学黄褐斑的发病机制目前还并不明确，但从组织学变化上多表现为黑素细胞的增多，黑素颗粒的分泌增加，色素在局部组织的堆积与沉着。除此之外，近年来还有人提出了血管与血管流变学异常、皮肤炎症反应及皮肤屏障功能受损等理论。这些机制最终也均通过直接或间接增加黑素在局部皮肤的堆积与沉着，从而最终形成黄褐斑。虽然黄褐斑对人的身体健康无影响，但由于此病发生于面部，颜色深于正常皮肤，严重损害人面容的美观。对患者心理健康和社会交往影响较大。黄褐斑作为女性常见损容性皮肤病逐渐受到重视。

（一）病因病机

黄褐斑，即古书中所述的"面尘""肝斑""黧黑斑"。中医历代医家及学者主要认为黄褐斑的形成涉及肝、脾、肾三脏，并与瘀血密切相关，甚至提出"有斑必有瘀，无瘀不成斑"的说法。金起凤教授重视四诊合参、注重舌象变化，提出健脾除湿化瘀、清肝理气化瘀、清热凉血化瘀等治法。

1. 李秀敏教授

李秀敏教授治疗黄褐斑侧重从肝、脾、肾三脏论治，研制清肝丸用于肝郁气滞型、实脾丸用于脾虚型、益阴丸用于肾阴亏虚型。同时配合祛斑霜、化瘀丸等，临床疗效显著。

2. 李元文教授

李元文教授临证重视病、证、症三位一体思维。首在辨病，因为全面、深入地认识疾病，有助于为临床治疗提供依据与支持。辨证治疗侧重归纳分析患者症状表现，概括其病理特点，有效解决了人体差异性问题，是一种横向的思维。对症治疗可以有效弥补辨病、辨证治疗时治疗网络涵盖不足的缺陷。李元文教授对黄褐斑的治疗，提出从"从络论治"，认为本病往往病程较长，而久病则络脉瘀阻不通，当以疏通经络、活血化瘀为法，常用当归、鸡血藤、水蛭、土鳖虫等药。此外，李元文教授还提出"肝气虚证"。有学者从络病学角度着手，认为邪气侵犯皮肤脉络而发本病，为黄褐斑的诊疗提供了新的思路。期间虽也有学者提出了肝肾不足病机的认识，但多以"肝肾"代"肾"，主要阐述的是"肾虚"致病的机制，鲜有论及肝气不足。肝气虚首见于《黄帝内经》"男子七八，肝气衰……"肝气虚与肝气郁均可以导致肝失疏泄、气机不通、血脉瘀滞。秉着"见肝之病，知肝传脾，当先实脾"指导思路，提出肝脾同治的治疗思路，临证治疗的原则为补而不滞、活而不乱。

3. 张丰川教授

张丰川教授在继承李秀敏教授学术思想的基础上，提出了新的认识，认为黄褐斑的核心病机当为肾虚血瘀。诊治过程中贯穿"肾虚为本、瘀血为要"的思路。《灵枢·五阅五使》指出："肾病者，颧与颜黑。"黑色为肾之主色。临床上黄褐斑的发病往往与妊娠、睡眠障碍等密切相关。女性妊娠须消耗大量气血，常损及肾精，若调养不慎则肾精难复。而失眠者，长期虚火内生，暗耗精血，久而损及肾精。在这些情况下最易形成黄褐斑。

明代陈实功言："黧黑斑者，水亏不能制火，血弱不能华肉，以致火燥结成斑黑，色枯不泽。"明确提出鼾黑斑的发生为肾虚水亏、火燥内结而成。结合先人的认识及自身体会，认为黄褐斑的产生当以肾虚为其根本。肾虚为黄褐斑发生的根本，血瘀则为黄褐斑发展的关键要素，常作为疾病发生过程中的病理产物出现，同时又能以促进因素导致黄褐斑的进一步加重。《灵枢·经脉》篇云："血不流则髦色不泽，故其面黑如漆柴者。"血行不畅，停滞成瘀，瘀血内停新血不生，肌表失养，故形成色斑。正如《普济方》所论："面上黯，此由凝血在脏。"故瘀血当为黄褐斑发生发展的重要因素。总之，本病病程中可出现虚实夹杂、阴阳失调等复杂表现，根据不同阶段兼夹证的不同还需分阶段有侧重的进行辨证论治。

（二）辨证思路

黄褐斑的发病根本在肾虚，瘀血贯彻疾病的始终，同时根据不同阶段兼夹证的不同还需分阶段有侧重的进行治疗。

1. 急性期

黄褐斑急性期以气血郁滞、热邪损络为主。热邪损人肌表，如野火燎原，必使草木焦枯，在人体上则表现为局部黑斑的形成。

（1）外感光毒，毒损络脉

黄褐斑形成及加重与日晒有着密切的关系。相对于中医而言，日晒为光毒，其损人机体必先侵袭肌肤络脉。正如《灵枢·缪刺论》所云："夫邪之客于形也，必先舍于皮毛。留而不去，入舍于孙脉。留而不去，入舍于络脉。留而不去，入舍于经脉。"光毒侵袭肌表最易损络伤阴，局部络脉虚损，气血亏虚，不能华面，火燥内结则气血郁滞，最终成瘀成斑。

（2）气郁化火，火燥结滞

清代祁坤《外科大成》："鼾黑斑多生女子之面，由血弱不华，火燥结成，疑事不决所致"。《医宗金鉴》也提及黄褐斑为"忧思抑郁，血弱不华"导致"火燥结滞而生于面上"，情志不舒，气血郁滞。气郁则气血结聚于局部，涩而不畅，甚则不通，局部颜面气血亏虚，失于荣养；同时气郁日久化火，邪火伤阴损络，气血愈亏，面部不华，形成黑斑。

（3）阴虚生火，水亏色枯

《外科正宗》谓："鼾黑斑者，水亏不能制火，血弱不能华肉，以致火燥结成斑黑，色枯不泽。"故《外科大成》在治疗黄褐斑上提出："服肾气丸以资化源。"阴液亏虚，虚火内生，火旺灼阴耗气，气血两亏，颜面失养，致生黑斑。

2. 慢性期

黄褐斑慢性期病情的发展与反复主要为气血阴阳亏虚所致。主要包括气虚血瘀及阳气不足两个方面。

（1）气血两虚，颜面失养

中医理论认为面部为十二经脉汇聚之所，是反映人身气血变化的集中部位。正如巢元方在《诸病源候论》所言："五脏六腑十二经血皆走于面，夫血之行俱荣表面。"慢性期黄褐斑缠绵难愈与人体气血亏虚关系密切。慢性期黄褐斑常表现为疗效缓慢，易受外邪影响等特点。疗效缓慢当责之于人体气血亏虚，机体对药物作用反应迟钝。气血两虚，正气不足，故易受外邪影响，不耐劳累变动。

（2）阳气不足，血滞络脉

《内经》言："阳化气，阴成形。"认为"阳化气"为阳气具有的气化功能可将"有形"转化为无法触及、无法观测到的"无形"的过程。反之，"阴成形"则为阴气具有凝聚的能力，能将"无形"凝结成境界清、看得见、摸得着的"有形"。黄褐斑则为边界清、看得见、摸得着的"有形"之物。部分慢性期黄褐斑患者当为体内阳气亏虚，阴气内盛，凝结成斑，加重病情。另一方面，"气主煦之"，阳气还具有温煦推动作用，阳气不足，"血得寒则凝"血行亦不畅，瘀血内生，亦可导致黄褐斑的形成。

总之，以"肾虚血瘀"为黄褐斑形成的核心病机，治法上以补肾活血祛瘀为要，强调分阶段分层次治疗。临床上辨证详细，用药灵活，注重对患者情绪、睡眠、体质三个方面的调节，并根据气候、地域、个人等不同情况进行详细辨证施治，同时可应用针刺、放血、中药面膜等中医特色外治法。

（三）治疗方案

1. 内治方案

（1）毒损络瘀型

症状：皮损日光暴露部位为主，色暗淡，伴面色红赤、口干口渴、烦躁、失眠，女性可见月经量多、色红、质稠，舌红绛、脉数有力。

辨证：外感光毒，毒损络脉。

治法：解毒宁络祛斑。

处方：白花蛇舌草 30g　青蒿 20g　　生槐花 15g　　牡丹皮 15g
　　　珍珠粉 0.3g　　僵蚕 10g　　　白芷 10g　　　当归 10g
　　　月季花 10g　　玫瑰花 10g　　陈皮 10g　　　茯苓 15g

加减：血热偏重，出现齿衄、鼻衄，加茜草、紫草、水牛角等凉血止血、活血祛斑；热伤津液，便秘、口渴重者，加天花粉、芦根、知母、玄参等滋阴凉血、生津通便。

分析：此型多见于急性期。方中以白花蛇舌草、青蒿清热解毒为君，其中青蒿具有较好的抗光敏作用。生槐花、牡丹皮清热凉血、散瘀宁络为臣。玫瑰花、月季花、当归合用助臣药活血祛斑为佐；陈皮、茯苓行气健脾，固护脾胃为佐；珍珠粉、白僵蚕、白芷助臣药美白祛斑通络为佐，其中白芷亦有引经之功，为佐使药。本型核心是"血热毒蕴"，因此临床重用青蒿、丹皮凉血清热，重用白花蛇舌草解毒。花类清扬，皮损居上者，常用之。故治疗本病时加入凉血消斑的生槐花等。

（2）肝郁气滞型

症状：皮损斑色深褐，若肝郁气滞则面色发青，若肝郁化热则面色红赤；伴烦躁不安，胸胁胀满，食欲不振，女性经前乳房胀痛、月经不调，舌暗红，可见瘀斑瘀点，脉弦涩或弦数。

辨证：肝郁气滞，血瘀成斑。

治法：疏肝解郁祛斑。

处方：柴胡 10g　　　　川芎 15g　　　　香附 10g　　　　茯苓 15g
　　　　佛手 10g　　　　僵蚕 10g　　　　生麦芽 10g　　　　当归 15g
　　　　月季花 10g　　　玫瑰花 10g　　　红花 10g　　　　薄荷 6g（后下）

加减：气郁化火，加用栀子、豆豉、川楝子等清热除烦；肝郁克脾，加白术、党参、神曲等补气健脾。

分析：此型多见于急性期。方中以柴胡为君，疏肝行气解郁。川芎、香附助君疏肝解郁、行气活血为臣。当归、玫瑰花、月季花、红花疏肝活血祛斑为佐药。肝郁克脾，故加入佛手、茯苓、麦芽疏肝理气健脾。僵蚕美白，薄荷疏肝，两者均可引药上行，共为佐使药。

（3）气血两虚型

症状：皮损斑色灰褐，状如尘土附着，面色萎黄；伴有疲乏无力，困倦嗜睡，月经色淡，头晕，舌淡色暗，脉细弱无力。

辨证：气血两虚，颜面失养。

治法：补气养血，活血祛斑。

处方：黄芪 50g　　　　党参 15g　　　　当归 20g　　　　鸡血藤 30g
　　　　升麻 20g　　　　红景天 10g　　　丹参 10g　　　　茯苓 15g
　　　　红花 10g　　　　月季花 10g　　　玫瑰花 10g　　　陈皮 10g

加减：气血两虚侧重补气，有形之血不能速生。心气虚明显，伴心悸失眠者，加入人参、龙眼肉；脾气虚明显，纳呆便溏等症，加入白术、陈皮；肾气虚明显，伴腰酸膝软，畏寒肢冷者，加入桂枝、杜仲、桑寄生；肺气虚明显，伴咳嗽无力、语声低微者，加入太子参、麦冬、山药等。

分析：此型多见于慢性期。方中以黄芪、当归为君药，补气养血、活血祛斑。升麻可升举阳气，助脾除湿，又助黄芪补气活血，亦可引药上行为臣药。党参、茯苓、陈皮助黄芪健脾补气为佐，鸡血藤、红景天、红花、月季花、玫瑰花助当归养血活血为佐。

（4）肾虚血瘀型

症状：偏肾阳虚的症状为面黑暗淡，伴腰膝酸软、四肢发冷、畏寒、口淡不渴，甚至还有水肿等，舌淡舌根苔白腻，脉沉弱无力；偏肾阴虚的症状为面黑干焦，伴腰酸膝软、五心烦热、盗汗、头晕耳鸣、两目干涩等，舌红少苔，脉沉细数。

辨证：肾气亏虚，血瘀成斑。

治法：补益肾气，活血祛斑。

处方：珍珠母 30g　　僵蚕 10g　　　红景天 15g　　当归 10g
　　　　月季花 10g　　菟丝子 15g　　沙苑子 10g　　女贞子 10g
　　　　墨旱莲 15g　　玫瑰花 10g　　陈皮 10g　　　牡丹皮 10g

加减：阴虚者，加用阿胶、桑椹、黄精、白芍、百合等滋阴；阴虚火旺，加用青蒿、鳖甲、地骨皮等清虚热；阳虚者，加用肉桂、巴戟天、附子、仙茅、淫羊藿等温阳。

分析：此型多见于慢性期。方中以菟丝子、沙苑子为主药补肾养肝。女贞子合用助君药补益肝肾，且能清热凉血。当归、红景天活血化瘀又能益气养血。玫瑰花、月季花佐当归、红景天活血化瘀。丹皮清热凉血又能活血散瘀，陈皮行气健脾、固护脾胃，珍珠母镇惊安神。白僵蚕活血化瘀通络，引药入络。

2. 外治方案

（1）溻渍法

①中药湿敷：美白玉容湿敷方，药用珍珠粉 6g，红景天 20g，僵蚕 15g，白附子 15g，玫瑰花 10g，红花 10g，白及 15g。采用中药颗粒剂型或者草药打粉过 80 目筛，以温水调糊敷面，加强局部气血流通，美白养颜。

②中药足浴：活血外洗方，方用炙麻黄 10g，附子 10g，细辛 6g，桂枝 10g，当归 15g，丹参 15g，白芍 15g。温补阳气，促进其全身气血流通，加强整体代谢祛斑能力。

（2）针灸治疗

①毫针针刺疗法：主穴取局部皮损，面积直径 < 1cm，皮损中央直刺；面积直径大于 1cm，采用皮损围刺。配穴：毒损络瘀型取血海、风池、合谷清热

凉血，手法采用泻法；肝郁气滞型取肝俞、期门、膻中疏肝理气，手法采用泻法；气血两虚型取足三里、脾俞、胃俞健脾胃补气血，手法采用补法；肾虚血瘀型取肾俞、血海、膈俞补肾活血，肾俞用补法、血海、膈俞用泻法。每周1次，4次一个疗程。

②放血疗法：方案1：局部色斑区域采用散刺放血法，急性期浅刺1~2mm，慢性期深刺3~5mm，直达病所，效果明显。方案2：若患者不耐面部放血疼痛感，可选用大椎穴、膈俞穴刺络放血，也可以配合拔罐。每周1次，4次一个疗程。

③艾灸疗法：根据虚则灸之、寒则温之的原则，根据辨证取穴中补法的穴位，采用温针灸，先针刺继用艾条实施悬灸法。背部、腹部穴位也可以采用温灸器做艾灸。每周1次，4次一个疗程。

（四）案例分析

病案1 黄某某，女，39岁，2018年9月10日初诊。

患者10年前产后出现颜面出现色斑，经过激光美容等治疗，色斑仍反复，5年前生二胎后色斑加重。现想通过中医调理治疗前来就诊。刻下症见：失眠，乏力，倦怠，纳差，大便时干时稀，月经色暗，血块较多，经期伴腰酸，舌淡黯，苔白，脉细弱。

中医诊断：黧黑斑。

西医诊断：黄褐斑。

辨证：气血两虚，颜面失养。

治法：补气养血，活血祛斑。

处方：茯神20g　　白芷15g　　党参20g　　三七10g
　　　桃仁10g　　红花10g　　当归15g　　川芎10g
　　　牡蛎30g　　肉桂10g　　黄芪30g　　白扁豆20g
　　　葛根15g　　升麻15g

日1剂，早晚饭后半小时温水冲服（配方颗粒）。

同时结合针刺、放血、艾灸一周一次。配方颗粒一个月吃2周停2周，经期停服。

二诊：服用14剂后复诊，倦怠乏力减轻，仍有失眠，色斑减退不明显。证型同前，中药加强安神之功，加合欢花10g，煅龙骨30g。针刺穴位加入安眠穴、内关穴。其余治疗同前。

三诊：调治一个半月，色斑明显减退，睡眠改善、经期腰酸缓解。处方同前，结合一周一次针灸治疗，两个半月色斑基本消退约90%。

案例点评：患者本病于产后出现，病程较长，久病必虚，因虚致瘀，故而治"瘀"当以补而通之。根据患者颜面出现色斑，伴失眠，乏力，倦怠，纳差，大便时干时稀，月经量少，色淡，经期伴腰酸，舌淡黯苔白，脉细弱等分析。从气血津液分析证属气血亏虚为主；从脏腑分析，失眠、纳差、腰酸等症因心、脾、肾三脏亏虚所致。故而以黄芪、党参、白扁豆、当归补益气血为主，佐以红花、三七、桃仁、川芎活血祛斑，牡蛎、茯神安神助眠入心脾，肉桂补肾阳强腰膝，葛根、升麻引药上行、运脾除湿。一诊后，患者气血亏虚有所缓解，故倦怠乏力减轻，仍有失眠。为加强安神之功，加入合欢花10g，煅龙骨30g。针刺穴位加入安眠穴、内关穴。本证中黄芪、当归为常用药，黄芪行气活血，亦可补气生血，当归补血。

（五）临证经验

张丰川教授在继承金起凤教授的基础上摸索出新的理论体系。分别为系统辨证消黑斑、内外并用除黑斑、三因制宜祛黑斑。

1. 系统辨证消黑斑

通过多年的诊治经验认为黄褐斑当以"肾虚血瘀"为核心病机，分两个时期治疗，同时注重三个方面的调理。

一核心为核心病机"肾虚血瘀"，核心治法以补肾活血祛斑为要，核心处方组成：珍珠母30g，僵蚕10g，红景天15g，当归10g，月季花10g，菟丝子10g，沙苑子10g，女贞子12g，墨旱莲15g，玫瑰花10g，陈皮10g，牡丹皮10g。方中以菟丝子、沙苑子为主药补肾养肝。女贞子合用助君药补益肝肾，且能清热凉血。当归、红景天活血化瘀又能益气养血。玫瑰花、月季花佐当归、红景天活血化瘀。丹皮清热凉血又能活血散瘀，陈皮行气健脾，固护脾胃，珍珠母镇惊安神。白僵蚕活血化瘀通络，引药入络。

两阶段为急性期和慢性期。急性期以清热为主。日晒所致的光毒可加用白花蛇舌草清热泻火；气郁化火可加用栀子清热解郁；阴虚火旺可加用青蒿、鳖甲、地骨皮等滋阴清热。慢性期以补益为要。气血亏虚者可加用黄芪、丹参、熟地等益气养血；阴虚者加用阿胶、桑椹、桑寄生等滋阴；阳虚者加用肉桂、巴戟天、附子等温阳。

三要素为睡眠、情绪、体质。根据辨证，黄褐斑失眠者主要分为两类：一为痰热扰神之失眠，常加用半夏、竹茹清热化痰，安神除烦；一为阴虚有热之失眠，加用百合、合欢花养阴清热安神助眠。黄褐斑除睡眠障碍外，还存在情绪问题，主要为焦虑抑郁。对于气郁者常用旋覆花、丝瓜络行气解郁。若伴有乳房胀痛等表现，则改用越鞠丸，往往得到满意的效果。体质因素将在因人制宜中进行阐述。

2. 内外并用除黑斑

内治重在调节患者气血阴阳，疗其根；外治重在辅助内治，加强疗效，祛其标。在内服药基础上，常会配合中药外用治疗黄褐斑，内外并用促进治疗效果。外治分两个方面：一为中药面膜。在研究古人治疗黄褐斑的外用处方并归纳历代美白药物后，自拟活血外敷方，药用珍珠粉6g，红景天20g，僵蚕15g，白附子15g，玫瑰花10g，红花10g，白及15g，采用中药颗粒剂型，以温水调糊敷面，加强局部气血流通，美白养颜；二为中药足浴，有些药物因药性过烈，不宜长期大量口服者，通过外治之法予以应用。结合《内经》"阳化气，阴成形"理论，通过补阳消阴的方法把黄褐斑这一"有形"之物化为"无形"。在此理论基础上，自拟活血外洗方，方用炙麻黄10g，附子10g，细辛6g，桂枝10g，当归15g，丹参15g，白芍15g，温补阳气，促进其全身气血流通，加强机体整体代谢祛斑能力。

3. 三因制宜祛黑斑

以《内经》思想为基础，结合历代医家对三因学说的认识及个人治疗黄褐斑的经验，提出了"三因制宜"思想在黄褐斑诊治上的应用。

（1）因时制宜 《灵枢·岁露论》："人与天地相参也，与日月相应也。"黄褐斑为慢性难治性皮肤病，难以速愈，常需要长期分阶段服用药物治疗。故根据每个季节的特征，认为治疗黄褐斑当随季节加减用药。

春重养肝疏肝。黄褐斑患者常由心情不畅，气血郁结而发。肝旺于春，"喜条达而恶抑郁"，故春季当以疏肝为要。认为疏肝气当要升中有降，方能生生不息，故治疗黄褐斑时常以旋覆花10g配伍香附10g疏肝解郁。肝为"将军之官"体阴而用阳，故在疏肝气之时，不忘养肝柔肝，常用白芍15g，若患者急躁易怒，乳房胀痛显著者，常加用至30g。

夏重清心泻火。黄褐斑常于夏季加重，一者为日晒之火毒损伤肌表，二为心火亢盛，伤阴液耗气。故认为夏季当以清心泻火为要。若患者烦躁难眠，舌尖红者，常加用莲子心6g清心泄热。若暑热明显者，加用六一散，六一散善能清暑泄热清热而不伤正。

秋重补气清燥。秋季为肃杀的季节，前为炎热的夏季，若宣发肃降不及常会导致热邪内停，加重黄褐斑。另一方面，肺主一身之气，肺气充沛方能正常宣发肃降。若肺气不足，则气血津液无法输布至毛发肌表，肌肤则呈现枯燥暗淡。故认为秋季当以补气清燥为要。清燥以桑叶 15g，补气以生黄芪 15g，气虚甚者加至 30g。

冬重补阳益阴。认为冬季当以补为要，且强调"大补"。并根据南北的差异提出北方补阳，南方补阴。南方气候炎热，容易伤津耗液，常以阴气亏虚为主，北方严寒，寒气易伤阳气，故以阳气不足为主。补阴者常用鳖甲、龟甲、桑椹、桑寄生。补阳以鹿角、鹿角胶、鹿角霜、肉桂、附子为主。

月经的规律影响着妇人气血的变化，月经不调导致气血失和，病由此生。黄褐斑作为女性常见性疾病，与人体气血变化息息相关，故治疗女性黄褐斑患者调理月经是其中一个重要方面。黄褐斑患者常存在痛经明显、月经血块多、经行乳房胀痛等气滞血瘀等表现，对于这样的患者常在月经前加用益母草 15g，红花 6g，三七 6g，配合核心处方的当归、陈皮行气化瘀，通络止痛。"血得温则行，得寒则凝"同时加用肉桂 6g 或艾叶 6g 等辛温之品温经通脉。月经通畅，瘀血得去，则面部色斑可逐渐消退。

（2）因人制宜　根据人的性别差异、年龄大小、体质的不同，黄褐斑的发生发展将受到不同程度的影响。

性别方面：黄褐斑多见于中青年女性，但男患者亦不少见。女性黄褐斑患者多血瘀气郁，治疗更侧重行气解郁，活血化瘀，以调理月经为重。男性黄褐斑患者则多为阴虚内热，治疗重在清热养阴。

年龄方面：青年人气血充盛，多以实证为主，一般治疗以驱邪为主，可少用补益。中年人处于气血由盛极转衰的转折阶段。此时，气血阴阳渐亏，易出现阴阳失调的情况，虚实夹杂，治疗上应攻补兼施，调节阴阳为要。老年黄褐斑患者则多为气血不足，阴阳亏虚，其中以阳气亏损最为明显。认为此类患者当以补为要。补阴加用熟地、阿胶等，补阳巴戟天、淫羊藿等。

体质方面：黄褐斑患者可见于各种体质的人群中，其中以气郁质、阴虚质、血瘀质多见。气郁质黄褐斑患者当以疏肝解郁、行气活血为要，可加用香附、合欢花、旋覆花；阴虚质患者需补养阴精，可加用鳖甲、阿胶、熟地；血瘀质患者则需活血化瘀并养血补血，可加用三七、红花。

（3）因地制宜　中国地域辽阔，南北自然地理环境差异明显。不同地域需按照的地域特点予以相应得治疗。

东南地区气候温热，潮湿多雨，治疗上应侧重清热利湿为重，临床上常用白花蛇舌草 15g 清热利湿。白花蛇舌草苦寒，清热利湿解毒，善于清日晒之毒热，凡是因日晒实火导致的色斑加重都可加用之。

北方地域天气寒凉，干燥而少雨，皮肤相对致密，药物难以透达。认为北方地区的黄褐斑患者应侧重走表疏通，使药物达表而方能增加疗效。临床上常应用细辛 3g，肉桂 6g 走表疏通。

（六）零金碎玉

张丰川教授对黄褐斑的研究颇有造诣，继承金起凤教授活血祛斑的基础上探索出以"肾虚血瘀"为核心病机的一套中医辨证体系，充分发挥中医中药补肾疏肝、平衡阴阳、调和气血的作用，完美体现内治与外治相结合的优势。

（七）专病专方

黄褐斑离不开"瘀"字，基本方为张丰川教授自拟"美白玉容汤"。处方如下：

| 珍珠母 30g | 僵蚕 10g | 红景天 15g | 当归 10g |
| 月季花 10g | 玫瑰花 10g | 陈皮 10g | 牡丹皮 10g |

可根据证型加减化裁。光毒伤络所致，可加入青蒿、白花蛇舌草、槐花等；肝郁所致，可加柴胡、川芎、香附等；气血亏虚所致，可加入黄芪、党参、鸡血藤等；肾虚所致，可加入菟丝子、沙苑子、女贞子、墨旱莲等。

（八）问诊路径

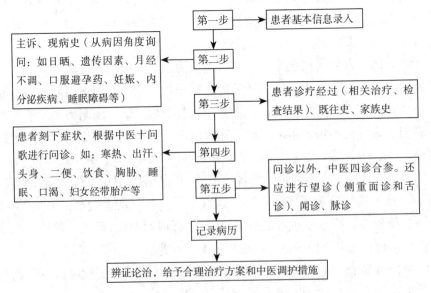

图6-7 黄褐斑问诊流程图

第八节　白癜风

白癜风是指以皮肤出现大小不同，形态各异的白斑为主要临床表现的后天获得性局限性色素脱失性皮肤病。其特点是：皮肤白斑可发生于任何部位，任何年龄，单侧或对称，大小不等，形态各异，边界清楚；亦可泛发全身；病程长，易诊难治，影响美观。

白癜风的发病由多种因素所致，其发病机制目前尚不明确。根据多个临床研究结果显示较为常见的因素有：遗传因素、免疫因素、氧化应激机制、黑素细胞自毁、神经体液等假说；各种外部因素如精神紧张、外伤、暴晒等与白癜风发病密切相关；白癜风发病可能是具有某个遗传基因的个体在多种内外因素作用下导致黑素细胞被破坏，生成或黑化过程障碍，最终导致黑色素脱失。白癜风是一种常见的皮肤科顽疾，此病易诊难治，且治疗周期长，其虽不痛不痒，但其损害患者容貌美观，给患者带来巨大的精神压力。白癜风作为常见损容性皮肤病逐渐受到重视。

（一）病因病机

白癜风，属于中医"白癜""白驳""白驳风"的范畴。中医历代医家及学者主要认为本病总由风邪侵扰、气血失和、脉络瘀阻所致。金起凤教授认为任何皮肤病的发生，无论是外感，还是内伤，都势必造成脏腑生理功能紊乱和阴阳气血失调。而人体又是个有机整体，皮肤与人体气血、经络、脏腑有密切的关系。所以内脏功能的失调同样可以在皮肤上产生一定的病变。

1. 金起凤教授

《内经》云："治病必求于本"，金起凤教授深悟此道，在诊治皮肤病时，注重脏腑病机辨证施治，无不得心应手。金起凤教授注重辨病，更重视辨证，多年来，金起凤教授临床诊治患者，均一丝不苟的按辨证论治进行治疗，皮肤科疾病是脏腑、经络、气血功能失调的外在表现，如前贤曰："有诸内必形诸外"。《诸病源候论》提倡"风邪搏于皮肤，血气不和"说，由于白癜风患者先天不足，或久病失养所致营卫虚疏，卫外不固，易感外邪，风邪搏于肌肤，气血失和所致白斑。《素问·风论》篇："风气藏于皮肤之间，内不得通，外不得泄，久而血瘀，皮肤失养变白而成此病。"顾伯华教授提出治疗白癜风六法，其中以"祛风为先，辛散入肺达皮毛"为首条，风邪侵袭为白癜风常见发病因素，治疗当以祛风为重。此外异常情志影响相应的脏腑气血变化，导致气机失调，肝气郁结，气机不畅，致使气血失和，肤失所养亦而发为白斑。

2. 李秀敏教授

李秀敏教授在治疗白癜风时重调气血，通经络。凡风、湿、热、毒邪阻滞经脉、肌肤之间，都可致营卫不和，而蕴生白斑。李秀敏教授治疗本病时，除按不同病因选用祛风、利湿、清热、解毒等药外，均配合应用和营之剂，即调和气血之法，常选用当归、赤芍、白芍、丹参等。对慢性顽固型白癜风，常选加鸡血藤、夜交藤、路路通、皂角刺等通行经络之品，以增强疗效。

3. 张丰川教授

张丰川教授在继承李秀敏教授的学术思想基础上提出了新的认识，认为白癜风是以肝肾亏损为病变基础，血瘀皮里为发病关键，风邪外袭为不可忽视之诱发因素。诊治过程中以滋补肝肾为要，以活血化瘀通络为法贯穿始终，分两个时期治疗，同时注重外治法的联合使用。

总之，本病在临床上主要以控制皮损发展、促进白斑复色为治疗目的，根据不同阶段兼夹证的不同还需分阶段有侧重地进行辨证论治。

（二）辨证思路

临床上根据白癜风的发病及病情发展规律大致将白癜风病程分为进展期、稳定期两个时期。白癜风进展期以风湿郁热证、肝郁气滞证为主，治疗以驱邪为主，即疏风清热利湿、疏肝解郁；稳定期以肝肾不足证、瘀血阻络证为主，治以滋补肝肾、活血化瘀为法。

1. 进展期

白癜风进展期病情发展较快，原有白斑面积扩散较快，颜色较新发期更白，边界模糊，且有新发白斑，劳累或情志不畅后病情常有加重。此期白癜风患者常伴有情绪压抑或急躁易怒，或食少纳呆，少气懒言等症状，因此，此时治疗应以调理气血为主，同时兼顾疏肝健脾，方药常选用疏肝理气之剂。

肾藏精，肝藏血，肝肾同源，精血互生，若肝肾不足，肝血肾精无以补充，精血内耗而发白斑；肾之主色为黑色，久病肾精亏虚者，肾色不能反映于体表而造成色素脱失。

清代王清任在《医林改错》中，提出"白癜风，血瘀皮里"。跌打损伤，皮肤破损伤及血脉，致瘀血阻滞，瘀血阻络，新血不生，不能循经濡养肌肤，皮肤失养，久则酿成白斑。《素问·风论》云"风气藏于皮肤之间，内不得通，外不得泄"，久而形成瘀血，瘀阻络脉，毛窍闭塞，肌肤腠理失养而生白斑。

2. 稳定期

稳定期白癜风往往病程较长，白斑位置、范围较为固定，白斑周围色素加深，白斑少有变化，无新发白斑。此期白癜风患者往往除了体表白斑基本无其他自觉症状。根据中医"久病多虚""久病多瘀""久病入络"的理论，此期白癜风常辨证为肝肾亏虚，瘀阻脉络，治疗上以补益肝肾、活血化瘀为主，调和气血为辅。

（三）治疗方案

1. 内治方案

（1）肝郁气滞型

症状：有情志失调及精神刺激史，白斑散在突发；伴有心烦易怒，或抑郁焦虑，胸胁胀痛，夜寐不安，女子月经不调，舌质淡红，苔薄，脉弦。

辨证：肝郁气滞，气血失和。

治法：疏肝理气，活血祛风。

处方：柴胡、当归、白芍、茯苓、白术、白蒺藜、红花、桃仁、荆芥、防风。

加减：气郁化火，加用栀子、豆豉、川楝子等清热除烦；肝郁克脾者，加白术、党参、神曲等补气健脾。

分析：此型多见于白癜风进展期。方中柴胡疏肝解郁；当归、白芍养血补肝；茯苓、白术补中理脾；红花、桃仁养血活血；白蒺藜、荆芥、防风祛风理血。

（2）风热郁肤型

症状：起病急，白斑略呈粉红色，边界模糊不清，有轻度瘙痒，可伴口干欲冷饮，心烦易怒，便干溲黄。舌红，苔黄，脉细数。

辨证：风热侵袭，正邪相搏，化热入血，热邪搏于肌肤，肌肤气血不和而生白斑。

治法：祛风清热，凉血消斑。

处方：生地黄、地榆、玄参、黄连、黄芩、栀子、荆芥、防风、升麻、当归尾、川芎、赤芍、甘草。

加减：若病程较长，风邪入络，又常辅以乌梢蛇、广地龙搜剔深入经络之风。

分析：方中生地黄、地榆、玄参凉血清热；黄连、黄芩、栀子清热泻火；荆芥、防风、升麻祛风；当归尾、川芎、赤芍活血化瘀，疏通经脉；甘草调药解毒。

（3）肝肾不足型

症状：皮损处于静止期与恢复期，白斑局限或泛发，边界清楚，斑内毛发亦多变白，常伴头昏耳鸣，腰膝酸软，神疲乏力。舌淡或有齿痕，苔白，脉细无力。

辨证：肝肾虚弱，精血不足，不能荣养肌肤。

治法：滋补肝肾，理血祛风。

处方：沙苑子、女贞子、覆盆子、黑芝麻、白蒺藜、枸杞子、当归、熟地黄、何首乌、赤芍、白芍、川芎。

加减：伴有家族史者，可配服六味地黄丸；妇人伴崩漏者，加阿胶；男子遗精者，加生龙骨、生牡蛎。若兼经络阻滞，加用乌梢蛇、桔梗、威灵仙、地龙祛风通络；补骨脂、紫草、鸡血藤、丹参活血复色。

分析：方中黑芝麻、女贞子、枸杞子、覆盆子、沙苑子、熟地黄、何首乌补肝肾，益精血；当归、赤芍、白芍、川芎养血活血；白蒺藜理血祛风。

（4）瘀血阻络型

症状：常继发于外伤及手术之后，病程日久，白斑局限或泛发，局部可有轻度刺痛，女子见经行不畅，经色紫暗，伴有血块。舌质暗，有瘀点或瘀斑，脉涩滞。

辨证：跌仆损伤，积而为瘀；或情志不畅，并感受风邪，致瘀血阻滞；或久病失治，以致血瘀皮里膜外，肤失濡养而成。

治法：解郁祛风，行气活血，养血润肤，调补内脏。

处方：川芎、赤芍、红花、老葱白、防风、麝香（冲）、桔梗、桃仁、红枣（去核）、生姜、浮萍、黄酒。

加减：血虚者，加阿胶；气不足者，加生黄芪；汗出恶风者，加桂枝、白芍；瘀血重者，加川牛膝、丹参、苏木活血化瘀。方中加补骨脂、白芷效更佳。

分析：方中桃仁、红花、川芎、赤芍行气活血，养血润肤；麝香、黄酒、桔梗、老葱行气活血，通经达络；浮萍、防风解郁祛风；大枣补脾和胃，益气调营；生姜调味开胃。

2. 外治方案

（1）药物外擦

①以补骨脂为主药的制剂：将补骨脂、骨碎补等打成粗粉，用75%乙醇100ml常温下密闭浸泡2周后，滤过除渣，取液，涂擦患处，每日2次，涂药后晒太阳或照紫外线灯，以皮损充血为度。涂抹从小剂量开始，待患者耐受，逐

渐增加用药剂量和次数。

②消斑酊：白芷、骨碎补、红花、菟丝子、防风、乌梅各 600g，碎成粗粉，加入 75% 乙醇浸泡 7~10 天，过滤备用，涂搽患处，每日 3 次，并轻微按摩皮损部及其周围。

（2）中药外洗

中药外洗是指在辨证论治的基础上，拟定处方，煎煮成药液，或者将药物碾碎成粉末，开水冲泡后，待其自然冷却到适温，浸泡或擦洗局部的方法。每日 2~3 次，每次 20 分钟。

（3）针灸治疗

①毫针刺法：主穴取白斑边缘围刺，施泻法，不留针；风府施平补平泻手法，不留针；血海、太冲、合谷均取双侧，施平补平泻手法，留针 30 分钟。

②火针点刺：火针疗法是指将火针针尖在乙醇灯火焰上烧红后，迅速刺入人体腧穴或皮损局部的治疗方法，火针的温热刺激，通过刺激皮损局部或穴位，使局部气血畅通，并"引火助阳"使经络通达、气血畅行，并可开泄腠理，祛风散寒，化湿通滞。用于白癜风治疗，正可起到行气活血、祛风通络、补益肝肾之效。

（四）案例分析

病案 1 郭某某，女，38 岁。

患者上鼻梁左侧起一白斑，颈及锁骨窝部先后出现白斑 6 片，已半年，曾去某院诊为"白癜风"，经治多次不效。刻下症见：上鼻梁左侧有一蚕豆大小洁白斑，颈两侧及锁骨窝部有黄豆大小至杏大白斑 6 片，均境界清楚，伴面色萎黄，体倦乏力，腰酸梦多（询知发病前已有上述诸证），口干思饮，苔薄舌红，脉细数。

中医诊断：白驳风。

西医诊断：白癜风。

辨证：肝肾阴虚，气血两亏，外受风邪，肤失濡养。

治法：滋阴清热，益气养血，佐以祛风。

处方：枸杞子 15g　　墨旱莲 15g　　生杜仲 15g　　夜交藤 25g
　　　　生地 30g　　　玄参 15g　　　紫草 15g　　　炙黄芪 25g
　　　　首乌藤 25g　　当归 12g　　　蝉蜕 6g　　　白蒺藜 25g

水煎服 7 剂，日 1 剂。

外用：补骨脂酊少量外抹白斑处。

二诊：服上方40剂后，诸证轻减，面色略见红润，颈、锁窝处三处白斑消失，其余白色变浅红，伴口干喜冷饮，舌红少苔，脉细滑。系阴虚未复，虚火偏旺，拟育阴潜阳清热。前方去炙黄芪、紫草、生杜仲、蝉蜕、白蒺藜，加炙龟甲15g，盐黄柏10g，知母10g，炒白术15g，女贞子20g。服20剂后，口干喜饮轻减，锁骨窝部位有一白斑已消退，其余三片亦见缩小。舌红略淡。后按前方随证稍予加减又服药40余剂，鼻梁、锁骨窝白斑已全部消退诸症亦愈。

案例点评：患者病前已有气血亏衰，肝肾阴虚之证，因气虚则肌膜开，为风邪所乘，致气血不和，肝肾阴虚，则精血衰少，精血失于上荣，致肤发白斑，故症见面色萎黄，体倦乏力，腰酸梦多，口干舌红，脉弱细数。治宜滋阴清热、益气养血，佐以祛风。方用首乌藤、枸杞子、墨旱莲、杜仲、夜交藤滋肾柔肝；生地、玄参、紫草益阴清热；炙黄芪、首乌藤、当归补气养血；蝉蜕、白蒺藜祛风通窍，服药40剂，诸症轻减，颈部三小斑消失，余者稍见缩小，二诊时觉口干喜凉饮，舌红少苔，系阴虚未复，虚火偏旺，复拟育阴潜阳清热为主，故在前方基础上去黄芪、生杜仲、蝉蜕、白蒺藜等甘辛微温之品。加炙鳖甲、知母、盐黄柏、白芍、女贞子育阴清降。服20剂，肾阴渐复，虚火得降，而见舌红略淡，口干喜饮显减，后按上方随症加减，又服药40剂白斑全部消退，诸证悉除而愈。

（五）临证经验

张丰川教授在继承金起凤教授的基础上摸索出新的理论体系。治疗以活血化瘀通络为法贯穿始终，分期论治，同时注重外治法的联合使用。

1. 进展期，扶正固本

白癜风进展期，起病急，或有皮肤过敏史。白斑粉红，不断增多，并向周围正常皮肤移行扩散，境界模糊不清，多分布于额、面及鼻、口唇等五官周围。局部皮肤常有轻微瘙痒感。此时机体多处于邪盛正衰的状态。皮肤腠理的抗病能力降低时，外界的邪气就能乘虚而入，因此造成疾病。针对白癜风的发病与上述因素有关，提出用扶正固本法增强机体卫外抗邪功能，正如《内经》云："正气存内，邪不可干。"同时，进展期多数表现在风湿郁热证、肝郁气滞证，故治疗应兼用调和气血、疏肝理气、活血祛风之法来对白癜风患者进行治疗。重用祛风除湿、清热解毒的药物，如白花蛇舌草、半枝莲、虎杖、拳参；注重疏解情志，疏肝理气，常选用合欢皮、郁金、香附。

2. 稳定期，形成护场，建立皮肤屏障

白斑稳定期，白斑固定，脱色明显，白斑内毛发多变白，边缘皮肤色暗，

境界清楚，面积不扩大，白斑上未出现色素岛，病程长。此时治疗当以白斑为中央，在其周围建立防御性屏障，对其进行围困，调动体内正气集聚，建立皮肤屏障，达到截白斑、束白斑、消白斑的作用。

截白斑：防止毒邪内攻，达到截白斑的目的。多用补虚药，若肝肾不足者，治以滋补肝肾，可用补骨脂、女贞子、墨旱莲、山茱萸等药；若气血亏虚，治以补气养血，可用黄芪、白术、熟地、党参等。

束白斑：精气内守，使得白斑内收。多用花类药物，取其轻清扬散，升浮透泄之性，有上行、宣散、滋润之效，如玫瑰花、凌霄花、鸡冠花、红花等。除口服中药外，可联合针灸围刺白斑边缘，使局部气血畅通，促进黑色素生成、沉淀。

消白斑：通过使用散法，可以使邪移深居浅，易于局限和清除，达到消白斑的目的。《素问·风论》篇云"风气藏于皮肤之间，内不得通，外不得泄"故多使用解表药，以发散表邪，使邪有出路。风寒时可加用散寒药如桂枝、细辛、炮姜；风湿外侵可用除湿药如生薏苡仁、白芷、生侧柏叶、茯苓、茯苓皮、冬瓜皮。

3. 活血化瘀贯穿始终

白癜风的治疗必须通过活血化瘀、祛风通络来打通浅筋膜通道，清理瘀毒，从而气血就能通过浅筋膜通道濡养皮肤，开启毛窍，使皮肤的新陈代谢加快，对药物的吸收和利用效率也更高。最重要的是，当浅筋膜通道畅达，血气得以灌溉濡养肌肤，使微循环恢复加快，因此保证持续的黑色素合成能力。这样白癜风容易治好，复发概率也低。在治疗过程中应注重活血化瘀，通经活络药的使用，常用药物如桃仁、红花、当归、川芎、刘寄奴、苏木、赤芍、丹参、地龙、丝瓜络、路路通等。

第九节　红斑狼疮

红斑狼疮是一种既可局限于皮肤黏膜，又可表现为多系统、多脏器损害的自身免疫性疾病，好发于青年女性，可呈进行性加重。根据临床表现，常见类型为盘状红斑狼疮、亚急性皮肤型红斑狼疮以及系统性红斑狼疮。盘状红斑狼疮多好发于面颊部，主要表现为皮肤损害，多为慢性、局限性；亚急性皮肤型红斑狼疮多好发于裸露部位，如面部、颈前 V 形区、上肢伸侧等，主要表现为环形红斑型皮损和丘疹鳞屑型皮损，多为慢性；系统性红斑狼疮（SLE）临床表现较为复杂，除了皮肤损害之外，常常可同时累及多系统、多脏器。红斑狼疮为一种病谱性疾病，病谱的一端是仅有皮肤损害的局限性盘状红斑狼疮，另一端是有多脏器损害的系统性红斑狼疮，中间为亚急性皮肤型红斑狼疮和深部红斑狼疮等。

本病病因不明，本病的发生与遗传因素、性激素、环境因素有关，某些感染也可诱发或加重本病。此外寒冷、外伤、精神创伤等可促使本病的发生。红斑狼疮的发病机制与免疫异常有关，可能是具有遗传物质的个体在各种因素的作用下免疫功能发生紊乱，导致 T 细胞调节功能障碍，抑制性 T 细胞功能受损，而 B 淋巴细胞功能亢进，产生多种自身抗体引起免疫损伤。自身抗体与自身抗原形成的免疫复合物介导免疫反应发生（Ⅲ型变态反应），造成相应组织或脏器的损伤和功能异常，临床上可出现血管炎、肾小球肾炎等损害。本病的发生还涉及Ⅱ型和Ⅳ型变态反应，产生诸如粒细胞减少、血小板减少、溶血性贫血以及淋巴细胞浸润等损害。红斑狼疮对患者身体健康、心理和社会交往影响较大。

（一）病因病机

由于红斑狼疮临床表现的复杂性和多样性，中医古代文献中并无确切的对应病名，根据其不同的发展阶段及临床表现，可描述为"红蝴蝶疮""赤丹""日晒疮""水肿""心悸""阴阳毒""温毒发斑""虚劳""鬼脸疮"等。中医历代医家及学者认为，本病总由先天禀赋不足，肝肾亏损，加上阳光暴晒、药毒内侵、六淫侵袭，导致热毒入里，阴阳失调，脉络瘀阻，内伤于脏腑，外伤于肌肤而发病。热毒蕴结肌肤，上泛头面，则发生皮肤损害；热毒内传脏腑，瘀阻于肌肉、关节，则发生脏器、关节损害。

1. 金起凤教授

金起凤教授重视该病本虚标实，以肝肾阴虚为本，邪毒亢盛为标。治疗当重视补肾养肝之法，"滋补肝肾"始终贯穿整个疾病的治疗过程。注重应用清热败毒、凉血化斑法治疗红斑狼疮热毒炽盛、气血两燔之证。喜用金银花、板蓝根、紫花地丁清热解毒；水牛角片、生地、丹皮、玄参清热凉血；黄连、生石膏清热泻火，竹叶清心除烦。高热重者，则加入羚羊角清心凉血；注重应用益气健脾、化瘀散结法治疗红斑狼疮气虚痰凝之证，皮疹呈现结节、浸润、斑块，伴体倦气短，舌淡苔白，脉软者，喜用党参、白术健脾益气；脾胃功能健旺、痰无所生，陈皮、半夏理气化痰，气顺而痰自消，佐以茯苓健脾渗湿，湿去脾健，痰核消散，川贝母、连翘清热化痰，消肿散结，且久病多瘀，痰瘀互结，再入当归、赤芍活血化瘀；诸药合用，共奏健脾益气、消痰化瘀、软坚散结之效。

2. 李秀敏教授

李秀敏教授治疗上重视调和阴阳，初期毒盛，重在凉血解毒，辅以除湿散瘀。提出以凉血解毒、除湿散瘀为本病皮损治疗大法，宜贯彻始终。待热退后重在除湿散瘀，皮损色暗勿凉血解毒。

3. 李元文教授

李元文教授指出先天禀赋不足、肝肾亏虚是本病的内在因素，可因七情内伤，劳累过度，或房事失节等，致气血阴阳失衡，终致虚火上炎。若因腠理不密，日光暴晒，或外感六淫邪气，毒邪外侵，热毒入里，与虚火相搏，热毒炽盛，燔灼营血，可致病情急性发作。本病正虚为本，毒热为标，正气不足为先，毒热由外而内，先侵袭肌肤，经脉关节而出现皮肤红斑，关节肿痛。继之内侵脏腑，累及脑、肾、肝、肺、心等，导致阴阳两虚，出现相应的证候。李元文教授认为本病急性期发作时常表现为毒热炽盛，治宜清热凉血解毒；缓解期则表现为阴血亏虚之象，治当滋补肝肾，兼清余毒。若毒邪攻心，需养阴清热解毒，益气安神；若毒邪流窜经络，出现风湿热痹，宜和营通痹，解毒利湿。若急性发作后进入缓解期，出现阴虚火旺之象，治应滋阴降火。若疾病严重，病致后期，出现肾炎、肾病综合征、尿毒症，出现脾肾阳虚证，治疗宜健脾补肾，温阳利水。李元文教授继承了金起凤教授的学术思想，治疗上当重视补肾养肝之法，"滋补肝肾"始终贯穿整个疾病的治疗过程，治疗上根据病程发展以及病情缓急，急则治其标，缓则治其本，急性期以清热解毒、凉血散血为主，慢性期以滋补肝肾、益气养血、活血通络为主。

总之，本病病程中可出现虚实夹杂、阴阳失调等复杂表现，根据不同阶段兼夹证的不同还需分阶段有侧重的进行辨证论治。

（二）辨证思路

红斑狼疮的发病以先天禀赋不足，肝肾亏损为本，热毒为标，根据不同阶段兼夹证的不同各有侧重的进行治疗。《医学阶梯》曰："病有相似，证有不同。"红斑狼疮的发生与先天不足、后天失养关系密切。先天肝肾亏虚，禀赋不耐；后天六淫七情、体倦劳伤、妊娠分娩、日晒曝晒、饮食不洁，先后二天共同作用，致热蕴于内，久积化毒，热毒炽盛，蕴结于外，则出现皮肤丘疹、红斑、光敏性、甚至高热烦渴；热毒传散于内，瘀阻于腠理、肌肉、关节，则出现关节肌肉疼痛；邪毒绵延日久，耗气伤阴，致气阴两虚，则出现少气懒言，口干咽干、肌肤干燥等，或灼伤营阴，阴不敛阳，阴阳失衡，致阴虚阳亢，则出现发热或低热，五心烦热，潮热盗汗等；阴阳互根，阴损及阳，阴阳俱虚，阳虚则气化不利，津液内停，甚至水气凌心，则出现颜面、肢体浮肿，胸胁胀满，尿少或尿闭，腰膝酸软，肢末寒凉，便溏腹泻，纳呆腹胀，心悸胸闷等；病程迁延日久，病邪入络，经络阻滞，或邪毒入肝，肝气郁结，气血运行不畅，则出现皮肤瘀点、瘀斑，甚至萎缩，脱发等。

根据发展阶段本病可以分为热毒炽盛证、阴虚火旺证、肝肾阴虚证、气滞血瘀证、心脾两虚证、脾肾阳虚证等六种证型。《医宗必读》亦曰："病不辨则无以治，治不辨则无以痊。"然而本病本虚标实，病情错综复杂，发展快，变化多，因此，在临床诊病中，必须辨顺逆，察寒热、虚实，定其气血，审其经络、肌腠、皮毛、脏腑受损轻重，分辨邪气盛衰，毒气多寡，寻求其阴阳类证，"将以施其疗治之法"。

《金匮要略·百合狐惑阴阳毒病脉证治》云："阳毒之为病，面赤斑斑如锦纹，咽喉痛，唾脓血。"《疮疡经验全书·鸦陷疮》则曰："鸦陷者，久中邪热，脏腑虚寒，血气衰少，腠理不密，发于皮肤之上，相生如钱窍，后烂似鸦陷，日久损伤难治。"由此可见，红斑狼疮病因证候上初期多以热毒为主，热毒日久，耗血伤气，致阴阳失衡，肝肾亏虚，从而出现脏腑伤于内，斑毒发于外的结果，最终因久病难治，阴阳离决而亡。在治疗上根据病程发展以及病情缓急，急则治其标，缓则治其本，急性期以清热解毒、凉血散血为主，慢性期以滋补肝肾、益气养血、活血通络为主。

（三）治疗方案

1. 内治方案

（1）热毒炽盛型

症状：患者出现面颊部蝶形红斑，色红，触之灼热，皮肤瘀点、瘀斑，并可伴有高热神昏，烦躁口渴，甚至出现动风、动血之相，或有疲惫乏力，肌肉、关节酸痛，大便干结，小便短赤，舌红，苔黄腻，脉洪数。

辨证：热毒充斥机体内外，上盈于头面，内盛于脏腑。

治法：清热解毒、凉血消斑。

处方：水牛角 30g　　生地黄 20g　　丹皮 15g　　　　赤芍 15g

升麻 10g　　　葛根 20g　　　白花蛇舌草 15g　金银花 30g

玄参 20g　　　知母 20g　　　炙甘草 10g

加减：伴高热者，可加服清开灵口服液以清热凉血，或加生石膏以清热泻火、气营两清，或加羚羊角粉清肝息风；伴动风者，可加防风、全蝎、蜈蚣等息风镇痉；伴动血者，可加紫草、仙鹤草、白茅根、茜草等凉血止血；伴肌肉、关节酸痛明显者，可加青风藤、秦艽等清热通络；伴大便秘结者，可加生大黄、枳壳等泻热通便。

分析：此型多见于红斑狼疮急性活动期。选犀角地黄汤取其方义，水牛角代替犀角，凉血清心解毒，为君药；甘苦寒之生地为臣药，凉血滋阴生津，助水牛角清热凉血；升麻、葛根辛凉解肌，解毒透疹，白花蛇舌草、金银花清热解毒，赤芍、丹皮清热凉血、活血散瘀，玄参、知母清热解毒、滋阴降火，故为佐药，炙甘草益气解毒，调和诸药。本型核心是"热毒炽盛"，因此临床重用水牛角、生地清热凉血消斑，重用白花蛇舌草、金银花解毒。花类清扬，皮损居上者，常用之。

（2）阴虚火旺型

症状：患者面部皮损暗红，少量脱屑，常伴有持续性低热，五心烦热，手足心出汗，口燥咽干，失眠盗汗，妇人月经量偏少，舌红苔少，脉沉细数。

辨证：热邪灼营，阴虚阳亢。

治法：养阴清热、泻火解毒。

处方：青蒿 20g　　　鳖甲（先煎）20g　　龟甲（先煎）20g　知母 10g
　　　生地黄 20g　　 丹皮 15g　　　　　石斛 10g　　　　　桑白皮 10g
　　　地骨皮 10g　　 陈皮 10g　　　　　半夏 9g　　　　　 粳米一小撮

加减：伴口燥咽干明显者，可加麦冬、天冬、天花粉、玉竹等养阴生津；伴夜间盗汗者，可加浮小麦、麻黄根、生牡蛎等固表滋阴敛汗。

分析：此型多见于红斑狼疮缓解期。方中鳖甲咸寒，直入阴分，滋阴退热；青蒿苦辛而寒，其气芳香，清热透络，引邪外出，两药相配，滋阴清热，内清外透，使阴分伏热宣泄清解，共为君药。生地甘寒，滋阴凉血；知母苦寒质润，滋阴降火；龟甲咸、甘、微寒，滋阴潜阳，共助鳖甲以养阴退虚热，为臣药。桑白皮、地骨皮为对药，桑白皮以清气分之邪为主，地骨皮以清血分之邪为要，二药伍用，一气一血，气血双清。陈皮、半夏、粳米以健脾益气生津，石斛生津益胃，清热养阴，丹皮辛苦性凉，泄血中伏火，清热凉血为佐药。诸药合用，共奏养阴透热之功。

（3）肝肾阴虚型

症状：皮损暗红，脱发，可伴有低热，胁肋不适，腰膝酸软，遗尿滑精，月经量少，五心烦热，颧红盗汗等症状，舌红苔少，脉细数。

辨证：患者禀赋不耐，先天不足，又加上热毒耗伤阴液，肾阴亏虚，累及肝阴，终致肝肾两虚。

治法：益肝补肾、滋补营阴。

处方：熟地黄 30g　　山药 30g　　山茱萸 30g　　丹皮 10g

　　　茯苓 10g　　泽泻 10g　　女贞子 10g　　墨旱莲 10g

　　　益母草 10g　　枸杞子 10g　　知母 10g　　黄柏 10g

　　　当归 15g　　白花蛇舌草 30g

加减：伴脱发者，加用何首乌、川芎、石菖蒲、远志等养血活血，化痰开窍；伴胁痛者，加用柴胡、郁金、香附、川楝子等疏肝理气；伴腰酸腰痛者，加用狗脊、怀牛膝等补肝肾。

分析：此型多见于红斑狼疮病程迁延者。方中重用熟地黄，滋阴补肾，填精益髓，为君药，山萸肉补养肝肾，山药补益脾阴，三药相配，滋养肝脾肾，为"三补"，补其不足以治本。女贞子、墨旱莲、枸杞子用于滋补肝肾之阴，共为臣药。配伍泽泻利湿泄浊，牡丹皮清泄相火，茯苓淡渗脾湿，三药为"三泻"，渗湿浊，清虚热，平其偏胜以治标。知母、黄柏滋阴降火，当归养血活血，益母草活血调经，清热解毒，重用白花蛇舌草清热解毒，均为佐药。

（4）气滞血瘀型

症状：皮肤泛发丘疹型或环状斑块，色红，可伴有皮肤瘀点瘀斑、角质栓形成、皮肤萎缩等。舌暗红，脉沉涩。

辨证：邪毒入络，肝气郁结，气血运行不畅。

治法：理气活血、消瘀化斑。

处方：桃仁 10g　　红花 10g　　生地 20g　　赤芍 15g

　　　柴胡 10g　　白芍 15g　　枳壳 10g　　香附 10g

　　　川芎 15g　　佛手 10g　　益母草 10g　　丹参 30g

　　　徐长卿 20g

加减：伴气虚者，加用生黄芪、红景天、党参、白扁豆等健脾补气；伴胁肋不适胸闷者，加旋覆花、桔梗等疏肝理气。

分析：此型多见于亚急性皮肤型红斑狼疮患者。方中以桃仁、红花为主药活血化瘀；柴胡、香附、佛手合用助君药理气活血、消瘀化斑，为臣药；生地、赤芍清热凉血又能活血散瘀，白芍养血柔肝，枳壳以理气行滞，川芎、益母草、丹参以养血活血，又能理气化瘀，徐长卿以祛风通络，为佐药。

（5）心脾两虚型

症状：面部红斑色淡，胸闷心悸，失眠多梦，健忘纳差，腹胀腹泻，神疲乏力，气短懒言，自汗，活动后加重等。舌淡苔薄白，脉细或代短。

辨证：久病之后脾胃受损，气化不利，水气凌心，或热毒内攻于心，久损及脾，致心脾两虚。

治法：健脾益气、补血养心。

处方：生黄芪20g　　红景天20g　　党参10g　　白术10g

　　　茯苓20g　　　陈皮10g　　　半夏9g　　　当归15g

　　　远志10g　　　石菖蒲20g　　首乌藤30g　　酸枣仁30g

　　　益母草10g　　生姜2片　　　大枣7枚　　　甘草10g

加减：伴心悸明显者，加用煅龙骨、煅牡蛎、柏子仁等重镇养心安神；伴腹胀者，加用厚朴、苍术、枳壳、紫苏叶、鸡内金等健脾燥湿、理气消胀；伴自汗甚者，加用麻黄根、浮小麦、生牡蛎以固表止汗。

分析：此型多见于系统性红斑狼疮患者。方中以党参、生黄芪、白术、甘草甘温之品补脾益气以生血，使气旺而血生；红景天益气活血通脉，当归甘温补血养心；茯苓、酸枣仁、远志宁心安神；陈皮、半夏理气化痰、健脾渗湿，与大量益气健脾药配伍，复中焦运化之功，石菖蒲化湿开胃、开窍豁痰，益母草、首乌藤养血活血、清热通络，姜枣调和脾胃，以资化源。

（6）脾肾阳虚型

症状：面部皮损色紫暗，颜面、肢体浮肿，面色无华，胸胁胀满，尿少或尿闭，腰膝酸软，肢末寒凉等。舌淡苔薄白，脉沉细。

辨证：阴损及阳，阴阳俱虚，阳虚则气化不利，津液内停。

治法：健脾益肾、温阳化水。

处方：生黄芪10g　　红景天20g　　肉桂10g　　制附子10g

　　　白芍15g　　　熟地黄30g　　山茱萸30g　　山药30g

　　　泽泻10g　　　丹皮10g　　　茯苓10g　　　白术10g

　　　车前子10g　　通草10g　　　生姜3片　　　大枣7枚

加减：伴尿少者，加乌药、琥珀、薏苡仁等温肾利湿通淋；水肿甚者，加冬瓜皮、茯苓皮、生姜皮等健脾利水；腰痛明显者，加桑寄生、狗脊、杜仲、淫羊藿、仙茅等强腰补肾。

分析：此型多见于红斑狼疮慢性期。方中以肉桂、制附子、熟地黄、山茱萸、山药、泽泻、丹皮、茯苓取金匮肾气丸之意，温补肾阳，化气行水；生黄芪、白术补脾益气，车前子、通草利水渗湿，红景天益气活血，白芍养血柔肝，平抑肝阳，姜枣调和脾胃，以资化源。

2. 外治方案

（1）中药外治

李元文教授根据红斑狼疮皮疹不同特点，自拟1号、2号消狼汤中药湿敷，采用不同的外治原则和方法。

红斑狼疮皮疹颜色鲜红，或红赤，水肿明显者，此时应清热解毒、凉血消斑，予以1号消狼汤中药湿敷，湿敷完毕，青石止痒膏外涂；皮疹颜色暗红或紫红者，此时应清热解毒、凉血活血，予以2号消狼汤中药湿敷，湿敷完毕，紫草油外用。

①1号消狼汤

组成：紫草30g，生甘草30g，马齿苋30g，金银花30g，白花蛇舌草30g，蒲公英30g。上述药物为1剂用量。

治法：清热解毒，凉血消斑。

主治：红斑狼疮皮疹颜色鲜红，或红赤，水肿明显者。

方解：紫草、生甘草为君药，清热解毒，凉血消斑；马齿苋、金银花、白花蛇舌草、蒲公英为臣药，清热解毒、利湿消肿。诸药合用共奏清热解毒、凉血消斑之效。

②青石止痒膏

组成：青黛10g，苦参10g，炉甘石10g，黄柏10g，石膏10g，冰片0.3g，医用凡士林50g。上述药物为1剂用量。

治法：清热解毒，燥湿止痒。

主治：红斑狼疮皮疹颜色鲜红，或红赤，水肿明显者，1号消狼汤湿敷完毕后外涂。

方解：青黛清热泻火，凉血解毒；苦参治热毒风，皮肌烦躁生疮，赤癞眉脱，外用清热解毒燥湿；炉甘石燥湿收敛，解毒止痒；黄柏清热解毒，泻火燥湿，研粉外用治疮毒；石膏清热解毒；冰片气芳烈，味大辛，阳中之阳，升也散也，性善走窜开窍，无往不达，芳香之气，能辟一切邪恶，能引火热之气自外而出。上述药物粉剂加入医用凡士林调成膏剂外涂于皮损处，凡士林可以作为药物膏剂的载体，同时外涂还可封包皮损，使药物持续发挥功效。

③2号消狼汤

组成：紫草30g，生甘草30g，马齿苋30g，金银花30g，丹参30g，鸡血藤30g，薄荷10g。上述药物为1剂用量。

治法：清热解毒，凉血活血。

主治：红斑狼疮皮疹颜色暗红或紫红者。

方解：紫草外用治疗皮肤病，具有凉血消斑之效，始见于汉末《名医别录》："以合膏，治小儿疮及面齇"；丹参、鸡血藤具有凉血活血、化瘀通络之效，马齿苋具有清热解毒燥湿作用；生甘草、金银花具有清热解毒作用；薄荷辛凉，引药入里，直达经络。

④紫草油

组成：紫草30g，当归10g，地榆10g，黄芩10g，黄柏10g，甘草10g，白芷10g，冰片1g，麻油250g。上述药物为1剂用量。

治法：清热解毒，凉血活血。

主治：红斑狼疮皮疹颜色暗红或紫红者，2号消狼汤湿敷完毕后外涂。

方解：香油甘、凉，紫草甘、咸、寒，冰片苦、微寒，共同起到凉血、活血、解毒、清热止痛、祛腐生肌的作用。当归以补血养血活血，地榆以清热解毒、凉血止血、消肿敛疮；黄芩、黄柏起到清热解毒燥湿的作用；甘草起到清热解毒的功效；白芷性温，味辛，气芳香，微苦，祛风湿，活血生肌止痛。

（2）针灸治疗

①毫针针刺：在治疗红斑狼疮中起到辅助改善症状的作用，按辨证分型取穴，进针得气后，以捻转结合提插，施平补平泻之法，留针30分钟。隔日针1次。

热毒炽盛型：大椎、委中、陷谷、大陵、阳陵泉、肾俞、太溪、三阴交。阴虚火旺型或肝肾阴虚型：曲池、合谷、迎香、风池、劳宫、涌泉、膈俞、肝俞、肾俞、太冲、三阴交。心脾两虚型或脾肾阳虚型：百会、曲池、合谷、足三里、命门、商丘、心俞、脾俞、肾俞、关元、天枢、中脘。气滞血瘀型：膻中、气海、合谷、太冲、章门、内关、印堂、肝俞、膀胱俞、血海、三阴交及背俞穴。

②耳针：耳针应用可改善红斑狼疮患者的临床症状，根据辨证取穴。主穴：面颊、外鼻、肺、肝、肾、阳性点。阳性点位置：在与病变对应的耳区寻找，可为敏感点，亦可为局部形态或色泽变化之处。配穴：眠差加神门、心；纳呆加脾、胃；月经不调加内分泌等。

③艾灸：根据虚则灸之、寒则温之的原则，适宜于心脾两虚型、脾肾阳虚型的患者，根据辨证取穴中有补益作用的穴位，可采用艾条实施悬灸法，也可于背部、腹部穴位采用温灸器做艾灸。4次一个疗程。

（四）案例分析

病案1 史某某，女，21岁，2007年4月10日初诊。

患者于6年前始每年冬季手足出现红斑、破溃伴有瘙痒，自以为冻伤未予治疗，半年前无明显诱因出现面部对称性红色斑片，伴有皮肤肿胀灼热、瘙痒感，未予治疗。近3个月逐步加重，于2007年4月6日就诊于北大医院皮肤科，诊断为"系统性红斑狼疮"，给予泼尼松龙片20mg，每日3次，5%葡萄糖液500ml+VitC3.0+甘利欣150mg静脉滴注，碳酸钙0.75mg每日2次，10%枸橼酸钾口服，10%氧化锌膏等外用药。为求中医治疗，来我院就诊。刻下症见：自觉颜面部、双手足灼热，瘙痒，口干，无口苦，乏力，无关节痛，无发热，纳食可，睡眠可，小便可，大便日行2~3次，成形。

专科查体：双侧面颊及耳部对称性鲜红至暗红斑片、丘疹，部分皮疹伴有浸润，皮疹融合成片，上有鳞屑，边界清楚，呈蝶形分布，无萎缩现象，未见口腔黏膜溃疡，双手足对称出现片状浸润性红斑，肥厚，脱屑，局部皮肤灼热。

辅助检查：ALT 290IU/L，AST 141IU/L，PA 149mg/L；补体C3 0.37g/L，补体C4 0.03g/L；抗核抗体谱：ANA（+）＞1：1000，dsDNA（+）1：32，nRNP（+），Sm（+），SS-A（+），SS-B（−）；尿常规：BLO（++），尿PRO微量，红细胞70~90个/HP，白细胞3~5个/HP；皮肤组织病理为：扁平苔藓表现，真皮浅中层淋巴细胞灶状浸润。

中医诊断：红蝴蝶疮。

西医诊断：系统性红斑狼疮。

辨证：热毒炽盛，气阴两虚。

治法：清热解毒、凉血消斑、益气养阴。

处方：水牛角15g　　生地黄20g　　丹皮15g　　赤芍15g
　　　　白茅根30g　　生黄芪10g　　红景天10g　　党参10g
　　　　麦冬10g　　　五味子10g　　女贞子10g　　墨旱莲10g
　　　　白花蛇舌草30g　天冬10g　　半枝莲10g

日1剂，早晚饭后半小时服，水煎服。

西药：口服泼尼松龙片早8点20mg，中午12点20mg，下午4点20mg，惠加强–G 50mg，每日3次，抑酸护胃，氯化钾缓释片1g，每日2次；碳酸钙0.75g，每日3次，补钾补钙；雷夫奴尔200ml湿敷。

二诊：服用7剂后复诊，面部红斑较前颜色变暗，手足红肿、干燥程度减轻，未见新发皮疹，瘙痒好转。证型同前，于上方去水牛角，加当归15g，川芎15g加强养血活血之功，加白术20g加强健脾益气的作用。14剂，水煎服，日1剂，分2次服。西药口服方案不变。

三诊：服用14剂后复诊，面部及双手皮疹较前颜色明显变暗，浸润减轻，无明显鳞屑，无瘙痒感，自觉局部干燥，未见新发皮疹，未诉其他明显不适症状。于上方去白茅根、当归，加石斛10g，天花粉15g加强养阴生津；加红花10g，茜草10g加强凉血活血；加青蒿15g，地骨皮10g加强清透虚热的作用；

14 剂，水煎服，日 1 剂，分 2 次服。西药泼尼松龙片逐渐减量，泼尼松龙片，早 8 点 20mg，中午 12 点 20mg。

四诊：服用 14 剂后复诊，皮损已明显变暗，症状明显缓解，遵循效不更方的原则，西药泼尼松龙片逐渐减量，泼尼松龙片，早 8 点 20mg，中午 12 点 12mg。遂在前方基础上加减治疗 2 个月巩固疗效。

案例点评：根据患者典型临床皮损特征及免疫学、病理学检查，诊断系统性红斑狼疮明确；本病中医属"红蝴蝶疮"范畴，临床不是单一证型，而是热毒炽盛证伴气阴两虚。首诊方取犀角地黄汤之义，水牛角代替犀角、生地黄、丹皮、赤芍、白茅根清热凉血、消斑化滞；白花蛇舌草、半枝莲清热解毒；生黄芪、红景天、党参、麦冬、天冬益气生津止渴；五味子、女贞子、墨旱莲滋养肝肾之阴，以润肌肤之燥；白花蛇舌草、半枝莲、天冬、红景天、黄芪等中药经过现代药理学研究证实有明确的免疫调节作用，对于治疗自身免疫性疾病疗效显著，同时白花蛇舌草与天冬配伍，二药一清一补，一燥一润，清热而不伤阴，滋补而不碍胃。二诊时皮损颜色变淡，但浸润现象改善不佳，且有瘙痒，根据"治风先治血，血行风自灭"的原则，加用当归、川芎加强养血活血、润燥止痒的作用，同时根据患者久病脾胃虚弱的表现，加用白术以健脾益气。三诊时，面部皮疹较前稍有好转，但出现轻度发热，逐渐减少口服糖皮质激素用量。中药加强清虚热、凉血活血之功，在原方基础上去白茅根、白术、当归等易燥之品，加入红花、茜草凉血活血，青蒿、地骨皮清退虚热。四诊时，患者症状已显著改善，遂在前方基础上加减变化，继续服用 2 个月余巩固疗效。

糖皮质激素治疗系统性红斑狼疮的时候，根据病情选用不同的剂量和剂型。长期服用激素期间，要注意各种不良反应的发生，如类库欣征、糖尿病、高血压、抵抗力低下并发的各种感染、应激性溃疡、无菌性骨坏死、骨质疏松及儿童生长发育迟缓或停滞等。给予激素治疗同时注意护胃抑酸、补钾补钙，监测血常规、尿常规、肝肾功、离子及抗核抗体谱、抗 ENA 抗体、血清补体等。

激素治疗 SLE 对诱导缓解和长期维持治疗，起始剂量应该足量，之后评估 SLE 的严重程度和活动性，根据临床表现、化验指标，拟定个体化治疗方案，缓慢减量，长期维持，不可骤然停用。注重评估是否存在激素使用的相对禁忌证，对存在相对禁忌证的患者，根据病情需要严格评估使用激素的必要性。对有肝功能损害的患者建议使用泼尼松龙或甲泼尼龙。治疗期间观察疗效，评估脏器功能。监测激素使用期间可能出现的并发症，及时调整治疗方案。

（五）临证经验

李元文教授在继承金起凤教授临证经验的基础上总结出几点经验如下。

红斑狼疮的病机特点为本虚标实，虚中夹实，寒热错杂，变化多端，其中患者本虚是致病的根本原因，贯穿整个病程，故顾护后天之本应该贯穿始终。即使急性活动期热毒炽盛也不可过用寒凉，以免损伤脾胃。临床常用黄芪、白术、茯苓、白扁豆等健脾益气之品，补虚固本。

红斑狼疮，尤其是系统性红斑狼疮病因复杂，是由多种致病因素共同作用所导致，在治疗过程中需综合考虑，从整体上把控全局，切不可一味地攻或补。临床上常用的治则包括标本兼治、攻补兼施、寒热同调、心脾同治、气阴双补等。

红斑狼疮是一种自身免疫性疾病，患者机体免疫功能紊乱，西医治疗主在调节免疫，如采用糖皮质激素、免疫抑制剂等，其临床不良反应也较为明显。在浩瀚的中医药宝库中有着众多的中药经过药理学研究证实具有免疫调节作用，如黄芪、红景天、白花蛇舌草、天冬、麦冬、甘草、川芎、枸杞子、墨旱莲、金银花、益母草、雷公藤等。然而，在临证当中，仍需根据患者证型，合理选择具有免疫调节作用的中药，不可胡乱堆砌。

对于临床表现复杂，兼有多种证型时，需灵活掌握治则治法。然其法则，必须以急者治其标为救急，缓者治本是求治愈。而愈病之法，有热者清之，毒盛者解之，阴虚者滋阴清热，阳虚者益火消阴，二者俱虚则补阴益阳，虚实杂见者则行攻补兼施为法。除药治之外，还应注重配合调护，以助病愈，故《王氏医存》曰"三分医治，七分调养，凡病未愈，忽添内外杂证者，旧病复发，皆不善调养所致"是其义也。

（六）零金碎玉

李元文教授对红斑狼疮的研究颇有造诣，在继承金起凤教授滋补肝肾的基础上，探索出以"以先天禀赋不足，肝肾亏损为本，热毒为标"为核心病机的中医辨治体系，充分发挥中医中药滋补肝肾之阴、温补脾肾之阳以调和阴阳、清热解毒、调和气血的作用，完美体现内治与外治相结合的优势。红斑狼疮是以本虚标实为其病机特点，本虚离不开"滋补肝肾"，标实离不开"清热解毒"，李元文教授自拟"解毒滋肾汤"。处方如下：

金银花 15g	白花蛇舌草 15g	红景天 15g	生黄芪 10g
熟地黄 15g	山药 15g	山茱萸 15g	丹皮 10g
茯苓 10g	泽泻 10g	赤芍 10g	生地 10g

女贞子 10g　　　墨旱莲 10g

可根据证型加减化裁。热毒炽盛所致，可加入水牛角、升麻、葛根等；阴虚火旺所致可加入青蒿、鳖甲、龟甲、知母；肝肾阴虚所致，可加入益母草、枸杞子、知母、黄柏等；气滞血瘀所致，可加入柴胡、川芎、香附等；心脾两虚所致，可加入黄芪、党参、当归等；脾肾阳虚所致，可加入肉桂、制附子、淫羊藿、仙茅等。

（七）问诊路径

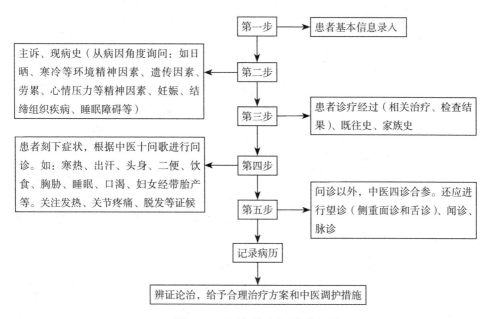

图 6-9　红斑狼疮问诊流程图

第十节　扁平苔藓

扁平苔藓是一种发生于皮肤、毛囊、黏膜和指（趾）甲的常见的原因不明的慢性炎症性皮肤病，临床表现为紫红色多角形瘙痒性扁平丘疹，边界清楚，表面光泽并保留皮纹，具有特征性白色光泽斑点或细微白色网状条纹（Wickham 纹），常发生于四肢屈侧。本病可累及黏膜与生殖器，损害特点为对称分布的树枝状或网状银白色细纹及小丘疹，可形成糜烂渗出和溃疡；扁平苔藓可引起多种形态的甲损害，其中甲翼状胬肉为特征性损害，即甲小皮过度向前增长，覆盖且粘连于无甲片的甲床。

扁平苔藓病因及发病机制尚不明确，有自身免疫、遗传、感染、精神、神经、药物、慢性病灶、代谢和内分泌等学说。本病组织病理学具有特征性，表现为表皮角化过度，颗粒层楔形增厚，棘层不规则增厚，表皮突呈锯齿状，基底细胞液化变性，真皮上部淋巴细胞呈带状浸润，真皮乳头层可见胶样小体及噬黑素细胞。扁平苔藓有不同程度的瘙痒，口腔黏膜损害可伴有烧灼或疼痛感，为患者的生活带来不便，使得临床上迫切需求治疗扁平苔藓理想的方法。

（一）病因病机

扁平苔藓，中医称"紫癜风"，口腔损害称为"口蕈"。《圣济总录·诸风门》记载紫癜风："此由风邪挟湿，客在腠理，荣卫壅滞，不得宣流，蕴瘀皮肤，致令色紫。"《证治准绳·疡医》曰："此皆风湿邪气客于腠理，与气血相搏，致荣卫否涩，风冷在于肌肉之间，故令色紫也。"可见历来医家认为紫癜风的病因不离湿与瘀。

1. 金起凤教授

金起凤教授认为扁平苔藓发病循经走行，论治时也应注重循经而论治。如皮损发于胁肋部及下肢屈侧者，属足厥阴肝经循行部位。若伴有心烦口干苦，小便赤，大便干，舌红，苔薄黄或黄腻，脉弦滑者，为肝郁化火，灼热成瘀，内蕴湿热，郁于肌肤所致；宜清肝泄湿，化瘀论治，药用黄芩、龙胆草、炒山栀清泄肝火，生地、丹皮、赤芍、丹参凉血化瘀，佐以白鲜皮、地肤子、苦参清热除湿止痒。如皮疹发于下肢内侧，属足太阴脾经循行部位，伴纳呆，便溏，体乏，气短，痛痒不剧，舌淡，苔薄白，脉弱属脾虚湿滞型者；宜用黄芪、党参、白术、山药、薏苡仁、茯苓、泽泻健脾利湿，地肤子、蛇床子、防风祛风湿止痒。

2. 李元文教授

李元文教授认为扁平苔藓发病者多本虚标实，以气阴不足为本，脉络瘀阻为标，治疗以益气养阴、活血通络为大法，再根据患者体质、气候、环境等三因制宜随症加减。

（二）辨证思路

1. 分阶段

（1）急性期　扁平苔藓急性期病机主要为湿热毒蕴和脉络瘀阻。《外科正宗》云："水能生万物，火能克万物，故百病由火而生，火既生，七情六欲皆随应而入之，既入之后，百病发焉。"金起凤教授承《外科正宗》之旨，认为血热、湿热相搏郁于肌肤是患急性皮肤病的主要病机，又与心、脾关系密切。金起凤教授认为辨清湿与热孰轻孰重，才能治疗无误。《素问·至真要大论》云："诸痛痒疮，皆属于心……诸湿肿满，皆属于脾。"心属火，又主血脉，心火亢盛导致血热，外发而疮疡由生，导致扁平苔藓皮疹红甚于紫，瘙痒显著；全身可表现为口干喜饮，舌质红赤或舌红尖绛，苔薄黄，脉弦数或滑数。其病机为血热偏盛，兼挟湿热，郁搏肌肤，故治疗以凉血清热为主，佐以泄湿化瘀。脾主湿，脾胃损伤，脾虚则生湿，郁久化热，常见扁平苔藓斑疹色淡，痒不甚，胃脘满闷，胃呆纳减，小便短黄，舌苔白腻，脉缓等，治宜健脾除湿，理气宽中，佐以清热。

《圣济总录·诸风门》记载紫癜风："此由风邪挟湿，客在腠理，荣卫壅滞，不得宣流，瘀蕴皮肤，致令色紫。"《证治准绳·疡医》曰："此皆风湿邪气客于腠理，与气血相搏，致荣卫否涩，风冷在于肌肉之间，故令色紫。"可见历代医家多认为扁平苔藓发病与风湿客于肌肤腠理，血脉凝滞相关。金起凤教授从心脾论治，认为心火旺，血热盛可灼血成瘀，瘀不去则新血难生，故而成斑；脾失健运，积湿成痰，损伤脉络，则成瘀滞。扁平苔藓色紫暗，板块肥厚，而痒不甚者多属瘀阻脉络，治疗当活血化瘀。

（2）恢复期 扁平苔藓恢复期应注重脾肾。古人谓久病及肾，金起凤教授对于皮肤病后期尤注重补肾。热为阳邪，火热之邪最易迫津外泄，消灼阴液，而医家又常用苦寒之品，伐其阴液，故久病之人阴液易耗伤，必当补肾水真阴。金起凤教授认为脾气健运，气充血运，方能祛瘀生新，抗邪外出；而养阴之品多滋阴妨脾，故应健运脾胃，水湿得化，阴液方得输布。故扁平苔藓恢复期当在驱邪基础上健脾补肾。

2. 分部位

金起凤教授在辨证施治中注重整体观念，在论治中格外注重经络与皮肤病的联系，多用引经药引药气入经，增强疗效。金起凤教授观其皮疹多发于肝胆经循行之胁肋部，四肢屈侧，若患者伴有心烦口干，脉多弦滑，多辨肝郁化火，灼热成瘀，郁于肌肤血热风盛而致，常以清肝理气化瘀，息风止痒法治疗。如皮疹发于下肢内侧，属足太阴脾经循行部位，伴纳呆，便溏，体乏气短，痛痒不剧，舌淡，苔薄白，脉弱者，属脾虚湿滞，治当健脾利湿。

《杂病源流犀烛·卷二十三》云："心脾有热，亦口糜……阴亏火泛，亦口糜。"口腔扁平苔藓发病亦与心脾积热，气阴不足、虚火上炎有关。心开窍于舌，脾开窍于口，金起凤教授从心脾论治，心脾脏腑失调，积热心脾，不得宣泄，循经上炎于口，灼腐肌肉，则成口腔扁平苔藓。此型口腔扁平苔藓疼痛灼热，伴口干烦渴，便干溲赤，舌红或舌尖红，苔黄，脉数，治疗当以清心泄脾。李元文教授认为扁平苔藓发病者多本虚标实，以气阴不足为本，脉络瘀阻为标，口腔扁平苔藓则是因素体阴血不足，阴虚内热，虚火上炎于口而致病。此型口腔扁平苔藓患处疼痛轻微，口舌干燥，失眠多梦，五心烦热，舌红绛少津，脉细数，治疗以益气养阴、活血通络为大法。

总之，扁平苔藓辨证过程中应注重分阶段、分部位，急性期辨明湿热毒蕴、脉络瘀阻，恢复期祛邪同时注重健脾补肾，善用引经药引药气入经，口腔扁平苔藓辨明虚实，三因制宜，随症加减，方能效如桴鼓。

（三）治疗方案

1. 内治方案

（1）湿热毒蕴型

症状：皮疹多发或泛发全身，为扁平丘疹色红甚于紫，瘙痒剧烈；可伴身热、口干，便干溲赤，舌质紫红，苔薄黄，脉数。

辨证：湿热挟毒，搏于肌肤。

治法：清热利湿，凉血解毒。

处方：水牛角 30g　生地黄 15g　牡丹皮 12g　赤芍 12g
　　　苦参 10g　生薏苡仁 30g　茯苓 15g　泽兰 10g
　　　白茅根 30g　地肤子 15g　甘草 6g

加减：瘙痒剧烈者，加猫爪草、凌霄花祛风止痒；便干酌加大黄泄热通便。

分析：此型多见于急性期。方中以水牛角、苦参为君药以凉血、祛湿、止痒；以生地、赤芍、生薏苡仁、白茅根、地肤子、泽兰为臣药，加强滋阴凉血、健脾利湿止痒效果；牡丹皮、茯苓、甘草为佐使药，进一步凉血清热祛湿、调和诸药，共达到血热得清，湿热得除之效。

（2）脉络瘀阻型

症状：紫斑肥厚，色暗，瘙痒不剧，皮损甚至周身皮肤干燥，口渴不欲饮水，舌暗有瘀斑瘀点，脉细涩。

辨证：邪客肌肤，脉络瘀阻。

治法：活血化瘀通络。

处方：丹参 15g　鸡血藤 15g　三棱 5g　莪术 15g
　　　鬼箭羽 15g　生薏苡仁 30g　黄柏 6g　玄参 15g
　　　生地 15g　泽泻 9g　赤芍 12g　茜草 9g

加减：皮损干燥瘙痒者可用当归饮子加减，根据辨证可加入生珍珠母、生石决明、生牡蛎等。

分析：此型多见于慢性期。方中以丹参、鸡血藤养血活血，三棱、莪术破血逐瘀，赤芍、茜草、生地凉血以祛瘀，鬼箭羽、黄柏驱邪解毒，生薏苡仁、泽泻健脾利湿，助运化而行瘀滞，共奏活血化瘀、通络消斑之效。

（3）脾肾两虚型

症状：扁平苔藓恢复期皮损色淡暗，斑块消退缓慢，伴食少纳呆，神疲乏力，腰膝酸软，失眠多梦，便溏或排便无力，小便清长，舌淡胖有齿痕，脉细缓。

辨证：脾肾两虚，正虚邪恋。

治法：健脾补肾，益气消斑。

处方：
人参 10g	茯苓 15g	白术 15g	炒白扁豆 15g
山药 15g	生薏仁 30g	熟地 10g	山茱萸 12g
丹皮 15g	茯苓 15g	泽泻 15g	莪术 15g
威灵仙 15g			

加减：阳虚者加用肉桂、巴戟天、附子、仙茅、淫羊藿等温阳；失眠多梦者加交泰丸加减，皮损糜烂结痂者，加苦参、生苡仁、生白术等。

分析：此型见于恢复期。方中参苓白术散加减健脾益气除湿，六味地黄丸加减滋阴补肾，莪术、威灵仙破血消斑，在健脾补肾的同时促进扁平苔藓斑块的消除。

（4）心脾积热型

症状：口腔扁平苔藓，皮损色红，灼热疼痛，甚至糜烂溃疡，有脓性分泌物，咽红充血，口干大便秘结或黏滞不爽，小便短赤，舌质红，苔黄腻，脉滑数。

辨证：心脾积热，灼腐肌肉。

治法：清心泄脾，凉血解毒。

处方：
金银花 10g	连翘 10g	黄芩 10g	生石膏 15g
淡竹叶 15g	栀子 12g	茯苓 10g	白术 10g
青黛 9g	黄连 6g	玄参 20g	丹参 20g

加减：大便秘结，加生大黄；湿重者，加薏苡仁、广藿香；血热较重者，加生地、赤芍、丹皮、紫草。

分析：本方用于口腔扁平苔藓心脾积热证，金银花、连翘、黄连清上焦实火，茯苓、白术健脾益气，生石膏、淡竹叶、栀子泻火除烦止渴，玄参、丹参清热凉血，使心脾积热得除，局部气血津液条达，口覃乃愈。

（5）气阴不足型

症状：口腔扁平苔藓，黏膜可出现网状白色细纹、紫红色斑、糜烂；伴头晕耳鸣，五心烦热，口咽干燥，腰膝酸软等，舌质红，少苔，脉细数。

辨证：气阴不足，脉络瘀阻。

治法：益气养阴，活血通络。

处方：当归30g　　　川芎20g　　　赤芍15g　　　白芍15g

麦冬10g　　　天冬10g　　　白花蛇舌草30g　鬼箭羽10g

地龙10g　　　水蛭6g

加减：口腔黏膜糜烂、溃疡，加三七、白及去腐生肌；口咽干燥，加天花粉生津止渴；便干者，加首乌藤滋阴通便。

分析：本方用于口腔扁平苔藓气阴不足，脉络瘀阻证。当归活血养血为君药；川芎、赤芍、白芍活血化瘀、养阴通络为臣药；麦冬、天冬养阴生津，白花蛇舌草、鬼箭羽清热解毒为佐；地龙、水蛭引经通络为使。共奏益气养阴，活血通络之功。

2. 外治方案

（1）中药湿敷　紫消汤，方用马齿苋30g，苦参30g，青黛10g，中药颗粒剂或草药打粉过80目筛，根据皮损面积取相应大小无菌纱布6~8层，浸紫消汤湿敷于皮损处，每次湿敷20分钟，每日2次。

（2）中药外涂　甘草油，方用甘草10g，香油100ml，甘草颗粒剂或草药10g打粉过80目筛，加入100ml香油混合、搅拌，使之充分融合，以无菌医用棉签蘸满甘草油直接涂抹在皮肤干燥、肥厚处，使局部皮损滋润。口腔扁平苔藓涂药后1小时内不饮水、进食，每日4~6次。

（四）案例分析

病案1　周某某，男，37岁，2013年5月20日初诊。

患者因口腔两侧颊黏膜起皮疹半年来我院我科就诊。半年前，无明显诱因出现口腔两侧颊黏膜起皮疹，约黄豆大小，淡紫色斑点，并逐渐扩大，至就诊时可见鸽蛋大小。平素因工作压力大，情绪紧张，常熬夜工作，心烦多梦，寤寐不安。刻下症见：口腔两侧颊黏膜起皮疹，伴心烦多梦，眠不安，手足心热，口干不欲饮，口苦，纳差，胃脘隐隐灼痛，大便干燥难解，小便频数，舌暗红少苔，脉左弦，右涩。

专科检查：口腔两侧颊黏膜起皮疹，淡紫色斑点，3cm×5cm大小，未见溃疡、红肿、化脓，无渗出，边界清楚。

既往史：慢性胃溃疡病史，无其他特殊病史；青霉素、磺胺类过敏，否认其他药物、食物过敏史。

家族史：父亲冠心病病史，母亲糖尿病病史。

中医诊断：紫癜风、口蕈。

西医诊断：口腔扁平苔藓。

辨证：阴虚火旺，脉络瘀血。

治法：益气养阴，活血通络。

处方：当归30g　　川芎20g　　赤芍15g　　白芍15g
　　　麦冬10g　　天冬10g　　首乌藤10g　白花蛇舌草30g
　　　鬼箭羽10g　地龙10g　　水蛭6g　　生黄芪15g
　　　丹参30g　　檀香6g　　砂仁（后下）6g　黄柏12g

上方共14剂，水煎2次分服，考虑患者素有胃溃疡病史，建议饭后半小时服用，减少空腹时胃肠道刺激。

二诊：2周后复诊，症见颊黏膜皮疹略见缩小，颜色变浅，胃脘灼热隐痛缓解明显，纳食转佳，睡眠仍欠佳，口干少饮，二便调，舌脉同前。效不更方，继续当前治疗方案，服用2周。

三诊：4周后复诊，症见颊黏膜皮疹明显缩小，颜色减退，部分皮疹消失，患者无胃脘不适，纳食佳，睡眠可，寤寐安宁。

案例点评：患者口腔皮疹病程较长，根据患者心烦多梦，眠不安，手足心热，口干不欲饮，口苦，纳差，胃脘隐隐灼痛，大便干燥难解，小便频数，舌暗红少苔，脉左弦，右涩，考虑患者为气阴不足为本、脉络瘀阻为标。方以当归活血养血，川芎、赤芍、白芍活血化瘀、养阴通络；麦冬、天冬养阴生津；白花蛇舌草、鬼箭羽清热解毒；地龙、水蛭引经通络；随症加入首乌藤滋阴通便；生黄芪益气固表而无炙黄芪温热之性以免助火；丹参、檀香、砂仁为丹参饮组成，擅于活血行气止痛，活血通络，又能缓解胃脘疼痛；黄柏擅清实火，又能降相火清虚热。

（五）临证经验

孙占学主任医师在总结金起凤教授和李元文教授治疗扁平苔藓经验基础上，主张分期辨证论治本病。

扁平苔藓急性期多为湿热毒蕴、脉络瘀阻证，以邪实为标。金起凤教授治疗血热湿蕴皮肤病提出清热凉血祛湿法，认为血热得清，湿热方能得除，常用水牛角、生地黄、丹皮、赤芍等凉血之品，配合蚤休、苦参、龙胆草等祛湿解毒之药。孙占学主任医师承金起凤教授理论，拟定凉血祛湿止痒汤，药用水牛角30g，生地黄15g，牡丹皮12g，赤芍12g，苦参10g，生薏苡仁30g，茯苓15g，泽兰10g，白茅根30g，地肤子15g，甘草6g。方中以水牛角、苦参为君药以凉血、祛湿、止痒；以生地、赤芍、生薏苡仁、白茅根、地肤子、泽兰为臣药，加强滋阴凉血、健脾利湿止痒效果；牡丹皮、茯苓、甘草为佐使药，进一步凉血清热祛湿、调和诸药。瘙痒剧烈者，加猫爪草、凌霄花祛风止痒；便干，加大黄泄热通便，用治湿热毒蕴型扁平苔藓。

扁平苔藓色紫暗，斑块肥厚而痒不甚者多数瘀阻脉络，属风湿客于肌肤腠理，血脉凝滞，治疗当活血化瘀。方用丹参15g，鸡血藤15g，三棱5g，莪术15g，鬼箭羽15g，生薏苡仁30g，黄柏6g，玄参15g，生地15g，泽泻9g，赤芍12g，茜草9g。方中以丹参、鸡血藤养血活血，三棱、莪术破血除瘀，赤芍、茜草、生地凉血以祛瘀，鬼箭羽、黄柏驱邪解毒，生薏苡仁、泽泻健脾利湿，助运化而行瘀滞，共奏活血化瘀、通络消斑之效。皮损干燥瘙痒者可用当归饮子加减，根据辨证可加入生珍珠母、生石决明、生牡蛎等。

扁平苔藓恢复期多责之脾肾两虚，以正虚为本，兼有瘀毒内蕴。《内经》云"正气存内，邪不可干，邪之所凑，其气必虚"，金起凤教授认为邪蕴日久，伤及正气，宜扶正祛邪，标本兼顾。孙占学主任医师承李元文教授扶正祛邪之旨，认为扁平苔藓恢复期应注重脾肾，以参苓白术散合六味地黄丸，健脾补肾，扶助正气以促进皮损恢复。肾阳不足者，加用肉桂、附子等温肾阳；食少纳呆者，加焦三仙、生山楂等开胃化食；失眠多梦者，加交泰丸交通心肾。

总之，扁平苔藓治疗时分期辨证论治，急性期以驱邪为主，恢复期以扶正为要，但祛除毒邪贯穿治疗始终。

（六）零金碎玉

金起凤教授认为扁平苔藓发病循经走行，治疗时当视皮损循经而论治。金起凤教授观其皮疹多发于肝胆经循行之胁肋部、四肢屈侧。若伴有心烦口干，脉弦滑，则多辨为肝郁化火，灼热成瘀，郁于肌肤，血热风盛而致，常以清肝理气，化瘀息风止痒法治疗，以柴胡、龙胆草、蚤休清肝泻火，且蚤休又有息风定痉止痒之功效，配以生地、丹皮、赤芍凉血化瘀，川楝子、枳壳疏肝理气，佐以白鲜皮、地肤子、全蝎息风止痒。如皮疹发于下肢内侧，属足太阴脾经循行部位，伴纳呆，便溏，体乏，气短，瘙痒不剧，舌淡，苔薄白，脉弱，则辨为脾虚湿滞，以健脾除湿、祛风通络为大法，用黄芪、党参、白术、山药、薏苡仁、茯苓、泽泻健脾利湿；脾虚湿滞明显，重用苍术，取其健脾燥湿功效，湿祛脾健，脾健湿焉能存也。

（七）专病专方

口腔扁平苔藓病程长，多以气阴不足为本，脉络瘀阻为标，基本方为李元文教授自拟"活血通络饮"，处方如下：

当归 30g　　　川芎 20g　　　赤芍 15g　　　白芍 15g

麦冬 10g　　　天冬 10g　　　白花蛇舌草 30g　鬼箭羽 10g

地龙 10g　　　水蛭 6g

根据患者症状加减化裁，口腔黏膜糜烂、溃疡，加三七、白及去腐生肌；口咽干燥，加天花粉生津止渴；便干者，加首乌藤滋阴通便。

（八）问诊路径

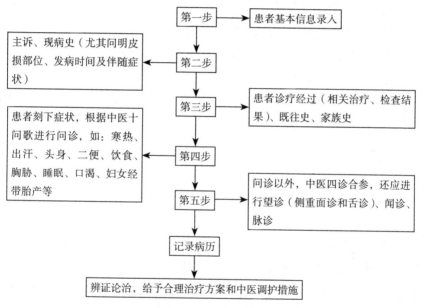

图 6-10　扁平苔藓问诊流程图

第十一节　丹毒

丹毒通常是指感染 A 族 β- 溶血性链球菌所引起皮肤和其网状淋巴管的急性炎症。本病初起表现为局部水肿性红斑，表面张紧发亮，颜色鲜红，界限清楚，向四周迅速扩大。红肿区域往往伴有局部疼痛、烧灼感，附近淋巴结肿大、疼痛，并可能伴有头痛、发热、畏寒等全身反应。丹毒的治疗不及时或者不彻底，甚至会出现中毒性休克综合征危及生命。丹毒如果进入慢性病程，易导致淋巴水肿，进一步发展为象皮肿。

本病为许多慢性疾病的继发病种，常见于小腿溃疡、趾甲真菌病、足癣、慢性湿疹、机体抵抗力低下（如慢性肝病、糖尿病、营养不良等）。本病的发病机制多为机体抵抗力降低或局部皮肤黏膜破损，致使病菌侵入人体内。在局部组织产生急性炎性反应，造成血管通透性增加，组织水肿，血管内皮细胞损伤及微循环障碍，从而出现红、肿、热、痛等局部表现。随着细菌的血行蔓延，进一步出现全身炎症反应。本病好发于下肢和颜面，以下肢较为多见。辅助检查多见血白细胞总数及中性粒细胞计数增高明显，CRP、降钙素原升高。

西医治疗丹毒以系统应用抗生素为主，首选药物为青霉素，常针对不同部位的皮损辅助以物理治疗及药物外用治疗。临床长期频繁运用抗生素治疗丹毒，不仅会提高细菌对抗菌药物的耐药性，还会造成部分患者用药后皮肤出现红肿退之不尽的"僵化"现象。长时间使用抗生素还会影响免疫球蛋白的合成，降低人体抵抗力。因此，国内外广泛应用其他疗法治疗丹毒，如淋巴液释放疗法、半导体激光、氦氖激光、红光、紫外线放射法等。上述疗法不仅缩短了抗生素药物的使用时间，提高了临床疗效，还降低了单一运用抗生素药物的不良反应。

（一）病因病机

中医对丹毒的认识起源于《素问·至真要大论》："少阳司天，客胜则丹胗外发，及为丹熛疮疡。"《诸病源候论·丹毒病诸候》云："丹者，人身忽然焮赤，如丹涂之状，故谓之丹。或发于足，或发腹上，如手掌大，皆风热恶毒所为。重者亦有疽之类，不急治，则痛不可堪，久乃坏烂。"《圣济总录》记载："热毒之气，暴发于皮肤间，不得外泄，则蓄热为丹毒。"由此不难看出，中医认为，丹毒以火热毒邪为患，或因素体血分有热，外受火毒与热毒蕴结，郁阻肌肤所致，或因皮肤破损，毒邪乘隙侵入所致。根据其发病部位不同，火热和所兼夹之邪亦不同，发于上部（头面部）者，以风热之邪多见；发于中部（胸腰腹部）者，以肝脾湿火多见；发于下部（双下肢及足）者，以湿热之邪多见；发于新生儿者，多由胎热火毒所致。

李元文教授秉承金起凤教授及前人认识，认为丹毒发病关键在于"热毒"，血分之热多来自于心脾，在肌肤破损处有湿热火毒之邪乘虚侵入，郁阻肌肤而发。本病总由血热火毒为患，根据皮损特点，临证有所侧重。发于头面部者，多挟风热；发于胸腹腰胯部者，多挟肝脾郁火；发于下肢者，多挟湿热；发于新生儿者，多由胎热火毒所致。治疗本病及时清除热毒是关键，但发病初期肌肤肿胀明显，中医当以湿热论治，用药选择时常用清利湿热之品。后期多以桃仁、红花、当归、川芎等改善局部血液循环，活瘀血、脱色沉。慢性病程反复发作时，需注意滋补肝肾，固护本源。

（二）辨证思路

1. 分期辨证

丹毒之为病，当区分急性期和慢性期。属急性者多以血热炽盛、热毒壅盛多见，治疗当以清热解毒为主。属慢性者多为正虚邪恋，治疗当以驱邪扶正、通络除湿为法。《诸病源候论》曰："丹者，人身忽然燉赤，如丹涂之状，故谓之丹。或发手足，或发腹上，如手掌大，皆风热恶毒所为。重者亦有疽之类，不急治，则痛不可堪，久乃坏烂，去脓血数升。若发于节间，便断人四肢；毒入腹，则杀人。小儿得之最忌。"系统说明了本病的病机及传变特点，同时也预见了急性丹毒的风险性。因此，针对病机解毒防变是治疗关键，在疾病早期能够快速的缓解症状，预防疾病传变。

2. 分部位辨证

属急性期者当以病位特点加以区分。发于头面者，除局部皮疹外常伴有外感风热之象，治疗时可酌情加用疏风解表的方药。发于胸腹、腰背、胁肋、脐周等处红肿，向四周扩展，舌红，苔薄黄，脉弦数，辨证为肝经郁火型，治以清肝泻火；发于下肢腿股、足背等处，红肿灼热，向上蔓延，腹股沟淋巴结肿大，行走困难，伴见纳少，渴不欲饮，舌红，苔黄腻，脉滑数，辨证为湿热火盛型，治以清热利湿；见红肿范围较大，伴神昏谵语，躁动不安，恶心呕吐等诸逆证，辨证为毒热入营型，治以凉血清热解毒。

慢性期丹毒多以正虚邪实多见，治以益气利湿、化瘀通脉为主。中医有久病入络之说，丹毒经久不愈者加用虫类药物，以加强通络作用。此时，正气不足，湿浊、瘀阻盘踞体内，固脾土，温肾阳，可促进水液代谢，促进瘀滞退散。

（三）治疗方案

1. 内治方案

（1）风热蕴肤型

症状：发于头面部，皮肤燉红灼热，肿胀疼痛，甚至发生水疱，目胞水肿难睁；伴恶寒发热，头痛；舌红，苔薄黄，脉浮数。

辨证：风热毒邪犯上，与血分热邪蕴结，郁阻肌肤，故见头面部皮肤燉红灼热，甚则发生水疱；经络阻塞，气血不畅，故皮肤肿胀疼痛，甚则眼胞水肿难睁，或伴头痛；风热毒邪与正气相争，故见恶寒发热；舌红、苔薄黄、脉滑数为邪热尚在表之象。

治法：疏风清热解毒。

处方：

金银花 20g	蒲公英 10g	紫花地丁 10g	野菊花 10g
黄芩 10g	防风 10g	白术 10g	茯苓 20g
连翘 15g	冬瓜皮 30g	茯苓皮 30g	泽泻 10g
茵陈 30g	薏苡仁 15g	生石膏 20g	玄参 10g
川芎 10g	拳参 15g	生甘草 10g	

加减：咽干、咽痛、咽痒者，加牛蒡子、桔梗、锦灯笼。头部不同部位疼痛可酌情使用引经药，如巅顶部加吴茱萸，两侧加用肝经柴胡等。有发热酌情加入石膏、知母。大便干结加入生大黄、芒硝等。

分析：本型多见于急性期，因外感风热之邪而发，发病初期多于风热感冒症状类似，故治疗上亦有相似之处。

（2）肝胆湿热型

症状：发于胸胁、腰腹、下肢部，皮肤赤红灼热，肿胀疼痛，可见水疱、紫斑，甚至结毒化脓或皮肤坏死；可伴轻度发热，胃纳不香，伴恶寒发热，头痛；舌红，苔黄腻，脉滑数。小便黄赤，大便溏结不调。

辨证：肝气郁结，气郁化火，外灼肌肤，故皮损鲜红、肿胀；气滞湿热郁阻则灼热刺痛；肝为刚脏，肝经湿热则烦躁易怒；口苦咽干、大便溏结不调、小便黄、舌质红、苔黄腻、脉弦滑数均为湿热内结之象。

治法：清热利湿解毒，凉血通络止痛。

处方：

水牛角 15g	生槐花 10g	土茯苓 15g	赤芍 15g
丹皮 15g	板蓝根 15g	泽泻 10g	白花蛇舌草 30g
拳参 15g	威灵仙 15g	苍术 10g	生薏苡仁 15g
天冬 10g	麦冬 10g	龙胆草 9g	香附 10g
栀子 10g	黄芩 10g	柴胡 10g	生甘草 10g

加减：疼痛较著加延胡索、川楝子、全瓜蒌；水肿明显伴有水疱者加茯苓皮、冬瓜皮；大便干结加入生大黄、芒硝等。

分析：本型常见于急性期，发病多与情志相关，故治疗时需侧重疏肝、化郁滞之气机。解毒药物选择时，应选择具有沉降特点的药物，祛病邪下行而出。

（3）正虚邪恋型

症状：多见于双下肢，往往有足癣病史，皮肤暗红灼热，隐痛疼痛绵绵，可及皮肤硬结，全身症状多不明显，可见倦怠、乏力、畏寒等症状，严重时可出现神志症状。苔淡暗，苔薄白或少苔伴齿痕，脉沉细。大便多溏，小便清长。

辨证：病程日久，毒邪未去，正气已伤，痰、瘀、热毒深入厥阴，络脉凝滞。毒陷夹瘀，阻滞络脉，携湿毒下注，或肢疼时作；损及阴阳，气血不畅，神失所养，神志不清。

治法：解毒通络，健脾化湿。

处方：当归尾 10g　　姜黄 10g　　　川芎 15g　　　桃仁 10g

　　　桂枝 10g　　　茯苓 20g　　　赤芍 15g　　　生黄芪 10g

　　　拳参 15g　　　白花蛇舌草 30g　土茯苓 30g　　威灵仙 15g

　　　徐长卿 15g　　防风 10g

加减：神昏谵语者，可加服安宫牛黄丸或紫雪丹。气虚明显者加升麻、炒山药。瘀血硬结形成者加夏枯草、浙贝母、三棱、莪术等软坚散结之品。

分析：本型多见于慢性期或反复发作的丹毒患者。此类患者多因禀赋不耐，邪盛正衰使得正气亏耗，痰饮、瘀血、湿毒盘踞体内，治疗时往往需要攻补兼施，寒热并用。

2. 外治方案

（1）溻渍法　常用三黄洗剂，以清热凉血除湿，解毒通络止痛。主要药物为：生大黄 30g，黄柏 30g，黄芩 30g，苦参 30g。用时将药液充分振荡摇匀，以棉签蘸取外搽或用纱布浸润湿敷患处，每日 2~3 次。方中大黄外用可清热泻火、凉血解毒，《日华子本草》记载其"可敷一切疮疖痈毒"；黄柏味苦，性凉涩，善于清解湿热，主治毒热、秃疮、癣疥，皮肤瘙痒；黄芩清热燥湿、泻火解毒，《神农本草经》记载其"主恶疮疽蚀火疡"；苦参清热燥湿，杀虫止痒，常用于治疥癣、湿疹、皮肤瘙痒等症。四药合用，有清热燥湿，解毒消肿，杀虫止痒之功效。现代研究发现，大黄有抑菌、抑毒、降低毛细血管通透性，从而减少体液渗出，进一步消除炎症，还能增强机体免疫力。黄芩、黄连具有明显的抗炎及抗变态反应的作用，因此对于炎症疾病具有良好的治疗效果。苦参有明显的抑制细菌、抑制真菌，抗炎、止痒等作用，适用于多种皮炎、皮肤感染、瘙痒等疾病。四药合用，可改善局部上皮组织的生长环境，减轻水肿，抗炎止痒，促进皮损愈合。

（2）药膏　常外用如意金黄膏以清热除湿，散瘀化痰，止痛消肿。使用时先用碘伏消毒患处，再用无菌医用棉签或无菌毛笔蘸少许膏体均匀涂抹至皮损处，厚薄应均匀。方用：天花粉 10g，黄柏 5g，大黄 5g，姜黄 5g，白芷 5g，厚朴 20g，陈皮 20g，甘草 20g，苍术 20g，天南星 20g，凡士林 60g，蜂蜡 2g。其中，大黄苦寒泻热毒，破积滞，行瘀血；黄柏清热燥湿，泻火解毒；天花粉甘苦酸，润燥排脓消肿；天南星苦辛温，有毒，燥湿化痰，消肿散结；陈皮辛苦温，理气调中，燥湿化痰；厚朴苦辛温，燥湿化痰行气；苍术辛苦温，健脾燥湿，解郁辟秽；姜黄辛苦温，破血行气止痛，散瘀化痰消肿；白芷辛温，祛风燥湿，消肿止痛；甘草调和诸药。现代药理研究发现大黄有抗感染作用，对多种革兰阳性和阴性菌均有抑制作用，其中最敏感的为葡萄球菌和链球菌。黄柏含有小檗碱、药根碱、掌叶防己碱等生物碱，对金黄色葡萄球菌、白色念珠菌、絮状表皮癣菌、大小孢子菌等皮肤致病性菌等均有较强的抑制作用，并有显著抗炎性增生、抗溃疡作用。姜黄素能抗炎、抗氧化。白芷有解热、抗炎、镇痛作用，水浸剂对奥杜益氏小芽孢癣菌等致病真菌有一定抑制作用，呋喃香豆素类化合物为"光活性物质"，可用以治疗白癜风及银屑病。天南星可降低血管通透性发挥抗炎作用。苍术具有抗菌、抗病毒作用，对多种真菌、细菌、病毒具有较强抑制作用，此外研究表明苍术具有抗炎作用。厚朴煎剂对金黄色葡萄球菌、炭疽杆菌及若干皮肤真菌均有抑制作用。陈皮有抗过敏、抗感染、抗紫外线辐射、杀虫等作用。天花粉煎剂、天花粉蛋白具有提高机体免疫功能的作用。

（3）针灸疗法

①围刺法：《黄帝内经》提到"刺诸热者，如以手探汤"，故治疗上予毫针快刺不留针，首选围刺法，具有活血化瘀、疏通经络的功效，能够截断疾病的蔓延。在红肿发热疼痛明显部位，通过针刺手法刺破局部相应的毛细血管和淋巴血管，使感染病毒的血液和组织液排出体外，加快局部新陈代谢，从而达到治疗疾病的目的。

②刺络放血法：丹毒主要是由溶血性链球菌引起的局部淋巴血管及其周围皮肤组织的急性炎症反应。刺络放血法主要是在皮肤浅表组织刺破络脉使其出血的方法。放血具有拔毒消肿、清热利湿的作用，可促进疾病好转多取患者皮损部位，嘱患者放松，手握针柄后端针尖对准穴位使用腕力，将针尖垂直叩刺在皮肤上，并迅速弹起反复进行。尽量选取表面毛细血管较多部位以利于瘀滞的血液排出。根据患者的体质、年龄、病情及叩刺部位的不同采用不同的叩刺力度和手法。对于年老体弱的患者选用较轻手法，对反复发作、患肢增粗、皮肤肥厚者可局部消毒后用三棱针轻刺或梅花针重叩法使局部皮肤出血以泄热毒减少发作。

③刺络拔罐法：是在刺络使其出血的基础上，再给予拔罐治疗，通过罐内负压促使瘀毒排出。刺络放血法具有行气、活血通络、祛瘀生新、除湿排毒的功效；拔罐具有清热利湿、疏通气血、祛瘀解毒的作用。

（四）案例分析

病案 1 马某某，女，22 岁，未婚，2016 年 11 月初诊。

左足红肿热痛 7 天。患者 7 日前无明显诱因出现发热，恶寒症状，体温持续升高，最高 38.7℃。患者头痛伴乏力，自服感冒清热颗粒后无明显改善，继发左足背红肿疼痛，遂至我科门诊就诊。刻下症：左足背部广泛性红肿，边界清楚，压痛明显，压之不退色，局部皮温高，左足 2、3 足趾间可见糜烂、浸渍，左侧腘窝淋巴结可及肿大。纳食可，小便色黄，大便干结，舌红、苔薄黄、脉滑数。血常规：WBC 11.22×10⁹/ L，NEUT 74%，LYM% 5.8%，CRP 54mg/L。

中医诊断：流火。

西医诊断：丹毒。

辨证：肝胆湿热证。

治法：清热利湿解毒，凉血通络止痛。

处方：
金银花 20g	紫花地丁 10g	茯苓 15g	牛膝 10g
冬瓜皮 10g	萆薢 15g	拳参 10g	白花蛇舌草 10g
生薏苡仁 30g	黄柏 10g	赤芍 15g	丹皮 10g
滑石 10g	车前子 10g	泽泻 10g	

中药颗粒 14 剂，水冲服，日 1 剂，分服。

二诊：患者足背部红肿减退，体温恢复正常，小便颜色仍较深，自觉下肢困重，口中黏腻。舌红，苔淡黄厚腻，脉濡数。前方加苍术 20g，白茅根 15g，佩兰 10g，继服 14 剂。

三诊：患者足背红肿消退，可见色素沉着，局部皮肤干燥，脱屑。舌淡胖，苔白腻，脉沉细。前方去化湿药黄柏、佩兰，加当归 15g，川芎 10g，白术 15g，党参 10g，予方 14 剂继服。

案例点评：本案患者既往足癣病史多年，是下肢丹毒的常见诱发因素。当皮肤破损，机体防御功能减退时发为丹毒。李元文教授常言丹毒之病性属热毒，发于下肢者，多为热毒夹湿。中医学认为湿性重着黏腻，表现在病程的缠绵，多为下焦表现。因此清热凉血、利湿解毒当为首诊要旨，五神汤合萆薢渗湿汤是中医外科常用的治疗湿热下注的方剂。五神汤多治疗湿热瘀结于下焦的水道不利，小便赤痛；热毒蕴结于肌肤，则痛肿。萆薢渗湿汤不作赘述。五神汤方中茯苓、车前子利水渗湿；金银花、紫花地丁清热解毒；牛膝引血下行。诸药合用，既能清利水道，又能解毒散结。二诊时患者热毒减退，主要表现为湿浊内阻的缠绵、反复。加用苍术、佩兰以作燥化湿浊之用，白茅根一味利湿之余兼清余热。三诊，湿热渐除，酌情减除苦寒、清利之品，投以健脾益气，养血活血药物助气血生之有源，行之有道。

（五）临证经验

李元文教授在继承前人及前人从热毒论治的基础上，进一步丰富了中医"毒"的概念。特别是结合近代中医《络病学》的认识，对不同部位、不同阶段的丹毒进行系统辨治，采用"三位一体"的方法，丰富了中医对本病的认识和治疗。

1. 三位一体综合辨治

病、证、症与体质学说是中医理论的基本概念，具有鲜明的中医特色。它们既有自己特定的临床意义，亦有紧密的内在联系。该辨治体系可以将传统中医理论与现代西医理论有机结合，发挥各自优势，积极开展未病先防工作，有助于建立更加科学有效的预防体系。症，李元文教授常将其比喻为病和证的影子，认为它能够直接或间接的反应病、证。皮肤病从病、证、症与体质辨治的模式是基于传统中医理论与西医学认识的一种复合式的辨治体系。三位一体的辨治模式也是李教授长期临床实践的经验总结，通过纵向辨病，横向辨证、辨体的方法，三维辨治皮肤病。这种张弛有度的辨治体系一改古代医家先病后证的传统辨治模式，注重对显证、隐证的把握程度，重视对病、证表象——"症"的判读水平，强调正邪相争与人体气血关系的"准确"与"全面"理解，体现从预防角度着手，尝试利用中医药理论知识对人体功能的干预能力。辨体的认识则是对人体状态的一种综合评价，超出了人体的范畴，尝试寻找与生活环境的关联性。四者的有机结合体现了中医学"整体"与"微观"的综合干预思想，通过与西医学专科知识的融合构建了一套切实可行的预防、治疗干预体系。

2. 重视从毒论治

毒邪致病是皮肤病常见病因之一，毒有内外之分，治有解毒攻毒不同，而皮科治疗中又以攻毒一法应用最广。李教授在前人基础上细化出解毒八法。

（1）疏风解毒法　适用于皮疹新发，兼有风毒犯表之象。

（2）凉血解毒法　适用于皮疹红斑难消，或红肿、紫癜、出血时，兼有血分热盛之象。

（3）清热解毒法　尤适用于急性、炎性反应性皮肤病，以高热毒盛，发病急骤为主要表现。

（4）除湿解毒法　多用于病程较长，皮疹多见疱疹、糜烂、渗出，兼见湿毒胶着之象。

（5）理气活血解毒法　多见皮疹暗红、肥厚甲错、疼痛，有明显色沉或瘢痕或溃疡者，伴有气滞血瘀之象。

（6）补肾解毒法　用于皮损晦暗，色沉较著，伴见肾气不足之证。

（7）益气解毒法　可见干燥脱屑，苔藓样变，伴气虚的症状。

（8）润燥解毒法　多见皮疹干燥，脱屑明显，瘙痒较著，可见肥厚及龟裂，伴燥邪之象。

皮肤作为人体最大的防御器官，是抵御内外邪毒侵袭的第一道防线。特别是在慢性、顽固性皮肤疾病中，毒邪的存在是导致病邪难除，病势缠绵的重要因素。对毒的辨识，要重视其发病特点，除了关注其发病急骤、来势凶猛、传变迅速的特点外，要特别关注其隐匿缠绵，病情反复，相兼为病的特点。应用解毒药物时要根据毒邪的性质进行针对性的选择。如风热之毒侵犯人体多位于人体上部，选择解毒药物时可用金银花、野菊花、黄芩等清扬升散，尤清上焦热毒的药物；发于下肢者，多与湿毒相关，可选用黄柏、苦参、土茯苓、茵陈等具有解毒渗湿作用的药物。对待增殖性皮损，病毒引起的皮赘等，除了使用传统的中医软坚散结、破血逐瘀的方法外，要结合现代药理学的研究，大胆尝试应用具有抗增殖、抗肿瘤功效的解毒药物，如白花蛇舌草、半枝莲、土茯苓等。

3. 后期注意络病的治疗

络病的病理表现以瘀为特征，活血通络是治疗络病的第一要义。然而，一味追求结果不问原因的治疗只能治标不治本，病络的治疗也应分清寒热虚实，有针对性的攻补兼施。络之为病，属实者多因邪盛，风、热、湿、寒、瘀、痰、毒等邪气阻滞肌肤经络，治疗时多以驱邪为主。因虚而致络病者，多为正气不足，或因血虚失荣，气虚失运，肝肾不足，精血亏耗是常见病机。治疗之时，需根据具体情况，实则消之，虚则补之，寒热并用，攻补兼施，因势利导，针对核心病机有的放矢。在药物选择上，可借鉴中医传统象思维的认识，通过援物类比认识、分析、解决临床治疗难题。吴鞠通在《温病条辨·上焦篇》自注曰"桑叶芳香有细毛，横纹最多，故亦走肺络，而宣肺气"，利用桑叶治疗肺络病证，后又以桑枝治疗四肢络脉疾患，李元文教授受此启发，常采用该法"以络治络"，取得满意的临床疗效。

（六）零金碎玉

丹毒的治疗多内外合治，中西合璧，多能取得满意疗效。罗晓怡等观察自拟中药方渍结合静脉滴注抗生素治疗下肢丹毒的疗效，对照组予以基础治疗及静脉滴注抗生素治疗，治疗组在对照治疗基础上予以自拟方中药溻渍，治疗2周后，对比炎症指标（白细胞计数，C-反应蛋白）及证候积分变化，发现中药溻渍结合抗生素治疗下肢丹毒患者疗效更显著，能够良好地改善患者的临床症状，降低炎性指标的表达。朱滢、唐新等观察中药内服配合溻渍及外敷治疗湿热毒蕴型丹毒的临床疗效，124例湿热毒蕴型丹毒患者均予抗生素治疗，同时治疗组64例予中药五神汤合革薢渗湿汤内服，配合大黄粉溻渍及金黄膏外敷治疗，对照组60例予硼酸洗液外敷治疗。通过14天治疗后发现，治疗组治疗后各项症状、体征积分及总积分明显低于对照组。说明中药内服配合溻渍及外敷治疗湿热毒蕴型丹毒，可提高疗效、缩短病程。

（七）专病专方

丹毒的核心在于"毒"，在药物选择上，李元文教授对清热解毒药物的解毒能力由低到高加以区分，初级金银花、连翘等；二级黄连、栀子等；三级白花蛇舌草、拳参、半枝莲等。并进一步推演出血热、血瘀证解毒方剂。

1. 凉血解毒汤

组成：水牛角 15g　　生槐花 10g　　土茯苓 15g　　赤芍 15g

丹皮 15g　　板蓝根 15g　　牛蒡子 10g　　白花蛇舌草 30g

拳参 15g　　威灵仙 10g　　苍术 10g　　生薏苡仁 15g

天冬 10g　　麦冬 10g

功效：清热凉血、利湿解毒。

适应证：适用于丹毒、银屑病、玫瑰糠疹等，中医辨证属于血热证。

加减：咽部红肿者，加入金银花、锦灯笼；皮疹瘙痒明显者，加入苦参、白鲜皮、地肤子；皮疹浸润肥厚，或有黏腻痂皮，舌苔厚腻者，加金钱草、海金沙、蚕沙；皮疹鲜红，鳞屑较多，加防风、白蒺藜。

分析：本方以犀角地黄汤化裁而来，方中水牛角替代犀角清热凉血，生槐花、赤芍、丹皮凉血散瘀；板蓝根、牛蒡子清解咽部毒热；白花蛇舌草、拳参清热解毒化斑，威灵仙疏通经络；苍术、薏苡仁健脾化湿；天冬、麦冬滋阴润燥。

2. 活血解毒汤

组成：当归尾 10g　　姜黄 10g　　川芎 15g　　桃仁 10g

桂枝 10g　　茯苓 20g　　赤芍 15g　　生黄芪 10g

拳参 15g　　白花蛇舌草 30g　土茯苓 30g　　威灵仙 15g

徐长卿 15g　　防风 10g

功效：活血通络、健脾化湿。

主治：慢性、反复发作型丹毒、斑块状银屑病、慢性肥厚性湿疹等，中医辨证属于气虚血瘀证。

加减：乏力气短者，加生党参、五味子；舌苔厚腻，脘腹胀满者，加苍术、厚朴、砂仁；女子月经不调者，加香附、益母草。

分析：本方以补阳还五汤为主方加减，方中以当归尾、姜黄为主药，活血化瘀兼有理气养血的功效；辅以桂枝茯苓丸协同治疗，理气活血；佐以拳参、白花蛇舌草、土茯苓解毒消斑；威灵仙、徐长卿祛风湿通经络；防风祛风止痒。全方共奏活血化瘀、祛风通络、解毒消斑之功效。

（八）问诊路径

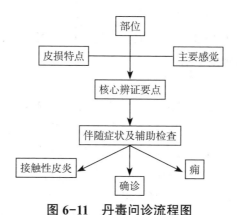

图 6-11　丹毒问诊流程图

第十二节　天疱疮

天疱疮是一组慢性、复发性、严重的表皮内棘刺松解性大疱性皮肤病，临床表现为在外观正常的皮肤或黏膜上出现松弛性水疱，尼氏征（Nikolsky sign）阳性。根据病理学上棘细胞松解的部位及临床特点，可以将天疱疮分为寻常型、增殖型、落叶型及红斑型。天疱疮目前认为是一种自身免疫性疾病，患者体内存在针对 Ca^{2+} 依赖的细胞间粘连分子——钙黏蛋白的抗体。因此在正常皮肤或黏膜上出现松弛性水疱，尼氏征阳性。特征性的病理变化是基底层上方的棘层细胞松解，产生裂隙、水疱。取皮损周围外观正常的皮肤或新鲜皮损进行直接免疫荧光检查，表皮细胞间有 IgG 和 C_3 沉积；间接免疫荧光检查血清中有抗表皮棘细胞间物质天疱疮抗体，主要为 IgG，有时为 IgM、IgA。天疱疮好发于成年人，病情严重，可危及生命。

（一）病因病机

中医文献资料中的"天疱疮""火赤疮"等与本病相似。清代《外科大成》："天疱疮者，初来白色燎浆水疱，小如芡实，大如棋子，延及全身，疼痛难忍。"中医历代学家认为本病与心、脾两脏有关，多由心经郁热化火，脾虚水湿不运，火热与水湿内蕴，湿随火热外壅肌肤而发病。

1. 金起凤教授

金起凤教授认为血热、湿热互相郁搏肌肤是天疱疮急性期的主要病机，它与心、脾关系密切。正如《素问·至真要大论》云"诸痛痒疮，皆属于心""诸湿肿满，皆属于脾"。心主火，又主血脉，如性情急躁，或情绪烦扰，易产生心火，心火亢盛易导致血热，外发而患疮疡。脾为土脏，主湿，脾与胃相表里，饮食失节，或过食肥甘厚味，均可损伤脾胃，脾虚则生湿，郁久则化热，而转化为湿热，搏于肌肤则发生水疱。

2. 李元文教授

李元文教授认为天疱疮多由心经郁热化火，脾虚水湿不运，火热与水湿内蕴，湿随火热外壅肌肤而发病，或兼感外界风热毒邪，使内外合邪而发病。风热毒邪最易伤人肺表，风热湿毒蕴蒸胶结，搏结肌肤，伤人为患，且病情顽固严重，难以医治。李元文教授总结本病总体的病机特点是早期湿热毒火，日久伤阴耗气，病位在心、脾、肝、肾。提出湿邪是天疱疮发生发展的一个中心环节，蕴湿化热或湿热相搏，可燔灼营血，造成气血两燔。若湿困于脾，浸淫肌肤，使身体遍生燎泡；湿热化燥灼津耗气，又可出现气阴两伤。皮损以上半身为主者，多为风热偏盛；皮疹以下半身为主者，多为湿热偏盛；病久阴液亏损，元气受伤，多为气阴两虚。另外，李元文教授认为毒邪亦贯穿在天疱疮的病程始终，如《金匮要略心典》解释毒为"毒，邪气蕴结不解之谓"。毒分为内毒及外毒，内毒即内生之毒，由于人体脏腑功能失调，气血失常，从内而生的病邪。内毒的出现进一步加重了人体脏腑功能的失调和气血营养的紊乱，因而出现严重的疾病。外毒即外感毒邪，有食毒、药毒、光毒、邪化之毒等。邪化之毒指病邪蕴于体内，不能及时排除，进而转化为对人体损伤更严重的毒邪，常见的有风、湿、热转化而来的风毒、热毒和湿毒。所以在治疗过程中，解毒应贯穿始终，如早期健脾除湿解毒，后期滋阴益气解毒等。

总之，本病病程中可出现虚实夹杂、阴阳失调等复杂表现，根据不同阶段兼夹证的不同还需分阶段有侧重的进行辨证论治。

（二）辨证思路

1. 毒热炽盛，气营两燔

明代·张介宾《景岳全书·天疱疮》中论述："天泡疮，形如水泡……乃太阴阳明风热所致……宜清血凉血，热解则愈。如兼表邪而发热脉数者，宜荆防败毒散。"清代·吴谦《医宗金鉴·外科心法要诀》"火赤疮"中说："此证由心火妄动，或感酷暑时临，火邪入肺，伏结而成。初起小如芡实，大如棋子，燎浆水疱色赤者火赤疮；若顶白根赤，名天疱疮。俱延及遍身，焮热疼痛，未破不坚，疱破毒水津烂不臭。"

2. 心火炽盛，脾湿内蕴

明代·陈实功《外科正宗·天疱》曰："天疱者，乃心火妄动，脾湿随之，有身体上下不同，寒热天时微异。"清代·吴谦《医宗金鉴》曰："火赤疮由时气生，燎浆水疱遍身成，治分上下风湿热，泻心清脾可自宁。"

本病后期则本虚标实证居多。脾虚为本，湿热、毒热为标。"治病必求其本"，在整个治疗过程中应不忘健脾益气。病程日久或长期使用糖皮质激素可出现脾虚湿盛或气阴两伤证。

3. 脾虚湿盛，熏蒸肌肤

"诸湿肿满，皆属于脾"，脾主运化水湿，脾不化湿，湿郁化热，郁于肌肤则变生水疱，湿邪流窜肌肤则渗出。

4. 毒热未清，气阴两伤

《灵枢·本神》云："五脏主藏精也，不可伤，伤则失守而阴虚，阴虚则无气，无气则死矣。"李东垣《脾胃论·脾胃虚实传遍论》中云："元气之充足，皆由脾胃之气无所伤，而后能滋养元气，若胃气之本弱，饮食自倍，则脾胃之气既伤，而元气亦不能充，而诸病之所生也。"天疱疮早期热毒炽盛，热为阳邪，火热之邪最易迫津外泄，消灼阴液，所以久病则人体阴津耗伤，而早期常用苦寒之品，多伐其阴液，伤其胃气，故患者在后期多出现阴虚内热、胃津亏损的证候。

总之，天疱疮的病因病机特点是湿热毒火，日久伤阴耗气。其治疗应遵循急则治其标，缓则治其本的原则。急性期清热除湿、凉血解毒，健脾除湿，后期益气养阴，健脾除湿，兼清余毒。"治病必求其本"脾虚湿盛贯穿疾病的始终，在治疗中应注意顾护脾胃，健脾益气，勿伤正气。天疱疮病情危重，单用中医中药治疗效果不理想，应注重中西医结合，急性期以西医为主，早期使用足量激素，同时应用中药减轻激素不良反应；慢性期中医为主，益气养阴，综合调节，帮助激素尽快减量。

（三）治疗方案

1. 内治方案

（1）热毒炽盛型

症状：发病急骤，水疱迅速扩展、增多，小如豌豆，大如蚕豆、鸡蛋，糜烂面鲜红，灼热痒痛，或口腔糜烂，或有血疱，感染疼痛；身热口渴思饮，烦躁不安，便干溲赤；舌质红绛，苔黄，脉滑数。

辨证：毒热炽盛，气营两燔。

治法：清热解毒，凉血利湿。

处方：羚羊角粉 0.6g 或水牛角片 40g　　生地黄 15g　　牡丹皮 10g
赤芍 10g　　黄芩 10g　　黄连 10g　　知母 10g
生石膏 30g　　玄参 10g　　连翘 10g　　竹叶 10g
苦参 10g　　生栀子 10g

加减：水疱多，渗出明显，加茵陈、马齿苋、六一散、车前子；皮损糜烂或有脓液者，加金银花、蒲公英、紫花地丁；大便秘结者，加大黄。

分析：方中生石膏直清胃热，因胃为水谷之海，十二经的气血皆禀于胃，所以胃热清则十二经之火自消；石膏配知母、甘草清热保津；连翘、竹叶轻清宣透，驱热外达，可清透气分表里之热毒；黄芩、黄连、栀子通泄三焦；羚羊角或水牛角联合生地、赤芍、丹皮凉血解毒养阴化瘀，清营、血分之热；玄参、连翘清热解毒；苦参清热燥湿；竹叶、栀子清心利尿，导热下行。诸药合用，共奏清热解毒、凉血利湿之功。

（2）心火脾湿型

症状：遍身燎浆水疱，新起不断，疱壁松弛，水疱易破，糜烂渗出面大，口舌糜烂，伴心烦口干，小便短赤，纳呆腹胀，舌质红，苔黄腻，脉濡数。

辨证：心火炽盛，脾湿内蕴。

治法：清脾除湿，清心凉血。

处方：茵陈 10g　　泽泻 10g　　生地黄 10g　　栀子 10g
黄芩 10g　　连翘 10g　　生甘草 10g　　茯苓 15g
苍术 10g　　麦冬 10g　　白术 10g　　枳壳 10g
黄连 10g　　竹叶 10g　　草薢 10g　　黄柏 10g

加减：口腔糜烂者，加金银花、金莲花、藏青果；渗出多者，可加重苍术用量，加泽泻、滑石；饮食欠佳者，加木香、大腹皮；红斑面积大者，加丹皮、赤芍、紫草。

分析：方中栀子、黄连清心泻火；连翘、黄芩清热解毒；生地、麦冬滋阴清热；茵陈、茯苓清热利湿；苍术、白术燥湿健脾；枳壳理气和中；泽泻、竹叶、甘草清心利水；草薢、黄柏健脾除湿。诸药合用，共奏清脾除湿、清心凉血之功。

（3）脾虚湿蕴型

症状：水疱疱壁紧张，潮红不著，水疱反复出现，破溃津水浸淫成片，时轻时重，或结痂较厚，不易脱落；伴倦怠乏力，四肢沉重，腹胀便溏或先干后溏，舌淡胖，苔白腻，脉沉缓。

辨证：脾虚湿盛，熏蒸肌肤。

治法：健脾除湿，凉血解毒。

处方：

白术 10g	苍术 10g	猪苓 10g	茯苓 15g
陈皮 10g	枳壳 10g	厚朴 10g	栀子 10g
滑石 10g	黄芩 10g	大青叶 10g	连翘 10g
泽泻 10g	生薏苡仁 30g	白扁豆 10g	甘草 10g

加减：腹胀纳呆者，加鸡内金、炒麦芽、木香、砂仁；大便溏泄加山药，重用苍术、白术；渗出较多者，加重苍术、泽泻、滑石用量；伴继发感染者，加金银花、半枝莲、重楼；红斑明显者，加生槐花、赤芍。

分析：方中厚朴、陈皮、苍术、甘草燥湿和中；泽泻、猪苓、茯苓、白术、生薏苡仁健脾利水；滑石、栀子清热利湿；白扁豆益气健脾；枳壳行气以助水湿之运化；连翘、大青叶清热凉血解毒；黄芩清热燥湿解毒。诸药合用，共奏健脾除湿、凉血解毒之功。

（4）气阴两伤型

症状：病程较长，或病至后期，疱多数结痂，干燥脱落，但时有反复，水疱时伏时起；伴口咽干燥，五心烦热，气短懒言，神疲无力，体倦肢乏，自汗盗汗，舌质淡红，苔少或花剥，脉沉细数。

辨证：毒热未清，气阴两伤。

治法：益气养阴，清热解毒。

处方：

生黄芪 20g	沙参 15g	丹参 15g	金银花 10g
蒲公英 10g	天冬 10g	麦冬 10g	石斛 10g
玉竹 15g	生地黄 15g	陈皮 10g	天花粉 10g
白术 10g	茯苓 15g	玄参 10g	

加减：自汗盗汗显著者，加五味子、浮小麦；气血亏虚显著者，加太子参；血虚者，加当归、鹿角胶；失眠多梦者，加酸枣仁、石菖蒲；饮食无味者，加

焦三仙、鸡内金；低热不退，加青蒿、地骨皮、银柴胡。

分析：方中生地滋阴凉血，玄参凉血解毒，滋阴降火，二药合用清热降火，凉血补阴；沙参配石斛养胃阴生津液，石斛可滋肾水，清虚热；天花粉清热泻火生津；天冬、麦冬、玉竹滋阴降火；金银花、蒲公英清解余毒；丹参凉血活血；陈皮理气健脾；白术健脾益气。金起凤教授认为养阴之品多滋阴碍脾，茯苓甘淡性平，健脾益胃，脾胃健运，水湿得化，阴液方得以输布；后期气阴大伤，正气不能鼓邪外出，加生黄芪益气固表，扶正以祛邪。

2. 外治方案

以中医辨证论治为原则，根据不同的皮损情况选择应用不同的外治法，总的治疗原则为保护创面、收湿敛疮、预防感染。

（1）水疱破溃糜烂渗出较多时，可用金银花、马齿苋、生地榆、野菊花各30g，煎汤待温凉后用纱布浸湿外敷患处，每次20分钟左右，每日2~4次。

（2）皮损破溃而渗出不多时，将青黛散或黄连粉用甘草油调和，外涂患处。

（3）口腔糜烂者，用金银花、菊花、生甘草各10g，煎水含漱后，外用养阴生肌散。

（4）皮损结痂或层层脱落时，可外涂甘草油或紫草油；若痂皮较厚，可用黄连膏厚涂，使痂皮脱落。

（四）案例分析

李某某，男，58岁，2019年3月28日初诊。

患者患寻常型天疱疮3年余，最初表现为口腔出现水疱、糜烂，继之躯干及四肢出现红斑、水疱，外院应用激素治疗1年余，患者皮疹消退而停药。停药3个月后皮疹复发，再次使用激素治疗，减量至20mg/d时病情出现反复，患者拟寻求中医治疗来院就诊。刻下症见：患者胸背部及四肢散在松弛性水疱及结痂，部分皮损有渗出，口腔两侧颊黏膜散在糜烂面，咽干舌燥，体倦乏力，五心烦热，食少，睡眠可，小便短赤，大便干。舌红，少苔，脉沉细。

中医诊断：天疱疮。

西医诊断：天疱疮。

辨证：气阴两伤。

治法：益气养阴，清热解毒。

处方：生黄芪20g　　太子参15g　　沙参15g　　金银花10g
　　　　蒲公英10g　　天冬10g　　　麦冬10g　　银柴胡10g
　　　　青蒿15g　　　知母10g　　　生地黄15g　陈皮10g

天花粉 10g　　　　白术 10g　　　　茯苓 15g　　　　玄参 10g

玉竹 10g

日 1 剂，早晚饭后半小时温水冲服（配方颗粒）。

水疱消毒后抽吸疱液，局部糜烂渗出处予马齿苋、金银花、野菊花各 30g 煎水湿敷，痂皮处外用紫草油；口腔用金银花、野菊花、金莲花各 10g 水煎漱口。

二诊：服用 14 剂后复诊，皮疹无渗出，基本结痂，偶有新发水疱，口腔散在溃疡面；患者烦热症状缓解，仍有乏力，不思饮食。上方去青蒿、知母，加鸡内金、焦三仙、枳壳行气健脾，激素仍维持 20mg/d。停湿敷，漱口方同前。

三诊：再服 14 剂后患者口腔溃疡痊愈，无新发皮疹，原有皮疹基本结痂，部分痂皮脱落；患者乏力好转，口渴心烦诸症消失。上方去鸡内金、青蒿、金银花、蒲公英，激素减量至 15mg/d。患者再服 28 剂后停药，西医院继续调整激素用量，随访未再出现新发水疱。

案例点评：本例患者病情基本稳定，激素减量时病情反复，患者病程较长，毒邪耗伤阴液，且长期服用糖皮质激素亦伤耗气伤津，结合患者五心烦热、体倦乏力、咽干口燥及舌脉等表现，属气阴两伤之证，所以治疗以益气养阴为主。而患者仍有新发皮疹，余毒未清，故亦应加入清热利湿解毒之品清解余毒。李东垣《论脾胃虚实传变论》中云："脾胃之气既伤，而元气亦不能充，而诸病之所生也。"所以养阴顾胃在疾病后期亦起着重要作用。方中沙参、生地、麦冬、玉竹取益胃汤之意，养阴益胃；太子参益气和胃；生黄芪健脾补中，益卫固表；银柴胡、青蒿、知母育阴清热；金银花、蒲公英清热解毒；白术健脾益气燥湿；天花粉清热泻火，益阴生津；茯苓甘淡健脾利水；陈皮健脾和胃，行气宽中；天冬益气养阴；玄参益阴解毒。全方共奏益气养阴、清解余毒之功。二诊时皮疹基本结痂，烦热症状缓解，故去青蒿、知母；患者仍不思饮食，加鸡内金、焦三仙、枳壳加强行气健脾；仍有新发皮疹，故保留清热解毒药物。三诊时患者心烦口渴症状明显缓解，故去鸡内金、青蒿；再无新发皮疹，去苦寒之金银花、蒲公英，余药继服巩固疗效。

（五）临证经验

李元文教授在继承金起凤教授的基础上，总结天疱疮的病机特点是心火脾湿蕴蒸肌肤，郁于血分，灼津耗气，气阴两伤，病位在心、脾、肝、肾。急性期多属实证、热证，治疗多用清热解毒、清营凉血、祛湿解表的药物，如地肤子、白鲜皮、防风、金银花、连翘、蒲公英、地丁、生地黄、赤芍、丹皮、栀子、黄芩、黄柏、甘草等。后期本虚标实居多，脾虚为本，湿热、毒热为标，治疗以益气养阴为主，佐以清热解毒除湿。对正气不足和津液消耗等，可以用补气、养血、滋阴等药物。

李元文教授认为本病在急性期多使用寒凉药物，久之先伤脾胃，在使用寒凉药物的过程中可配合使用生姜、高良姜等温中反佐之品。在泻心火的药物中，竹叶与木通配伍效果较佳，因心与小肠相表里，心火往往下移小肠，二药合用能上下共清，使热从小便排出。在健脾除湿的药物中，可选择白术、茯苓、泽泻、薏苡仁，湿往往与热、寒、风、毒相伴，使用中应注意随症加减。使用养阴之品应注意养阴之品多有润肠作用，脾虚泄泻者不宜使用；甘寒滋腻之性较强的天冬不宜用于痰湿内生者；熟地黄有碍消化，气滞痰多之腹胀、食少便溏者不宜使用；久服宜配伍使用砂仁、陈皮等理气药物。

李元文教授认为病络是很多皮肤病的病理基础，也是很多皮肤病发展的中晚期阶段的特征性表现，活血利湿、活血化湿是治疗湿邪所致疾病的捷径。李元文教授认为，水湿之所以不化，是由于经络不通，气血瘀阻，湿邪无以出路。水湿之邪易入血入络，病邪与气血交杂，不活血，经络不得以疏通，水湿之邪将不得以化，可予除湿胃苓汤、萆薢渗湿汤、二妙丸、龙胆泻肝汤除湿，合用桃红四物汤、血府逐瘀汤、桂枝茯苓丸等活血通络，强化活血利水的功效。

李元文教授认为毒邪是皮肤病重要的致病因素，存在于皮肤病发生、发展的各个环节中，临床中需要仔细辨别毒邪特点，结合患者一般症状及舌苔、脉象特点及时予以解毒、攻毒治疗。天疱疮急性期火热之毒显著，治疗上可予疏风解毒、清热解毒、除湿解毒、凉血解毒；慢性期则可滋阴润燥解毒、理气活血解毒、益气解毒、补肾解毒等。另外可根据皮损发病部位的不同选择解毒药物，如头面部显著可选择金银花、野菊花等轻清上行之品；发于胁肋、下阴等处，常选用龙胆草、苦参、黄芩等清解肝胆毒热；下肢为著可选用土茯苓、泽泻、黄柏等解毒渗湿的药物治疗；合并肿瘤者可选择白花蛇舌草、拳参、半枝莲、土茯苓等具有抗增殖、抗肿瘤的解毒药。应用解毒药物应中病即止，防止损伤人体正气。

（六）专病专方

（1）龙蚤清渗汤

组成：龙胆草 10g，蚤休 15g，黄芩 10g，炒山栀 10g，丹皮 15g，鲜生地 30g，赤芍 12g，白鲜皮 10g，地肤子 30g，苦参 15g，六一散（包）15g。

金起凤教授常用龙蚤清渗汤加减治疗湿疹、天疱疮、脂溢性皮炎的湿热型，由龙胆泻肝汤化裁而来。方中以龙胆草、黄芩、蚤休、六一散清热利湿，蚤休苦寒，能泄热清气火；生槐花、丹皮、生地、赤芍凉血解毒，血热清而湿热除；白鲜皮、苦参、地肤子能燥湿清热。若心中烦热显著，加黄连、栀子清心除烦；皮疹色红、舌红为血热较重者，加羚羊角加强凉血的作用；心火偏旺者可去龙胆草、生槐花，加莲子心、连翘心清泻心火。

（2）培肾益阴方

组成：银柴胡 10g，炙鳖甲 15g，青蒿 15g，白薇 15g，太子参 18g，北沙参 20g，麦冬 15g，生地 15g，炙龟甲 15g，炒白芍 12g，盐黄柏 10g，知母 10g。

金起凤教授多将此方应用于系统性红斑狼疮、皮肌炎、天疱疮等疾病的后期，证属肝肾阴虚。水亏火旺，肺脾气虚，不能输布津液，化生精血充养全身所致。方中银柴胡、鳖甲、青蒿、白薇育阴清热；太子参益气和胃；白芍敛阴养血；北沙参、麦冬、生地益阴润燥和胃；龟甲、知母、黄柏滋阴降火。全方滋阴清热降火之功效尤佳。

（3）凉血解毒汤

组成：水牛角 10g，生槐花 10g，土茯苓 15g，赤芍 15g，丹皮 15g，板蓝根 15g，牛蒡子 10g，白花蛇舌草 15g，拳参 15g，威灵仙 10g，苍术 10g，生薏苡仁 15g，天冬 10g，麦冬 10g。

李元文教授常用此方加减治疗银屑病、天疱疮、玫瑰糠疹等证属热毒入营证者。本方以犀角地黄汤化裁而来，方中水牛角清热凉血；生槐花、赤芍、丹皮凉血不留瘀；板蓝根、牛蒡子解毒利咽；白花蛇舌草、拳参凉血解毒；威灵仙疏经通络；苍术、薏苡仁健脾化湿；天冬、麦冬滋阴润燥、顾护阴液。

（七）问诊路径

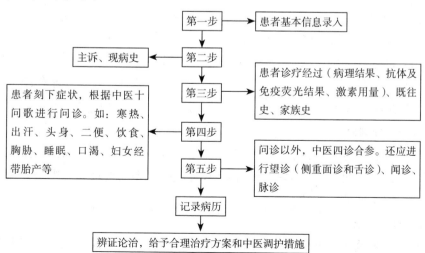

图 6-12　天疱疮问诊流程图

第十三节 皮肤瘙痒症

皮肤瘙痒症是一种仅有皮肤瘙痒而无原发性皮肤损害的皮肤病症状。本病的特点是皮肤阵发性瘙痒，搔抓后常出现抓痕、血痂、色素沉着和苔藓样变等继发性损害。临床上有泛发性、局限性两种。泛发性者全身皮肤瘙痒；局限性者以前后二阴周围最为多见。瘙痒症的发病原因按全身和局限具体可见：全身性瘙痒症常为许多全身性疾病的伴发或首发症状，如尿毒症、阻塞性肝胆疾病、甲状腺功能亢进或减退、糖尿病、恶性肿瘤及神经精神性瘙痒等。全身性瘙痒症的外因与环境因素（包括湿度、季节、工作环境中的生物或化学物质刺激）、外用药物、用碱性强的肥皂以及患者皮肤的皮脂腺与汗腺分泌功能减退致皮肤干燥等有关。局限性瘙痒症的病因有时与全身性瘙痒相同，如糖尿病。肛门瘙痒症多与蛲虫病、痔、肛瘘等有关。女性阴道瘙痒症多与滴虫性阴道炎、细菌性阴道炎、淋病及宫颈炎有关。阴囊瘙痒症常与局部皮温高、多汗、摩擦、真菌感染有关。瘙痒的发生主要是由化学介质如组胺、P 物质、激肽和蛋白酶等的释放所引起。

（一）病因病机

皮肤瘙痒症，中医文献中又称本病为"阴痒""谷道痒""痒风"，其特点是皮肤阵发性瘙痒，往往夜间为甚，搔抓后出现抓痕、血痂、色素沉着及苔藓样改变，如《外科证治全书·痒风》记载："遍身瘙痒，并无疮疥，搔之不止。肝家血虚，燥热生风。"《外科大成》载："痒本源于虚，再源于热及风，风热客于肌表，内外两邪相搏作痒。"治宜凉血疏风、润燥止痒。中医历代医家及学者主要认为皮肤瘙痒症的形成涉及肺、脾两脏，肺脾气虚日久湿邪内生，复感风寒湿热外邪共同致痒。多因外感风、热、湿邪，蕴于腠理，日久耗血伤阴致脾虚血燥、肌失濡养发为瘙痒。故风、湿、热、燥、瘀、虚均可引起瘙痒症。

1. 金起凤教授

金起凤教授重视四诊合参，认为瘙痒不离风，血热、血瘀及血虚生风诱发瘙痒，风湿、风热亦可引起瘙痒。老年人皮肤瘙痒多为血虚风胜则燥，风动则痒，治以养血息风，滋阴润燥。

2. 李元文教授

李元文教授认为瘙痒的产生虽然原因复杂，但风邪阻滞肌肤不得宣泄是最常见的病因，故有"无风不作痒"之说。在治疗风瘙痒时治风是首要大法。但风为百病之长，在致病的过程中往往有寒、热、湿、毒、虫等相互作用，形成风湿热毒等复杂证候。在治疗时，应明辨病因，对症下药。在疾病早期多是风热、风寒瘙痒，治宜清热疏风或疏散风寒。夹湿一般病程较长，治疗困难，治疗宜依据病位合理应用祛湿、化湿及利湿等方法。在疾病后期往往还有血虚风燥占主导病机，治疗宜养血息风。总之，治风是止痒的首要，风去痒自灭。《金匮翼》载："风瘙痒者，表虚卫气不足，风邪乘之，血脉留滞，中外鼓作，变而生热，热则瘙痒，久不瘥，淫邪散溢，搔之则成疮。"

3. 张丰川教授

张丰川教授认为本病责于正虚、邪实。外邪袭肌，卫气受损，正气虚，邪气内蕴则痒，反之卫气坚则痒止。风瘙痒的病机乃脏腑功能衰弱，五脏俱虚，脾虚易生湿邪，肝肾阴虚易生内热，血虚易生内风。当风、湿、热邪阻于皮肤肌表，引起气血不和，血虚生风，风胜则燥，肤失濡养，遂发瘙痒。

总之，本病病程中可出现虚实夹杂、阴阳失调等复杂表现，根据不同阶段兼夹证的不同还需分阶段有侧重地进行辨证论治。

（二）辨证思路

1. 症因相系，常规辨治

皮肤瘙痒症根据病邪的性质和致病特点来看，不同的致病因素，依其发病情况和皮损特征，常可作为辨证求因，审因论治的重要依据。如风痒好发于上部或泛发全身，遍体作痒，皮疹为风团、丘疹、鳞屑，多为干性；湿痒好发于下部，缠绵不愈，皮损为丘疱疹、水疱、糜烂流水；热痒发于暴露部位和全身，皮损为红色丘疹、红斑，灼热瘙痒，甚则糜烂流水；虫痒部位多在指（趾）缝、肛门、会阴和少腹等处，皮损为丘疹、水疱，甚则糜烂、浸淫蔓延，易传染；燥痒主要为血虚生风化燥，常见于慢性病，皮损肥厚、干燥、脱屑、苔藓样变。在治疗上要明辨病因，有的放矢。究其病因有可能是全身性的，也可能是局部性的；既可能是内源性的，又可能是外源性的。因此，对于瘙痒症患者，首先必须寻找引起瘙痒的原因，针对不同的病因，标本兼顾，达到事半功倍的效果。如糖尿病患者，皮肤瘙痒可能只是糖尿病的一个首发症状，此时控制血糖，治疗糖尿病则成为治疗瘙痒的关键。

2. 注重标本缓急

皮肤瘙痒症虽属肌表疾病，但究其病机多是脏腑病变的外在表现，故以"治外必本诸内"为原则，治疗上多着眼于本。急则治其标，是权宜之计。若标证较急，不及时治疗，可使病情加重，此时应先治其标病，常用清风止痒法。缓则治其本，是根本之图，适用于病势较缓，病程较长的慢性皮肤瘙痒症。治疗针对疾病的本质，才能解决根本问题。标本兼顾，旨在扶正祛邪。适用于正气不足，复感外邪者。病情较轻者，在标本俱急的情况下根据临床具体情况有所侧重。在疾病早期多是风热、风寒瘙痒，治宜清热疏风或疏散风寒。夹湿一般病程较长，治疗困难，治疗宜依据病位合理应用祛湿、化湿及利湿等方法。在疾病后期往往还有血虚风燥占主导病机，治疗宜养血息风。总之，治风是止痒的首要，风去痒自灭。

（三）治疗方案

1. 内治方案

（1）风热血燥型

症状：皮肤瘙痒，遇热或饮酒后加剧，皮肤抓破后血痕累累；伴心烦，口渴，小便色黄，大便干燥；舌质红，苔薄黄，脉浮数。

辨证：外感风邪，内蕴肌肤。

治法：清热疏风，凉血止痒。

处方：消风散合犀角地黄汤加减。

荆芥 10g	防风 10g	苦参 10g	金银花 10g
牛蒡子 10g	牡丹皮 10g	浮萍 10g	生地黄 30g
当归 10g	知母 10g	木通 10g	生甘草 10g

加减：心烦失眠，舌边尖红者，加莲子心、栀子、合欢皮、连翘心；瘙痒明显，不抓破出血不能止痒者，加全蝎、白蒺藜、水牛角、赤芍、茜草。

分析：此型多见于急性期。治宜疏风为主，佐以清热除湿之法。痒自风而来，止痒必先疏风，故以荆芥、防风、牛蒡子、浮萍之辛散透达，疏风散邪，使风去则痒止，共为君药。配伍苦参清热燥湿，木通渗利湿热，是为湿邪而设；金银花、牡丹皮、知母清热泻火，是为热邪而用，以上俱为臣药。然而风热内郁，易耗伤阴血；湿热浸淫，易瘀阻血脉，故以当归、生地、养血活血，并寓"治风先治血，血行风自灭"之意为佐。甘草清热解毒，调和诸药，为佐使。

（2）湿热内蕴型

症状：皮肤瘙痒不止，抓破后继发感染或湿疹样变，伴口干口苦，胸胁闷胀，纳谷不香，小便黄赤，大便秘结，舌质红，苔黄腻，脉滑数或弦数。

辨证：湿热内蕴，蕴阻肌肤。

治法：清热利湿止痒。

处方：龙胆泻肝汤加减。

龙胆草 10g	苦参 10g	苍术 10g	生地黄 30g
黄芩 10g	栀子 10g	泽泻 10g	泽兰 10g
木通 6g	当归 10g	柴胡 10g	车前子 10g
白鲜皮 10g	地肤子 10g	生甘草 6g	

加减：瘙痒夜间加重者，加生龙牡、珍珠母、灵磁石；皮损肥厚者，加威灵仙、丹参、徐长卿。

分析：此型多见于急性期。方中龙胆草大苦大寒，既能清利肝胆实火，又能清利肝经湿热，故为君药。黄芩、苦参、栀子苦寒泻火，燥湿清热，共为臣药；泽兰、泽泻、木通、车前子渗湿泄热，导热下行；实火所伤，损伤阴血，当归、生地养血滋阴，邪去而不伤阴血，共为佐药。柴胡疏肝经之气，引诸药归肝经；甘草调和诸药，共为佐使药。

（3）血虚肝旺型

症状：一般以老年人多见，病程较久，皮肤干燥，抓破后可有少量脱屑血痕累累；如情绪波动，可引起痒发作或加剧；伴头晕眼花，失眠多梦；舌红，苔薄，脉细数或弦数。

辨证：血虚肝旺，肌肤失养。

治法：养血平肝，祛风止痒。

处方：当归饮子加减。

生地黄 10g	熟地黄 10g	当归 10g	川芎 10g
白芍 10g	黄芪 10g	防风 15g	荆芥 10g
天冬 10g	麦冬 10g	桃仁 10g	红花 10g
鸡血藤 30g	刺蒺藜 10g	何首乌 10g	生甘草 6g

加减：夏季痒重者，加藿香、佩兰；冬季瘙痒重者，加地肤子、白鲜皮。

分析：此型多见于慢性期。当归饮子方中之当归、川芎、白芍、生地黄为四物汤组成，滋阴养血以治营血不足，同时取其"治风先治血，血行风自灭"之义；何首乌滋补肝肾，益精血；防风、荆芥疏风止痒；白蒺藜平肝疏风止痒；黄芪益气实卫固表；白芍、天冬、麦冬滋阴润肤，鸡血藤补血养血，又能舒筋通络；甘草益气和中，调和诸药。诸药合用，共奏养血润燥、祛风止痒之功。全方配伍严谨，益气固表而不留邪，疏散风邪而不伤正，有补有散，标本兼顾。本方养血之功胜于祛风，常用于阴血亏虚兼有风邪的各种慢性皮肤病。

2. 外治方案

（1）中药外治法

①夹竹桃叶煎水敷洗。夹竹桃干叶 30g，加水 500ml，文火煎煮 30 分钟，去渣取液约 200ml，敷洗瘙痒患处。夹竹桃叶有镇痛祛瘀作用，同时也有较强的止痒效果。过敏者禁用。

②外搽 200% 百部酊，可用于周身瘙痒，痒如虫行。

③皮损有湿疹样变者，可用三黄洗剂外搽，每日 4~5 次。

④荆芥、黄精、蛇床子、白鲜皮、苦参、野菊花各 30g，川芎、赤芍、连翘各 20g，水煎取汁 2000ml，微温外洗皮肤处。适用于血虚风燥证。

⑤苦参、蛇床子、地肤子、白鲜皮、威灵仙、枯矾各 30g，川椒、白芍、狗脊、细辛、桂心各 10g，水煎趁热熏洗患处。适用于肛门及阴部等局部瘙痒症。

（2）针灸治疗

①毫针疗法：主穴选曲池、合谷、血海、足三里、三阴交、阳陵泉。实证者用泻法，虚证者用补法，适当配合局部取穴。

②耳针疗法：取枕部、神门、肺区、肾上腺，也可用埋豆法、埋针法。

③隔姜灸：取足三里（双侧）、曲池（双侧）、关元，将鲜姜切成 3~4mm 厚的姜片，中间扎些小孔，将艾绒揉成艾炷（底面直径为 1cm 左右的圆锥体）放于姜片上，点燃，以患者自觉灼热，肌表出现红晕为度。

（四）案例分析

病案 1　张某某，男，56 岁，2019 年 10 月 25 日初诊。

患者 2 个月前无明显诱因首先在下肢皮肤出现瘙痒，一般睡觉前瘙痒较重，患者自行用热水湿敷或增加洗浴次数来减轻瘙痒，但瘙痒不能缓解，并逐渐加重。

患者又自行外用皮炎平等药膏，效果仍不理想。遂来就诊。刻下症见：患者皮肤瘙痒遍及全身、躯干及四肢均出现瘙痒，发作时搔抓痒不得减，甚至夜不能寐。饮食不香，心绪烦，大便秘结，舌淡暗，舌苔花剥，脉弦细。

专科检查：患者四肢、躯干皮肤干燥，有散在皮屑，遍布较多抓痕、血痂，双下肢胫前皮肤抓痕尤重，小片呈苔藓样肥厚，但周身均未见原发性皮损。皮肤划痕（−）。

中医诊断：风瘙痒。

西医诊断：皮肤瘙痒症。

辨证：血虚肝旺证。

治法：滋阴养血润燥，平肝祛风止痒。

处方：

当归 10g	白芍 10g	川芎 10g	熟地 10g
防风 10g	荆芥 10g	天冬 10g	麦冬 10g
何首乌 10g	白蒺藜 10g	煅龙骨 30g	煅牡蛎 30g
红花 10g	合欢皮 30g		

日 1 剂，早晚饭后半小时温水冲服（配方颗粒）。

二诊：7 剂后患者诉皮肤瘙痒明显好转，可以正常睡眠，大便仍干燥。上方加火麻仁 10g，郁李仁 10g。

三诊：调治 1 个月后，瘙痒基本消失，睡眠改善、无特殊不适。

案例点评： 本案风瘙痒患者年近花甲，人体气血阴液均显不足。患者瘙痒逐渐加重，可能与外用药不合适，过度热水洗浴，皮肤脱脂，血虚风燥有直接关系。在治疗老年性风瘙痒时，滋阴养血润燥是基本大法，以当归、白芍、熟地、川芎、天冬、麦冬、何首乌为主；荆芥、防风、白蒺藜祛风止痒。但本案中，患者出现瘙痒剧烈，夜不能寐的症状，特别加入煅龙骨、煅牡蛎、合欢皮等息风安神之品。同时，龙骨、牡蛎还有平肝潜阳的功效，可起到协同止痒的作用。在临床上，常见由于瘙痒出现心因性症状，如焦虑、失眠、胃脘不适等，合理使用重镇安神之品有立竿见影之效。本案中，依据患者舌质淡暗的特点，在养血润燥的基础上，加入红花、川芎等活血化之品，取"治风先治血，血行风自灭"之意。治风治血，相得益彰。

（五）临证经验

李元文教授在继承金起凤教授的基础上摸索出新的理论体系。分别为：审因论治消瘙痒、内外并用除瘙痒。

1. 审因论治消瘙痒

李元文教授认为皮肤瘙痒症按病因病机可分为风痒、虫痒、湿痒、热痒、燥痒、毒痒、食痒、瘀痒、虚痒。

（1）风痒——祛风止痒法

辨证：痒的部位，通常发生在头面耳鼻等处，甚至遍布全身。痒感很重，以致难以忍受。偏于热，痒感常是突然发生，并常能见到形如针帽大至粟米大的红色丘疹。搔破则有少许鲜血渗出，随破随收，结有血痂，很少有化腐现象，遇热瘙痒更甚。若被凉风吹拂，痒感则又稍有缓解偏于寒，则痒感主要在头面，耳廓和手足等暴露部位。其痒感发生有一定的季节和时间性，一年之中，冬重夏轻一天之内，早晚气温偏低时，较之中午气温偏高时要重得多。在皮肤上还能见到错综交织的如网的白色抓痕，淡红色丘疹、风团等。

治法：祛风止痒。

用药：杭菊花、防风、羌活、苍耳子。偏寒加麻黄、桂枝、独活、白芷、细辛、辛夷、威灵仙等；偏于热加丹皮、牛蒡子、浮萍、连翘、薄荷、绿豆衣、蚕沙。

（2）虫痒——杀虫止痒法

辨证：痒通常发生在指（趾）缝、肛门、前阴和少腹以及乳房皱襞处，个别严重时痒感也可传遍全身。白日虫隐肤内不动，夜间则辗转爬行，故痒多发生在夜间。此时之痒如针刺难忍，搔破有淡黄色滋水流出，具有较强的传染性。

治法：治宜杀虫止痒。

用药：此法分内服和外用两大类，内服常用药如使君子、槟榔、雷丸、南瓜子。外用杀虫药物，如蛇床子、雄黄、川楝皮、藜芦、轻粉、枯矾、硫黄、大枫子、芦荟、蜈蚣、斑蝥等。

（3）湿痒——理湿止痒

辨证：瘙痒主要在下肢、阴囊、女阴和趾缝处。皮疹以丘疱疹、水疱、黄痂糜烂为主。自觉浸淫作痒，搔抓破则有较多的滋水流出，滋水糜烂，浸淫四窜，并有越腐越痒，越痒越腐，常缠绵难愈。兼有热邪则皮肤红，略有肿胀，腐痒并重；兼有寒邪则皮肤肥厚，状如牛领之皮，肤色暗红或紫红，痒重于腐。

治法：理湿止痒，不外乎芳香化湿、辛温化湿和淡渗利湿三类。

用药：藿香、佩兰、苍术、薏苡仁、地肤子。兼有热者选用茵陈、滑石、白鲜皮、萹蓄、金钱草、汉防己、土茯苓；兼有寒者选用槟榔、路路通、海桐皮。收湿止痒的外用药有炉甘石、枯矾、石膏、花蕊石等。

（4）热痒——清热止痒法

辨证：痒无定处，时而在头面，时而在肢体。其皮疹以红色丘疹、红斑为主，多呈播散性分布，部分融合成片。自觉灼热刺痒，状如芒刺针扎，搔破皮边鲜血渗出，结有血痂，偶尔也可化腐生脓，酿成疖肿。

治法：清热止痒。主要指邪在气营之间，外透邪易走表，痒感更重；内凉，引邪入里，或流滞不去，痒亦难除，唯用清热法较为合适。

用药：生石膏、知母、寒水石、玄参、黄芩、黄连、水牛角、龙胆草、连翘。热重化毒则加山栀子、野菊花、银花、蒲公英、地丁；热而夹风则加青蒿、蝉蜕、木贼草、青葙子、桑叶等。在具体的应用中，要注意各自的大同小异。大凡偏清心热用水牛角、黄连、连翘；偏清肝热用龙胆草；偏清肺热用黄芩；偏清胃热用石膏、寒水石；偏清肾热用知母、玄参。对于性味苦寒较重的黄连、龙胆草、山栀子之类，一要用量轻，二要炒用，以减轻苦寒之性。

（5）燥痒——润燥止痒法

辨证：在秋冬之间，或者老年人，或者患过温热病后，阴血内守，或者阴虚血亏，生风化燥，症见皮肤干燥发痒，其痒感往往时轻时重，呈阵发性发作，搔抓后有细如糠状鳞屑脱落。

治法：润燥止痒。润燥止痒的根蒂在肝肾两脏。

用药：常用药有何首乌、天冬、麦冬、山药、沙苑子、干地黄、百合、合欢皮、钩藤、龙眼肉、阿胶、小胡麻、白芍、夜交藤、地骨皮等。

（6）毒痒——解毒止痒法

辨证：《诸病源候论》说"凡药有大毒，不可入口鼻耳目"，否则淫痒不止，甚则毒攻脏腑。其皮疹以弥漫性水肿性红斑为主，其次还可发现红色丘疹、风团等。

治法：解毒止痒。

用药：绿豆粉、生甘草、杏仁、胡黄连、大青叶、蒲公英、土茯苓等。其中土茯苓善解汞粉、银朱之毒；大青叶能解金石药毒；杏仁制锡毒；绿豆粉、生甘草相伍，即解毒，又护心；偏于热毒用银花、漏芦、地丁、蚤休；偏于疫毒用人中黄、紫草、板蓝根、马齿苋等。金石药品，性味温烈，长期内服必致阴灼液耗。

（7）食痒——消食止痒

辨证：凡食鱼虾蟹之类动风发物，还有吃牛马猪羊鸡狗等禽兽，食多则难消磨，故发食痒。表现在皮肤，常有地图状红色风团，水肿性红斑，丘疹和大小不等的水疱、血性疱等。常自述心烦意乱剧痒。若不及时治疗，还会出现毒气内攻，令人呕吐、下利、精神困倦等全身症状。

治法：消食止痒。

用药：蒲公英、苏叶、胡黄连、神曲、广木香、山楂、乌药、谷芽、麦芽、鸡内金、生大黄、陈皮等。其中苏叶、陈皮偏于解鱼腥之毒；神曲、木香、蒲公英、乌药通解食毒；山楂、鸡内金偏消肉积，谷芽、麦芽和中消食，胡黄连"解吃烟毒"，食消毒解，皮肤发痒也就随之消除。

（8）瘀痒——化瘀止痒法

辨证：痒感发作时，不抓破皮疹直至污血流溢不能止痒。皮疹为暗红色丘疹、结节，有的散在性分布于全身有的凝聚结块，深入肤内；有的融合成片，状如席纹。

治法：宜化瘀止痒。

用药：瘀而兼热用生地、蒲黄、丹皮、赤芍、桃仁、大蓟、茜草、地榆、丹参、紫草、郁金、山茶花、益母草、败酱草；瘀而兼湿用马鞭草、路路通、花蕊石；瘀而兼寒用三七、当归、乳香、泽兰、石菖蒲、川芎、皂刺、王不留行、刘寄奴、苏木、血竭等。

（9）酒痒——醒酒止痒法

辨证：酒后立即或不久，皮肤感觉发痒，继而发现全身弥漫性红斑，或形如针帽状的红色丘疹，与麻疹皮疹十分相似。但是，随着酒毒从汗液和小便的排出，痒感和皮疹也随之减轻、消失，不治而愈。

治法：醒酒止痒。

用药：解酒之毒，一是从肌肉而解，如用白豆蔻、香橼皮、砂仁、葛花、西河柳、丁香、肉豆蔻、白扁豆、高良姜、草果、桑椹子、山楂等；二是利小便，如泽泻、猪苓、茯苓等以上下分消其湿气。

（10）虚痒——补虚止痒法

辨证：全身瘙痒不止，如虫行皮中。兼血虚则皮肤干燥，痒感在夜间尤重；兼气虚则不耐六淫外邪，在寒热变迁时，均可明显诱发，或加重；兼阳虚则痒发生在秋末冬初，以中老年男性为多见；兼阴虚则干痒不休，皮肤干枯而不润泽，搔后有较多的细小鳞屑脱落。

治法：补虚止痒。

用药："诸痛为实，诸虚为痒"。偏于阴虚用石斛、天冬、麦冬、沙参、鸡子黄、干地黄、沙参甘淡而寒，专补肺气，清肺火，故对阴虚内热所致身痒最宜；偏于阳虚用紫石英、黑附子、肉桂、补骨脂、山茱萸、沉香、淫羊藿、仙茅；凡真气不足的老年性皮肤瘙痒症，功效颇良；沉香、炒杜仲性沉而降，善治男女下阴湿痒；偏于气虚用黄芪、山药、白术、党参、冬虫夏草、甘草、人参。参、芪、草三味同用，虽为退虚热的圣药，更是治中气不足之人瘙痒的佳品。偏于血虚用熟地、阿胶、桑椹子、何首乌等，何首乌不寒不燥，为滋补良药，功在地黄、天冬之上，凡血虚发痒皆可用之。

此外，蜈蚣、全蝎、僵蚕、羚羊角、蜂房、乌梢蛇、白花蛇、龟甲、鳖甲、水蛭等虫类、鳞介类药，皆为清热解毒、息风止痒之品，特别是对风毒顽痒，用之恰当，效如桴鼓，并为临床所证实。

2. 内外并用消瘙痒

内治重在调节患者气血阴阳，疗其根；外治重在辅助内治，加强疗效，祛其标。在内服药基础上，常会配合中药外用治疗皮肤瘙痒症，内外并用促进治疗效果。一方面可选用中药局部湿敷或者熏洗：苦参、蛇床子、地肤子、白鲜皮、威灵仙、枯矾各30g，川椒、白芍、细辛、桂心各10g，水煎趁热熏洗患处，适用于肛门及阴部等局部瘙痒症。另一方面，对于老年性风瘙痒，多由于气血亏损，阴血不足，肌肤失养所致，治疗应特别注意皮肤的合理护理。老年人喜欢热水洗浴，而恰恰热水洗浴就是脱脂干燥的主要原因，一定嘱咐避免烫澡，减少洗浴次数，洗浴后及时保湿护理，如外用我科研制的"甘石青黛膏"，结合口服养血润燥的中药往往事半功倍。

（六）零金碎玉

李秀敏教授、瞿幸教授、李元文教授等对皮肤瘙痒症的研究颇有造诣，在继承金起凤教授活血祛斑的基础上探索出以"无风不作痒"为核心病机的一套中医辨证体系。充分发挥中医中药祛风止痒、健脾除湿止痒、润燥止痒、补虚止痒的作用，完美体现内治与外治相结合的优势。治疗时紧紧抓住内风宜息、外风宜驱的原则，对老年性瘙痒更注重内风的治疗，养血息风是治疗大法，而养血要关注气血同治，如益气养血、活血养血、健脾养血等。

（七）专病专方

皮肤瘙痒症离不开"风"字，基本方为李元文教授自拟"加味消风散"，处方如下：

荆芥 10g	防风 10g	苦参 10g	赤芍 10g
牛蒡子 10g	牡丹皮 10g	蝉蜕 10g	生地黄 30g
当归 10g	川芎 10g	地肤子 30g	白鲜皮 10g

可根据证型加减化裁。脾虚所致，可加白术、茯苓、猪苓等；湿热所致，可加入马齿苋、黄柏、金银花、连翘；气血亏虚所致，可加入黄芪、党参、鸡血藤等；肝郁所致，可加入柴胡、香附、郁金等；肾虚所致，可加入菟丝子、沙苑子、女贞子、墨旱莲等。

（八）问诊路径

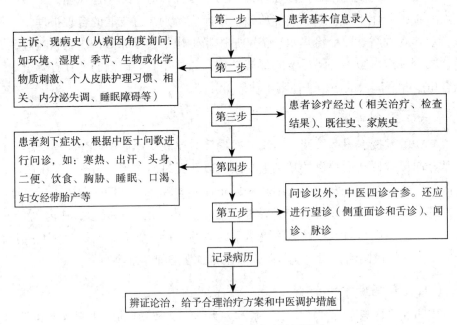

图 6-13　皮肤瘙痒症问诊流程图

第十四节　过敏性紫癜

过敏性紫癜是一种特殊类型的皮肤小血管炎，通常发生于儿童，患儿起病前通常曾有过呼吸道感染史。往往在上呼吸道感染后 1~2 周出现。免疫复合物在过敏性紫癜的发病机制中起着重要作用。经典的四联征包括紫癜、关节炎、腹痛及尿血。临床表现为初起通常为对称分布的红斑或荨麻疹样丘疹，随后可发展为针尖大小至直径为数毫米大小的炎症性紫癜性斑疹及丘疹。有时也可见到荨麻疹、水疱、大疱和局灶性坏死。皮损以下肢及臀部多见，躯干、上肢和面部也可见到。单个皮损通常在 10~14 天内消退，整个皮肤表现一般在数星期到数月后消退。本病复发率一般在 5%~10%。病理表现为皮肤小血管的白细胞碎裂性血管炎。直接免疫荧光显示血管周围 IgA、C3 和纤维素沉积。高达 75%的患者伴有胃肠道和（或）骨骼肌肉受累。常见的症状包括腹痛、呕吐、胃肠道出血、膝关节和踝关节炎及下肢水肿。肾脏损害也很常见，通常为轻度（镜下血尿及微量蛋白尿），且有自限性。因其易反复发作，多伴有其他脏器损伤，受到重视。

（一）病因病机

过敏性紫癜，中医文献中又名"葡萄疫""紫斑""紫癜""斑毒"。《外科正宗·葡萄疫》记载："葡萄疫，其患多生小儿，感受四时不正之气，郁于皮肤不散，结成大小青紫斑点，色若葡萄。"《诸病源候论·患斑毒病候》中"斑毒之病，是热气入胃。而胃主肌肉，其热挟毒，蕴积于胃，毒气熏发于肌肉；状如蚊蚤所啮，赤斑起，周匝遍体。此病或者伤寒，或时气，或温病，皆由热不时歇，故热入胃变成毒，乃发斑也。"《医宗金鉴·外科心法要诀》记载："葡萄疫，此证多因婴儿感受疠疫之气，郁于皮肤，凝结而成，大、小青紫斑点色，状若葡萄，发于遍身，惟腿胫居多……初起宜服羚羊角散，久虚者，宜服胃脾汤。"

中医认为其病因病机多由于禀赋不耐，外感风寒风热之邪，内有脏腑积热之毒，热毒盛则络脉受损，血不循经，流溢脉外皮下而成。湿热毒重则流注关节，内攻脏腑，病久脾气衰弱，营血耗伤，累及于肾。

本病是内外因素相互作用的结果，内因是禀赋薄弱，过敏体质；外因是外感风湿热毒，或进食高敏海鲜发类食物。风湿热毒，浸淫肌肤，深入营血，伤及络脉，血不循经，则导致本病的发生。病久邪伤气阴，可致阴虚火旺或气不摄血，病变缠绵不已。若风邪湿热阻滞气机，升降失常，则见腹部疼痛；流注关节，筋脉不利，则关节疼痛状如历节；湿热毒邪伤肾，肾络损伤，则为血尿。病位主要在肌肤经络，病久则深入内脏。病理邪气为风湿热毒，侵袭肌肤，灼伤血络。病理性质初起以邪实为主，病久多虚实夹杂。实者治以清热凉血，祛风解毒法；虚者分别予以滋阴降火，益气摄血法，酌情配以活血祛风药物。

1. 金起凤教授

金起凤教授认为过敏性紫癜多因血热壅盛，迫血妄行，溢于脉外，凝滞成斑。但属脾气虚弱，脾不统血，外溢而致之证，临床也不应忽视。沈目南《金匮要略编注》云："五脏六腑血，全赖脾气统摄。"所以治疗应以益气摄血而扶正，活血化瘀以生新。以黄芪、白术、茯苓、甘草补气健脾，扶正以摄血，加陈皮以理气，当归、赤芍、川牛膝、泽兰化瘀以祛邪。金起凤教授认为：血有所瘀，莫不壅塞气道，阻滞生机；诸药配伍达到益气摄血、活血生新之功。

2. 李映琳教授

李映琳教授认为本病隶属血证、发斑范畴，主要有血热（妄行）、气虚（不能摄血）和瘀血（阻络）三种类型，血热妄行是出血最常见的病因病机。

总之，本病是内外因素互相作用的结果，早期以实证为主，后期可出现虚实夹杂，根据邪气侵袭部位不同又可出现相应兼夹证，所以应根据不同阶段以及不同兼夹证有侧重地进行辨证论治。

（二）辨证思路

1. 金起凤教授

金起凤教授辨证首当注重整体观念，详明病位，有的放矢。过敏性紫癜，好发于双腿，皮疹多为紫红色斑片。虽见患者皮疹色偏红赤，口干思饮，属血热证候，若伴有气短乏力，少气懒言，舌胖嫩之证候。金起凤教授则以健脾益气、凉血摄血法诊治。常以炙黄芪、茯苓、党参、白术健脾益气，当归、白芍养血活血，赤芍、丹皮凉血活血、祛瘀生新。金起凤教授认为五脏六腑之血全赖脾气统摄，脾又主四肢，而紫癜又多发于双腿，又有气虚之证候，多属脾虚运湿不化，湿郁化热，湿热郁于血分，血热妄行，溢于脉络，络阻血瘀而致。金起凤教授认为脾气健运，气充血运，方能祛瘀生新，抗邪外出。可见临床详明病位，有的放矢，分经论治，脏腑得安，气血流畅，病变自可向愈。

《素问·至真要大论》病机十九条讲"诸痛痒疮，皆属于心"，盖心主火，心为火脏，又主神明，五志过极，可以化火；心又主血脉，心火亢盛，可导致血热，外发肌肤，皮肤表现为红斑、灼热，伴有心烦急躁，口渴欲饮，溲黄便干，舌红赤或舌尖红绛，苔薄黄，脉滑数或洪数。金起凤教授多从心论治，用于治疗过敏性紫癜，常用自拟"消银解毒汤"为基础方加减治疗。药用：水牛角片、栀子、黄连、竹叶心、莲子心清心火，除烦热；生地、丹皮、赤芍、银花凉血解毒；蚤休、板蓝根清热解毒；诸药相伍，心火清，血热退。

2. 瞿幸教授

瞿幸教授认为过敏性紫癜急性期多属实证热证，治疗以清热凉血散瘀为主。以犀角地黄汤为基本方，根据患者皮肤、消化道、肾脏及关节症状，辨证合用凉血五根汤、痛泻要方、小蓟饮子、芍药甘草汤等。病程迁延日久，紫癜反复出现，多属虚实夹杂之证，治以益气、养阴、补肾，兼清热、化瘀。

离经之血即为瘀血。瘀血滞留，致血行障碍，血不循经，溢出脉外又成紫癜。在过敏性紫癜的发病过程中，瘀血既是病理产物，是疾病的外在表现，又是新生的致病因素。治疗用药在急性期要注意选用凉血散瘀药，如赤芍、丹皮、茜草；急性期以后酌加凉血活血药，如丹参，并选用化瘀止血，止血不留瘀之品，如三七、蒲黄等。

（三）治疗方案

1. 内治方案

（1）血热型

症状： 起病急骤，身热面赤，心烦急躁，肌肤大片紫斑，以肢端为多，常伴有鼻衄、牙龈出血，甚至尿血、便血，一般以上部出血为主，舌红、苔黄，脉象滑数。出血严重、部位广泛的，多为急性血小板减少性紫癜；如紫癜突起，片片紫斑，新旧交替，下肢多于上肢，多为过敏性紫癜。

辨证： 血热妄行。

治法： 清热凉血散瘀。

处方： 水牛角30g　　生地20g　　牡丹皮10g　　赤芍10g
　　　　白芍10g　　鸡血藤30g　　紫草12g　　侧柏叶12g
　　　　藕节20g　　白茅根20g

加减： 如紫癜突起，伴有发热、恶寒、头痛、身痛，为风热之邪入血，可酌加蝉蜕、白鲜皮、地肤子等祛风除湿药物。咽喉疼痛，加北豆根、锦灯笼、玄参；关节痛，加络石藤、豨莶草、汉防己；血尿加小蓟、蒲黄炭；高热加生石膏。

分析： 此型见于急性期。方中以水牛角、生地清热凉血，白茅根凉血活血，尽管患者血热妄行，出血严重，处方原则仍应重视凉血清热，结合止血药物。《血证论》中认为"血止之后，其离经而未吐出者，是为瘀血"，并提出"止血为第一要法，消瘀为第二法"。大量出血之后，必然发生瘀血，临证时应加入少量活血化瘀药物，避免不循经而进一步加重出血，故在处方中用赤芍、丹皮、鸡血藤、紫草凉血活血。白芍养血柔肝敛阴，与赤芍并用，已达养血活血之功。

（2）气虚型

症状： 可能出现较广泛的出血，如皮肤紫癜、鼻衄、便血，月经过多，血色稀淡，大多以下部出血为主。伴有全身乏力、头晕、心悸等气虚之象，舌淡，舌体胖大，脉细弱。

辨证： 气不摄血。

治法： 益气养血。

处方： 炙黄芪20g　　党参15g　　炒白术10g　　当归10g
　　　　白芍10g　　阿胶10g　　血余炭10g　　陈棕炭10g
　　　　煅龙骨30g　　煅牡蛎30g　　鸡血藤30g　　三七粉3g

加减： 便血加生地榆、生槐花；血尿加小蓟、白茅根、墨旱莲。

分析：此类型多见于慢性血小板减少性紫癜的女性患者，治疗应以益气摄血为主，方中选用炙黄芪、党参、炒白术。为加速止血，在处方中常同时加入收敛、祛瘀止血药物，如血余炭、陈棕炭、煅龙牡、鸡血藤、三七粉等。根据气为血帅，阴阳互根、阳生阴长、气血互生的道理，在益气的同时也要加养血药物，取其养血祛瘀以生新，选用白芍、阿胶，从而达到既止血又生血的目的。

（3）血瘀型

症状：皮肤或深部肌肉血肿，大片瘀斑，肢疼，腹痛，或衄、吐、便血，血色紫暗，月经有血块，舌色紫暗或有瘀斑、瘀点，脉涩或弦。

辨证：瘀血阻络。

治法：活血化瘀，祛瘀生新。

处方：三七粉 3g　　当归 10g　　赤芍 15g　　丹参 12g
　　　丹皮 12g　　鸡血藤 30g　　益母草 12g　　蒲黄 10g
　　　五灵脂 10g　　桃仁 10g　　红花 10g　　香附 10g

加减：关节疼痛加木瓜、秦艽、桑枝、忍冬藤；血尿酌加白茅根、生地炭；腹痛剧烈加白芍、生甘草、木香。

分析：气为血帅，气行则血行，气滞则血凝。瘀血多由气虚或气滞所致，也有因离经之血不能归经引起。药选三七粉、赤芍、丹参、牡丹皮、红花、桃仁、益母草活血化瘀通络，当归、鸡血藤养血活血，蒲黄、五灵脂止血化瘀，配合益气、理气或益气理气并用，药选香附理气行血。

（4）阴虚型

症状：紫癜散在，反复发作，常伴有轻度鼻衄、齿龈出血，发热往往为午后低热，颧红，五心烦热，腰膝疲软，头晕，耳鸣，口干，咽干，盗汗，舌尖红或有红点，脉细数。

辨证：阴虚火旺。

治法：滋阴清热，凉血止血。

处方：生地黄 10g　　熟地黄 10g　　丹皮 10g　　女贞子 10g
　　　墨旱莲 12g　　枸杞子 10g　　阿胶 10g　　赤芍 10g
　　　白芍 10g　　鸡血藤 30g　　茜草 10g　　藕节 10g

加减：内热明显加地骨皮、知母、黄柏；血尿者加大蓟、小蓟、白茅根；出血日久，瘀斑血肿久不消退者加丹参、三七粉；五心烦热，色潮红者加龟甲、鳖甲、知母。

分析：阴虚发热引起的出血，多见于慢性血小板减少性紫癜的男性患者。治疗应着重于滋阴清热，凉血止血。药用熟地、女贞子、墨旱莲、枸杞子滋补肾阴，生地、丹皮清热凉血，阿胶、白芍养血滋阴，赤芍、鸡血藤凉血活血、化瘀通络，茜草、藕节清热凉血止血。

2.外治方案

（1）溻渍法

①中药外敷：皮损色鲜红，密集多发者，可用仙鹤草、蒲公英、石菖蒲、泽兰、黄柏、大黄适量煎汤外洗；或用仙鹤草、鲜槐花捣烂敷于患处。

②中药涂搽：皮疹新发，局部色红，可用三黄洗剂外涂，每日2次。三黄洗剂：大黄、黄柏、黄芩、苦参各等量，共研细末，每10~15g，加入蒸馏水100ml，医用苯酚1ml。皮损苔藓样变，可予润肌膏每日外涂患处2~3次。

（四）案例分析

病案1 虞某某，女，22岁，1992年4月6日初诊。

患者1个月来双臂、双小腿起芝麻至绿豆大小大紫红斑点，伴关节略疼，双腿发沉，在外院治疗诊为"过敏性紫癜"，经用过敏嗪、维生素C、卡巴克洛内服半月。并服汤药10余剂，皮疹仍继续增多刻下诊见：双臂散在稀疏芝麻大小紫红斑点，双小腿泛发密集芝麻大、绿豆大紫红斑点，压之不褪色。舌质淡嫩苔薄白，脉软。辅助检查血小板计数：$132 \times 10^9/L$，尿常规：尿蛋白（＋），红细胞1~2个/HP。

中医诊断：葡萄疫。

西医诊断：过敏性紫癜。

辨证：脾气虚弱，气不摄血。

治法：益气摄血，养血活血。

处方：炙黄芪20g   党参10g   白术10g   茯苓20g

    当归10g   赤芍10g   白芍10g   泽兰10g

    木香6g   甘草6g   大枣7枚

日1剂，早晚饭后半小时水煎服。

二诊：服用7剂后复诊，无新疹，原皮疹大部暗淡。证型同前，又服归脾丸、化瘀丸早晚各一丸。

三诊：调治1个月，皮疹全部消退，留有色沉；查尿常规正常而愈。

案例点评：本例患者紫癜因脾气虚弱，气不摄血，外溢络脉而发。故用炙黄芪、党参、白术、茯苓、甘草、大枣益气健脾，脾统血而摄血归经。用赤芍、白芍、泽兰、当归养血活血，祛瘀生新，以图邪去正安，用木香理气活血而奏效。

（五）临证经验

过敏性紫癜病情变化多端，临证时应注意以下几点。

（1）本病初起以邪实为主，多属风热搏结、热毒迫血、湿热蕴结之证，邪热是矛盾的主要方面。病起于细菌所致的上呼吸道感染后，多属风热为患；若因进食鱼、虾、牛奶等食物所诱发，多属湿热所致，治疗以清热凉血解毒为原则，热清血凉，血自归经，则皮肤紫癜可除。风热所致者，宜配用祛风解毒之品，如防风、蝉蜕、地肤子、白鲜皮等。湿热为患者，应配伍化湿解毒之品，如苦参、黄柏等。要注意的是清热不可过于苦寒，以防寒凉伤脾败胃。

（2）病延日久，紫癜反复出现，多属虚证或虚实夹杂。扶正补益是其原则，阴虚火旺者，重在养阴清热，配以凉血止血之品；气虚不摄者，重在补益固摄。补气法是本病的变法，务必辨证准确方可使用。

（3）恢复期应主要调整脏腑之偏盛，疏利气机，补益气血，使正气虚衰得以纠正，余邪得以清除。

（4）本病在病程中，因热灼血稠，每见瘀血这一病理因素。因此常配伍同用活血化瘀法，特别是紫癜经久不退，或血尿持续不消者。药物宜选用既可化瘀，又能止血之品，如蒲黄、茜草、三七等，而破血逐瘀之品当谨慎使用，以免出血不止。

（5）对于使用激素的患者，根据疾病表现配用滋阴降火或补脾益肾药物，以减缓激素不良反应，巩固疗效。

（六）零金碎玉

金起凤教授在诊治皮肤病时秉承脏腑辨证，首当注重。急性病症，心脾论治；重症后期，滋阴养胃；经络辨证，得心应手；标本缓急，旨在求本；活血化瘀，灵活应用；内治外疗，见微知著等治疗观点。金起凤教授治疗过敏性紫癜时常丹皮、丹参合用。丹皮味辛、苦，性微寒，入心、肝、肾经，专入血分，可凉血、活血，使血凉而不瘀，血活而不妄行，既能泻血中伏火，又能散热壅血瘀，味苦，性微寒，入心、心包、肝经，活血化瘀，祛瘀生新，消肿止痛，养血安神。二药合用往往协同增效。

（七）专病专方

过敏性紫癜离不开"血"字，基本方为金起凤教授自拟"消银解毒汤"。处方如下：

水牛角片30g　　栀子10g　　黄连6g　　竹叶心10g

| 莲子心 6g | 生地 10g | 丹皮 10g | 赤芍 10g |
| 银花 10g | 蚤休 10g | 板蓝根 15g | |

可根据证型加减化裁。血热偏盛，可加藕节、白茅根、鸡血藤等；气虚摄血无力，可加黄芪、党参、炒白术、当归益气养血活血；血瘀偏重，加入三七、丹参、香附、红花等理气活血；阴虚不足，加入女贞子、墨旱莲、熟地黄等滋阴补肾。

（八）问诊路径

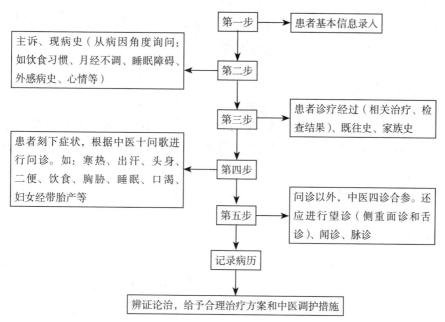

图 6-14　过敏性紫癜问诊流程图

第十五节　手足癣

手足癣是最常见的浅部真菌病，夏秋季发病率高。手癣是皮肤癣菌侵犯指间、手掌、掌侧皮。足癣则主要累及足趾间、足跖、足跟及足侧缘。手足癣的发病机制较为清楚，主要是由红色毛癣菌、须癣毛癣菌、石膏样小孢子菌和絮状表皮癣菌等感染引起，主要通过接触传染，用手搔抓患处或与患者共用鞋袜、手套、浴巾、水盆等。

临床表现可分为三类：水疱型、鳞屑角化型、浸渍糜烂型。水疱型手足癣好发于指（趾）间、掌心、足跖及足侧缘，皮损常为针尖大小的深在水疱，伴明显瘙痒，可融合成多房性大疱，撕去疱壁露出蜂窝状基底及鲜红色糜烂面，干燥吸收后出现脱屑。鳞屑角化型手足癣好发于掌跖部及足跟，呈弥漫性皮肤粗糙、增厚、脱屑、干燥，冬季易发生皲裂甚至出血，可伴有疼痛，一般无明显瘙痒。浸渍糜烂型也称间擦型，好发于指（趾）缝，足癣尤以第3~4、4~5趾间多发，表现为皮肤浸渍发白，表面松软易剥脱，露出潮红色糜烂面及渗液，常伴有皲裂，有明显瘙痒，多见于手足多汗、浸水者，夏季常发，继发细菌感染时可伴有臭味。由于手足癣的临床表现可有明显瘙痒、异味、皲裂疼痛，严重的继发细菌感染还可以引起急性淋巴管炎、蜂窝织炎或丹毒，且易反复发作。不仅影响人们的生活，为对人们的健康埋下隐患。

（一）病因病机

手癣又名"鹅掌风"，以手掌皮肤水疱、脱屑、皲裂、自觉瘙痒、反复发作为临床特征。中医学认为本病是由于外感湿热，毒蕴肌肤，或相互接触，或毒虫沾染而生。湿热毒虫，郁阻皮肤，久则脉络瘀阻，血不荣肤以致皮肤皲裂，形如鹅掌。足癣，又名"脚湿气"，以趾间或足底皮肤水疱、脱皮、糜烂、皲裂而有特殊臭味为临床特征。多因久居湿地，水湿浸渍，外染湿毒蕴积生虫，循经下注于足，或因接触传染所致。

1.金起凤教授

金起凤教授善于观皮疹部位而循经论治。湿性重浊，湿性趋下，皮疹发于下部多为湿热，同时认为发为水疱、渗出者多为湿热郁肤，伴有糜烂者多为湿热化毒，皮疹干燥脱屑者多是血虚风燥。对于慢性皮肤病，金教授认为多属于虚实夹杂、邪盛正伤之候。

2.周德瑛教授

周德瑛教授继承金起凤教授的思想，认为角化型手癣多因血虚风燥，治以养血润肤、祛风止痒。该病一般病程较长，属久病多瘀，养血同时不可遗漏活血祛瘀。是以拟选当归、桃仁、红花来养血活血，是谓"血行风自灭"，木香能行气活血，现代药理也表明木香有抑菌的作用，配米醋以从木化，祛风燥，制成醋泡方进行治疗。

（二）辨证思路

手足癣根本的发病原因为生活起居无常，感染毒虫，又风、湿、热邪外袭所致。或因机体禀赋不同而有不同的兼证。

手足癣初起多因毒虫感染，伏于肌表，又感风湿热邪，毒蕴肌肤而发。风湿之邪较重者多表现为患处清亮水疱、瘙痒剧烈；湿热毒邪较重者可见密集水疱、浸渍糜烂、渗出严重，伴有瘙痒或疼痛。手足癣病程迁延，反复发作者，为久病入络，脉络瘀阻，血虚生燥，肌肤失养所致，临床表现可有皮肤肥厚、干燥皲裂。舌象、脉象有助于辨证诊断。

（三）治疗方案

1. 内治方案

（1）风湿内蕴型

症状：手（足）掌或指（趾）间水疱清亮，干涸脱屑，边界明显，逐渐扩大，或指（趾）间潮红、糜烂；舌红、苔白或腻，脉滑。

治法：祛风除湿，清热杀虫。

处方：消风散加减。荆芥、防风、蝉蜕、牛蒡子、苦参、苍术、知母、石膏、当归、生地黄、胡麻仁、甘草，加土茯苓、白鲜皮增强清热利湿之效。

分析：此证多见于疾病初期。风湿浸淫，湿重于热，治以疏风为主，佐清热除湿。方中荆芥、防风、蝉蜕、牛蒡子疏散风邪，风去痒止，共为君药；苦参、苍术、土茯苓、白鲜皮主行燥湿之功，知母、石膏清泻热邪，皆为臣药；风湿热蕴，易伤阴血、阻血脉，是以佐当归、生地、胡麻仁养血活血；甘草清热解毒和中为使。

（2）湿热下注型

症状：密集水疱，糜烂渗出，浸淫成片，瘙痒、疼痛或伴有发热；舌苔薄黄，脉滑数。

治法：清热利湿，解毒消肿。

处方：萆薢渗湿汤加减。萆薢、薏苡仁、茯苓、丹皮、泽泻、滑石、通草、黄柏。见心烦口苦者，加黄芩；大便黏腻者，加土茯苓、白术。

分析：此证见于疾病急性期。湿热下注，湿热并重或热重于湿，治以清热利湿为主。方中萆薢利水渗湿，分清化浊为君；薏苡仁、泽泻、茯苓、通草、滑石渗湿泄热，与萆薢相伍，增强化浊除湿之功；配以丹皮活血化瘀清热，黄柏清泻湿热、解毒疗疮。

（3）血虚风燥型

症状：皮肤肥厚粗糙、干燥、皲裂，或水疱不显，干涸脱屑；舌淡红、苔薄，脉细。

治法：养血祛风，润燥杀虫。

处方：当归饮子加减。当归、地黄、川芎、白芍、荆芥、防风、白蒺藜、黄芪、甘草，加鸡血藤、木瓜、乌梢蛇、夜交藤、僵蚕、桑枝或桂枝等增强入络之效。痒甚，加乌梢蛇、蛇床子；干燥皲裂，加桑蚕。

分析：此证多见于疾病慢性期，多因久病或人体正气不足，血不荣肤，血虚生风，治以养血润肤祛风。方中四物养血活血，荆芥、防风、白蒺藜祛风止痒，黄芪、甘草补中固表，加入藤类药、桑枝、桂枝，或木瓜、乌梢蛇、僵蚕增强通络活血之效。

2. 外治方案

（1）针灸治疗

①毫针针刺：主穴：取局部皮损，皮损中央直刺，面积较大者采用围刺。配穴：风湿内蕴型取风池、风府、阴陵泉、丰隆以祛风除湿；湿热下注型取阳陵泉、阴陵泉、足三里、太冲、行间以清利湿热；血虚风燥型取血海、膈俞、太溪、照海、三阴交、风池、风府以养血祛风。每周1~2次。

②放血：针对皮肤肥厚粗糙皲裂部位，采用一次性注射器针头，深刺放血。若不出血，可在针孔附近稍作挤压，以见出血珠为宜。每周1次。

③艾灸：根据虚则灸之的原则，根据辨证取穴中补法的穴位，采用温针灸，先在皮损处及配穴针刺后，用艾条循针刺处进行悬灸。背部、腹部穴位也可以采用温灸器做艾灸。配合针刺，每周1~2次。

（2）湿敷治疗

①在手足癣初期，渗出、糜烂、浸渍较多，瘙痒较重时，可采用中药冷湿敷的方法治疗以清热止痒。取薄荷50g，生甘草20g，马齿苋30g，地榆炭20g，大青叶30g，浸泡在热水中20分钟后，过滤药渣，留下药液置于冰箱中冷藏，第二日开始将纱布浸在药液中，于皮损处冷敷，每天1~2次，每次15~20分钟。

②皮损呈肥厚粗糙、皲裂时期，可用白及10g，地榆炭20g，薄荷50g，当归20g，润肤生肌止痒。操作方法同上。

（四）临证经验

用于治疗手足癣的外治疗法除了上述几种外，临床上可以采用火针进行治疗，也有很好的疗效。火针是将特殊针具烧至通红后快速刺入皮损处起到治疗效果的一种中医临床常用外治方法，具有杀虫止痒、燥湿敛疮、驱散外邪、活血行气的作用。针对水疱型和浸渍糜烂型手足癣，常用火针点刺渗出、水疱、糜烂较重的部位，可以起到良好的杀虫灭菌、燥湿止痒之功。对于鳞屑角化型手足癣，火针可以直刺角化肥厚处或点刺皮损干燥脱屑的边界，在杀灭致病真菌的基础上，刺激局部经气以行气活血养肤。

第十六节　瘀积性皮炎

瘀积性皮炎又称静脉曲张性湿疹，是静脉曲张综合征中的常见皮肤表现之一。临床表现为水疱、渗液、糜烂等急性皮损，或干燥、脱屑、皲裂、苔藓样变、色素沉着等慢性皮损，严重者可因外伤或感染而形成难治性溃疡。本病病程长，好发于下肢，发病机制为静脉血流变慢，静脉瘀血，导致小腿及足部皮肤血液含氧量及营养成分减少。根据多个临床研究结果显示致病较为常见的因素有久立、久行、长期从事重体力劳动、体质虚弱等。瘀积性皮炎在中医中无固定的范畴，应根据其临床表现属于"筋瘤""湿疮""湿毒疮""下注疮""臁疮"等范畴。本病缠绵反复，经久难愈，给患者带来巨大的困扰。

西医认为瘀积性皮炎的发生多在静脉曲张后，下肢血液回流减慢或倒流诱发静脉瘀血，导致血液含氧量和营养成分减少，毛细血管通透性增加，红细胞和蛋白质等代谢产物渗入组织引起水肿，造成皮疹瘙痒、皮肤硬化和色素沉着等。

（一）病因病机

中医历代医家认为或嗜食肥甘厚味，或形体肥胖，内有痰湿，湿性重浊黏滞，阻滞经络，久则成瘀；或久立久站，致使气血回流受阻，瘀血留于局部，水液停滞，久则生痰生湿；或气血亏虚，无力推动血行，致使久留成瘀，痰湿停聚。故瘀积性皮炎离不开痰、湿、瘀，其本质为虚。

金起凤教授对于瘀积性皮炎这类好发于下肢的疾病，非常重视四诊合参，病机辨证，重视火热之邪。陈实功《外科正宗》云："水能生万物，火能克万物，故百病由火而生。"金起凤教授继承《外科正宗》之旨，并应用于临床辨证施治中，故遣药以清热凉血居多。不过金起凤教授亦认为瘀积性皮炎由于邪蕴日久，伤及正气，或正虚之人感受诸邪为虚实交杂，邪盛正伤之候，治疗常法难以奏效，必治以扶正祛邪。《景岳全书·杂证谟·诸气》云"气之为用，无所不至，一有不调则无所不病"，故金起凤教授善用补法以扶正而祛邪。

用益气健脾、除湿通络之法治疗证属脾虚运湿不化、络阻血瘀者。由于脾气虚弱，湿热内生，日久灼热成瘀，络阻血瘀而致。用黄芪健脾利水，配炒黄柏、萆薢清下焦湿热，当归尾、红花、桃仁活血化瘀，川牛膝引药下行，以助通络活血之功。另则用益气健脾、化瘀散结之法治疗证属脾气虚弱、痰湿凝滞者。水湿化热，炼液成痰，痰热互结，痰凝血瘀形成结节、斑块，经久难愈。用党参、白术健脾益气，脾胃健旺痰无所生，陈皮、半夏理气化痰，气顺则痰自消。佐茯苓健脾渗湿，川贝母、连翘清热化痰，消肿散结，且久病则瘀，痰瘀互结，再入当归、赤芍活血化瘀。

（二）辨证思路

瘀积性皮炎的病因病机重点在于瘀，而导致瘀的因素包括痰湿、气血亏虚。瘀积性皮炎具有难愈合、易复发的特点，以气血亏虚为本，气血亏虚，正气无以复；痰湿为标，湿性黏腻，则病情迁延难愈；痰湿阻滞，则脉络不通，脉络不通则血行不畅，导致湿瘀互结证，气血亏损，脉络空虚，则血行亦不畅，进一步加重血瘀之证。

临床上可将本病分为湿热瘀阻证、湿瘀互结证以及气虚血瘀证。刚刚新起皮疹，处于急性期患者，以湿热多见。但仍以气血亏虚为本，此期邪气最盛，当以祛邪为主。湿热阻滞，则气血不通，热盛肉腐，致瘀血阻络，故急性期为湿热瘀阻证。临床往往以气血亏虚为本，湿瘀互结为标多见，此证多见于慢性期的患者。慢性期时痰湿阻滞，则脉络不通，脉络不通则血行不畅，瘀血阻滞，导致湿瘀互结证。慢性迁延期时，病久必耗伤气血，气血亏损，脉络空虚，则血行亦不畅，进一步加重血瘀之证，故为气虚血瘀证。所以，本病瘀血贯穿始终。临床上有时可见两证杂合，需按临床症状加以区分，还需兼顾不同患者的不同体质因素，辨证辨人施治。

（三）治疗方案

1. 内治方案

（1）湿热瘀阻型

症状：初起时，皮损红肿热痛，周围可隐约见紫黑色皮肤，可伴有发热、口渴，便秘，口黏腻，舌苔黄腻，脉滑数。

辨证：湿热内蕴，瘀阻脉络。

治法：清热利湿活血。

处方：白花蛇舌草 30g　川牛膝 15g　　马齿苋 15g　　当归尾 10g
　　　黄柏 10g　　　　红花 10g　　　桃仁 10g　　　草薢 20g
　　　泽泻 15g　　　　防己 15g　　　木瓜 15g

加减：湿气偏重，出现头重发蒙，昏昏欲睡，加石菖蒲、法半夏、藿香、佩兰等化痰除湿，芳香醒脑；热伤津液，口干口渴，便秘加重，加葛根、天花粉、玄参、知母、芦根等清热生津，凉血通便。

分析：此型多见初起急性期。方中白花蛇舌草清热解毒为君药，马齿苋、黄柏、萆薢、泽泻清热除湿为臣药，防己、木瓜通络除湿为臣药，当归尾、红花、桃仁活血化瘀，助臣药直达病所为佐药，川牛膝活血化瘀，引药下行为佐使药。

（2）湿瘀互结型

症状：多由湿热瘀阻证进一步发展而来，迁延不愈，皮损处有黄绿色脓液，四周有色素沉着，皮肉发暗，肢端发凉，可伴有低热，舌质暗淡，苔白腻，脉涩。

辨证：痰湿凝滞，瘀阻脉络。

治法：活血祛湿，益气补虚。

处方：
鸡血藤 30g	冬瓜皮 20g	黄芪 20g	白茅根 10g
仙鹤草 15g	全蝎 10g	泽兰 15g	白术 15g
土茯苓 15g	赤芍 10g	桂枝 10g	当归 10g

加减：痰湿偏盛，脓液较多，下肢肿胀，加木瓜、防己、续断等通络除湿；气虚较甚，皮损处经久不愈，颜色偏淡，加黄芪、党参、人参益气补虚；血瘀偏重，舌有瘀斑，皮损处有刺痛感，加乌梢蛇、僵蚕、牡丹皮、延胡索活血化瘀。

分析：此型多见于慢性缓解期。方中鸡血藤活血补虚，冬瓜皮除湿利水，黄芪益气补虚为君药。仙鹤草、全蝎、泽兰、当归、赤芍助君药活血化瘀，白术补气而助血运行，白茅根、土茯苓化痰除湿，共为臣药；桂枝通阳复脉，助药力直达病所为佐使药。

（3）气虚血瘀型

症状：皮损处发白流稀水，脓液质稀，疮口迁延不愈，周围皮肤暗淡发紫，精神疲惫，纳差不寐，肢端发凉，甚至浮肿，面色无华，舌淡苔腻，脉涩而无力。

辨证：气血亏虚，瘀血阻络。

治法：填精补髓，活血通络。

处方：
狗脊 20g	人参 10g	三七 6g	黄芪 30g
鸡血藤 30g	当归 15g	川芎 20g	川牛膝 15g
乌梢蛇 10g	僵蚕 10g		

加减：瘀血较重，加用伸筋草、透骨草、血竭、徐长卿等；气虚较重，加用鹿角胶、龟甲、党参、白术补气生血，益肾壮骨。

分析：此型多见于慢性迁延期。方中狗脊填精补髓，黄芪、鸡血藤益气补虚活血为君药，人参、三七、当归补虚活血为臣药，乌梢蛇、僵蚕活血化瘀为臣药，川牛膝活血化瘀，引药下行为佐使药。

2. 外治方案

（1）火针疗法　选取规格为0.45×12RWLB的注射器针头，嘱患者取仰卧位，对皮损处及周围常规消毒后，将注射器针头在酒精灯上烧红后迅速刺入6~12mm，快速出入，出血后不按压，整个溃疡面自下而上，从左到右约每6~8cm² 点刺一下。每周1次，4次为一疗程。

（2）刺血疗法　选取皮损四周紫暗皮损以及脓液较多部位进行刺血。使用上述规格的注射器针头，局部进行严格消毒，刺入7~8mm，血出流畅为佳。一般出血量为20ml左右为度。每周1次，4次为一疗程。

（3）毫针针刺疗法　选用0.18mm×25mm的针灸针，围刺皮损处，并选取血海、太冲、阴陵泉、足三里等进行针刺，得气为度。具体穴位当辨证选取。湿热瘀阻型选取阿是穴、丰隆、曲池、合谷；湿瘀互结型选取阴陵泉、三阴交、丰隆、合谷、血海；气虚血瘀型选取关元、足三里、血海、膈俞。每周1次，4次为一疗程。

（4）艾灸疗法　根据虚则灸之的原则，辨证取穴，先针刺后用艾条进行悬灸法。阳虚者可灸神阙、关元、阿是穴。血瘀者可灸合谷、血海、阿是穴等。每周1次，4次为一疗程。

（四）病案分析

病案1　赵某某，女，65岁，于2019年1月12日就诊。

主诉：下肢浅静脉扩张10余年，反复右下肢溃疡2年余。

现病史：患者就诊时右小腿内侧下1/3处有大片溃疡面，创面上附有黄绿色脓液，局部疼痛麻木。患者自诉于2008年开始出现下肢静脉曲张，曾于当地医院就诊治疗，具体方案不详，2017年开始出现瘙痒，挠破皮肤后开始出现溃烂。刻下见：患者精神疲惫，面色晦暗，纳眠可，大便不爽，小便清长。皮损周围色素沉着明显，疮面微有臭味，舌质暗，苔白腻，脉细滑。

中医诊断：臁疮。

西医诊断：瘀积性皮炎。

辨证：湿瘀互结证。

治法：活血祛湿，益气补虚。

处方：党参10g　　　　白术10g　　　　炙甘草10g　　　　干姜6g

　　　肉桂6g　　　　　陈皮10g　　　　黄芪30g　　　　　黄柏10g

绵萆薢 10g	泽兰 10g	泽泻 10g	川芎 20g
水蛭 6g	仙鹤草 15g	白茅根 15g	全蝎 6g
徐长卿 10g	桃仁 10g	冬瓜皮 30g	鸡血藤 30g

共 14 剂，日 1 剂，早晚分服。

外治选用火针、刺络放血以及针灸治疗，皮损围刺，穴位选用太冲、阴陵泉、血海为主穴，丰隆、足三里、气海为配穴。每周治疗 1 次，4 次为一疗程。

二诊：患者治疗 1 个月后，皮损如图（见图 6-17），患者脓液渗出减少，创面有新鲜肉芽，创面减小。

处方：当归 20g	鸡血藤 30g	川芎 15g	香附 15g
黄芪 15g	徐长卿 15g	乌梢蛇 10g	防风 10g
威灵仙 10g	狗脊 30g	伸筋草 15g	透骨草 15g
龙血竭 10g	三七 10g	檀香 15g	细辛 5g
鹿角胶 10g	人参 10g		

外治照原方治疗。

三诊：1 个月后患者皮损如图（见图 6-18），皮损进一步减小，患者诉肿胀基本消退，麻木减轻，创面周围色素减退，少量液体渗出。继续原有治疗方案治疗 1 个月后，皮损如图（见图 6-19），创面为米粒大小。后患者回老家停用外治法，原方继续口服，1 个月后随访反馈创面已愈合。

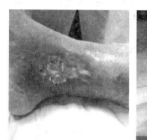 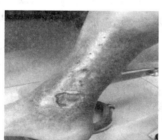 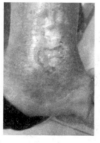 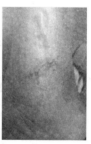

图 6-16　　　　　　图 6-17　　　　　　图 6-18　　　　图 6-19

第十七节　结节性红斑

结节性红斑是由于真皮脉管和脂膜炎症所引起的结节性皮肤病。西医学认为本病是机体对致病微生物、药物等变应原的迟发性超敏反应，与感染密切相关。特别是溶血性链球菌、病毒、衣原体以及真菌等引起的感染，药物（如溴剂、碘剂、避孕药等）也可能引起。某些自身免疫性疾病，如白塞病、溃疡性结肠炎、结节病、恶性肿瘤、白血病等可有类似的表现。本病的特点是小腿伸侧散在的疼痛性皮下结节，皮色鲜红或暗红，好发于青年女性，常反复发作，和中医学记载的"瓜藤缠"类似。《医宗金鉴·外科心法要诀》记载："湿毒流注，此证生于腿胫，流行不定，或发一二处，疮顶形似牛眼，根脚漫肿……若绕胫而发即名瓜藤缠，结核数枚，日久肿痛。"古代文献曾把此病列入"丹"门，如"梅核火丹""梅核丹""室火丹"等。《诸病源候论·室火丹候》载："室火丹，初发时必在腓肠，如指大……皮色赤而热。"

（一）病因病机

历代医家及学者认为结节性红斑的形成和湿热、血瘀、寒凝、气虚、痰凝、风热、阴虚等多种因素有关，因好发于下肢，常伴下肢肿胀，辨证以湿热下注为多，多从脾湿论治。

1. 金起凤教授

金起凤教授认为本病的发病原因多数由于饮食不节，过食厚味、辛辣，内伤脾胃，脾虚生湿，郁久化热，湿热下注，阻塞经络脉道致气血瘀滞、结节丛生；或因情怀不舒，肝气郁结，气机失畅，血运受阻，兼之日常站行过久，则脉络受损，致络阻血瘀而发；也有少数患者，素体脾阳不足，脾失湿运，水湿内生，寒湿下注，客于肌肤腠理，阻隔络道致气滞血凝而成。根据本病痛有定处、压痛明显这一共同临床表现，金起凤教授认为络阻血瘀是瓜藤缠的主要病机，提出本病以湿热瘀阻型居多，寒湿瘀滞型次之，痰瘀互凝型较少见。

2. 李秀敏教授

李秀敏教授认为本病由于湿热下注于血脉经络之中，致气血运行不畅，气滞则络阻血瘀，不通则痛，治宜以行气活血为主。

3. 瞿幸教授

瞿幸教授认为结节性红斑的发生为湿热下注，阻滞经络，导致局部气血瘀滞而发病；或为体虚之人，气血不足，卫外不固，寒湿之邪乘虚外袭，客于肌肤腠理，流注经络，致使气血运行不畅，湿瘀互结而发病。湿邪侵袭是病因，气血瘀滞是病之结局。

（二）辨证思路

结节性红斑治疗首先应辨明虚实。发病初期以邪实为主，湿热瘀毒，表现为结节红肿灼热、疼痛明显；病程迁延日久，结节颜色暗淡，疼痛不甚，但反复发作，缠绵难消，则多属虚证或虚实夹杂之证。辨证当以皮疹辨证结合全身、舌脉综合辨证。

以瞿幸教授为代表的金氏皮科流派传人采用中医疗法治疗本病，以络阻血瘀为核心病机，活血化瘀为基础，结合临证辅以清热、利湿、破血、化痰、软坚、温经、健脾、益气等法，疗效显著。中医外治以解毒、散结、止痛为法，选用外涂或鲜药外敷、中药熏洗，亦能缩短病程，促其向愈。

（三）治疗方案

1. 内治方案

（1）湿热血瘀型

症状：发病急，结节鲜红，略高出皮面，灼热红肿，疼痛明显，胫踝肿胀；可伴有发热，咽痛，肌肉关节疼痛，口渴，小便黄；舌红，苔白腻或黄腻，脉滑数或浮数。

辨证：湿热下注，气血凝滞。

治法：清热利湿，祛瘀通络。

处方：萆薢渗湿汤合通络活血方加减。

萆薢 15g	黄柏 10g	炒苍术 10g	防己 10g
忍冬藤 30g	紫花地丁 30g	丹皮 12g	赤芍 15g
桃仁 12g	红花 10g	川牛膝 12g	冬瓜皮 30g

加减：下肢浮肿，关节疼痛者，加秦艽、独活；咽痛者，加牛蒡子、金银花、玄参；恶寒发热、无汗头痛者，去苍术，加牛蒡子、薄荷。

分析：此证多为素体湿热；或饮食不节、内伤脾胃，蕴湿化热；或外感风热；或气郁化火，湿蕴成毒，湿热毒邪凝集经络，以致阻塞脉道而致瘀，结节丛生。常为急性发病或病程较短，皮疹以下肢多见。方中萆薢祛风除湿、通络止痛；黄柏、苍术为燥湿之要药；防己外散风邪，内清湿热；木瓜舒筋活络、除痹止痛，配防己加强除湿通痹止痛之功；忍冬藤、紫花地丁解火毒、消痈肿，助主药消肿止痛；桃仁、红花活血化瘀；川牛膝引药下行；冬瓜皮利湿消肿。

（2）血瘀阻络型

症状：结节色黯红或暗紫，疼痛显著，站行尤甚，步履困难；伴口干不欲饮，舌质暗紫或有瘀斑，舌底静脉曲张，苔薄白，脉细涩或沉弦等。

辨证：血瘀阻络。

治法：活血破瘀，通络散结。

处方：《医宗金鉴》活血散瘀汤加减。

当归尾 10g	赤芍 12g	桃仁 12g	莪术 15g

| 川芎 10g | 苏木 10g | 丹皮 12g | 槟榔 10g |
| 川牛膝 15g | 桑枝 30g | 生甘草 6g | |

加减：如药后结节斑不见消，由血瘀已转化为宿瘀，上方去赤芍、苏木，加土鳖虫、水蛭以破血散瘀；如兼体乏气短者，加生黄芪、党参。

分析：此证多为慢性病程，结节反复发作、久治不消、络道闭塞、宿瘀不化，故见结节丛生、色暗红，不通则痛。方用《医宗金鉴》活血散瘀汤加减。方中川芎、当归尾、赤芍、牡丹皮、苏木、桃仁、莪术活血祛瘀，通调血脉；槟榔破气消积，疏通气道；川牛膝、桑枝开痹通络散结。

（3）寒湿阻络证

症状：病程日久，反复发作，结节逐渐成紫褐色或暗红色，疼痛及压痛较轻；伴下肢沉重，关节疼痛，畏寒肢冷，纳呆；舌体胖、淡暗有瘀斑，苔滑或腻，脉沉细。

辨证：寒湿下注，络阻血凝。

治法：温经散寒，化湿通络。

处方：当归四逆汤合防己黄芪汤加减。

防己 10g	生黄芪 30g	生白术 12g	桂枝 10g
当归 15g	赤芍 12g	细辛 3g	炮附子（先煎）10g
白芥子 10g	丹参 20g	茯苓皮 25g	生甘草 6g

加减：气虚明显者，加党参；结节坚实不散者，加三棱、莪术、川牛膝、山慈菇、土贝母；关节酸痛，加秦艽、威灵仙。

分析：此证多为病程日久，反复发作。为脾阳不足，水湿内生，温运无权所致。治宜温经散寒、化湿通络。金起凤教授擅用防己黄芪汤合当归四逆汤加减。方中防己、黄芪、白术益气祛风，健脾利水；当归、丹参养血和血；附子补火扶阳；桂枝温通经脉；细辛散表里内外之寒邪；甘草温养脾气调诸药。诸药合用，有温养经脉，健脾化湿，通畅血行之功。此证型瞿幸教授亦常以阳和汤合当归四逆汤加减。

2. 外治方案

（1）结节较大，红肿灼热疼痛明显者，以茶水调敷如意金黄散、赛金化毒散外涂；或外敷芙蓉膏，每日2次。

（2）结节色暗红，疼痛显著者，用紫金锭（市售成药）压破，醋调外敷，每日3~4次。

（3）结节微红或色不变，用冲和膏或紫色消肿膏外敷，每日1次。

急性期也可用鲜蒲公英、鲜车前草、鲜紫花地丁煎水冷敷或捣烂外敷。对气血瘀滞型或寒湿型也可用川草乌、苏木、桃仁、红花、桑枝、葱白煎汤熏洗或热敷。各证也可将内服药渣煎汤待温，湿敷于患处，每次20分钟，每日2次，以清热消肿、通络活血。

（四）案例分析

病案1 张某某，男，49岁，1986年7月4日初诊。

双小腿患结节红斑疼痛已26年。曾在各医院诊为"结节性红斑"，屡治欠效。26年来反复发作，结节时增时减，从未全部消退。近1个月来双小腿结节又增多，痛胀明显，站行尤甚。刻下见：双小腿两侧有枣核至蚕豆大红色结节10余个，以右胫伸侧稍多，触痛明显，伴咽干口渴，午后腿肿，夜寐欠佳，溲黄便软，苔薄黄腻，舌质暗紫、边有齿痕，脉弦微滑。

中医诊断：瓜藤缠。

西医诊断：结节性红斑。

辨证：湿热下注，络阻血瘀。

治法：清热利湿，活血破瘀，通络散结。

处方：

萆薢 20g	炒黄柏 12g	金银花 15g	牡丹皮 15g
赤芍 15g	木瓜 12g	白术 12g	苏木 10g
红花 10g	土鳖虫 10g	北沙参 30g	茯苓皮 25g

12剂，水煎服，每日一剂，早晚分服。

二诊：服上方12剂后，结节缩小，压痛显减，咽干、腿肿明显好转。近日左小腿又起枣核大结节2个。

炙黄芪 25g	当归 12g	水蛭 6g	土鳖虫 10g
萆薢 20g	川牛膝 15g	金银花 15g	牡丹皮 12g
莪术 15g	川芎 10g	木瓜 12g	桂枝 6g

7剂，每日1剂，水煎2次分服，水煎服。按上方随症略予加减又服药40余剂，双小腿结节渐次消退而获愈，4个月后随访，未复发。

案例点评： 患者罹病26年，下肢结节反复发作，久治不消，为络伤血凝，湿热下注，致瘀热互结为患。病久络道闭塞益甚，致新瘀变成宿瘀，且损及气血阴液，络失濡养，宿瘀亦难化消，故结节难消，病久不愈。阴液不足，内热不清，湿也不易泄化。初起以清热利湿、通络化瘀益阴为法，方中萆薢祛风除湿，通络止痛；盐黄柏苦寒燥湿，偏走下焦；丹皮、赤芍、苏木、红花活血散瘀；土鳖虫性善走窜，具有较强的破血逐瘀、消积通经之功。复诊待结节肿痛减轻，咽干消失后，改予攻补兼施之法，以益气活血、通络逐瘀为法。方中选用土鳖虫、水蛭性味咸寒，善逐恶血，伍以莪术破血，共奏攻坚逐瘀之功。此例盖宿瘀涸络，非草木之味所能宣通，必假虫药搜络开痹，则积久之宿瘀庶可化消，顽疾得愈。

病案2 某某，女，43岁，初诊日期：1992年。

两小腿患结节性红斑反复发作4年。两小腿结节长期不消，时轻时重，每当劳累，病即加重，多方求治，疗效不佳。伴体倦乏力，形寒畏冷，大便溏，下肢水肿，肢端发凉。查体：查双小腿胫部有蚕豆大结节十五六枚，色微黯，痛胀不甚。舌淡紫、苔薄白根腻，脉沉缓无力。

中医诊断：瓜藤缠。

西医诊断：结节性红斑。

辨证：脾阳不足，寒湿瘀滞。

治法：温阳化湿，活血通络。

处方：

生黄芪40g	防己12g	生白术15g	当归15g
怀牛膝15g	赤芍15g	苏木10g	炮附子（先煎）10g
桂枝10g	细辛3g	丹参30g	茯苓皮30g

7剂，水煎服，每日1剂，早晚分服。

外治：另用紫色消肿膏外敷，每日1次。

二诊：两小腿结节变软，痛胀略减，形寒畏冷消失，便溏体倦好转，下肢水肿减轻，药已见效，再宗上方去桂枝，继服7剂。

三诊：两小腿结节已消退六至七枚，余者均缩小，痛胀轻微，体倦腿肿显减，按前方随症稍予加减又服药15剂，结节全部消退而痊愈。随访1年半未见复发。

案例点评：患者下肢结节皮色不变或微红，反复发作，经久不治，自觉胀痛不甚，并兼有下肢水肿、沉重，肢端发凉，舌质淡苔薄白或腻，脉沉迟或缓等。证属脾阳不足，水湿内生，温运无权，寒湿下注，流窜经络，络阻血凝，结节丛生。《素问·调经论》："血气者，喜温而恶寒，寒则泣不能流，温者消而去之。"血宜温，温则通。故治以温阳健脾化湿、活血化瘀。方用防己黄芪汤合当归四逆汤加减。方中生黄芪、白术、防己益气健脾利湿；桂枝、炮附子伍白术温补脾阳以散寒；细辛合桂枝、当归合用取当归四逆汤之意，温中散寒且可使阳气下达肢末，助活血消瘀之力；当归、赤芍、丹参、苏木活血通络止痛。诸药合用，可使阳气充沛，脾健湿化，络通瘀消而使结节消散。二诊皮疹减轻、阳虚诸证好转，效不更方，减桂枝继服。三诊效不更方，续服基本痊愈。

病案3 沈某某，女，51岁。初诊日期：1991年12月12日。

主诉：双小腿皮疹伴胀痛十余年。

现病史：双下肢反复皮疹10年余，近2个月来加重，疼痛难忍。伴腰腿酸软，体疲乏力，曾去太原、南京、上海等医院诊治，诊断为"结节性红斑"，长期内服多种中药未见减轻，时有反复。刻下见：双下肢见许多大小不等结节，自觉痛胀，走路稍多即觉痛胀明显，伴腰腿酸软，体乏无力，胃纳欠佳，口干且苦，手足心热。查体：双小腿及大腿遍布三四十枚结节，大者如杏，小者如枣核，多数色不变，小部分呈微暗红色，压之大者较痛、小者不痛，舌红略暗，苔薄浅黄，脉细。

中医诊断：瓜藤缠。

西医诊断：结节性红斑。

辨证：气阴两亏，阴虚灼液成痰，浊痰凝络。

治法：滋肾益气，养阴清热，化痰散瘀。

处方：黄芪30g　　桑寄生30g　　生鳖甲（先煎）25g　　当归15g
　　　生地黄15g　　熟地黄15g　　生牡蛎（先煎）30g　　莪术15g
　　　盐黄柏10g　　知母10g　　土鳖虫10g　　砂仁6g
　　　川续断20g　　昆布18g　　海藻18g

7剂，水煎服，每日一剂，早晚分服。

二诊：药后部分结节明显缩小，压痛减轻，步行疼痛、胀已瘥，胃纳好转，余症同前，继服上方7剂。

三诊：小结节已消十余枚，大结节均见缩小，压痛显减，腰腿酸软、体乏好转，口已不觉苦，仍略干，舌淡红、苔薄白、脉弦缓。气阴渐复，浊痰血瘀渐化，再宗前方进退。前方减莪术、黄柏、知母、土鳖虫、砂仁、川续断，加玉竹、王不留行、丹参。

先后宗前方随症加减共服药40余剂，两下肢结节全部消退而获愈。随访1年余未复发。

案例点评：此例患者初起曾以散瘀清化汤加减治疗，略有减轻，诸证无明显改善。金起凤教授考虑患者病久伤阴耗气，致气阴两亏，阴虚有热，灼液成痰，浊痰凝络，以致下肢出现结节累累，其病机乃属气阴两亏、痰瘀凝络而成。拟以滋肾益气、化痰散瘀为法，痰瘀同治。方用炙龟甲、炙鳖甲、盐黄柏、知母养阴清热，软坚散结；气为血帅，气行则血行，故用黄芪、太子参益气扶正，推动血运；熟地黄、川断、桑寄生滋肾壮骨通络，丹参、土鳖虫、莪术活血化瘀；昆布、海藻化痰软坚散结。服药20剂，近三分之一结节已消退，其余亦见缩小，体乏等诸证好转。考虑气阴渐复，浊痰血瘀渐化，宗前方进退又服药20剂，结节全部消退而获愈。

（五）临证经验

结节性红斑好发于小腿胫骨两侧，多因湿热或寒湿下注于血脉经络之中，致气血运行不畅，络阻血瘀，结节丛生。亦有脾肾交亏，积湿生痰而瘀滞者。根据本病痛有定处、压痛明显这一共同临床表现，金起凤教授认为络阻血瘀是其主要病机，治当以散瘀、通络、利湿为基本治法，再结合病证辨证施治，使瘀化核消、血运通畅而向愈。依皮疹辨证及舌脉、全身综合辨证，治贵以通，活血散瘀贯穿治疗始终。

1. 辨湿重、热重

本病临床初起多以邪实为主，湿热瘀阻型居多，其中又当辨或湿重或热重。患者素体湿热感湿邪，湿滞经络，流注关节，易阻遏阳气，致气机不达，血脉不畅，日久成瘀，久而化热，湿热互结，湿浊趋下，故结节性红斑多发于双下肢，且湿性黏滞，具迁延缠绵等特性。此时方选萆薢渗湿汤合四妙丸，稍佐赤芍、丹参等活血之品。若红斑初起以鲜红结节、疼痛为主症，伴发热、心烦、口渴，大便干，小便黄等症，苔薄黄或黄腻，脉弦滑或数等，为患者素体血热或多种因素化火蕴毒，煎熬血液，血流不畅，瘀滞于局部，不通则痛。此时方选犀角地黄汤合萆薢渗湿汤，稍佐养血活血之品。

2. 辨虚实

若下肢结节紫黯，疼痛甚，反复发作，久治不消，此时当首辨虚实。若为络伤血凝，湿热下注，致瘀热互结，此时当以活血化瘀通络为主，可以桃红四物汤或通络活血汤加减。若病久络道闭塞，致新瘀变成宿瘀，且损及气血阴液，络失濡养，宿瘀亦难化消，故结节难消，病久不愈。阴液不足，内热不清，湿也不易泄化，此证当攻补兼施之法，以益气活血、通络逐瘀为法。且金起凤教授认为此证盖宿瘀涸络，非草木之味所能宣通，必假虫药搜络开痹，常以土鳖虫、水蛭、莪术同用化消积久之宿瘀。方选活血散瘀汤佐以益气之品。

慢性期，多为虚证或虚实夹杂。若久病，患者下肢结节暗红或皮色不变，反复发作，自觉胀痛不甚，并兼有足跗浮肿，下肢沉重、乏力等。或为属脾阳不足，寒湿下注，流窜经络，络阻血凝，结节丛生，当以温经散寒、化湿通络为法。或为病久伤阴耗气，致气阴两亏，阴虚有热，灼液成痰，浊痰凝络，以致下肢出现结节累累，治以益气养阴、化痰散瘀为法。

（六）零金碎玉

金起凤教授治疗本病时擅使用对药、引经药、虫类药等随证治之。尤喜用水蛭、土鳖虫等血肉有情之品活血化瘀、祛瘀生新。水蛭味咸苦，性平、有毒，入肝、膀胱二经，功能逐恶血，通血瘀，消癥癖积块以及痈疡肿毒。土鳖虫味咸，性寒，有小毒，归肝经，能破瘀血，消癥瘕，续筋骨。《本草求真》谓："水蛭善食人血……故月闭血瘕，积聚无子，并肿毒恶疮折伤，皆能有效。"水蛭味咸苦平，为嗜血之虫。咸胜血，苦走血，血结不行，胜血者必以咸为主，破血者必以苦为助，所以其破血之力较强。金起凤教授认为水蛭不仅可医治内科、妇科等病，其可疗外疡恶疮，尤以因血瘀络痹所致的血管疾患，取效益彰。在气血瘀滞型结节性红斑、脉管炎局部青紫肿胀，痛剧者，加用本品，配伍走窜破血之土鳖虫，收效甚速。

（七）专病专方

对于好发于下肢的结节性红斑、硬红斑、静脉曲张综合征等疾病，临证以湿热下注、瘀血阻络、湿瘀互结证多见，金起凤教授创散瘀清化汤为主方加减治疗。

处方：萆薢 18g　　　炒黄柏 10g　　　金银花 15g　　　牡丹皮 15g

薏苡仁 15g　　　防己 10g　　　土鳖虫 10g　　　莪术 15g

水蛭 6g　　　川牛膝 15g　　　冬瓜皮 30g　　　木瓜 12g

加减：如结节色红灼热兼腿跗浮肿，湿热偏盛者，可以萆薢渗湿汤合三妙丸加减治疗；腿肿明显，加茯苓皮、冬瓜皮；结节红肿疼痛明显，下肢皮肤焮红灼热，肿胀疼痛，舌红苔黄，脉滑数，热重于湿，可加连翘、紫花地丁、野菊花、黄连以清热解毒；兼关节酸痛，加秦艽、威灵仙、独活以祛风胜湿；结节较硬、日久不消者，加土贝母、昆布以化痰软坚散结。如兼体乏气短者，加生黄芪、党参以补益中气，又可加强活血散瘀之功。对于久病者，症见结节坚硬、色暗，酸痛明显，伴舌质紫黯，有瘀斑，为络脉闭塞较重，新瘀已变为宿瘀，宿瘀凝络胶涸不化，故结节难消，加用水蛭、土鳖虫、莪术。

（八）问诊路径

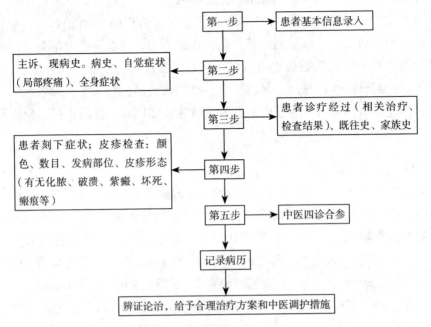

```
                              第一步  ──→  患者基本信息录入

主诉、现病史。病史、自觉症状
（局部疼痛）、全身症状      ←──  第二步

                                           患者诊疗经过（相关治疗、
                              第三步  ──→  检查结果）、既往史、家族史

患者刻下症状；皮疹检查：颜
色、数目、发病部位、皮疹形态
（有无化脓、破溃、紫癜、坏死、  ←──  第四步
瘢痕等）

                              第五步  ──→  中医四诊合参

                              记录病历

            辨证论治，给予合理治疗方案和中医调护措施
```

图 6-20　结节性红斑问诊流程图

第十八节　硬皮病

硬皮病是一种以皮肤及内脏器官组织局限性或弥漫性纤维化及硬化，最后发生萎缩为特征的疾病。根据皮损范围及是否有系统损害一般分为局限性和系统性两类，前者损害仅限于皮肤，后者累及皮肤内脏，包括食道、胃肠道、肺脏等全身多系统多脏器。局限性硬皮病主要好发于躯干、四肢、面部、额头、乳房、臀部，常于局部出现玫瑰红色或紫红色带状、圆形及卵圆形斑片或斑块，中央颜色逐渐变苍白，可呈黄白色或象牙白色损害，最后局部萎缩、变硬与皮下组织粘连，皮肤失去弹性。

系统性硬皮病临床表现复杂。一般多由四肢远端及面部开始，对称分布，逐渐向四肢近端及全身进展，严重者可累及全身，可出现雷诺病。病程一般分为三期：浮肿期、硬化期、萎缩期。浮肿期，以皮肤弥漫性轻度肿胀，皮温下降，皮纹消失为特点。硬化期，皮肤肿胀消失逐渐变硬，皮损表面有蜡样光泽呈黄褐色，与皮下组织粘连，感觉迟钝或消失。萎缩期，皮肤薄如羊皮纸样，甚至皮下组织及肌肉发生萎缩、硬化，紧贴于骨膜，形成木板样硬化，易发生溃疡和坏疽。侵犯颜面部可出现假面具样脸，鼻尖细小，耳轮变薄，口唇收缩，累及手指可见爪状手，指尖呈腊肠样改变。晚期伴随多系统改变，以食道受累最常见。此外，心肌、肾脏、胃肠道及肺部等多系统可发生弥漫性纤维化。本病可经过数十年缓慢进程，严重者常因肾脏功能衰竭、营养障碍、支气管肺炎等死亡。

硬皮病的病因仍不明确，可能的发病原因有：遗传因素主要与 HLA-II 类基因相关；感染因素包括伯氏疏螺旋体、巨细胞病毒、细小病毒 B19 感染有关；长期暴露于甲醛、甲苯、博来霉素、二氧化硅、氯乙烯等环境因素的患者发病率增高；女性激素、细胞及体液免疫异常；药物诱发包括博来霉素、喷他佐辛、紫杉醇、秋水仙碱、可卡因等。此病病程长，系统性病变累计范围大，多有内脏病变，预后较差，而中药干预多可起到良好的阻断及治疗作用。

（一）病因病机

中医称本病为"皮痹"。皮痹病名最早见于《素问·痹论》："以冬遇此者为骨痹，以春遇此者为筋痹，以夏遇此者为脉痹，以至阴遇此者为肌痹，以秋遇此者为皮痹。""皮痹不已，复感于邪，内舍于肺"，认为本病多系肺、脾、肾三脏阴阳两虚，卫外不固，复感风寒，湿浊之邪蕴结，以致经络阻隔，气血凝滞而成。因而，根据辨证又分为阳虚寒瘀型、脾肾虚寒型、肝肾阴虚型、阴虚血瘀型。临床多选择使用阳和汤、四逆汤合十全大补汤等加减。此外，治疗本病时应关注肾阴肾阳，多选用金匮肾气丸及大补阴丸，注重后期治疗，善用虫药活血通络。

1. 段行武教授

段行武教授总结古今医家经验，将传统中医辨证论治思想、中医皮肤科特色的皮损辨证与西医学中组织病理学、免疫学、分子生物学等先进理论结合，立足宏观，结合微观，对本病的准确辨证分期颇有助益。将局限性硬皮病归结为本虚标实之证，认为本病发生乃患者素有"本虚"之态，又遇风湿邪毒乘隙外侵，进而出现邪郁化热、经络阻隔、气血凝滞等"标实"之象。"本虚"之中，首责脾、肾二脏。肾乃一身元阳所在，肾阳衰微，则脾运不健；而脾能运化水谷精微，化生营卫二气，充身泽毛，司腠理，养血脉，脾运失司，则卫外不固，腠理不密，易感外邪。邪聚腠理，郁而化热、血热毒盛、燔灼血络、迫血妄行，发为斑疹；邪气久停，以致气血凝滞、络脉瘀阻，乃成"标实"之象。在急性进展期以清热解毒为法，"络脉瘀阻"既是本病的继发病因，又是疾病发展过程中的重要病机，因此后期重视治络。

2. 李元文教授

李元文教授根据本病本虚标实的病机特点以及疾病三期的不同表现，认为此病病机特点为肺脾肾三脏亏虚，寒湿凝滞，络脉瘀阻。提出总的治疗原则为宣肺、温补脾肾治其本，活血通络软坚、祛风除湿散寒治其标。

（二）辨证思路

本病多系肺、脾、肾阴阳两虚，卫外不固，复感风寒、湿浊之邪蕴结，以致经络阻隔，气血凝滞而成。临床上可按病期辨证治疗。

局限性皮痹急性进展期，为患者感受外邪后，风湿之邪结聚肌腠，郁而化热，热毒燔灼血络，临床多发斑疹，表现为局部色红肿胀，皮肤灼热。此期表现多属风湿、血热内结的"标实"之证，故治疗方法以攻邪为主，重在凉血解毒、清热除湿，佐以祛风通络。

系统性皮痹浮肿期，患者素体肺卫阳气不固，肝肾不足，脾肾阳虚，外感寒邪或寒邪直中经络，导致寒湿邪毒阻络，阳气受抑。表现为皮肤光亮、肿胀，颜色苍白或淡黄，皮温偏低，出汗减少，伴形寒肢冷等。

硬化期，患者多属邪毒稽留腠理，络脉瘀阻不通。此期表现虽仍以"标实"为主，患者素体脾肾阳虚之象，故在温阳通络、祛风除湿、宣通腠理等治标之法基础上，酌加温壮元阳之品；也有患者素体阴虚火旺者，阴液不足，水不涵木，肢体硬化，可结合临床脉证，佐以滋阴降火之品。

萎缩期，此期患者多属久病，气血失和，外不能荣肌肤，则见皮聚毛落、肌肉消瘦；内不能养脏腑，反致元阳不振、运化失司。久病损及正气，又现"本虚"之象。治疗当以健脾助阳、益气养血、温经通络为法。

三期治法均不离活血通络之法，络脉通则气血行，气血行则荣卫生，荣卫生则肌肤养，尤可见活血通脉之重要性。

（三）治疗方案

1. 内治方案

（1）阳虚寒瘀型

症状：胸前、四肢皮肤呈斑片状或条索状发硬或萎缩色素加深或脱失，伴关节酸疼，舌质淡苔薄白，脉沉迟或沉缓。

辨证：寒邪外袭，蕴积肌肤，阻痹经络，气血瘀滞。

治法：温经散寒，活血化瘀，疏风通络。

处方：净麻黄 6~9g　　桂枝 10g　　熟地 15g　　　　制川乌（先煎）9g

丹参 30g　　　　　羌活 10g　　　威灵仙 15g　　　　赤芍 15g

生黄芪 20~30g　　当归 15g　　　鹿角霜 10g 或鹿角胶（烊化）9g

加减：如肾阳不足，腰酸肢软，加巴戟天、淫羊藿；月经紊乱，上方去丹参，加益母草；腹胀便溏者，加乌药、山药；如蛋白尿明显者，加玉米须、小蓟。如皮肤硬化凹陷、萎缩色素沉着，肢凉明显，脉沉细弱，舌淡苔白。证属营血亏虚，寒凝肌腠，治以温经通络、养血活血。方用当归四逆加吴茱萸、生姜汤加减。有血瘀较著者，用桂枝茯苓丸加薏苡仁。

分析：此型硬皮病处于硬化或萎缩期。患者素体阳气不足，寒邪入内，侵犯经络，气血瘀阻而发病。此方以阳和汤为基础方剂，加减而成。方中麻黄、桂枝温阳散寒；川乌、羌活大辛大热，温经通络，散寒除痹；生黄芪补气温阳；熟地、当归补血；赤芍、丹参活血凉血通络；威灵仙祛风湿、通经络；鹿角胶温补肝肾、益精养血。

（2）脾肾虚寒型

症状：面、颈、四肢或躯干皮肤发硬干燥，张口困难，肢体活动受限，或兼低热、关节痛、休克等证。舌质淡暗，苔薄白，脉细数无力。

辨证：脾肾阳虚，气血并亏，脾失统血，阳不摄阴。

治法：散寒开腠，回阳通脉，温补脾肾。

处方：炮附子（先煎）10g　　　干姜 6g　　　生黄芪 30g

白术 12g　　　肉桂 5g　　　生甘草 6g　　　党参 15g

桂枝 9g　　　当归 15g　　　白芍 12g

加减：大便溏稀者合附子理中丸；伴胸闷气短者，加人参；痰多咳喘者，加瓜蒌、薤白、葶苈子、苏子等；关节疼痛者，加威灵仙、秦艽、乌梢蛇、伸筋草。

分析：此方以四逆汤合十全大补汤加减。附子、干姜、甘草为四逆汤，温中祛寒，回阳救逆，补脾肾阳不足；生黄芪、党参、白术补气健脾；当归、白芍补血；肉桂、桂枝温肾散寒，通经活络。此方共奏温阳散寒、活血补血之功效。

（3）肝肾阴虚型

症状：面、颈、肩及四肢皮肤发硬，蜡样光泽，肤呈棕色，闭汗。可兼有收缩期杂音，关节痛，骨质缺钙，头骨凹凸不平，月经不调，量多。舌嫩红而瘦，伸舌不过齿，苔薄黄，脉细寸弱。

辨证：肝肾阴虚，水不涵木，兼之气血两亏，气不摄血。

治法：填肾育阴，益气养血，活血散结。

处方：生熟地各 15g 山萸肉 10g 山药 15g 丹皮 15g

   茯苓 15g   枸杞子 12g 白芍 10g 阿胶（烊化）12g

   炙黄芪 20g   党参 15g   当归 12g 丹参 15g

   焦麦芽 15g

加减：若发低热者，可加清骨散，青蒿、鳖甲、银柴胡等；若口干口苦可加玄参、天花粉、知母滋阴生津；若关节痛明显，关节屈伸不利，加怀牛膝、桑寄生、苏木等补肾活血。平时也可间隔炖服吉林人参或高丽参汤，或时常炖服白糖参。总以养阴益气以主治。

分析：肺主皮毛，肺之气阴亏损，失却"熏肤充身泽毛，若雾露之溉"的作用，故皮肤失其柔润；脾主肌肉及四肢，脾气虚弱，健运失职，气血生化乏源，气血衰少，不能濡养肌肤，故肌肉萎缩，四肢活动困难；肾主骨，病已数载，所谓病之"势必及肾，肾阴亏损，故骨质受害"。符合中医所谓虚损之重症。本方为杞菊地黄丸加减而成。重在滋补肾阴，兼以补益气血。其中生熟地、山茱萸滋补肾阴；山药、党参、茯苓、焦麦芽健脾益气；枸杞子、白芍滋补肝阴；阿胶、当归养血，炙黄芪补气；丹参活血通络。此方药物有杞菊地黄丸、四君子、四物汤之意。

（4）阴虚血瘀型

症状：颜面、胸前及四肢皮肤发硬，部分呈萎缩，皮损处闭汗，伴低热、心烦易躁，夜眠久佳，间有下肢抽筋，舌质暗尖红，苔薄微黄，脉细数无力。

辨证：阴血并亏，寒热内生，烁液成瘀，重挟浊痰。

治法：滋阴清热，养血化瘀，软坚消痰。

处方：生牡蛎（先煎）30g 知母 10g   昆布 15g 海藻 15g

   钩藤（后下）30g 白芍 15g   当归 12g 丹参 25g

   延胡索 12g   盐黄柏 10g 醋炙鳖甲（先煎）15~30g

加减：虚热明显，加青蒿、地骨皮；兼贫血者，加炙黄芪、熟地。

分析：此证型常见于系统硬皮病的晚期，肝肾枯竭，瘀血内阻，皮肤与皮下组织粘连，骨骼变形。此方为牡蛎鳖甲汤加减而成，方中醋鳖甲、生牡蛎滋阴潜阳，退热除蒸，软坚散结；海藻、昆布软坚散结，利水消肿化痰；钩藤平肝潜阳，清肝热除烦；白芍、当归滋阴养血；盐黄柏、知母滋补肝肾之阴；《本草纲目》中归纳延胡索有"活血，理气，止痛，通小便"四大功效，并推崇延胡索"能行血中气滞，气中血滞，故专治一身上下诸痛"，为治疗全身各部气滞血瘀之痛的要药。

2. 中成药方案

阴阳两虚者，用保元丸，每次 6g，日 2 次；脾肾阳虚者，用附子理中丸，每次 6g，日 2 次；阴虚火旺者，用知柏地黄丸，每次 9g，日 2 次；丹参注射液肌内注射，每次 4ml，日 1 次。

3. 外治方案

（1）中药外治法　透骨草 30g，桂枝 15g，红花 10g，水煎外洗。川楝子 60g，花椒 30g，食盐炒后，布包外敷。

（2）针灸疗法

①耳针疗法：取肺、内分泌、肾上腺、肝、脾穴。

②体针疗法：曲池、足三里、三阴交、血海、阳池、关元、中脘；神阙、气海、关元、肺俞、膈俞、阳池；肾俞、命门、脾俞、膏肓、中脘。以上三组轮流交替针刺。

③梅花针疗法：治疗轻症。局部轻叩打，每日 1 次。

（3）物理疗法　热水浴、温泉浴。浴后采用按摩等方法，可以促进血液循环，改善代谢过程，对患者有一定疗效。

（四）病案分析

病案 1　李某，女，43 岁，1992 年 3 月 7 日初诊。

主诉：面颈部、四肢皮疹萎缩变硬 2 年余。

现病史：1991 年 2 月中旬，发现面部、颈后侧及前臂的皮肤出现轻微肿胀，以后渐加重，继而延及双下肢，4 个月后皮肤逐渐出现绷紧发硬。手腕关节屈伸不利。曾于两家医院多次就诊，疗效欠佳，病情发展未得明显控制。1991 年 11 月于某院住院治疗，实验室检查：IgG 偏高，血肌酸肌酶高，抗"O"试验 1∶800，心肌劳损外，余无异常。皮肤做活检后，确诊为"系统性硬皮病"，经用各种中西药物治疗 3 个月后，仍未能控制其进展，故来求治。

检查：慢性病容，面部肿胀光亮，右颈、双前臂及双下肢皮肤胀紧发硬，呈蜡样光泽，不易捏起，肤色浅褐，伴畏寒怕冷，体倦乏力，腰膝酸软，饮食欠佳，舌质淡，苔薄白，脉细。

中医诊断：皮痹。

西医诊断：系统性硬皮病。

辨证：脾肾阳虚，气血凝滞。

治法：温肾助阳，健脾益气，活血通络。

处方：炙黄芪 30g　　　桂枝 10g　　　当归 12g　　　川芎 12g

炮附子（先煎）10g　　淫羊藿 15g　　　土鳖虫 10g　　　赤芍 12g

丹参 25g　　　　　　巴戟天 10g　　　生白术 20g　　　炙鸡内金 12g

乌梢蛇 15g

30 剂，水煎服，每日一剂，早晚分服。

二诊：服上方 30 剂后，面、颈、四肢皮肤发硬稍软，皮肤褐色稍淡，形寒肢冷减轻，纳谷有所好转，舌脉同上，上方去炮附子，加熟地 20g。

三诊：上方随症稍予加减继服 2 个月，颈、四肢皮肤发硬明显变软，肤色略变淡，蜡祥光泽消失，皮肤可稍能捏起，手指及腕关节活动较前灵活，嘱继服前方。

四诊：前方又服四个月后，面部、四肢皮肤发硬显著变软，且缩小，右颈皮肤发硬基本消失，饮食加餐，体倦明显好转，半月来已能上班，做些轻工作。嘱每周继服前方 3 剂，以资巩固，避免反复。

案例点评：本例证属脾肾阳虚，气血不足，卫外不固，风寒乘虚侵入，经脉痹阻，寒凝瘀滞，肌肤失养而发。正气亏虚、肾阳不足为"皮痹"之本，外邪侵袭仅系诱因，故其临床见症除面、颈、四肢皮肤肿胀发硬外，还常伴有畏寒肢冷、腰膝酸软、体倦纳少、舌淡苔白、脉沉细等肾阳虚衰、脾失运化、气血不足之证。因此，在治疗上温肾壮阳、益气养血、健脾化湿是治疗的主要着眼点，故方用淫羊藿、桂枝、炮附子、巴戟温肾壮阳；炙黄芪、当归、川芎益气养血；生白术、炙鸡内金健脾化湿，此药除健脾外，还能行滞化瘀，使补药补而不滞，且可加强活血化瘀之效。由于营气逆从，气滞血瘀，络脉痹阻，肌肤肿胀发硬，故又选用丹参、赤芍、土鳖虫、乌梢蛇活血化瘀，疏通脉络。药服 30 剂，皮肤肿胀发硬稍软，形寒肢冷减轻，阳虚见轻，故方去炮附子，加熟地以滋肾养血。后按此方加减又服药 6 个月，皮肤发硬显著变薄且缩小，诸症消失，病情稳定，已能上班做轻工作，为杜绝反复，嘱按原方继服一段时期以资巩固。

病案 2　沈某某，女，37 岁，1991 年 11 月 13 日初诊。

主诉：面部、手指肿胀变硬 1 年余。

现病史：患者于 1990 年 4 月开始出现低热乏力，随后面部及四肢出现肿胀，3 个月后皮肤逐渐变硬，双手指关节胀疼。1990 年底在某医院皮肤科确诊为"硬皮病"，经用泼尼松等西药治疗，仍不能控制病情发展。1991 年先后去几所医院诊治，经长期中医药治疗，但病情仍继续发展，皮肤发硬，范围继续扩大，并自觉心悸、眠差、饮食不佳，在某医院做活检，诊断为"系统性硬皮病"，由于病情未能控制发展，故来求治。

检查：慢性病容，面部及四肢皮肤绷紧发硬，呈浅棕色，有蜡样光泽，皮肤不能捏起，双下肢呈部分肌肉萎缩，双手呈部分肌肉萎缩，双手指关节呈轻度强直、肿痛，心尖区有收缩期杂音。胸片示：心肺正常，血、尿、肝功均正常，伴体倦乏力，胃呆纳少，手足心热，时现低热，月经量多，腰背酸痛，咽干口燥，舌嫩红，体瘦苔薄黄，脉细数无力。

中医诊断：皮痹。

西医诊断：系统性硬皮病。

辨证：肝肾阴虚，脾气亏虚，气滞血瘀。

治法：滋阴清热，健脾益气，活血通络。

处方：生熟地各 15g　炙龟甲 15g　盐黄柏 10g　知母 10g
　　　北沙参 20g　鲜石斛 12g　茯苓 15g　太子参 20g
　　　炙鳖甲 20g　赤白芍各 12g　丹参 25g　地骨皮 15g
　　　炙鸡内金 10g

30 剂，水煎服，每日一剂，早晚分服。

二诊：服上方 1 个月后，面、四肢皮肤发硬稍软，肤棕色稍淡，咽干掌热减轻，未出现低热，舌脉同上，上方去鲜石斛、太子参、赤白芍、地骨皮，加川石斛 20g，炙黄芪 25g，当归 12g，枸杞子 12g，谷芽 12g。

三诊：上方继用 2 个月后，面及四肢皮肤发硬明显变软，肤色变淡，双手指关节强直肿痛酸减，咽干口燥显减，体倦、纳差好转，舌嫩红、苔薄白、脉弦细。

四诊：前方又服 3 个多月后，面部、四肢皮肤发硬显著变软，四肢皮损缩小明显，下肢肌肉萎缩好转，皮损处已能捻起，体倦轻微，饮食增加，嘱继服 3 个月，按前方隔日服一剂，以资巩固。

案例点评：从本例患者的临床表现来看，主要损及肺、脾、肾三脏。肺主皮毛，肺之气阴亏损，失却"熏肤充身泽毛，若雾露之溉"的作用，故皮肤失其柔润；脾主肌肉、四肢，脾气亏虚失其运化，则气血生化无源，失却水谷精微养、故肌肉萎缩，四肢活动困难：肾主骨，病已二载余，所谓"病久及肾"，肾阴亏损，故髓受害，冲任失调。因此，本例证应属肝肾阴虚，损气耗液，脾失运化，冲任失调，致阴虚火旺，虚热内灼，加之营气不和，气血凝滞所致。故临床症见除面部、四肢皮肤绷紧发硬外，常伴有咽干口燥，时现低热，手足心热、体惫纳少，舌嫩红，体瘦，苔薄黄，脉细数无力等肺肾阴虚、虚热内灼、脾失运化、气血不足之证。在治疗上以养阴清热、滋肾软坚、健脾益气为要。故方中大补阴丸加生地、鳖甲、白芍、地骨皮滋肾阴，清虚热，软坚潜阳；北沙参、鲜石斛滋肺阴以清润；太子参、茯苓、炙鸡内金健脾益气，同时鸡内金兼能行滞化瘀，使方中滋腻之补味，补而不滞，利以增强药效，由于营气逆从，气血瘀滞，络道阻塞，皮肤发硬，故又先用丹参、赤芍以化瘀通络。服药1个月后，皮肤发硬稍软，低热已除，咽干掌热轻减，但体疲纳呆如故，故方去鲜石斛、太子参、赤白芍，地骨皮，加川石斛、炙黄芪、当归、枸杞、谷芽以增强益气养血、滋肾醒脾之效。后按前方又服药5个月余，皮肤发硬，显著变薄，并且缩小，肌肉萎缩明显好转，诸症基本消失，病情已达稳定，故嘱咐按原方再服用一段时间以巩固之。

（五）临证经验

李元文教授在继承金起凤教授的学术思想上结合当代生理、病理等发病机制的最新研究，总结的临床经验核心为"补气温阳、通络活血"。

1. 补气以通阳

李元文教授在治疗硬皮病的过程中多用补气药物。气属阳，补气即有温阳之效。同时，本病多有血瘀之象，因"气为血之帅""气行则血行"，在治疗中多加补气药物亦可促进血行。且硬皮病患者多有气血亏虚，卫外不固，病程日久更易耗伤气血，正气不足则无力达邪外出，使疾病缠绵不愈。因此，李教授常用黄芪、太子参、白术等补益正气，使正气得复，邪气得出。李教授认为肺与硬皮病关系密切，"肺主皮毛""肺主一身之气"肺之气阴不虚，才能"宣五谷味，熏肤，充身，泽毛，若雾露之溉"，肺气虚则卫外不固，皮毛失养，皮肤干硬萎缩。李教授在临证过程中重视补肺气，另外还加入少量麻黄、桂枝、细辛、杏仁、葛根等药物宣肺通窍，使肺输布的脾胃精微充分到达肌肤，使皮肤得以荣养。

李教授认为硬皮病发病的根本在于脾肾阳虚，肾为先天之本，脾为后天之本，其阳气虚弱，气血经脉脏腑失于温煦，活动功能减弱，复受外邪侵扰，而使经脉痹阻、气血瘀滞，肌肤失养而变硬、萎缩。所以治疗上多用温补脾肾之药物，常用白术、茯苓、党参、山药、熟地黄、杜仲、牛膝、肉桂、菟丝子等。

2. 活血通络贯穿始末

李元文教授认为瘀血内生使经络痹阻、肌肤失养。"血瘀"在硬皮病的发生、发展过程中起着至关重要的作用，在温阳散寒的基础上使用行气活血化瘀软坚之品，有助于气血流通。血液的正常运行使阳达四末，有利于皮肤软化，所以活血化瘀应贯穿本病治疗的始终。所谓"瘀去则脉络通，脉络通则气血行，气血行则肌肉得养、皮肤得荣"。现代药理研究表明，活血化瘀的中药如当归、丹参、茜草等对皮肤成纤维细胞合成胶原有明显的抑制作用。根据"瘀"的轻重不同，用药亦有侧重，瘀象不明显者，用当归、鸡血藤等养血活血；瘀象显著者，用桃仁、红花、川芎等活血化瘀；瘀象更甚者，用莪术、三棱、地龙、水蛭等破血逐瘀。同时李元文教授认为皮肤病与络脉关联密切，病络是很多皮肤病的病理基础，也是很多皮肤病发展的中晚期阶段的特征性改变，从络治疗顽固性皮肤病以通为用，包括祛风除湿通络、活血化瘀通络、温阳散寒通络、清热凉血解毒通络等。

（六）零金碎玉

李元文教授应用通络法治疗硬皮病常加入藤类药物，如《本草便读》云："凡藤蔓之属，皆可通经入络，盖藤者缠绕蔓延，犹如网络，纵横交错，无所不至，其形如络脉。"

鸡血藤可补血活血通络，可用于伴有皮肤萎黄、月经不调、面色无华等气虚血瘀者；青风藤、海风藤可祛风湿，通经络，可用于寒湿凝滞者；络石藤祛风除湿，解毒通络，可用于湿热痹阻证，见筋脉拘急、喉痹、腰膝酸痛等；首乌藤养心安神，祛风通络，可用于伴失眠、劳伤血虚身痛等气血亏虚之证；雷公藤可祛风除湿，解毒通络，现代药理研究表明其具有免疫调节的作用，并可对关节疼痛、肿胀等起到良好的抑制作用，可以缓解急性期及水肿期的皮肤肿胀。

第十九节　痤疮

痤疮是一种毛囊、皮脂腺的慢性炎症性皮肤病，中医文献中称"粉刺"。本病青少年发病率较高，因具有明显的损容性，对患者的身心健康会造成极大的伤害，严重影响患者生活质量。近年来随着人民生活水平的提高，饮食结构的改变，喜食辛辣煎炸油腻肥甘厚味，使用各种各样的护肤品、化妆品，造成痤疮发病率有所增高。同时发病年龄有所增大，常见 30~40 岁，甚至 40 岁以上发病的患者，尤其是女性。

西医学认为本病发病主要由以下几种因素导致。患者体内雄性激素及其代谢产物如双氢睾酮等增加，而皮脂腺的发育和分泌功能直接受雄激素的支配，从而使皮脂腺的活性增加；毛囊口角化异常，导致皮脂腺分泌物排出不畅，栓塞在毛囊口内，形成粉刺；痤疮丙酸菌等细菌的感染，包括卵圆形糠秕孢子菌及白色葡萄球菌等，通过激活补体系统经过一系列的反应产生游离脂肪酸，游离脂肪酸刺激毛囊及毛囊周围发生特异性炎症反应；免疫学因素：痤疮患者的体液免疫和细胞免疫均参与了反应；遗传、内分泌障碍、摄入过多多脂多糖类及刺激性食物、胃肠功能紊乱、精神长期紧张和不当使用化妆品、高温气候及化学因素等可使本病诱发和加重。痤疮的病理变化主要是皮脂腺肥大，毛囊漏斗部及皮脂腺导管对口处角化过度，毛囊扩大，于毛囊口形成黑头，黑头由角质细胞和皮脂组成；毛囊周围以淋巴细胞为主的炎性浸润，形成炎性丘疹；黑头堵塞引起毛囊内外继发感染，可出现脓疱；脓疱穿破毛囊壁进入真皮，可引起异物反应而形成结节；长期炎症反应可使毛囊和皮脂腺遭到破坏发生纤维化而形成瘢痕。

本病发病原因复杂，尚未完全明了，通常认为是有几种因素综合作用的结果。本病病程慢性易复发。尽管治疗方法很多，但迄今尚未找到一个大家公认的较为理想的治疗方案。由于本病是一种损容性疾病，在现代社会对美容要求逐渐提高的情况下，本病的防治日益受到重视。

（一）病因病机

中医早在《黄帝内经》就有"痤""痤痱"的记载，《素问·生气通天论》记载"劳汗当风，寒薄为皶，郁乃痤""汗出见湿，乃生痤痱"。隋代《诸病源候论·面体病诸候·面疱候》记载："年少气充，面生疱疮""面疱者，谓面上有风热气生疱，头如米大，亦如谷大，白色者是。"明·陈实功《外科正宗·肺风粉刺酒皶鼻》云："肺风、粉刺、酒皶鼻三名同种。粉刺属肺，皶鼻属脾，总皆血热郁滞不散。所谓有诸内、必形诸外，宜真君妙贴散加白附子敷之，内服枇杷叶丸、黄芩清肺饮。"清代《医宗金鉴·外科心法要诀·肺风粉刺》："此证由肺经血热而成。每发于面鼻，起碎疙瘩，形如黍屑，色赤肿痛，破出白粉汁。"明清时期的观点认为痤疮发病与肺关系最为密切，肺火、血热和湿热是发病的最主要原因。清代《外科大成》所拟定的内服方枇杷清肺饮和《医宗金鉴》的外用药颠倒散，至今仍在临床广泛应用，每每收到效验。

1. 金起凤教授

金起凤教授根据临床证候，并承各家所长，认为痤疮多由饮食不节，过食肥甘厚味，积久化生火热；或青年人生机旺盛，血气方刚，素体阳热偏盛，肺胃积热，循经上蒸，血随热行，上壅于颜面，日久气血瘀滞，蕴热成毒所致。胃属足阳明，多气多血，其经起于颜面而下行过胸；肺属手太阴，多气少血，其经起于中焦而上行过胸，肺开窍于鼻，如多食肥甘辛辣，易致肺胃积热循经上熏，血随热行，上壅于胸面肌肤，即可出现面、鼻部、前胸有红色丘疹、脓疱、结节、黑头粉刺。治宜清肺胃热，佐以解毒，药用枇杷叶、黄芩、栀子、黄连清肺胃之热。如有渴饮，苔黄，脉滑数，则加生石膏、知母，因生石膏、知母既能清胃火又能清肺热，肺胃之火得降，局部皮疹即可逐渐消失。

2. 李映琳教授

李映琳教授继承金起凤教授的学术思想，认为痤疮乃"血热郁滞不散"而致。治疗上应以清热解毒、化瘀散结为大法，佐以祛湿、解郁、通腑。同时认为本病的发病部位与辨证密切相关，皮损主要位于鼻部及周围，多为肺经风热证；皮损遍布颜面，多为胃肠湿热证；皮损位于面部两侧，多为肝经郁热证。皮损发于前额多与阳明胃有关；在口周与脾有关；发于胸背与任督脉有关。

3. 段行武教授

段行武教授从中医的整体观出发，根据患者的皮损形态和皮损的循经部位，再结合患者的体质特点进行全面分析，综合论治痤疮。若饮食不节，恣食肥甘油腻、辛辣炙煿而致积湿生热，肺胃湿热之邪循经上行阻于肌肤，而致颜面、口鼻、前额出现丘疹、脓疱。肝属木，肺属金，在正常情况下金能克木，但当肝郁气滞，气郁化火，可反侮肺金而形成木火刑金证，肝肺之热阻于肌腠而致面颊两侧，甚至连及颈项部出现粉刺、丘疹。脾主运化水湿，若脾气不健，运化失常则可致湿浊内生，湿郁化热，炼液成痰，痰湿热邪阻于经络，凝滞肌肤可致颜面、胸背出现囊肿、结节。任脉与督脉分别循行于人体的前后正中线，若冲任失调，邪热循经壅滞肌肤，而致颌、眉间、胸背等部位出现丘疹、粉刺。

（二）辨证思路

痤疮致病原因较多，历代医家对本病的论述，早期偏重外邪，明清以后以热为主，认为痤疮发病多因肺经风热、肺经血热、血热郁滞、湿热互结而致。现代中医学家还认为与痰凝血瘀、冲任不调有关。

1. 从肺胃论治

痤疮常因青春期生机旺盛，血气充沛，阳热偏旺，热盛伤肺，肺热熏蒸，致使局部血热蕴阻而发。或肺胃积热，循经上蒸，血随热行，上壅于面而发。

2. 从胃肠论治

因过食肥甘厚味、辛辣助湿生热之品，以致胃肠化湿生热，湿热互结，上蒸颜面而发。

3. 从痰瘀论治

因肺胃积热，久蕴不散，生湿化痰，阻滞经络，气血运行不畅，与痰互结，壅滞肌肤，发为结节，或结成囊肿。

4. 从肝脾论治

肝主疏泄，性喜条达，肝气郁结，侮脾生湿，湿热蕴结；或脾胃虚弱，脾失健运，湿浊内停，湿郁化热，热灼津液，炼液成痰，湿热夹痰互结，瘀滞肌肤而发病。

5. 从冲任论治

冲为血海，任为胞胎，冲任失调往往与肝肾有着密切的关系。女性患者冲任失调，气血失和，痤疮的发生与月经周期有明显关系。现代女性生活节奏加快，工作学习繁忙紧张，忧思愤怒抑郁，郁结伤肝，肝失疏泄，以致肝气郁结化火，则耗伤肝阴，肝肾同源，肝阴亏虚则肾阴不足。肝为冲脉之本，肾为任脉之本，肝肾阴血不足则冲任失调，冲任不调则月经不调，而出现痛经、乳房胀痛、经期或周期不调等，并伴有面部痤疮随月经周期而发。素体肾阴不足，肾之阴阳平衡失调，相火过旺，致肝失疏泄使女子冲任不调，而致痤疮随月经周期而发。

总之，本病病因复杂，病程中可出现虚实夹杂等复杂表现，根据皮疹表现与兼夹证的不同，需要分阶段有侧重的进行辨证论治。

（三）治疗方案

1. 内治方案

（1）肺胃蕴热型

症状：皮疹以红色丘疹为主，色红，时有痒痛，偶见脓头，或有面部潮红；伴有口干、口渴、大便干、尿黄赤，舌红，苔薄黄白，脉弦滑。

辨证：肺胃蕴热，熏蒸面部。

治法：清解肺胃热毒。

处方：枇杷清肺饮加减。

枇杷叶 15g	黄芩 10g	桑白皮 15g	金银花 10g
生槐花 10g	连翘 10g	牡丹皮 10g	炒栀子 10g
甘草 6g			

加减：口干思饮者，加生石膏、天花粉；大便干者，加生大黄；脓头明显者，加公英、紫花地丁、白花蛇舌草以清热解毒；经前加重者，加益母草、当归。

分析：此型多见于发病初期。方中以枇杷叶、桑白皮清解肺热为君。黄芩清热燥湿，善泻肺火。现代研究证实黄芩含有黄芩苷、黄芩素具有广谱抗菌作用，同时具有降低垂体分泌促性腺激素的作用。金银花、连翘清热解毒，共为臣药。生槐花、牡丹皮清热凉血，炒栀子清热泻火，共为佐药。甘草和中解毒为使。

（2）胃肠湿热型

症状：颜面、胸背部皮肤油腻，毛囊性丘疹、脓头、红肿疼痛，口中有异味，大便干或正常，尿黄，舌质红，苔黄白腻，脉滑。

辨证：胃肠湿热，熏蒸面鼻。

治法：清热除湿，解毒通腑。

处方：茵陈蒿汤加减。

茵陈 30g	黄芩 15g	炒栀子 10g	生薏仁 30g
黄连 10g	连翘 15g	金银花 10g	生山楂 15g
厚朴 10g	苍术 10g		

加减：大便干者，加生大黄；大便溏者，加山药；舌苔厚腻者，加鸡内金、枳实；脓疱多者，加白花蛇舌草、野菊花。

分析：方中以茵陈清热利湿，黄芩清热燥湿解毒，共为君药。黄连、生薏苡仁、苍术清热燥湿为臣药。金银花、连翘清热解毒，炒栀子清热泻火，生山楂消积化食为佐药。厚朴理气宽中为使。

（3）痰湿瘀滞型

症状：皮疹颜色暗红，以结节、脓肿、囊肿为主，经久难消，伴有倦怠乏力，腹胀，舌暗红，苔黄腻，脉弦滑。

辨证：湿热夹痰，凝滞肌肤。

治法：除湿化痰，活血散结。

处方：二陈汤合血府逐瘀汤加减。

半夏 10g	陈皮 10g	茯苓 15g	赤芍 10g
桃仁 10g	红花 10g	丹参 15g	夏枯草 15g
当归 6g			

加减：囊肿、结节难消者，加贝母、莪术、三棱、皂刺、海藻活血通络软坚散结；伴囊肿成脓者，加贝母、皂刺、野菊花；若经行不畅、痛经者，加益母草、泽兰。

分析：此型多病程长，反复难愈，女性多见。方中以半夏、茯苓健脾祛湿为君。当归、桃仁、红花、丹参活血化瘀为臣药。赤芍凉血活血，夏枯草清热散结，共为佐药。陈皮燥湿和中为使。

（4）冲任不调型

症状：面部、胸背部出油，有毛囊性丘疹，伴有脓头，每于经前加重，经后缓解，月经色暗、有血块，伴有心烦急躁易怒、经前乳房胀疼，舌红，苔薄黄，脉弦滑。

辨证：肝气郁结，冲任不调。

治法：疏肝清热，调和冲任。

处方：逍遥散合桃红四物汤加减。

柴胡 10g	当归 10g	赤芍 10g	金银花 10g
连翘 10g	红花 10g	益母草 15g	香附 10g
桃仁 10g	女贞子 15g	甘草 6g	

加减：大便干者，加全瓜蒌；出油多者，加生薏苡仁、生山楂；乳房胀痛明显者，加橘核、川楝子、郁金。

分析：此型发病与月经周期相关。方中当归活血柔肝为君，桃仁、红花、益母草活血化瘀，柴胡、香附疏肝理气共为臣药，金银花、连翘清热解毒，赤芍凉血活血，女贞子补肾调肝，共为佐药，甘草调和诸药为使药。

2. 外治方案

（1）外用药

①颠倒散或二黄粉：以凉水调和，涂于患处，20~30分钟后用温水洗去。每日1~2次。如用皮肤干燥，可间隔2~3天或1周用1次。

②痤疮膏：早晚洁面后涂于面部患处。适用于气候干燥的季节，如皮损发红、脓疱较多者可与颠倒散配合使用。

③有结节、囊肿、脓肿者可外用金黄膏或肤痔清软膏，早晚各1次。

④炎症明显者可用香柏酊点于丘疹、脓头处。

⑤结节、瘢痕色暗者，外用积雪苷霜软膏。

（2）其他疗法

①中药倒膜法：中药倒模法是将按摩、中药及石膏成膜有机结合，使药物直接作用于皮肤，并通过摩、揉、推、搓、按、叩、梳等7种手法的按摩以达到疏通经络、消积散瘀、通畅气血、调和血脉的目的，同时借助于石膏在凝固过程中产生的释热效应，加速了皮肤的血液循环，促进了药物的渗透、吸收，从而达到消除疾病、医疗美容之目的。在研究古人治疗痤疮的外用处方并经过临床实践后，选用清热解毒的紫花地丁、黄芩，凉血祛瘀的侧柏叶、丹参配制成痤疮膏外用，并在石膏中加入泻火解毒的黄连，制成中药倒模面膜，诸药合用共奏清热解毒、消痤美容之效。

②耳穴埋豆法：取穴肺、内分泌、交感、脑、面颊、额区。皮脂溢出加脾，便秘加大肠，月经不调加子宫、肝。每次选穴 4~5 个，以上穴位可轮换使用，2~3 天换豆 1 次。

（四）案例分析

病案 1 某，女，18 岁，2007 年 7 月 19 日就诊。

主诉：面部起皮疹 1 个月。

现病史：皮疹为散在的粟粒至绿豆大小红色炎性丘疹，时轻时重，未予重视治疗。近半个月来因过食辛辣食物，皮疹明显加重，丘疹、粉刺数量增多，部分可见脓头，且面部出油较多；伴口干喜饮，纳食可，大便 2 日一行，小便黄，舌边尖红，苔薄黄，脉浮数。

中医诊断：粉刺。

西医诊断：痤疮。

辨证：肺胃热盛。

治法：清肺解毒，清热利湿。

处方：桑白皮 10g　　枇杷叶 10g　　黄芩 10g　　金银花 12g
　　　白花蛇舌草 15g　菊花 10g　　连翘 12g　　天花粉 15g
　　　生石膏 30g（先下）淡竹叶 10g　生槐花 20g　生大黄 6g（后下）
　　　生山楂 15g　　　生甘草 6g

7 剂，每日 1 剂，水煎 2 次分服。

二诊：服药 7 剂，无新皮疹出现，原皮疹有所消退，其他兼症亦有所改善，上方去大黄，加栀子 10g，生白术 15g。

三诊：继服 14 剂后，面部皮疹基本消退，仅有暗红色色素沉着斑，去生石膏，继服 7 剂后临床痊愈。

案例点评： 本例患者为青春期女性，面部丘疹、粉刺，为肺胃积热，循经上犯所致，部分皮疹可见脓头，面部出油多，为热蕴化湿之象；口干喜饮，小便黄，舌边尖红，苔薄黄，脉浮数，均为肺胃蕴热之象。治以清肺解毒、清热利湿，以桑白皮、枇杷叶清宣肺热，生石膏、天花粉清泻肺热，金银花、连翘、白花蛇舌草、菊花清热解毒，佐以黄芩、淡竹叶清热祛湿，生大黄通腑泄热，生槐花清大肠热，生山楂消食化滞，甘草调和诸药。一诊后，患者已无新起皮疹，兼症有所改善，辨证不变，去生大黄以防泻下太过，加入栀子清热解毒，生白术健脾燥湿。三诊时皮疹基本消退，故去生石膏，继服 7 剂后临床痊愈。

病案 2 某某，女，34 岁，2007 年 1 月 25 日就诊。

面部起皮疹半年。面部散在暗红色毛囊性丘疹，以面颊、耳前居多，伴心烦易怒，口苦，失眠多梦易醒，月经量少色暗有血块，食欲差，大便干，2~4日一行，舌质暗，苔薄黄，脉弦涩。

中医诊断：粉刺。

西医诊断：痤疮。

辨证：肝郁化火，气滞血瘀。

治法：疏肝清热，活血化瘀。

处方：

柴胡 15g	香附 10g	郁金 10g	栀子 10g
益母草 30g	白芍 15g	当归尾 15g	丹参 30g
龙胆草 10g	枳实 10g	生槐花 30g	酒大黄 6g（后下）

7剂，每日1剂，水煎2次分服。

二诊：新起皮疹明显减少，偶见少量新起丘疹，心烦易怒、口苦症状有所改善，睡眠无明显变化。证型同前，中药加强安神之功，上方加酸枣仁10g，合欢皮10g。

三诊：再服药14剂后复诊，丘疹有明显消退，失眠多梦、月经量少有血块、食欲差、大便干等症状有明显改善，效不更方，继服7剂巩固疗效，面部丘疹基本消退，仅留有暗红色色素沉着斑。

案例点评：患者中年女性，面部丘疹以面颊、耳前居多，为肝经循行部位，伴心烦易怒，口苦，大便干，为肝气郁结、气郁化火之象；热扰心神故见失眠多梦易醒；气滞血瘀，血行不畅故见皮疹色暗红，月经量少色暗有血块；肝火旺盛，木旺乘土，故见食欲差；舌质暗，苔薄黄，脉弦涩为肝火血瘀之象。治以疏肝清热、活血化瘀，以柴胡、香附、郁金、白芍疏肝解郁为主，佐以益母草、当归尾、丹参活血化瘀，龙胆草、栀子清肝火，枳实、酒大黄通腑泄热，生槐花清大肠热。一诊后，患者新起皮疹明显减少，心烦易怒、口苦症状有所改善，为加强安神之功，加入酸枣仁10g，合欢皮10g。三诊时丘疹有明显消退，失眠多梦、月经量少有血块、食欲差、大便干等症状有明显改善，效不更方，继服上方7剂后皮疹消退，临床痊愈。

（五）临证经验

1.重视病因，内外合治

李映琳教授认为现代生活方式的改变、生存环境的影响、营养状况的改善、饮食结构的变化都会引起痤疮的发生。临床应从不同角度、不同侧面进行分析，全面认识其病因病机。李映琳教授继承金起凤教授的学术思想，认为痤疮乃

"血热郁滞不散"而致，治疗上应以清热解毒、化瘀散结为大法，佐以祛湿、解郁、通腑。在诊疗过程中，要根据病情，内外合治，并善于应用西医学研究成果，在中医辨证的基础上选用相应药物，以提高疗效；同时重视患者心理疏导、合理饮食及良好生活习惯的培养。

2. 谨守病机，多角度论治

李映琳教授认为临床治疗时应以中医基础理论为依据，并结合现代病医学和药理研究谴方用药，才能取得显著疗效。

痤疮初起多由肺胃积热，循经上蒸，血随热行，上壅于面，日久气血郁滞，蕴热成毒而致。患者临床表现为皮疹色红，以丘疹、粉刺为主，偶见脓头，散在分布，或有痒痛，伴口干喜饮，大便秘结，小便黄赤，舌红，苔薄黄，脉浮数。李映琳教授治疗这类痤疮常用枇杷清肺饮加减，主要用药有桑白皮、枇杷叶、黄芩、银花、连翘、菊花、白花蛇舌草等，以清泻肺胃蕴热。中成药可服清肺抑火丸或当归苦参丸。

患者颜面、背部皮肤油腻，皮疹红肿疼痛，或有脓疱，伴口臭，便干或结，尿黄，舌红，苔黄腻，脉滑数。此型患者多因喜食肥甘厚味、辛辣助湿生热之品，以致胃肠化湿生热，湿热熏蒸于面而成。李映琳教授常用除湿胃苓汤加减治疗，主要用药有茵陈、茯苓、苍术、白术、枳实、生薏苡仁、生山楂等，以清利胃肠湿热。

李映琳教授认为，皮疹颜色暗红，以结节、囊肿或脓肿为主，破溃后遗留瘢痕，反复发作，经久难愈，伴纳呆、腹胀、便溏，舌质暗红，苔黄腻，脉弦滑，此应从痰瘀论治。此因肺胃积热，久蕴不散，生湿化痰，阻滞经络，气血运行不畅，与痰互结，壅滞肌肤而发病。治宜除湿化痰、活血化瘀、软坚散结，以海藻玉壶汤加减治疗，主要用药有夏枯草、昆布、海藻、浙贝母、三棱等。

女性患者冲任失调，气血失和，痤疮的发生与月经周期有明显规律，月经前皮疹增多，经后缓解，伴心烦易怒，月经不调，经色或有血块，乳房胀痛，大便干结，舌暗，苔薄黄，脉弦细或细数。治宜调和冲任，李映琳教授用自拟调经方加减，主要用药有益母草、女贞子、当归、丹参等。

肝主疏泄，性喜条达，肝气郁结，侮脾生湿，湿热蕴结，导致痤疮发生。临床多见于中年女性，表现为毛囊性丘疹，淡红或暗红色，胸胁胀痛，心烦易怒，喜叹息，伴失眠多梦，月经不调，舌暗或有瘀斑，苔薄白，脉弦涩。李映琳教授治疗这此类患者以疏肝理气为法，方选丹栀逍遥散加减，主要用药有柴胡、香附、郁金、栀子、丹参、龙胆草、甘草等。

（六）零金碎玉

1. 用药经验

李映琳教授、周德瑛教授对痤疮的治疗临床经验丰富，并做了大量的临床及实验研究，在继承金起凤教授学术思想的基础上，根据病情，内外合治，并善于应用西医学研究成果，在中医辨证的基础上选用相应药物，以提高疗效。

（1）应用频率较高的药物　黄芩、桑白皮、甘草、银花、赤芍、枇杷叶、生地、白花蛇舌草、丹参、丹皮、黄连、白芷、野菊花、当归、蒲公英、连翘、山楂、栀子、黄柏、大黄、石膏、薏苡仁、知母、川芎、玄参、茵陈、苦参。

（2）依症状加减　便秘便干者加大黄、芒硝、瓜蒌、生首乌、枳壳等；月经不调者加当归、白芍、益母草、香附等；面部痒者加荆芥、防风、蝉蜕、白鲜皮、地肤子、赤芍、丹参、白蒺藜等；痛经加丹参、桃仁；咽干口渴加玄参、麦冬、石斛、天花粉；舌尖边瘀点加桃仁、红花；苔腻加薏苡仁、泽泻；男性患者加生地、丹皮；女性患者加柴胡、郁金、香附、益母草。

（3）依皮疹加减　皮疹红赤加生地、丹皮、赤芍、丹参、紫草；皮疹色黯不鲜，反复发作者加党参、茯苓、白术、薏苡仁；红肿脓头多者加蒲公英、连翘、地丁、大青叶、败酱草、白芷、土茯苓、野菊花；有瘢痕者加夏枯草、红花；黑头粉刺多者加黄连、鱼腥草；囊肿结节加蒲公英、夏枯草、皂刺、丹皮、三棱、浙贝母、海藻、昆布、桃仁、红花、牡蛎、黄药子；皮脂多者加薏苡仁、白术、茯苓、泽泻、茵陈、山楂。

2. 预防与调护

李映琳教授在治疗痤疮的过程中，不仅重视中药辨证施治，同时非常重视患者心理疏导、合理饮食及良好生活习惯的培养。只有掌握了预防与调护的方法，才能更好地避免痤疮的反复发作，改善患者的预后，故临床中在治疗的同时要注意对患者的宣教。

（1）保持愉快的心情　过度紧张焦虑和压力过大，会导致生理功能失衡，加快油脂的分泌。因此，保持心情的轻松愉快，是治疗痤疮的一剂良方。

（2）注意饮食规律和饮食结构　切忌暴饮暴食，吃饭不要过饱，以免加重胃肠道的负担。同时，要少吃高热量、高脂肪以及辛辣刺激的食物，如巧克力、糖、肥肉、辣椒、葱、煎炸油腻之物等。多吃新鲜的蔬菜和水果，以增加维生素的摄入量。青春发育期的青少年切忌抽烟，因为香烟中的尼古丁会引起微血管管壁收缩，影响血液循环，增加炎症。

（3）合理安排作息时间　保证充足的睡眠在睡眠期间，特别是在夜间 11 点到凌晨1点，人体皮肤的新陈代谢加快，最为旺盛，如果睡眠不充分，就会影响皮肤的代谢功能和自我修护能力，从而降低皮肤对细菌的免疫力。

（4）注意个人的清洁卫生　刘海不要留的太长。早晚温水洗脸，出油多者每天洗脸3~4次，并且不要用力过猛。同时，避免用冷水洗脸，以防毛孔堵塞，粉刺加重。如果痤疮长在下颌和嘴的周围，就尽量少穿有衣领的衣服，因为衣领是藏污纳垢的地方，极容易因和下颌的摩擦而助长进一步恶化。还有，在日常生活中要保持勤换洗枕巾、枕套、被单。枕巾、枕套以及被单是最容易堆积螨虫、灰尘和头皮屑等，而且睡眠时长时间接触面部肌肤，更易使细菌滋生。

（5）切忌滥用化妆品，特别是油性和粉制的化妆品，都会造成毛囊口和皮脂腺口的堵塞。

（6）禁止自行用手挤压，以免炎症扩散，愈后遗留凹性瘢痕。

（七）问诊路径

痤疮的问诊需要重视以下几方面。

（1）病程　病程短，发病急骤者多为热证；病程长，反复发作，缠绵不愈者，多夹瘀、夹痰、夹湿，多为虚证。

（2）现病史　发病是否与饮食、情绪等因素有关，女性是否与月经周期有关。

（3）刻下症　问大便，大便干属热证，肺热移于大肠或胃火偏盛，灼伤阴液大肠失润，故见便秘；大便不成形，溏泄为脾虚之证。女性问月经，多半见月经不调，痛经，乳房胀，除注意"热、瘀"之外，还要注意经前期胁痛、乳房胀，伴有心烦急躁、抑郁焦虑等肝郁气滞之证。问饮食，嗜食肥甘厚味、煎炸油腻食品，皮肤油腻、发光，伴有口干微苦者，多为湿热体质；喜热饮，不能进食冷饮，畏寒，四肢厥冷者，多为阳虚体质；喜冷饮，自觉咽干口燥、烦热者，多为阴虚体质。

此外，问诊以外，中医四诊合参，还应进行望诊、闻诊、脉诊。特别是望诊，要注意观察皮损的形态：黑头粉刺为湿重于热；丘疹色白者多夹湿，或热象不重；色红者多为热证；脓疱疹较多者多为热毒证；丘疹细碎而小者，分布于面部者，多为肺经郁热证；丘疹色红而大，自觉疼痛，遍布颜面、胸、背者，多为胃肠湿热证；丘疹色暗，或为结节通常为血瘀气滞；囊肿者，多为痰湿血瘀互结证。

参考文献

［1］ 金起凤，周德瑛．中医皮肤病学［M］．北京：中国医药科技出版社，2000.1.

［2］ 史广宇，单书健．当代名医临证精华—皮肤病专辑［M］．北京：中医古籍出版社，1992.10.

［3］ 景录先．名医经验录［M］．北京：中国医药科技出版社，1996.5.

［4］ 瞿幸．中医皮肤病学［M］．北京：中国中医药出版社，2009.12.

［5］ 段行武，李秀敏．运用系列方配合活血化瘀法治疗黄褐斑的临床疗效研究［J］．中医杂志，1996（1）：41-43.

［6］ 李秀敏，陈雅茹，赵丽平，等．中药倒模面膜治疗痤疮、黄褐斑、扁平疣216例疗效观察［J］．中医杂志，1991（3）：40-41.

［7］ 瞿幸，张晓红，牛福玲，等．消银解毒饮治疗银屑病血热证85例临床研究［J］．中医杂志，2001（2）：103-104.

［8］ 李映琳，段行武，赵丽平．消银解毒方治疗银屑病573例［J］．北京中医药大学学报，2002，25（6）：72-73.

［9］ 李玲玲，孙少馨，徐杰，等．消银解毒免煎颗粒治疗寻常型银屑病40例临床观察［J］．中医杂志，2014，55（10）：850-853.

［10］ 张晓红，瞿幸．消银解毒饮对银屑病患者鳞屑白介素-8的影响［J］．中华皮肤科杂志，2000（2）：52.

［11］ 张洪儒，瞿幸．中医药治疗银屑病的实验研究［J］．中医杂志2000，41（4）：246-247.

［12］ 刘铭，瞿幸，等．消银解毒饮对金黄色葡萄球菌肠毒素B型诱导小鼠血清白细胞介素-8水平的影响［J］．中国中西医结合杂志，2001，21（10）：757-759.

［13］ 张云璧，瞿幸，牛福玲．常用治疗银屑病的中药对肿瘤坏死因子-α刺激后角质形成细胞生长及分泌白介素-8的影响［J］．中国中西医结合皮肤性病学杂志，2006（1）：18-20.

［14］ 段行武．消银解毒饮治疗寻常型银屑病的细胞生物学研究［D］．北京中医药大学，2007.

［15］蔡玲玲，李元文，张丰川．甘石青黛膏治疗神经性皮炎的临床研究［J］. 环球中医药，2013，6（2）：95-99.

［16］孙占学，赵丽娟，张丰川．甘石青黛膏对大鼠亚急性湿疹模型皮损的影响［J］. 环球中医药，2013，6（3）：162-164.

［17］孙占学，张丰川，李元文．甘石青黛膏对大鼠湿疹模型皮损角质形成细胞与淋巴细胞凋亡的影响［J］. 中华临床医师杂志（电子版），2013，7（3）：1146-1150.

［18］屈双擎，赵丽丽，蔡艳丽，等．复方苦参止痒软膏治疗亚急性、慢性湿疹的双盲安慰剂随机对照临床研究［J］. 中华中医药杂志，2017，32（8）：3858-3860.

［19］赵丽丽，屈双擎，于思杰，等．复方苦参止痒软膏治疗亚急性、慢性湿疹对患者生活质量的影响［J］. 北京中医药，2016，35（11）：1071-1073.

［20］戴明，瞿幸，张霞．复方苦参止痒霜治疗湿疹的实验研究［J］. 中国中西医结合皮肤性病学杂志，2005，4（4）：234-236.

［21］何文凤，屈双擎，霍春波，等．复方苦参止痒霜对变态反应性皮炎大鼠模型血清中白三烯B4及皮损部位炎性反应的影响［J］. 中华中医药杂志，2015，30（10）：3726-3728.